说文解药

徐信义　陈凯佳　方剑锋 著

● 第七批『全国老中医药专家学术经验继承工作』项目（国中医药人教函〔2022〕76号）

● 第五批全国中医临床优秀人才研修项目（国中医药人教函〔2022〕239号）

U0263968

广东科技出版社
全国优秀出版社

南方传媒

· 广 州 ·

图书在版编目（CIP）数据

说文解药 / 徐信义，陈凯佳，方剑锋著. —广州：广东科
技出版社，2024.1
ISBN 978-7-5359-8100-4

Ⅰ. ①说… Ⅱ. ①徐… ②陈… ③方… Ⅲ. ①中药
学 Ⅳ. ①R28

中国国家版本馆CIP数据核字（2023）第113544号

说文解药
Shuo Wen Jie Yao

出 版 人：严奉强
责任编辑：马霄行
装帧设计：友间文化
责任校对：于强强　廖婷婷
责任印制：彭海波
出版发行：广东科技出版社
　　　　　（广州市环市东路水荫路11号　邮政编码：510075）
销售热线：020-37607413
https://www.gdstp.com.cn
E-mail: gdkjbw@nfcb.com.cn
经　　销：广东新华发行集团股份有限公司
印　　刷：广州一龙印刷有限公司
　　　　　（广州市增城区荔新九路43号1幢自编101房　邮政编码：511340）
规　　格：889 mm×1 194 mm　1/16　印张31.75　字数875千
版　　次：2024年1月第1版
　　　　　2024年1月第1次印刷
定　　价：238.00元

序1

Foreword1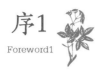

  在中华文明几千年的历史中，历代均有本草著作问世，内容极其丰富，而其中研究方法颇多，途径也各不相同。当今中药的研究方法可谓中西交融、古今相验，更有现代药理研究以及逐步实施的中药数字化研究，蔚为壮观。但无论什么样的研究方法，只有在中医理论体系的指导下才能更好地应用于临证并得以延续、发展。

  象思维是中医主要的思维方式之一，通过仰天俯地这种方式认识外界事物的形、性后，由形、性得象，由象取意，得意存象，据意辨于实践中，可使得中医的脏腑功能理论和临床用药能够更好地衔接应用。徐君历十年之久，效法《说文解字》，以训诂入手，辨名溯源，分解求象，以象推演，不仅提取出中药名字中所隐含的象，归纳出中药的主要功能与主治，还大胆提出了一些药物的新作用假设。这种探佚研究方法堪称独特，值得学习与探讨，对完善中医中药象思维临证应用大有裨益。因为象思维也是一个由认识到实践、再认识再实践的循环过程，需要临证者不断地求实探索，所以书中所推测的药物新功效还有待临床实践验证，并需要再次提升总结。总之，只有将形象、具象、抽象系统反复多次地融合，才有利于对中药或其他未知事物的认识研究。

  综上，通过文字训诂探佚中药的溯源研究，目前看来，也不失为一种求本之法，与其他研究方法并行而不相悖，有利于学术研究的百花齐放。故乐为之序。

山西中医药大学　王世民　癸卯年冬

  王世民，男，1935年生，河北省石家庄市元氏县人，国医大师，中国中医科学院学部委员，山西中医药大学教授，主任医师，执业中药师，首批山西省名老中医，第六、第七批全国名老中医药学术经验传承导师，三晋英才高端领军人才，1992年成为国务院政府特殊津贴专家。

序2
Foreword2

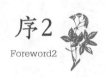

    博大精深的中华传统文化孕育滋养了中国传统医学，而中医药学又全面承载了中华传统文化，文史、哲学、谋略，以至天文、地理无所不及，是中华传统文化最集中的体现，是传统文化的缩影，是谓医以载道，道以医显是也。学习中医不能不研究中华传统文化，不能不参悟中华文化"道"之所在。而中医药文化又是开启中华传统文化宝库的金钥匙，要想深刻理解中华传统文化，从中医药学入手应是最佳途径之一。

    中药学是祖国医学的重要组成部分，其形成可以追溯至"神农尝百草"的远古时代。其文字记载可上溯至两千多年前的《神农本草经》，此书虽历经沧桑，但学界仍无不奉为圭臬。其所载三百六十五味药，几乎涵盖当今全部常用中药，而且药物名称至今大都沿用。药物名称的由来，有依功用者，有依形色者，甚则有依古今传闻或医话故事者，而后者虽然讲起来绘声绘色、美丽动人，但大都缺乏证据，作为坊间传闻、小报故事尚可，若作为科学依据，则略显荒唐诙谐。

    汉字是世界上最长于表意的文字，而《神农本草经》中的药名字词皆有固定含义，若采用训诂学的方法探究其当时的含义从而探寻这些药名的渊源，则无疑是严肃的、科学的、合理的。

    据考证，《神农本草经》成书不晚于西汉，时间上与之最为相近的字词书应为汉代许慎的《说文解字》。《说文解字》约成书于东汉建光元年（公元121年），是我国第一部系统分析字形、考究字源的文字学专著，是中国历史上第一部字书。清代以后的学者均以之作为训诂考证之根据。《说文解字》与《神农本草经》成书时间相近，字词含义变异应不会太大，因此以《说文解字》来考证《神农本草经》中药名的含义应是准确的、合理的和便捷的。

    徐信义博士，余与之相识久矣。当其初入医门时，虽烈日盛暑，仍每日骑行数十里，侍诊不辍，足见其笃信岐黄，勤奋好学；后参加省内经典比赛，屡次夺魁，足见其功底深厚，聪颖敏睿。徐氏临床之诊务虽繁，但笔耕之勤从不辍止，近年欲以中华文化之功力破解中医学术之难题，执训诂之法，以《说文解字》之字义还原《神农本草经》中药名之本义，进而使其药湮灭之功用重为临床所用，用心之良苦彰彰在目。虽道阻且长，然徐氏逆难而行，历经数年，几近功成付梓，若见诸学界，必将如巨鼓重槌，影响至巨至远矣。是书杀青之际，徐博士嘱为之序，吾乐为之。不揣浅陋，草就上序，愿为补白。

全国名老中医　畅达

2022年9月

序3

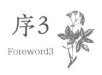

Foreword3

目前，国家提倡中药现代化，这个理念对于攀登科技高峰、守护民族健康固然是高瞻远瞩的，但鉴于目前科技水平的限制，事实上的中药现代化基本就是利用现代科技开展中药有效成分的提取或者利用现代科技解释中药的作用机制而已。以目前的科学技术水平来讲，想要发现新的有效成分、发现针对新的疾病谱的有效组方，事实上面临着难以言说的瓶颈，即使是利用人工智能和大数据分析也同样是捉襟见肘。

对于这种局面，在基础理论有所突破和创新之前，我们应该以更宽广的视角来审视中医药的发展历程。我认为但凡是有益于中药新功效的研究、有益于中医药事业的研究都应该支持，特别是多学科联合研究，研究方法也可以是不拘一格的。

徐信义的《说文解药》一书，不以化学分析或现代药理等现代科技为手段，而以传统的训诂学为手段来研究中药，从药物的名字入手，不仅直接揭示出一种药物的主要功效，还能总结出一些药物的共性特征，甚至推测出一种药物可能的新功效，这对于新药的研发，无疑是有指导意义的。总之，这本书值得推荐，故乐为之序。

香港中文大学中医学院院长　林志秀教授

2023年8月10日于香港沙田

前言

Preface

大家都知道汉字源于象形文字，但很多人却不知道中国人的思维模式中除了逻辑思维外，还有一个非常重要的思维模式，即象思维。西方也有象思维，但较为零散，如"早起的鸟儿有虫吃"以及被命名为"英国脱欧"的猫。

而在东方，象思维早已经深刻融入百姓日常生活之中了，如"骑虎难下""树倒猢狲散""出头的椽先烂""众人拾柴火焰高"等等。前人成功运用象思维的例子数不胜数，如抗日战争期间的"日本人是秋后的蚂蚱"、辽沈战役期间的"我准备了一桌菜，结果来了两桌人"、抗美援朝中的"纸老虎"、改革开放中的"摸着石头过河"、反腐斗争中的"打老虎，拍苍蝇"，这些都是象思维的杰出代表。

从某种程度上说，象思维是比逻辑思维更适合作出最终抉择、决策和决断的思维，而抉择、决策、决断的能力其实是一个人或一个组织最高级的能力之一。

从象形文字到象思维，推导出来的自然是"象医学"，而中医学就是以象医学为基本特征的一门医学，其中最大且实用的象，正是五行。

《尚书·洪范》曰："五行，一曰水，二曰火，三曰木，四曰金，五曰土。水曰润下，火曰炎上，木曰曲直，金曰从革，土爰稼穑。润下作咸，炎上作苦，曲直作酸，从革作辛，稼穑作甘。"《左传·昭公二十九年》也记载："木正曰句芒，火正曰祝融，土正曰后土，金正曰蓐收，水正曰玄冥。"同时《黄帝内经》有言："春三月，此谓发陈……夏三月，此谓蕃秀……秋三月，此谓容平……冬三月，此谓闭藏。"可见，古人对于五行的描述其实是多维度的。但一段时间以来，大众的观点认为五行是构成世界的五种基本物质或基本元素，这对于中医应用五行理论之象思维来指导临床用药是有严重的阻碍作用的。

"木曰曲直"的意思：木为屈曲、委曲、蛰伏、发端、初始、柔弱、怒目直视、不服、忤逆、上逆、上升、上进、繁殖、分裂增殖、增加、伸直、舒伸、强直、强壮之象或状态或趋势。

"火曰炎上"的意思：火为炎热、光明、明显、显露、繁复、繁盛、蕃盛、壮盛、茁壮、上出、外出之象或状态或趋势。

"金曰从革"的意思：金为征战、杀戮、惩罚、刑罚、征服、平服、平定、收服、屈服、听从、顺从、顺降、降服、下降、收捕、抓捕、容纳、收纳、收敛、内敛、收缩、缩减、衰减、亏减、衰竭、衰败、凋敝、破败、破裂、裂隙、空隙、空虚、虚损、远离表皮、转变、回转、返回、内返、变革之象或状态或趋势。

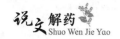

　　"水曰润下"的意思：水为滋润、润余、下降、臣下、臣服、蛰伏、伏藏、藏匿、匿亡、下落、聚落、积聚、积蓄、蓄藏、内聚、入内、内闭之象或状态或趋势。

　　"土爱稼穑"的意思：土为驯化、转化、归拢、归纳、仓储、贮藏、收涩、俭约、暑热之象或状态或趋势。

　　综合以上分析，五行代表的其实是"升降出入"或"生长化收藏"之象，它是一切事物发生、发展、变化、转归、衰败、消亡这个基本过程中特定阶段的象或状态或趋势。

　　虽然如今五脏、六腑、七窍、五液、皮肉筋骨脉等的五行归属一般情况下已经比较明确了，如肾属水、骨属水、唾属水等，但古今之五行划分还有不同的观点，如《说文解字注》载："今尚书欧阳说，肝，木也。心，火也。脾，土也。肺，金也。肾，水也。古尚书说，脾，木也。肺，火也。心，土也。肝，金也。肾，水也。"所以，肺属金的同时也有可能属火，心属火的同时也有可能属土，以此类推，我们不能仅仅局限于今五行对脏腑的划分，还要考虑古五行对脏腑的划分。如按照今五行来说，肺属金，但肺本身就有充沛、充盛、繁盛的意思，《诗经》中"其叶肺肺"或"其叶沛沛"都是指茂盛之义，这与"夏三月，此谓蕃秀"的意思相同，从这方面来讲肺就明显属火，所以古五行的价值目前还不可低估。

　　更严重的问题是，即使我们已经掌握了五行理论的真正含义，也通晓了脏腑与五行的对应关系，但我们还是很难直接根据这个理论去选药治病。因为我们虽然有与五行理论相对应的完整的"脏象学说"，但唯独缺失了与五行相对应的"药象学说"！因为所有中药的五行属性古人没有明示，即使我们知道了一个病的相对应之脏腑、相对应之五行，但我们却不知道与之相对应的药物在哪里！可见，五行理论与药物功效之间的关系已经脱节千年以上！

　　"中医用药不传之秘在量，也在名！"一次偶然的机会，笔者通过训诂的方法发现一些中药的名字之中其实就暗含着这个中药的五行属性，破解出它的五行属性（即药象），就基本可以推测出它具有什么样的功效、可以治疗什么脏腑的疾病。如白茅根的茅字中就含有矛字，矛为进攻、杀伐的武器，属金，故白茅根可治疗金疮、咳喘、小便不利等症；芫蔚的蔚字中就包含尉字，它是武官的一种称谓，如少尉、上尉等，所以芫蔚属金，可治疗跌打损伤、各种出血等症；厚朴的厚字，又为垕字，为后土之义，故厚朴属土，可治疗腹胀、腹泻等症。如此案例，不胜枚举。当然，这种按照五行属性进行药物归类的方法，不是对"四气五味"理论的否定，而是对它有益的补充。

　　那么，到底有多少中药的名字暗含着它的五行属性呢？由于篇幅所限，本书只列举了一百多味常见的中药，这些已经破解的中药名无一例外地暗含着自己的五行归属。这说明此种破解方法有一定的普适性，是有利于中医的传承、发展的。

　　对于那些尚未破解的药物，笔者还会一直破解下去。同道们也可以使用这种破解方法来继续打通五行理论、脏象学说和临床用药之间的鸿沟，为中医的传承、发展做出自己的贡献！

徐信义
2022年10月20日

目

Contents

录

白芷（木）

下面尝试用训诂的方法来破解"白芷"这个名字给我们的启示。

一、芷从止，查《说文解字》止："下基也，象艸木出有址，故以止为足。凡止之属皆从止。"查《说文解字》基："墙始也。从土其声。"可见，止为在下之基础的意思，就像墙的基础一样。

又查《康熙字典》鼻："又《扬子·方言》鼻，始也。兽初生谓之鼻，人初生谓之首。梁益闲谓鼻为初，或谓之祖。祖，居也。又人之胚胎，鼻先受形，故谓始祖为鼻祖。《扬雄·反骚》或鼻祖于汾隅。"可见，"兽初生谓之鼻，人初生谓之首"，所以头与鼻都有始基之象。可见，止与鼻、首一样，都有始基、初始之义，所以白芷属木，可治疗头部、鼻部之病变。

◎ 附方：

1. 头痛、偏正头风

《瑞竹堂经验方》都梁丸：治偏正头风及一切头疼。香白芷二两（晒干），上为细末，炼蜜为丸，如龙眼大，每服二三丸，食后细嚼，煎芽茶清送下。

2. 天行狂语

《外台秘要》：《千金》水道散，疗天行病烦热如火，狂言妄语欲走方。白芷一两，甘遂二两（熬），上二味，捣筛，以水服方寸匕，须臾令病患饮冷水，腹满则吐之，小便当赤也。一名濯腹汤，此方疗大急者。

3. 鼻流涕

《证治准绳》白芷丸：治鼻流清涕不止。白芷研为细末，以葱白捣烂和为丸，如小豆大，每服二十九，茶汤下，无时。

《卫生易简方》：治鼻流浊涕不止，名曰鼻渊，用辛夷仁半两，苍耳子（炒）二钱半，白芷一两，薄荷叶半钱，日干为末，每服二钱，用葱茶清，食后调服。

注：本书所载附方，药名、剂量、用法等均按原文照录，不做改动，仅供读者参考。方中虎骨、犀角、穿山甲、象皮等涉及珍稀保护动物的药物现已禁用，请读者注意遵守国家有关政策法规。

二、芷通止，又通齿，故白芷可治疗牙齿疼痛。

◎ 附方：

《奇效良方》川芎散：治面肿，牙疼不可忍。川芎、白芷、细辛各等分，上为细末。每用少许擦牙疼处，噙良久，有涎吐去。

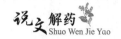

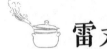 # 雷丸（木）

俗话说：惊雷一响，蛰者咸动。那么，雷丸这个名字是不是也有此寓意呢？下面尝试用训诂的方法来破解"雷丸"这个名字给我们的启示。

一、《礼记·月令》道："是月也，日夜分，雷乃发声，始电，蛰虫咸动，启户始出。先雷三日，奋木铎以令兆民曰：'雷将发声，有不戒其容止者，生子不备，必有凶灾。'"可见，雷丸以雷来命名，与二月之气相通，故雷丸属木；同时，二月初春之时，雷一发声，则蛰虫咸动，它们之间有联动关系，故雷丸可治疗各种寄生虫所引起的病症。

◎ 附方：

1. 小儿虫痛

《圣济总录》：治小儿虫痛不可忍，化虫散方。白丁香一钱，槟榔（锉）一枚，雷丸一钱，上三味，捣为细散。每服一字或半钱匕，米饮调下，奶食后服。

2. 寸白虫

《卫生易简方》：治寸白虫。用雷丸水浸软，去皮切细，焙干为末。五更初先食炙肉少许，便以一钱匕稀粥一盏调服，酒下半钱，虫乃下。

3. 三虫

《千金翼方》：治小儿三虫方。雷丸、芎䓖，上二味，等分为散，服一钱匕，日三服。

二、雷必伴有声响，故推测雷丸可治疗具有声响、回声之象的病症。同时，雷的甲骨文代表暴雨中所产生的一过性、短暂性、阵发性闪电和巨响及其回声，故雷丸可治疗应声虫等具有声响、回声之象的病症。

◎ 附方：

1. 应声虫

《惠直堂经验方》：一人腹内有物作声，随人言语，名应声虫。服雷丸即愈，或用板蓝汁一盏。

2. 筋肉化虫

《世医得效方》：有虫如蟹走于皮下，作声如小儿啼，为筋肉之化。雷丸、雄黄各一两，为末，掺在猪肉片上，炙熟吃尽自安。

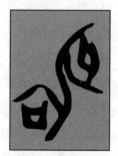

雷（甲骨文）

三、《月令七十二候集解》中说："二月节……万物出乎震，震为雷，故曰惊蛰，是蛰虫惊而出走矣。"可见，农历二月之时，雷一发声，蛰虫惊动，故雷丸可治疗惊痫。

◎ 附方：

《备急千金要方·惊痫第三》：少小新生，肌肤幼弱，喜为风邪所中，身体壮热，或中大风，手足惊掣，五物甘草生摩膏方。甘草、防风各一两，白术二十铢，雷丸二两半，桔梗二十铢，上㕮咀，以不中水猪肪一斤煎为膏，以煎药，微火上煎之，消息视稠浊，膏成去滓，取如弹丸大一枚，炙手以摩儿百过，寒者更热，热者更寒。小儿虽无病，早起常以膏摩囟上及手足心，甚辟寒风。

《太平圣惠方》：治小儿欲发痫，壮热如火，洗浴石膏汤方。石膏五两，菖蒲二两，雷丸三两，上件药捣碎，以水煮取三升，适寒温浴儿，并洗头面佳。

《太平圣惠方》：治小儿寒热，惊啼不安，雷丸浴汤方。雷丸三分，牡蛎三分，黄芩三分，细辛三分，蛇床子一两，上件药以水一斗，煎取七升去滓，分为两度，看冷暖用。先令浴儿头，勿令水入耳目，次浴背膊，后浴腰以下。浴讫避风，以粉扑之。

四、如前所述，雷的甲骨文代表暴雨中所产生的一过性、短暂性、阵发性闪电和巨响及其回声，据此推测，雷丸或许可以抑制脑神经之异常放电，从而治疗阵发性疾病，如风痫、猪肉绦虫引起的继发性癫痫等。

◎ 附方：

1. 风痫

《普济方》雷丸膏：治小儿风痫，掣疭戴眼，极者日数十发。雷丸、莽草各如鸡子黄大，猪脂一斤。上先煎猪脂去滓，下药，微火上煎七沸，去滓，逐痛处摩之，小儿不知痛处，先摩腹背，乃摩余处五十遍，勿近阴及目，一岁以帛包膏摩微炙身。及治大人贼风。

2. 癫痫

《圣济总录》：治小儿自一岁至大，患癫痫，发动无时，口内沫出，小便不觉，呼唤不应，真珠丸方。真珠（研）一分，虎睛（左睛为上，酒浸，暴干，研）一只，露蜂房、麻黄（去根节）、钩藤各半两，铁粉（细研）三分，防葵一两，大黄（锉，炒）、黄芩各三分，龙齿（研）一两，银屑、栀子仁各三分，独活（去芦头）半两，茈胡（去苗）、升麻、白鲜皮各三分，雷丸一分，沙参、细辛（去苗叶）各半两，蛇蜕（烧灰）一分，石膏（研）半两，牛黄（研）一分，蚱蝉（去翅、足熬）四枚，上二十三味，捣研为末，炼蜜丸如麻子大。一二岁儿，每服五丸，研破，米饮下。量儿大小加减服。

蜈蚣（木）

一般认为蜈蚣的主要功效为息风止痉，多用于惊风等疾病的治疗。那么，蜈蚣还有哪些功效呢？下面尝试用训诂的方法来破解"蜈蚣"这个名字给我们的启示。

一、蜈蚣又名吴公，有观点认为吴字甲骨文上面的口，代表柔声细语之义，故蜈蚣可治疗声音嘶哑、语声不出等症。

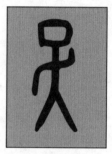

吴（甲骨文）

◎ 附方：

《鸡峰普济方》雄黄散：治缠喉诸风。蜈蚣一个（去足并去头，为末），雄黄一分（研），上同研为细末，每用一字或半钱，冷水调，鸡翅扫在喉中。凡咽喉病及满口牙齿血烂者皆以主之。

二、蜈蚣又名吴公，有观点认为吴的甲骨文下面并不是天字，而是夭字，其有上肢弯曲之象，此与"木曰曲直"之义相符，故蜈蚣属木，可治疗因肌肉痉挛而导致的上肢弯曲一症，引申之，推测蜈蚣可治疗苦笑面容、角弓反张等各种因肌肉痉挛所引起的病症。

◎ 附方：

1. 破伤风

《瑞竹堂经验方》：破伤风欲死者，用蜈蚣碾为细末，擦牙，吐去涎沫立苏。

《仁斋直指方论》蜈蚣全蝎散：治破伤风搐搦，角弓反张。蜈蚣（去毒，炒）一条，全蝎一对（炒，去毒并头足），上为细末。如发时用一字或二字擦牙缝内，或吹鼻中。

2. 惊风

《急救广生集》：天吊惊风。目久不下，眼见白睛及角弓反张、声不出者，用大蜈蚣一条，去头足，酥炙。用竹刀劈开，记定左右。又以麝香一钱，亦分左右，各记明，研末，包定。每用左边者，吹左鼻，右边者，吹右鼻，各少许，不可过多。若眼未下，再吹些，眼下即止。

《世医得效方》：又治初生口噤不开，不收乳。上用赤足蜈蚣一条，去足炙令焦，细研如粉，每用半钱。以猪乳汁二合和匀，分三四次灌之。

三、蜈蚣又名吴公，一般认为吴的甲骨文表示载歌载舞，而夭的甲骨文代表跳舞之义，故推测蜈蚣可治疗小舞蹈症、良性遗传性舞蹈症、老年性舞蹈症、肝豆状核变性引起的不自主运动等各种舞蹈症。

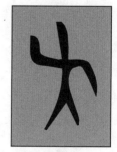

夭（甲骨文）

四、蜈从公，查《说文解字》公："平分也，从八、从厶。八犹背也，韩非曰：背厶为公。"可见，公有平分、分开之义，故蜈蚣可治疗口噤不开而无法进食者，以及声门闭合不开而无法出声、呼吸者。惊风附方见前。

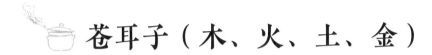

苍耳子（木、火、土、金）

苍耳子全体带有小钩刺，很容易附着在衣服、羊毛等上面，从而利于种子的播散，这是植物生存的智慧。但对于中医来说，苍耳子药用的时候却要炒去其刺，以减少它的毒性。

那么，苍耳子具体有哪些功效呢？下面尝试通过训诂的方法来破解"苍耳"这个名字给我们的启示。

一、查《说文解字》苍："草色也。从草，仓声。"可见，苍为深青色之义，为木之色，故苍耳属木，可治疗各种风症。

◎ 附方：

1. 血风攻头，脑旋倒地，不知人事

《卫生易简方》：治产后血风攻脑，头旋闷绝，不省人事，用喝起草嫩心，即才出土苍耳苗是也，阴干，为末。每服三钱，温酒一盏调服，当时通顶门即苏省。

2. 诸风

《备急千金要方》：治诸风菜耳散方。当以五月五日午时，干地刈取菜耳叶，洗，曝燥，捣下筛。酒若浆服一方寸匕，日三，作散。若吐逆可蜜和为丸，服十九，准前计一方寸匕数也。风轻易治者，日再服；若身体有风处皆作粟肌出，或如麻豆粒，此为风毒出也，可以铍针刺溃去之，皆黄汁出尽乃止。五月五日多取阴干之，着大瓮中，稍取用之。此草辟恶，若欲看病省疾者，便服之，令人无所畏；若时气不和，举家服之；若病胃胀满、心闷发热，即服之。并杀三虫肠痔，能进食，一周年服之佳。七月七、九月九皆可采用。

《卫生易简方》：治诸风，用胡麻合苍耳子，服之良。

3. 头风

《文堂集验方》：头风发晕，苍耳草叶晒干为末，蜜丸桐子大，每服二十九，十日愈。

《卫生易简方》：治头风，用端午日采苍耳二两，茵陈一两，甘草半两，为末，每服五钱，热酒或热茶调下。

《卫生易简方》：治头风……用苍耳、川芎、当归等分，为末，每服三钱，临卧茶清调服。

二、查《康熙字典》苍："又《博雅》茂也。《书·益稷谟》至于海隅苍生。《传》苍苍然生草木。"可见，苍通茂，有茂盛、蕃盛、壮盛、丁壮之义，此与"夏三月，此谓蕃秀"之义相符，故苍耳属火，可治疗疔疮等各种火热症。

◎ 附方：

1. 热毒病，攻手足肿，疼痛欲脱

《肘后备急方》：又疗热毒病，攻手足肿，疼痛欲脱方。取苍耳汁，以渍之。

2. 喉痹

《备急千金要方》：凡喉痹深肿连颊，吐气数者，名马喉痹，治之方……毡中苍耳三七枚，烧末，水服之。

3. 痈疽

《千金翼方·疮痈上·处疗痈疽第九》：疗身体手足卒肿方……捣苍耳敷之，冬用子，春用心。

《串雅内外编》：治痈疽肿毒，重阳取芙蓉叶研末，端午前取苍耳烧存性研末，等分，蜜水调涂四周，其毒自不走散。

《回生集》：治脑疽发背一切恶疮初起方。采独茎苍耳草一根连叶带子用，细切不见铁器，用砂锅入水二大碗熬至一碗。如疮在上部，饭后徐徐服讫，俟吐出、吐定再服，以药尽为度；如疮在下部，空心服。疮自破出脓，以膏药贴之。京兆张公伯王榜示此方传人，后昆弟皆登科甲。

4. 疔肿疔疮

《备急千金要方》：治一切疔肿方。用苍耳根、茎、苗、子，但取一色烧为灰，醋泔淀和如泥涂上，干即易之。不过十度即拔根出，神良。余以贞观四年，忽口角上生疔肿，造甘子振母为贴药，经十日不差，余以此药涂之得愈。以后常作此药以救人，无有不差者，故特论之，以传后嗣也。疔肿方殆有千首，皆不及此方，齐州荣姥方亦不胜，此物之造次易得也。

5. 恶疮

《肘后备急方》：卒得恶疮。苍耳、桃皮作屑，内疮中，佳。

6. 恶核

《千金翼方·疮痈下·恶核第四》：疗肿方……取苍耳烧灰，和醋泔淀作泥封之，平即涂，勿住，取拔根出乃止。

三、苍通仓，查《说文解字》仓："谷藏也，仓黄取而藏之，故谓之仓。从食省，口象仓形。凡仓之属皆从仓。"可见，仓是谷物所贮藏、藏纳、囤积的地方，此与"土爱稼穑"之义相符，故苍耳属土，可治疗产后下利。

◎ 附方：

《仁术便览》：治产后诸痢，神效。苍耳苗叶捣，绞汁，温服半钟，一日三四次，空心服。

四、查《康熙字典》苍："又老也。《诗·秦风》蒹葭苍苍。《释文》物老之状。"可见，苍通老，有苍老之义，故苍耳属金，可入肺之窍鼻子而治疗鼻渊，入大肠而治疗痔疮。

苍耳一名枲，查《说文解字》枲（xǐ）："麻也。从木台声。檾，籀文枲，从林、从辝。"查

《说文解字》枲（pìn）："分枲茎皮也。从屮八，象枲之皮茎也。凡枲之属皆从枲，读若髌。"可见，枲从枲，有将皮从茎上剥离下来之义，此与"金曰从革"之义相符，故苍耳属金，可入肺之窍鼻子而治疗鼻渊，入大肠而治疗痔疮。

◎ 附方：

1. 鼻渊

《卫生易简方》：治鼻流浊涕不止名曰鼻渊，用辛夷仁半两，苍耳子（炒）二钱半，白芷一两，薄荷叶半钱，日干为末，每服二钱，用葱茶清，食后调服。

2. 痔疮

《外台秘要·诸痔方二十八首》：取五月五日苍耳子，阴干，捣末，水服三方寸匕，日三，差乃止。

五、如前所述，苍耳属金，而金有拘捕、拘禁从而使之屈从之象，所以苍耳可治疗风湿痹痛引起的四肢拘挛。

◎ 附方：

《世医得效方》：苍耳散，治一切风湿痹，四肢拘挛。苍耳子三两，为散，水一升半煎，去滓，分作三服。或细末，水糊丸如梧桐子大。每服五十九，温酒吞下。

《卫生易简方》：治一切风湿痹，四肢拘挛，疼痛，用苍耳（去刺，为末）三两，水一升半，煮取七合，去渣，呷服，无时。

六、如前所述，苍耳一名枲，而枲从枲，通髌，故推测苍耳可治疗髌骨病变所引起的膝痛，正如《名医别录》所说"治膝痛"，可惜未见相关方剂。

七、苍耳一名枲，枲通台，通以（目），而以字的甲骨文有观点认为像连在婴儿脐眼上的脐带，故苍耳子可治疗小儿风脐所引起的恶疮。

◎ 附方：

《备急千金要方》：治小儿风脐，遂作恶疮，历年不差方，取东壁上土敷之，大佳。若汁不止，烧苍耳子粉之。

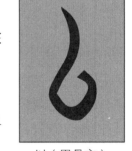

以（甲骨文）

八、苍耳一名枲，枲通台，通以（目），而以字的甲骨文有观点认为有向下充实、向下臣服、向下屈服、向下屈曲、向下蛰伏之义，故苍耳属金，可使元气向下充实、潜藏，正如《日华子本草》所言可"填髓，暖腰脚"，可惜未见相关方剂。

九、如前所述，苍耳属金，可使元气向下充实、潜藏，故可通调水道而治疗水肿、水臌等症。

◎ 附方：

《备急千金要方·卷二十一消渴淋闭方·水肿第四》：治久水，腹肚如大鼓者方……葶苈末二十七，苍耳子灰二十七，上二味，调和，水服之，日二。

茵陈（木、火、金）

《诗经·小戎》曰："文茵畅毂，驾我骐駵。言念君子，温其如玉。在其板屋，乱我心曲。"这里的"文茵"指的就是用虎皮做的有花纹的坐褥。在北方，坐褥的功能除了使人坐着软和外，还能使人坐着暖和。

笔者身处河东运城，当地把茵陈称为"白蒿"，大概是因为茵陈叶子背面呈灰白色的缘故吧。唐代陈藏器在《本草拾遗》一书中说茵陈的意思是指其"因旧苗而生"，但笔者从小就知道茵陈并非全是因旧苗而生，也有当年秋天通过播种而于次年春天新生者。所以笔者对"因旧苗而生"的说法心存疑惑，那它为什么叫作茵陈呢？下面尝试用训诂的方法来破解"茵陈"这个名字给我们的启示。

一、查《说文解字》陈："宛丘，舜后妫满之所封。从𨸏从木，申声。敶古文陈。"可见，陈通申，通伸，有屈伸、伸展、伸直之义，此与"木曰曲直"之义相符，故茵陈属木，可入肝胆而治疗黄疸。

查《说文解字》茵："车重席。从草因声。鞇，司马相如说：茵从革。"查《说文解字注》茵："车重席也。秦风文茵。文，虎皮也，以虎皮为茵也。"可见，茵字又为鞇，从革，多以虎皮为之，故茵陈属金。又查《说文解字注》瘅："劳病也。《大雅》：下民卒瘅。《释诂》《毛传》皆云瘅病也。《小雅》：哀我瘅人。《释诂》《毛传》曰瘅劳也……瘅与疸音同而义别。如郭注山海经、师古注汉书皆云瘅黄病。王冰注素问黄疸云疸劳也，则二字互相假而淆惑矣。"可见，疸与瘅可相互假借，而瘅从单，单的甲骨文表示一种攻城夺寨的机械装置，用于发射石球或石块，故黄疸属金。因此，茵陈可治疗黄疸。

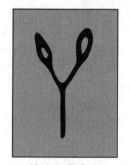

单（甲骨文）

◎ 附方：

1. 时行黄疸

《伤寒论》：伤寒七八日，身黄如橘子色，小便不利，腹微满者，属茵陈蒿汤证。茵陈蒿六两，栀子十四个（擘），大黄二两（破），上三味，以水一斗二升，先煮茵陈减六升，内二味，煮取三升，去滓，分温三服。小便当利，尿如皂荚汁状，色正赤，一宿腹减，黄从小便去也。

《伤寒论》：阳明病，发热汗出者，此为热越，不能发黄也。但头汗出，身无汗，剂颈而还，小便不利，渴饮水浆者，此为瘀热在里，身必发黄，茵陈蒿汤主之。茵陈蒿六两，栀子十四枚（擘），大黄二两（去皮），上三味，以水一斗二升，先煮茵陈，减六升，内二味，煮取三升，去滓，分三服。小便当利，尿如皂荚汁状，色正赤，一宿腹减，黄从小便去也。

2. 黄疸

《绛囊撮要》：治疸圣药茵陈蒿，或作菜，或作羹，或蒸麦饭，日日食之，三五日愈。茵陈新者，切细，干者，为末，煮姜汤食之。

3. 谷疸

《金匮要略》：谷疸之为病，寒热不食，食即头眩，心胸不安，久久发黄，为谷疸，茵陈蒿汤主之。茵陈蒿汤方：茵陈蒿六两，栀子十四枚，大黄二两，上三味，以水一斗，先煮茵陈，减六升，内二味，煮取三升，去滓，分温三服。小便当利，尿如皂角汁状，色正赤，一宿腹减，黄从小便去也。

《肘后备急方》：谷疸者，食毕头旋，心怫郁不安而发黄，由失饥大食，胃气冲熏所致。治之方：茵陈四两，水一斗，煮取六升，去滓，内大黄二两，栀子七枚，煮取二升，分三服，溺去黄汁，差。

4. 黑疸

《圣济总录》：治黑疸，身体黯黑，小便涩，茵陈蒿丸方。茵陈蒿、赤茯苓（去黑皮）、葶苈子（微炒）各一两，枳壳（去瓤，麸炒）、白术各一两一分，半夏（汤洗，去滑，七遍，焙）、大黄（细锉，醋炒）、杏仁（汤浸去皮尖、双仁，炒）各三分，蜀椒（去闭口及目，炒令出汗）、当归（切，焙）、干姜（炮过）各半两，甘遂（炮）一分，上一十二味，捣罗为末，炼蜜和捣三五百杵，丸如绿豆大。每服空心米饮下一十九，日三。

5. 黄疸、关节不通

《本草简要方》：茵陈蒿主治利湿，通小便，疗黄疸，关节不通，茵陈五苓散。茵陈一钱，五苓散五分和匀，食前服方寸匕，日三次。

6. 黄汗

《肘后备急方》：疸病有五种，谓黄疸、谷疸、酒疸、女疸、劳疸也，黄汗者，身体四肢微肿，胸满不得汗，汗出如黄柏汁，由大汗出，卒入水所致方……茵陈六两，水一斗二升，煮取六升，去滓，内大黄二两，栀子十四枚，煮取三升，分为三服。

二、如前所述，茵陈属金，故可治疗具有白虎之象的疟疾。

◎ 附方：

《太平圣惠方》：治山瘴疟及时气，茵陈圆方。茵陈二两，大麻仁五两（研如膏），豉五合（炒干），恒山三两（锉），栀子仁二两，鳖甲二两（涂醋炙令黄，去裙襕），川芒硝三两（细研），杏仁三两（汤浸，去皮尖、双仁，麸炒微黄），巴豆一两（去皮心，熬令黄，纸裹压去油，研），上件药捣罗为末，入研了药令匀，炼蜜和捣五七百杵，圆如梧桐子大，每服以粥饮下三圆，或吐，或利，或汗。如不吐利、不汗，再服之差。若更不吐利，即以热粥饮投之。老小以意加减。

《太平圣惠方》：治疟黄，恒山散方。恒山一两，茵陈一两，赤茯苓一两，知母一两，鳖甲一两（涂醋炙令微黄，去裙襕），甘草半两（炙微赤，锉），上件药捣筛为散，每服四钱，以水一中盏，入豉四十九粒，煎至六分，去滓，不计时候温服。

三、茵从因，通烟，查《说文解字》烟："火气也。从火垔声。"查《说文解字注》烟："火气也。陆玑连珠曰，火壮则烟微。"可见，烟为火气不壮而有烟熏之义，故茵陈属火，可治疗胸中烦、谷疸等症。

◎　附方：

《普济方》：解肌下膈去胸中烦。以茵陈蒿研作饮，服之。

四、茵从因，查《说文解字》因："就也。从口、大。"查《说文解字》就："就，高也。从京从尤。尤，异于凡也。"查《释名疏证补》："头，独也，于体高而独也。"可见，因通就，通高，在人体则头为最高，故推测茵陈可治疗头部疾病。

◎　附方：

《卫生易简方》：治头风，用端午日采苍耳二两，茵陈一两，甘草半两，为末，每服五钱，热酒或热茶调下。

《普济方》：治丈夫妇人风虚头疼，气虚头疼，妇人胎前产后伤风头疼，一切头疼。茵陈五两（拣净），麻黄、石膏（煅留性）各二两，上为末，每服一钱，腊茶调下，食后服。

五、如前所述，因"从口"，查《说文解字注》口（wéi）："回也。回，转也，按围绕、周围，字当用此。围行而口废矣，象回币之形。币，周也，羽非切。十五部。"可见，口通回，有回转、回旋、周旋之义，故推测茵陈可治疗头旋，即眩晕。

◎　附方：

《普济方》：茵陈散，治一切头风，牙关紧急，眉棱骨痛，鼻塞清涕，眼旋屋转，耳作蝉声。北细辛三钱，茵陈穗、石膏（火煅红，候冷研入）各一两，川芎一两，上为细末，每服二钱。

菊花（木、火、金）

笔者非常赞同沈从文先生的意见：陶渊明"采菊东篱下，悠然见南山"一句中的南山，不是指具体哪座山，而是隐喻寿比南山不老松的"商山四皓"，即秦末隐居商山的四位声名远扬的高龄白头隐士。因为自古以来菊花就代表老人，他刚采来菊花放在手上，即在脑海中浮现起了四位和自己一样的高龄隐士。为什么菊花代表老人呢？大概是因为菊花的菊字从匊、从勹，像老人弯腰驼背的样子，或者菊花可以治疗老人的弯腰驼背吧。下面尝试用训诂的方法来破解"菊"这个名字给我们的启示。

一、菊从匊，从勹，查《说文解字》勹（bāo）："裹也，象人曲形，有所包裹。凡勹之属皆从勹。"可见，勹有人屈曲、弯曲、屈服、屈从之象，与"金曰从革"之义相符，故菊花属金，可治疗跌打损伤。

◎ 附方：

《急救便方》：跌打损伤秘方，虽重伤濒死，但有气者，灌之可苏。其方或于重阳日，或于十一月采野菊连枝叶阴干。每用菊花一两加童便、无灰酒各一碗，同煎，热服，神效。若已气绝不能言者，急用韭菜汁和童便一盏灌之亦可。

二、如前所述，菊从匊，从勹，有人屈曲、弯曲、屈服、屈从之象，故菊花可治疗人体脊柱弯曲所造成的腰胁疼痛，以及中风等引起的肢体挛急、痉挛等症。

◎ 附方：

1. 腰胁疼痛

《肘后备急方》：胁痛如打方……芫花、菊花等分，踯躅花半斤，布囊贮，蒸令热，以熨痛处，冷复易之。

《外台秘要》：《延年》疗腰痛熨法。菊花二升，芫花二升，羊踯躅二升，上三味，以醋拌令湿润，分为两剂，内二布囊中蒸之，如炊一斗米许顷，适寒温，隔衣熨之，冷即易，熨痛处定即差。

2. 中风手足不遂

《金匮要略》：侯氏黑散，治大风，四肢烦重，心中恶寒不足者（《外台》治风癫）。菊花四十分，白术十分，细辛三分，茯苓三分，牡蛎三分，桔梗八分，防风十分，人参三分，矾石三分，黄芩三分，当归三分，干姜三分，川芎三分，桂枝三分，上十四味，杵为散，酒服方寸匕，日一服，初服二十日，温酒调服，禁一切鱼、肉、大蒜，常宜冷食，六十日止，即药积在腹中不下也。热食即下矣，冷食自能助药力。

《备急千金要方》：治心虚寒，气性反常，心手不随，语声冒昧，其疾源厉风损心，具如前方所说无穷，白术酿酒补心志定气方。白术（切）、地骨皮、荆实各五斗，菊花二斗，上四味，以水三石，煮取一石五斗，去滓澄清，取汁酿米二石，用曲如常法，酒熟，多少随能饮之，常取半醉，勿令至吐。

《华佗神方·华佗治中风手足不遂神方》：白术、地骨皮、荆实各五升，菊花三升，以水三石，煮取一石五斗，去滓澄清，取汁酿米二石，用曲如常法，以酒熟随量饮之，常取半醉，勿令至吐。

三、如前所述，菊从匊，从勹，有人屈曲、弯曲之象，与"木曰曲直"之义相符，故菊花属木，可入肝之窍而治疗目疾。

查《说文解字注》目："按人目由白而卢、童而子，层层包裹，故重画以象之。"可见，目具有层层包裹之象，而菊从匊，从勹，即包，亦有包裹之象，故菊花可治疗有包裹之象之目疾，尤其是瞳孔或黑睛之病变。

◎ 附方：

1. 头昏眼晕

《鸡峰普济方》：治风毒上攻，头昏眼晕，菊花散。菊花、芎劳，上各等分，为细末，每服一二钱，食后、临卧茶清调下。

2. 眼目昏花

《奇方类编》：眼目昏花，白菊花一升，红椒（去目）六两，共研末，地黄汁为丸，如梧子大。卧时服五十九，清茶下。

《验方新编》：眼目昏花，白菊花一斤，开口川椒六两，共研末，地黄汁为丸，如梧桐子大。临卧时服五十九，清茶送下。

3. 眼痛

《普济本事方》：菊花散，治肝肾风毒热气上冲眼痛。甘菊花、牛蒡子（炒熟）各八两，防风三两（去钗股），白蒺藜一两（去刺），甘草一两半（炙），上细末，每服二钱，熟水调下，食后临卧服。

4. 头目不清，神志不爽

《普济本事方》：防风散，治头目不清，神志不爽，常服去风明目。防风（去芦头）、川芎、香白芷、甘菊花、甘草（炙），上各等分，为细末，每服二钱，荆芥汤调下，食后。

5. 痘疮入眼

《急救良方》：治小儿痘疮入眼，或病后生翳障，用蝉蜕洗净去土、白菊花各等分，为散。每服二钱，入蜜少许，水一盏，煎。乳食后，量儿大小与服之，屡验。

四、菊从匊，从米，而米的甲骨文像是围绕着穗梗结满了众多籽粒的粟子，所以菊和米一样都有丰满、满壮、丰盛、众多之象，与"夏三月，此谓蕃秀"之义相符，故菊花属火，可治疗疔疮。

米（甲骨文）

◎ **附方：**

《验方新编》：治疗初起，用野菊花梗叶捣汁服一碗，死可回生。或生菊花梗叶捣汁，用热酒拌服，取醉而睡，将渣敷患处一宿即愈。菊花乃疗疮之圣药，冬月无叶，用根亦可。

《古方汇精》：菊花散，治疗肿恶疮，危急垂死者。用菊花叶或根，不拘分两，捣汁，酒冲热服，取汗，渣敷患处。

《验方新编》：治一切热疖方，用芙蓉叶、菊花叶各半，捣烂敷之，极效。

《急救广生集》：一切热疖，芙蓉叶、菊花叶，同煎水频洗。或捣烂敷之，甚效。

五、菊从匊，从勹，即包，查《康熙字典》包："古呼包如孚，脬与胞，桴与枹，莩与苞，浮与抱之类，同原相因，故互通。"可见，包通孚，有包覆、孵化之象，故推测野菊花、野菊叶或野菊根可治疗"妇人腹内宿血"所引起的不孕症等。正如《本草拾遗》所载："苦薏，味苦，破血。妇人腹内宿血，食之又调中，止泄。花如菊，茎似马兰，生泽畔，似菊，菊甘而薏苦。语曰：苦如薏是也。"可惜，未能找到野菊花治疗妇科不孕症等疾病的方子，但从它治疗跌打损伤的方子可知它有活血化瘀的功效。

当归（木、金）

下面尝试用训诂的方法来破解"当归"这个名字给我们的启示。

一、查《康熙字典》当："又《玉篇》任也。"可见，当通任，通妊，故当归可入任脉，治疗月水不通、产后腹痛以及与妊娠相关的不孕症、胎动不安等。同时，查《说文解字》归："女嫁也。从止，从妇省，𠂤（duī）声。"可见，归通妇，故当归可治疗各种妇科疾病。

◎ 附方：

1. 月水不通

《医心方》：《新录方》治月水不通方……当归，末，酒服方寸匕。

2. 产后腹中如弦，常坚痛

《备急千金要方》：治产后腹中如弦，当坚痛无聊赖方。当归末二方寸匕，内蜜一升煎之，适寒温，顿服之。

3. 产后腹痛

《集验方》：治产后腹痛方。当归一斤（切），酒一斗，煮取七升，以大豆四升熬，酒洗热豆，去滓，随多少服，日二。

《医心方》：《录验方》治产后余痛及血兼风肿方。真当归一物切之，以酒一斗，煮取七升，以四升大豆熬令焦，及酒热浇热豆中，去滓，多少服，日二。

4. 血气心腹痛

《外台秘要》：《广济》疗产后腹中绞刺痛，不可忍方。当归、芍药、干姜、芎䓖各六分，上四味，捣散，以酒服方寸匕，日二服。

5. 妊妇腹痛

《医心方·治妊妇腹痛方第廿》：葱白、当归，切，酒五升，煎取二升半，分再服。

6. 不孕

《世医得效方·求嗣》小温经汤：治经血不调，血脏冷痛。此方甚平易，用药径捷。当归（去尾）、附子（炮，去皮脐）各等分，上锉散，每服三钱，水一盏半煎，空心温服。

《奇效简便良方》：种子良方专治妇人久虚羸瘦，瘀血成块，经水不调等症。全当归一斤（用手扭断，长约寸），红枣二斤（秤准后去核），用好烧酒数斤拌过，放砂锅内，隔水炖半日，俟水凉后，再以好烧酒二十斤泡二十日，取出随量饮，其病若失而孕。

7. 胎动不安

《备急千金要方》：治妊娠二三月，上至八九月，胎动不安，腰痛，已有所见方。艾叶、阿胶、芎䓖（《肘后》不用芎）、当归各三两，甘草一两，上五味，咬咀，以水八升，煮取三升，去滓，内胶令消，分三服，日三。

《备急千金要方》：治妊娠胎动去血，腰腹痛方。芎䓖、当归、青竹茹各三两，阿胶二两，上四味，咬咀，以水一斗半，煮银二斤，取六升，去银内药，煎取二升半，内胶令烊，分三服，不差仍作。一方用甘草二两。

《备急千金要方》：治妊娠胎动不安，腹痛，葱白汤方。葱白（切）一升，阿胶二两，当归、续断、芎䓖各三两，上五味，咬咀，以水一斗，先煮银六七两，取七升，去银内药，煎取二升半，下胶令烊，分三服，不差重作。

《备急千金要方》：治妊娠二三月，上至七八月，其人顿仆失踞，胎动不下，伤损腰腹，痛欲死，若有所见，及胎奔上抢心，短气，胶艾汤方。阿胶二两，艾叶三两，芎䓖、芍药、甘草、当归各二两，干地黄四两，上七味，咬咀，以水五升、好酒三升合煮，取三升，去滓内胶，更上火令消尽，分三服，日三，不差更作。

8. 恶露

《千金翼方·妇人二·恶露第四》当归汤：治产后血留下焦不去。当归、桂心、甘草（炙）各二两，芎䓖、芍药各三两，干地黄四两，上六味，咬咀，以水一斗，煮取五升，分为五服。

9. 崩中

《备急千金要方》：从高堕下崩中方。当归、大黄各二分，上二味，治下筛，酒服方寸匕，日三。

10. 漏下不止

《备急千金要方》蒲黄散：治漏下不止方。蒲黄半升，鹿茸、当归各二两，上三味，治下筛，酒服五分匕，日三，不知稍加至方寸匕。

二、查《说文解字》当："田相值也。从田，尚声。"查《说文解字》值："措也。从人，直声。"查《说文解字注》值："持也，持各本作措，措者，置也。非其义……史、汉多用直为之。姚察云，古字例以直为值，是也。价值亦是相当意。"可见，当为田相值之义，而值通直，与"木曰曲直"之义相符，故当归属木，可治疗里急后重、心下急、胁痛里急等"屯然而难""冤曲而出"之急症。

◎ 附方：

1. 心痛

《肘后备急方》：《外台秘要》治卒心痛，又方治心痛。当归为末，酒服方寸匕。

《肘后备急方》：治卒心痛……桂心、当归各一两，栀子十四枚，捣为散，酒服方寸匕，日三五服。亦治久心病发作有时节者也。

2. 寒疝、腹痛绞痛

《小品方》：治寒疝腹中痛，及诸胁痛里急，当归生姜羊肉汤主之方。当归三两，生姜三两，芍药三两，羊肉三斤。凡四物，以水一斗二升，煮肉令熟烂，出肉内诸药，煎取三升，服七合，日三，试用验。

3. 下利

《医心方》：《耆婆方》黄连丸，治中热下利方。黄连十二分，干姜八分，当归八分。上三物，捣筛，蜜和丸如梧子，服二丸，不知加之。

三、查《说文解字》当："田相值也。从田，尚声。"查《说文解字》尚："曾也，庶几也。从八，向声。"查《说文解字》八："别也，象分别相背之形。凡八之属皆从八。"可见，当通尚，从八，有分别、分散、分裂、破裂、相背、背反、内返之象，此与"金曰从革"之义相符，故当归又属金，可治疗跌打损伤等症。

◎ **附方：**

1. 被打腹中瘀血

《刘涓子鬼遗方》：治被打腹中瘀血，蒲黄散方。蒲黄一升，当归二两，桂心二两，上三味，捣筛理匀，调酒服之方寸匕，日三夜一。不饮酒，热水下。

2. 腕折瘀血

《备急千金要方》：治腕折瘀血方。蒲黄一升，当归二两，上二味，治下筛，先食酒服方寸匕，日三。

3. 打伤眼睛

《急救便方》：打伤眼睛如突出者，急要揉进，用初宰鲜猪肉一厚片，将当归、赤石脂末少许糁肉上贴之，去毒血即愈。

四、查《说文解字》当："田相值也。从田，尚声。"查《说文解字注》尚："曾也，尚之词亦舒，故释尚为曾。曾，重也，尚，上也，皆积垒加高之意，义亦相通也。"可见，当通尚，通曾，有积累、积聚之义。又查《说文解字》瘀："积血也。从疒，於声。"可见，瘀为积聚、积累之血。故推测当归可活血化瘀，治疗各种瘀血症，如瘀血腰疼。

查《说文解字》归："女嫁也。从止，从妇省，𠳖声。"查《说文解字注》𠳖："小𨸏也……其字俗作堆，堆行而𠳖废矣。"可见，归通𠳖，通堆，有堆聚、堆积、淤积之义，故当归可活血化瘀，治疗瘀血所导致的腰疼。

◎ **附方：**

《卫生易简方》：治腰疼，用延胡索、当归、桂心等分，为末，每服三钱，酒煎温服。

五、如前所述，当通尚，从八，有相背、背反、反背、内返之象，此与"金曰从革"之义相符，故当归属金，可治疗各种出血症。

◎ **附方：**

1. 小便出血

《千金翼方》：酒三升，煮当归四两，取一升，顿服之。

《世医得效方》：当归、川白芷为末。每服二钱，温米饮下。

2. 便血

《备急千金要方》：诸下血，先见血后见便，此为远血，宜服黄土汤；先见便后见血，此为近血，宜服赤小豆散。……赤小豆散方：赤豆三升（熬令坼），当归三两，上二味，治下筛，服方寸匕，日三。

六、如前所述，当通尚，从八，有分别、分散、分裂、破裂、相背、背反、内返之象，此与"金曰从革"之义相符，故当归属金，可通调水道而治疗淋证、小便不通等症。

◎ 附方：

1. 淋证

《奇效良方》：治小便出血方，当归四两锉细，上以酒三升，煮取一升，顿服。亦治遗尿小便涩。

2. 孕妇小便不通

《金匮要略》：妊娠，小便难，饮食如故，当归贝母苦参丸主之。当归贝母苦参丸方：当归、贝母、苦参各四两，上三味，末之，炼蜜丸如小豆大，饮服三丸，加至十丸。

七、如前所述，归从止，查《说文解字》止："下基也，象艸木出有址，故以止为足。凡止之属皆从止。"查《说文解字》基："墙始也。从土，其声。"可见，止为在下之基础的意思，就像墙的基础一样。

又查《康熙字典》鼻："又《扬子·方言》鼻，始也。兽初生谓之鼻，人初生谓之首。梁益闲谓鼻为初，或谓之祖。祖，居也。又人之胚胎，鼻先受形，故谓始祖为鼻祖。《扬雄·反骚》或鼻祖于汾隈。"可见，头与鼻都有始基之象。故止与鼻、首一样，都有始基之义，所以推测当归可治疗头部、鼻部之病变。

◎ 附方：

1. 头痛欲裂

《肘后备急方》：《外台秘要》治头疼欲裂，当归二两，酒一升，煮取六合。饮至再服。

2. 血虚头痛

《文堂集验方》：血虚头痛，起自鱼尾，上攻头痛，日轻夜重也。当归、川芎各等分，每服二三钱，水煎服。产后头痛，服之即验。

3. 头风

《卫生易简方》：用苍耳、川芎、当归等分为末，每服三钱，临卧茶清调服。

4. 头脑夹风

《惠直堂经验方》：一人患头风症，耳内常鸣，头上有啾啾鸟雀声，此头脑夹风也，用川芎当归汤而愈。

《奇效简便良方》：头脑夹风（耳鸣头上啾啾有声者是），川芎、当归各一钱，煎服。

5. 鼻塞不利

《华佗神方·华佗治鼻窒塞不通神方》：白芷、当归、芎䓖、细辛、辛夷、通草、桂心、薰草各三分，上八味，以苦酒渍一宿，用猪膏一升煎之，以白芷色黄为度，膏成去滓。取少许点鼻中，或绵裹内鼻中，差止。

6. 酒渣鼻

《经验丹方汇编》：酒渣鼻血热入肺而然，当归、苦参各四两，末和匀，酒糊为丸桐子大。食后热茶吞八十九，药尽即愈。

八、如前所述，归从止，止通齿，所以当归可治疗牙齿疾病。

◎ 附方：

1. 风齿痛

《医心方》：《录验方》治风齿痛方，当归三两，独活一两，上二物，细切，绢囊盛，清酒五升渍三日，稍含渍齿，久久吐去，更含，日四五过。

2. 牙齿摇动欲落

《急救广生集》：牙齿摇动欲落，生地、当归各等分，同煎浓汁漱之，其齿自牢。

九、归从妇，从帚，从巾，查《说文解字注》巾："从冂，巾可覆物，故从冂。"查《说文解字注》覆："冂者，覆也。"可见，巾从冂或冂，有垂覆、覆障、覆盖、障翳、蔽翳之义，故当归属金，推测可治疗翳障。

◎ 附方：

《肘后备急方》洗眼汤：以当归、芍药、黄连等分，停细，以雪水，或甜水，煎浓汁。乘热洗，冷即再温洗，甚益眼目。但是风毒、赤目、花翳等，皆可用之。其说云：凡眼目之病，皆以血脉凝滞使然，故以行血药合黄连治之。血得热即行，故乘热洗之。用者，无不神效。

 # 枳实（木、金）

下面尝试用训诂的方法来破解"枳"这个名字给我们的启示。

一、枳从只，查《说文解字》只："语已词也。从口，象气下引之形。凡只之属皆从只。"可见，只字有气下引、下降之义，此与"金曰从革"之义相符，故枳实属金，推测可治疗咳嗽等症。

◎ 附方：

《伤寒论》：少阴病，四逆，其人或咳，或悸，或小便不利，或腹中痛，或泄利下重者，四逆散主之……甘草（炙）、枳实（破，水渍，炙干）、柴胡、芍药，上四味，各十分，捣筛，白饮和服方寸匕，日三服。咳者，加五味子、干姜各五分，并主下利。悸者，加桂枝五分。小便不利者，加茯苓五分。腹中痛者，加附子一枚，炮令坼。泄利下重者，先以水五升，煮薤白三升，煮取三升，去滓，以散三方寸匕内汤中，煮取一升半，分温再服。

《圣济总录》：治肺积息贲，上气胸满咳逆，枳实汤方。枳实（去瓤，麸炒）、木香、槟榔（锉）、甘草（炙，锉）、吴茱萸（汤浸，焙干，炒）、葶苈（纸上炒令紫色）各半两，杏仁（汤浸，去皮尖、双仁，炒）三分，上七味，粗捣筛。每服三钱匕，水一盏，生姜一分，拍碎，同煎至七分，去滓，温服，空心食前，日二。

二、如前所述，枳从只，只字有气下引之义，故推测枳实可治疗牵引性疼痛、抽引性疼痛，即放射性疼痛、抽痛或抽掣性疼痛。

◎ 附方：

《肘后备急方》：胸痹之病，令人心中坚痞忽痛，肌中苦痹，绞急如刺，不得俯仰，其胸前皮皆痛，不得手犯，胸满短气，咳嗽引痛，烦闷自汗出，或彻引背膂。不即治之，数日害人，治之方……橘皮半斤，枳实四枚，生姜半斤，水四升，煮取二升，分再服。

《圣济总录》：治胸痹，心下气坚，疞刺不可俯仰，气促咳唾引痛，不能食，枳实桔梗汤方。枳实（麸炒）七枚，陈橘皮（汤浸，去白，炒）、桔梗（炒）各半两，甘草（炙）一分，上四味，粗捣筛。每服五钱匕，水一盏半，生姜一枣大，拍破，薤白五寸，切，煎至八分，去滓，温服。

《备急千金要方》：治冷气，胁下往来冲胸膈，痛引胁背闷，当归汤方。当归、吴茱萸、桂心、人参、甘草、芍药、大黄各二两，茯苓、枳实各一两，干姜三两，上十味，㕮咀，以水八升，煮取二升半，分三服，日三。尸疰亦佳。

《辅行诀脏腑用药法要》小泻肝汤：治肝实，两胁下痛，痛引少腹，迫急当有干呕者方。枳实（熬）、芍药、生姜各三两，上三味，以清浆水三升，煮取一升，顿服之。不差，即重作服之。

三、如前所述，枳从只，只字有气下引之义，故枳实属金，可治疗因气盘旋不下所引起的痞症、胸满、腹胀等。痞通否，从不，查《说文解字》不："鸟飞上翔，不下来也。从一，一犹天也，象形。凡不之属皆从不。"可见，痞有盘旋不下之象。同时，只的篆文表示叹息，故推测枳实所治痞满、胸满等应伴有不断叹息一症。

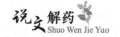

只（篆文）

◎ 附方：

1. 胸中痞

《鸡峰普济方》枳壳汤：治伤寒痞气，胸满欲死者。桔梗、枳壳各一两，上锉如豆大，用水一盏半，煎减半，去滓，分二服。

《肘后备急方》：治胸胁痞满，心塞，气急，喘急方。人参、术各一两，枳实二两，干姜一两，捣蜜和丸，一服一枚。若嗽，加栝楼二两；吐，加牡蛎二两，日夜服五六丸，不愈更服。

2. 心中痞

《金匮要略》：心中痞，诸逆心悬痛，桂枝生姜枳实汤主之。桂枝生姜枳实汤方：桂枝、生姜各三两，枳实五枚，上三味，以水六升，煮取三升，分温三服。

3. 腹中痞

《千金翼方》：江宁衍法师破癖方。白术、枳实（炙）、柴胡各三两，上三味，㕮咀，以水五升，煮取二升，分三服，日三，可至三十剂，永差。

《大小诸证方论·腹痛方》：治腹中有痞块，一时发作而痛，不可手按者，方用枳实一两，白术二两，马粪五钱炒焦，酒煎服。

《华佗神方·华佗治痞积神方》：桔梗、枳壳等分，水煎温服，有效。

4. 胸痹

《外台秘要》：疗卒患胸痹方……枳实（炙），上一味，捣筛，以米汁先食服方寸匕，日三夜一。

《金匮要略》：胸痹，胸中气塞，短气，茯苓杏仁甘草汤主之，橘枳姜汤亦主之。橘枳姜汤方：橘皮一斤，枳实二两，生姜半斤，上三味，以水五升，煮取二升，分温再服。

《外台秘要》：仲景《伤寒论》胸痹之病，胸中愊愊如满，噎塞习习如痒，喉中涩，唾燥沫是也，橘皮枳实汤主之方。橘皮半斤，枳实四枚（炙），生姜半斤，上三味，切，以水五升，煮取二升，分再服。

5. 支饮胸满

《外台秘要》：支饮胸满，厚朴大黄汤主之。方：厚朴一两（炙），大黄六两，枳实四两（炙），上三味，细切，以水五升，煮取二升，去滓，分温再服之。

四、如前所述，枳从只，只字有气下引之义，即气向下胀满之义。又查《说文解字注》引："开引也，开下曰张也。是门可曰张，弓可曰开，相为转注也。施弦于弓曰张，钩弦使满、以竟矢之长亦曰张。是谓之引。凡延长之称、开导之称皆引申于此。《小雅·楚茨》《大雅·召旻》《毛传》皆曰：引，长也。"查《康熙字典》胀："《广韵》《集韵》《韵会》《正韵》知亮切，音帐，腹满也。"可见，引通长，通胀，有腹满、胀满之义，故枳实可治疗腹胀。

◎ 附方：

《肘后备急方》厚朴汤：治烦呕腹胀。厚朴四两（炙），桂二两，枳实五枚（炙），生姜三两，以水六升，煮取二升，分为三服。

《金匮要略》：痛而闭者，厚朴三物汤主之。厚朴三物汤方：厚朴八两，大黄四两，枳实五枚，上三味，以水一斗二升，先煮二味，取五升，内大黄，煮取三升，温服一升。以利为度。

《金匮要略》：病腹满，发热十日，脉浮而数，饮食如故，厚朴七物汤主之。厚朴七物汤方：厚朴半斤，甘草三两，大黄三两，大枣十枚，枳实五枚，桂枝二两，生姜五两，上七味，以水一斗，煮取四升，温服八合，日三服。呕者，加半夏五合；下利去大黄；寒多者，加生姜至半斤。

五、如前所述，枳从只，只字有气下引之义，即气向下张开、向下开启而不收敛、不闭合之义。又查《说文解字注》引："开弓也，开下曰张也。"可见，引可转注为张，有张开、开启之义。故枳实可治疗子宫脱垂、脱肛等不收敛者，并由此推测枳实可用于遗尿的治疗。

◎ 附方：

1. 子宫脱垂

《惠直堂经验方》：子肠不收方，枳壳三钱，煎服即收。

《急救广生集》：坐产带出子肠不收方，用枳壳四两煎汤，温洗即止。

2. 脱肛

《备急千金要方》：治积冷利脱肛方，枳实一枚，石上磨令滑泽，钻安柄，蜜涂。炙令暖熨之，冷更易之，取缩入止。

六、枳从只，通迟（qì），查《说文解字》迟："曲行也。从辵，只声。"查《说文解字注》迟："迟通作枳。明堂位注，枳椇谓曲桡之。《庄子》：吾行郤曲。郤曲即迟曲，异部假借也。"可见，枳有曲行之义，与"木曰曲直"之义相符，故枳实属木，可使春木屯然而难、冤曲而出之象得到舒伸，所以枳实可"缓急"，从而治疗里急后重、心下急、胁痛、大便艰涩等症。

同时，查《说文解字注》只："只之言是也。"查《说文解字》是："直也。从日正。凡是之属皆从是。"故只通是，通直，此与"木曰曲直"之义相符，故枳实属木，可使春木屯然而难、冤曲而出之象得到舒伸，所以枳实可治疗里急后重、心下急、胁痛等急症。

◎ 附方：

1. 痢疾

《卫生易简方》：治久痢水谷不消者，用枳实为末，米饮调，日三服，每服二三钱。尤疗小儿。

《验方新编》：治痢神方，油当归一两，枳壳三分，若欲速效，红痢加黄连一钱，白痢加干姜三分服之，百发百中，神效。噤口红痢加鲜石斛三钱，噤口白痢加炒谷芽八钱，多服自愈。

2. 心下急

《伤寒论》：太阳病，过经十余日，反二三下之，后四五日，柴胡证仍在者，先与小柴胡，呕不止，心下急（一云呕止小安），郁郁微烦者，为未解也，与大柴胡汤，下之则愈。柴胡半斤，黄芩三两，芍药三两，半夏半升（洗），生姜五两（切），枳实四枚（炙），大枣十二枚（擘），大黄二两，上八味，以水一斗二升，煮取六升，去滓，内大黄，再煎取三升，温服一升，日三服。

3. 胁痛

《世医得效方》枳壳散：治胁间痛，如有物以插然，乃气疾也。枳壳（去穰，炒）二两半，甘草（炙）七钱半，上为末，每服二钱，浓煎葱白汤调下，不拘时候。

七、如前所述，枳从只，通迟，有曲行之义，此与"木曰曲直"之义相符，故枳实属木。又查《说文解字注》乙："象春艸木冤曲而出。阴气尚强，其出乙乙也；冤之言郁，曲之言诎也。乙乙，难出之貌……乙之言轧也。时万物皆抽轧而出，物之出土艰屯，如车之辗地涩滞。"可见，物出之时如果显得艰涩、涩滞者，与乙木有关。枳实可使春木屯然而难、冤曲而出之象得到舒伸，故可治疗大便艰涩等症。

◎ 附方：

《验方新编》：孕妇大便虚急不出，此症脾土燥，大肠涩，不可用硝、黄等药。宜用枳实二钱，水二碗煎七分，不拘时服。体弱者，少服。

八、如前所述，枳从只，通迟，有曲行之义，与"木曰曲直"之义相符，故枳实属木，可治疗肝胆疾病所引起的黄疸。

同时，枳从只，通是，通直，与"木曰曲直"之义相符，亦说明枳实属木，可治疗肝胆疾病所引起的黄疸。

◎ 附方：

《金匮要略》：酒黄疸，心中懊恼，或热痛，栀子大黄汤主之。栀子大黄汤方：栀子十四枚，大黄一两，枳实五枚，豉一升，上四味，以水六升，煮取三升，分温三服。

《肘后备急方》：酒疸者，心懊痛，足胫满，小便黄，饮酒发赤斑黄黑，由大醉当风入水所致，治之方……大黄一两，枳实五枚，栀子七枚，豉六合，水六升，煮取二升，分为三服。

芍药（木、金）

《诗经·溱洧》曰："溱与洧，方涣涣兮。士与女，方秉蕑兮。女曰'观乎？'士曰：'既且。''且往观乎！'洧之外，洵吁且乐。维士与女，伊其相谑，赠之以勺药。"可见，古人在离别的时候，会相赠以芍药。有些人根据上巳节的时间认为这里的芍药是牡丹（木芍药），有些人根据其生长的环境在水边而认为是草芍药，不管是木芍药还是草芍药，古人为什么会赠芍药呢？其原因众说纷纭。

古人没有手机等通信工具，很多时候会面都要靠约定的。我们可以大胆猜测下：芍药又作勺药，勺字又通约，不排除有约定、约束的意思。那么，赠送一朵芍药，可能就是古人表达自己"重言诺"的一种形式，表示请对方不要担心今日之分离，我一定会如约而至的，所以芍药又名"可离"。这和现在小朋友之间的"拉勾"是一个道理。下面尝试用训诂的方法来破解"芍药"这个名字给我们的启示。

一、芍通勺，查《说文解字》勺："挹取也。象形，中有实，与包同意。凡勺之属皆从勺。"可见，勺有挹取之义，而挹通抒，通纾，通舒，有舒缓、舒伸、伸直义，此与"木曰曲直"之义相符，故芍药属木。又查《说文解字》屯（zhūn）："难也，象艸木之初生，屯然而难，从屮贯一。

一，地也，尾曲。易曰：屯，刚柔始交而难生。"查《说文解字注》屯："象形也。屮贯一者，木克土也。屈曲之者，未能申也。乙部曰，春艸木冤曲而出。阴气尚强，其出乙乙。屯字从屮而象其形也。"可见，春从屯，所以春木有在天地之气始交之际草木冤曲而难出之象。而芍药可以使冤曲、屯然难伸之"急"者得到舒伸、缓解，即芍药可以缓急而止痛。

同时，急字从及，及的甲骨文像一只手从背后抓住前面的人，有抓住、抓捕、拘捕之象，所以"心下急""里急后重"等急症都属金。而芍通勺，通约，查《说文解字》约："缠束也。束者，缚也，引申为俭约，从糸，勺声。于略切。"可见，约有缠束、约束、俭约、节约、收敛之义，故芍药又属金，可治疗各种急症。

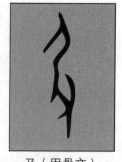

及（甲骨文）

◎ 附方：

1. 心下急

《伤寒论》：太阳病，过经十余日，反二三下之，后四五日，柴胡证仍在者，先与小柴胡，呕不止，心下急（一云呕止小安），郁郁微烦者，为未解也，与大柴胡汤，下之则愈。柴胡半斤，黄芩三两，芍药三两，半夏半升（洗），生姜五两（切），枳实四枚（炙），大枣十二枚（擘），大黄二两，上八味，以水一斗二升，煮取六升，去滓，内大黄，再煎取三升，温服一升，日三服。

2. 中恶心痛

《外台秘要·中恶心痛方五首》：《集验》疗卒暴心痛，或中恶气毒痛不可忍方……赤芍药六两，桔梗五两，杏仁五两（去尖皮、两仁，碎），上三味，切，以水六升，煮取二升半，分三服，日三。忌猪肉。

3. 腹痛

《伤寒论》：本太阳病，医反下之，因尔腹满时痛者，属太阴也，桂枝加芍药汤主之。大实痛者，桂枝加大黄汤主之。桂枝加芍药汤方：桂枝三两（去皮），芍药六两，甘草二两（炙），大枣十二枚（擘），生姜三两（切），上五味，以水七升，煮取三升，去滓，温分三服。本云桂枝汤，今加芍药。

《金匮要略》：妇人腹中诸疾痛，当归芍药散主之。

《金匮要略》：妇人怀娠，腹中疞痛，当归芍药散主之。当归芍药散方：当归三两，芍药一斤，川芎半斤（一作三两），茯苓四两，白术四两，泽泻半斤，上六味，杵为散，取方寸匕，酒和，日三服。

《验方新编》：寒证腹痛……白芍三钱，甘草、肉桂各一钱，水煎服。此张仲景神方也。

4. 血气心腹痛

《苏沈良方》四神散：治血气心腹痛。当归、芍药、川芎各一两，干姜半两（炮），上每服二钱，暖酒调下。予每作以疗妇人气痛，常以一服差。

5. 妇人寒疝

《备急千金要方》当归汤：治妇人寒疝，虚劳不足，若产后腹中绞痛方。当归二两，生姜五两，芍药二两（《子母秘录》作甘草），羊肉一斤，上四味，㕮咀，以水八升，煮羊肉熟，取汁煎药，得三升。适寒温服七合，日三。

6. 妊娠腹中满痛入心，不得饮食

《备急千金要方》：白术六两，芍药四两，黄芩三两，上三味，㕮咀，以水六升，煮取三升。分三服，半日令药尽。微下水，令易生，月饮一剂为善。

7. 胁痛

《辅行诀脏腑用药法要》小泻肝汤：治肝实，两胁下痛，痛引少腹，迫急当有干呕者方。枳实熬、芍药、生姜各三两，上三味，以清浆水三升，煮取一升，顿服之。不差，即重作服之。

《奇效良方》芍药散：治妇人胁痛。白芍药、玄胡索（炒）、肉桂，以上各一两，香附子二两（醋一升，盐半两，同煮干），上为细末，每服二钱，不拘时，白汤调服。

8. 产后苦少腹痛

《金匮要略》：产后腹痛，烦满不得卧，枳实芍药散主之。枳实芍药散方：枳实（烧令黑，勿太过）、芍药等分，上二味，杵为散，服方寸匕，日三服。并主痈脓，大麦粥下之。

《备急千金要方》：治产后苦少腹痛，芍药汤方。芍药六两，桂心三两，甘草二两，生姜三两，胶饴八两，大枣十二枚，上六味，㕮咀，以水七升，煮取四升，去滓，内胶饴令烊，分三服，日三。

9. 小户嫁痛

《备急千金要方》：治小户嫁痛连日方。甘草三两，芍药半两，生姜十八铢，桂心六铢，上四味，㕮咀，以酒二升，煮三沸，去滓，尽服，神效。

10. 下利腹痛

《伤寒论》：太阳与少阳合病，自下利者，与黄芩汤。若呕者，黄芩加半夏生姜汤主之。黄芩汤方：黄芩三两，芍药二两，甘草二两（炙），大枣十二枚（擘），上四味，以水一斗，煮取三升，去滓，温服一升，日再、夜一服。

《辅行诀脏腑用药法要》大朱鸟汤：治天行热病，重下恶毒痢，痢下纯血，日数十行，羸瘦如柴，心中不安，腹中绞急，痛如刀刺者方。鸡子黄二枚，阿胶三锭，黄连四两，黄芩、芍药各二两，人参二两，干姜二两，上七味，以水一斗，先煮黄连、参、姜等五味，得四升讫，内醇苦酒一升，再煮至四升讫，去滓。次内胶于内，更是上火，令烊。取下，待小冷，内鸡子黄，搅令相得即成。每服一升，日三夜一服。

11. 骨髓、身体疼痛

《肘后备急方》：《经验后方》治风毒，骨髓疼痛。芍药二分，虎骨一两，炙为末，夹绢袋贮，酒三升，渍五日。每服二合，日三服。

《伤寒论》：发汗后，身疼痛，脉沉迟者，桂枝加芍药生姜各一两人参三两新加汤主之。桂枝三两（去皮），芍药四两，甘草二两（炙），人参三两，大枣十二枚（擘），生姜四两，上六味，以水一斗二升，煮取三升，去滓，温服一升。本云桂枝汤，今加芍药、生姜、人参。

《经验奇方》：妇人经血过多遍身疼痛，此乃血不归经，肝不藏血之故，宜用归芍汤。全当归一两，生白芍五钱，水煎温服，日服一帖，连服十余帖。下期经水照常则愈。

二、如前所述，芍通勺，通挹，通抒，通纾，通舒，也有舒缓、舒伸、伸直之义，此与"木曰曲直"之义相符，故芍药属木，可以使冤曲、屯然难伸之"急"者，得到舒伸、缓解，所以芍药属木，可治疗淋证之迫急无奈者。

同时，芍通勺，通约，有缠束、约束、俭约、节约、收敛之义，故芍药又属金，可通调水道而治疗血淋。

◎ 附方：

《世医得效方》白薇散：治血淋、热淋。白薇、芍药各等分，上为末。每服二钱，酒调下，立效。或加槟榔。

三、如前所述，芍药属金，故可治疗跌打损伤。

◎ 附方：

《圣济总录》：治损伤后，瘀血腹中不行，虎杖散方。虎杖三两，赤芍药二两，上二味，捣罗为散。每服二钱匕，温酒调下，不拘时。

四、如前所述，芍药属金，故有约束、收敛之义，故可治疗妇人遗尿。

◎ 附方：

《备急千金要方》：治妇人遗尿，不知出时方。白薇、芍药各一两，上二味，治下筛，酒服方寸匕，日三。

五、如前所述，芍药属金，有缠束、约束、拘束之义，故可治疗中风、历节等引起的手足拘挛疼痛等症。

同时，芍通勺，通包或勹（bāo），查《说文解字》勹："裹也，象人曲形，有所包裹。凡勹之属皆从勹。"可见，勹有人曲、屈曲、屈服之象，故芍药与菊花等药物一样属金，可治疗中风、历节等引起的人体肢体挛急疼痛等症。

最后，因芍通勺，通包或勹，有人曲之象，与"木曰曲直"之义相符，故芍药属木，可治疗中风、历节等引起的人体肢体挛急、拘急、痉挛等具有屈曲不伸之象者。

◎ 附方：

1. 中风

《备急千金要方》小续命汤：治卒中风欲死，身体缓急，口目不正，舌强不能语，奄奄忽忽，神情闷乱，诸风服之皆验，不令人虚方。麻黄、防己（《崔氏》《外台》不用防己）、人参、黄芩、桂心、甘草、芍药、芎劳、杏仁各一两，附子一枚，防风一两半，生姜五两，上十二味，㕮咀，以水一斗二升，先煮麻黄三沸，去沫，内诸药，煮取三升。分三服，甚良；不差，更合三四剂必佳。取汗，随人风轻重虚实也。有人脚弱，服此方至六七剂得差。有风疹家，天阴节变，辄合服之，可以防瘖。

2. 肢体挛急

《伤寒论》：伤寒，脉浮，自汗出，小便数，心烦，微恶寒，脚挛急，反与桂枝欲攻其表，此误也。得之便厥，咽中干，烦躁，吐逆者，作甘草干姜汤与之，以复其阳。若厥愈足温者，更作芍药甘草汤与之，其脚即伸。若胃气不和，谵语者，少与调胃承气汤。若重发汗，复加烧针者，四逆汤主之。

芍药甘草汤方：白芍药、甘草各四两（炙），上二味，以水三升，煮取一升五合，去滓，分温再服。

《伤寒论》：太阳病，发汗，遂漏不止，其人恶风，小便难，四肢微急，难以屈伸者，桂枝加附子汤主之。桂枝三两（去皮），芍药三两，甘草三两（炙），生姜三两（切），大枣十二枚（擘），附子一枚（炮，去皮，破八片），上六味，以水七升，煮取三升，去滓，温服一升。本云桂枝汤，今加附子。将息如前法。

《备急千金要方》白蔹薏苡汤：治风拘挛不可屈伸方。白蔹、薏苡仁、芍药、桂心、牛膝、酸枣仁、干姜、甘草各一升，附子三枚，上九味，㕮咀，以淳酒二斗，渍一宿，微火煎三沸。服一升，日三，扶杖起行。不耐酒，服五合。《千金翼》有车前子。

3. 痉病

《金匮要略》：太阳病，其证备，身体强，几几然，脉反沉迟，此为痉，栝楼桂枝汤主之。栝楼桂枝汤方：栝楼根二两，桂枝三两，芍药三两，甘草二两，生姜三两，大枣十二枚，上六味，以水九升，煮取三升，分温三服，取微汗。汗不出，食顷，啜热粥发之。

《金匮要略》：太阳病，无汗而小便反少，气上冲胸，口噤不得语，欲作刚痉，葛根汤主之。葛根汤方：葛根四两，麻黄三两（去节），桂枝二两（去皮），芍药二两，甘草二两（炙），生姜三两，大枣十二枚，上七味，㕮咀，以水七升，先煮麻黄、葛根，减二升，去沫，内诸药，煮取三升，去滓，温服一升，覆取微似汗，不须啜粥，余如桂枝法将息及禁忌。

《伤寒论》：太阳病，项背强几几，无汗恶风，葛根汤主之……葛根四两，麻黄三两（去节），桂枝二两（去皮），生姜三两（切），甘草二两（炙），芍药二两，大枣十二枚（擘），上七味，以水一斗，先煮麻黄、葛根，减二升，去白沫，内诸药，煮取三升，去滓，温服一升，覆取微似汗，余如桂枝法将息及禁忌。诸汤皆仿此。

《伤寒论》：太阳病，项背强几几，反汗出恶风者，桂枝加葛根汤主之……葛根四两，麻黄三两（去节），芍药二两，生姜三两（切），甘草二两（炙），大枣十二枚（擘），桂枝二两（去皮），上七味，以水一斗，先煮麻黄、葛根，减二升，去上沫，内诸药，煮取三升，去滓，温服一升。覆取微似汗，不须啜粥，余如桂枝法将息及禁忌。

4. 历节

《金匮要略》：诸肢节疼痛，身体尪羸，脚肿如脱，头眩短气，温温欲吐，桂枝芍药知母汤主之。桂枝芍药知母汤方：桂枝四两，芍药三两，甘草二两，麻黄二两，生姜五两，白术五两，知母四两，防风四两，附子二枚（炮），上九味，以水七升，煮取二升，温服七合，日三服。

《金匮要略》：病历节不可屈伸，疼痛，乌头汤主之。乌头汤方，治脚气疼痛，不可屈伸。麻黄、芍药、黄芪各三两，甘草三两（炙），川乌五枚（㕮咀，以蜜二升，煎取一升，即出乌头），上五味，㕮咀四味，以水三升，煮取一升，去滓，内蜜煎中，更煎之，服七合。不知，尽服之。

六、如前所述，芍药属金，而金有收敛、内敛、内入之象，所以芍药可治疗各种出血症。

◎ **附方：**

1. 吐血

《卫生易简方》：治吐血，用黄芩二两，赤芍药一两，为末。每服三钱，水一盏，煎七分，热服。

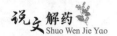

2. 血崩

《卫生易简方》：治血崩、血痫……用柏叶二两，芍药一两（炒过），同为末。每服二钱匕，水酒共一盏，煎五分，温服无时。

七、如前所述，芍药属金，故有缠束、约束、集约、积聚、积蓄之义。又查《说文解字》瘀："积血也。从广，於声。"可见，瘀有积蓄、积聚、敛聚之金象，故芍药可治疗瘀血、蓄血等症。

◎ 附方：

《小品方》芍药地黄汤：治伤寒及温病，应发汗而不发之，内瘀有蓄血者，及鼻衄，吐血不尽，内余瘀血，面黄，大便黑者，此主消化瘀血方。芍药三两，生地黄半斤，牡丹二两，犀角一两（屑），上四味，切，以水九升，煮取三升，分三服。其人喜忘如狂者，加地黄三两、黄芩三两。其人脉大来迟，腹不满，自言满者，为无热，但依方服，不须黄芩也。忌芜荑、胡荽。

八、如前所述，芍药属金，而金有衰败、衰竭之象。又查《说文解字》消："尽也。从水，肖声。"查《说文解字注》渴："尽也。渴竭古今字，古水竭字多用渴。"可见，消渴有竭尽、衰竭、衰败之象，所以芍药可治疗消渴。

◎ 附方：

《验方新编》：多年消渴饮水百药不效……白芍、甘草，等分为末，每用一钱，开水送下，日三服，七日而愈。有人渴饮九年，时发时止，服此断根。

九、如前所述，芍药属金，而金有衰败、破败、破裂、裂隙、空隙、镂空、空虚之象，所以芍药可治疗虚劳以及太阳表虚多汗证。

同时，芍通勺，勺字中间的那个点为"有实"之象，通充，为长、高之义，故芍药可使幼弱、虚弱者充实、长高、壮盛、壮实，故芍药可益气、实腠理而治疗虚劳以及太阳表虚多汗证。

◎ 附方：

1. 虚损虚劳

《金匮要略》：虚劳里急，悸，衄，腹中痛，梦失精，四肢酸疼，手足烦热，咽干口燥，小建中汤主之。小建中汤方：桂枝三两（去皮），甘草三两（炙），大枣十二枚，芍药六两，生姜二两，胶饴一升，上六味，以水七升，煮取三升，去滓，内胶饴，更上微火消解，温服一升，日三服。呕家不可用建中汤，以甜故也。

《金匮要略》：虚劳里急，诸不足，黄芪建中汤主之。于小建中汤内加黄芪一两半，余依上法。气短胸满者，加生姜；腹满者，去枣，加茯苓一两半；及疗肺虚损不足，补气加半夏三两。

《金匮要略》：夫失精家，少腹弦急，阴头寒，目眩，发落，脉极虚芤迟，为清谷，亡血，失精。脉得诸芤动微紧，男子失精，女子梦交，桂枝加龙骨牡蛎汤主之。桂枝加龙骨牡蛎汤方：桂枝、芍药、生姜各三两，甘草二两，大枣十二枚，龙骨、牡蛎各三两，上七味，以水七升，煮取三升，分温三服。

2. 多汗

《伤寒论》：太阳中风，阳浮而阴弱，阳浮者，热自发，阴弱者，汗自出，啬啬恶寒，淅淅恶风，翕翕发热，鼻鸣干呕者，桂枝汤主之。桂枝三两（去皮），芍药三两，甘草二两（炙），生姜三两（切），大枣十二枚（擘），上五味，㕮咀三味，以水七升，微火煮取三升，去滓，适寒温，服一升。服已须臾，啜热稀粥一升余，以助药力。温覆令一时许，遍身漐漐微似有汗者，益佳，不可令如水流漓，病必不除。若一服汗出病差，停后服，不必尽剂。若不汗，更服依前法。又不汗，服后小促其间。半日许，令三服尽。若病重者，一日一夜服，周时观之。服一剂尽，病证犹在者，更作服。若汗不出，乃服至二三剂。禁生冷、黏滑、肉面、五辛、酒酪、臭恶等物。

《伤寒论》：太阳病，头痛，发热，汗出，恶风，桂枝汤主之。

《圣济总录》：治肺虚通身汗出不止，补正汤。方：白药二两，甘草（炙，锉）、芍药各一两，上三味，粗捣筛。每服三钱匕，水一盏，煎至七分，去滓，温服。

十、芍通勺，通勹，通包（胞），查《康熙字典》包："古呼包如孚，脬与胞，桴与枹，莩与苞，浮与抱之类，同原相因，故互通。"可见，包通孚，有孵化之义，故芍药有促进卵泡发育、促进胚胎生长发育、催生之作用，可以治疗广义的"女子胞"所引起的不孕症、胎动不安、胎萎不长等症。

◎ 附方：

《金匮要略》：妇人妊娠，宜常服当归散主之。当归散方，当归、黄芩、芍药、川芎各一斤，白术半斤，上五味，杵为散，酒服方寸匕，日再服。妊娠常服即易产，胎无疾苦，产后百病悉主之。

《外台秘要》：《小品》苎根汤，疗劳损动胎，腹痛去血，胎动向下方。苎根、干地黄各二两，当归、芍药、阿胶（炙）、甘草（炙）各一两，上六味，切，以水六升，煮取二升，去滓，内胶烊，分三服。忌海藻、菘菜、芜荑。

十一、如前所述，芍通勺，通勹，通包，有包裹之象。又查《说文解字注》目："人眼也，象形。重，童子也，象形。总言之，嫌人不解二，故释之曰，重其童子也。释名曰，瞳，重也，肤幕相裹重也。子，小称也，主谓其精明者也。或曰眸子。眸，冒也，相裹冒也，按人目由白而卢、童而子，层层包裹，故重画以象之。"可见，目有包裹之象，故推测芍药可治疗目疾。

◎ 附方：

《肘后备急方》洗眼汤：以当归、芍药、黄连等分，停细，以雪水，或甜水，煎浓汁。乘热洗，冷即再温洗，甚益眼目。但是风毒、赤目、花翳等，皆可用之。其说云：凡眼目之病，皆以血脉凝滞使然，故以行血药合黄连治之。血得热即行，故乘热洗之。用者，无不神效。

《外台秘要》：又疗两眼痛，大黄汤方。大黄四两，芍药五两，细辛、甘草（炙）各四两，黄芩二两，上五味，切，以水七升，煮取二升半，温分为三服，甚妙。忌海藻、菘菜、芜荑。

十二、如前所述，芍通勺，通包，通孚，有破壳而出之义，故芍药可破外壳之坚，推测可"破坚积"而治疗脓肿等，即芍药可促进痈肿的包膜硬壳加速破溃。

◎ 附方：

1. 痈疽、脓肿

《金匮要略》：产后腹痛，烦满不得卧，枳实芍药散主之。枳实芍药散方：枳实（烧令黑，勿太过）、芍药等分，上二味，杵为散，服方寸匕，日三服。并主痈脓。大麦粥下之。

《金匮要略》：排脓散方。枳实十六枚，芍药六分，桔梗二分，上三味，杵为散，取鸡子黄一枚，以药散与鸡黄相等，揉和令相得，饮和服之，日一服。

《备急千金要方》：治乳痈始作方，《广济方》云治乳痈大坚硬，赤紫色，衣不得近，痛不可忍者。大黄、楝实、芍药、马蹄，上四味，等分，治下筛。饮服方寸匕，取汁出差。

《华佗神方·华佗治肝痈神方》：白芍三两，当归二两，炒栀子三钱，生甘草三钱，水煎服，约二剂而愈。

2. 妒乳

《小品方》：治妒乳方。黄芩、白蔹、芍药各等分，上三味，下筛，浆水服一钱五匕，日三。若右乳结将去左乳汁，左乳结即将去右乳汁，服即消。

桂枝（木、金）

忆初入医门之时，最先接触的方子就是桂枝汤，但查阅多个注家对《伤寒论》的注解后，总是被桂枝汤调和营卫的功效所困扰，调和营卫到底是个啥？桂枝与芍药是怎么发挥作用的？很少有注家能说得明白透彻，甚至连芍药该用赤芍还是白芍都争论不清。后来，看到《辅行诀脏腑用药法要》一书中有关大小阳旦汤的记载，明确了桂枝汤就是《伤寒论》中的阳旦汤，而《辅行诀脏腑用药法要》中并未见到营卫不和或者调和营卫的论述，所以也就不再纠结于营卫不和了。下面尝试用训诂的方法来破解"桂"这个名字给我们的启示。

一、桂从圭，查《说文解字注》圭："方言曰䵷（wā），始也，多不得其解。愚谓䵷从圭声，与圭同音。䵷始也，即圭始也。"可见，䵷始即圭始也，圭通䵷，通始，通朝，通旦，为日现地上之义，它代表着太阳刚刚露出地平线，就像刚出生的婴儿一样，它柔弱而不满壮、不充盛，所以桂枝属木，是桂枝汤的主药，而桂枝汤又名阳旦汤。

◎ 附方：

《伤寒论》：太阳中风，阳浮而阴弱，阳浮者，热自发，阴弱者，汗自出，啬啬恶寒，淅淅恶风，翕翕发热，鼻鸣干呕者，桂枝汤主之。桂枝三两（去皮），芍药三两，甘草二两（炙），生姜三两（切），大枣十二枚（擘），上五味，㕮咀三味，以水七升，微火煮取三升，去滓，适寒温，服一升。服已须臾，啜热稀粥一升余，以助药力。温覆令一时许，遍身漐漐微似有汗者，益佳，不可令如水流漓，病必不除。若一服汗出病差，停后服，不必尽剂。若不汗，更服依前法。又不汗，服后小促其间。半日许，令三服尽。若病重者，一日一夜服，周时观之。服一剂尽，病证犹在者，更作服。若汗不出，乃服至二三剂。禁生冷、黏滑、肉面、五辛、酒酪、臭恶等物。

《伤寒论》：太阳病，头痛，发热，汗出，恶风，桂枝汤主之。

《辅行诀脏腑用药法要》小阳旦汤：治天行病，发热，汗自出而恶风，鼻鸣干呕者方。桂枝三两，芍药三两，生姜三两（切），甘草二两（炙），大枣十二枚，上五味，以水七升，煮取三升，温服一升。服已，随啜热粥饭一器，以助药力。稍稍令汗出，不可令流漓，（大汗之）则病不除也。若不汗出，可随服之，取差止，日三服。若加饴一升，为正阳旦汤。

二、如前所述，桂从圭，通鼃，查《说文解字注》鼃："从黾，圭声……按当音乖。字亦作鼃、作蛙。"可见，鼃通乖，查《说文解字注》乖："戾也。犬部曰：戾，曲也。"可见，乖通戾，通曲，此与"木曰曲直"之义相符，故桂枝属木。又春属木，从屯，查《说文解字》屯（zhūn）："难也，象草木之初生，屯然而难，从屮贯一。一，地也，尾曲。易曰：屯，刚柔始交而难生。"查《说文解字注》屯："象形也。屮贯一者，木克土也。屈曲之者，未能申也。乙部曰，春草木冤曲而出，阴气尚强，其出乙乙。屯字从屮而象其形也。"可见，屯代表天地之气在始交之际草木冤曲而难出之象。因此，推测桂枝可使屯然而难之急者得以舒伸，从而治疗心腹疼痛。

◎ 附方：

1. 卒心痛

《肘后备急方》：桂末若干，姜末，二药并可单用，温酒服方寸匕，须臾，六七服，差。

《肘后备急方》：好桂，削去皮，捣筛，温酒服三方寸匕。不差者，须臾，可六七服。无桂者，末干姜，佳。

《金匮要略》：心中痞，诸逆心悬痛，桂枝生姜枳实汤主之。桂枝生姜枳实汤方：桂枝、生姜各三两，枳实五枚，上三味，以水六升，煮取三升，分温三服。

《肘后备急方》：治心下牵急懊痛方。桂心三两，生姜三两，枳实五枚，水五升，煮取三升，分三服。亦可加术二两、胶饴半斤。

2. 腹痛

《肘后备急方》：治卒腹痛方……捣桂末，服三寸匕。苦酒、人参、上好干姜亦佳。

《备急千金要方》桂心酒：治产后疹痛及卒心腹痛方。桂心三两，以酒三升，煮取二升，去滓。分三服，日三。

《验方新编》：寒证腹痛……白芍三钱，甘草、肉桂各一钱，水煎服。此张仲景神方也。

《备急千金要方》：治产后苦少腹痛，芍药汤方。芍药六两，桂心三两，甘草二两，生姜三两，胶饴八两，大枣十二枚，上六味，㕮咀，以水七升，煮取四升，去滓，内胶饴令烊。分三服，日三。

《验方新编》：食瓜果腹胀作痛，肉桂研末，饭和为丸绿豆大。每服五分，开水下。

3. 寒疝，来去每发绞痛

《肘后备急方》：治寒疝心痛，四肢逆冷，全不饮食。用桂心二两为散，不计时候，热酒调下一钱匕。

《肘后备急方》：治寒疝，来去每发绞痛方……肉桂一斤，吴茱萸半升，水五升，煮取一升半，分再服。

4. 心腹俱胀痛，短气欲死或已绝

《肘后备急方》：桂二两（切），以水一升二合，煮取八合，去滓，顿服。无桂者，着干姜亦佳。

《外台秘要》：《备急》疗卒心腹胀满，又胸胁痛欲死方，又桂心散方。枳实（炙）、桂心，上二味等分，下筛。以米汁服一匕。忌生葱。

三、如前所述，桂从圭，通畫，通乖，通戾，通曲，有乖戾、曲戾、歪曲不正之义，此与"木曰曲直"之义相符，故桂枝属木，可治疗面瘫、中风等症。

◎ 附方：

1. 面瘫

《备急千金要方》：治中风，面目相引，口偏僻，牙车急，舌不可转方……酒煮桂取汁，以故布揾病上，正则止。左喎揾右，右喎揾左。秘不传，余常用大效。

2. 中风

《肘后备急方·治卒风喑不得语方第二十》：用新好桂削去皮，捣筛。三指撮，着舌下，咽之。

《备急千金要方》：治舌强不得语方。矾石、桂心，上二味，等分，末之。安舌下，立差。

《备急千金要方》小续命汤：治卒中风欲死，身体缓急，口目不正，舌强不能语，奄奄忽忽，神情闷乱，诸风服之皆验，不令人虚方。麻黄、防己（《崔氏》《外台》不用防己）、人参、黄芩、桂心、甘草、芍药、芎劳、杏仁各一两，附子一枚，防风一两半，生姜五两，上十二味，咬咀，以水一斗二升，先煮麻黄三沸，去沫，内诸药，煮取三升。分三服，甚良；不差，更合三四剂必佳。取汗，随人风轻重虚实也。有人脚弱，服此方至六七剂得差。有风痓家，天阴节变，辄合服之，可以防痓。

3. 中风口噤不开

《肘后备急方·治中风诸急方第十九》：若口噤不开者……独活四两，桂二两。以酒水二升，煮取一升半。分为三服，开口与之。温卧，火炙，令取汗。

4. 中风病如狂状

《金匮要略》防己地黄汤：治病如狂状，妄行，独语不休，无寒热，其脉浮。防己一分，桂枝三分，防风三分，甘草二分，上四味，以酒一杯，渍之一宿，绞取汁，生地黄二斤，咬咀，蒸之如斗米饭久，以铜器盛其汁，更绞地黄汁，和分再服。

四、查《说文解字》桂："江南木，百药之长。从木圭声。"查《说文解字》佳："善也。从人圭声。"查《说文解字注》臧："凡物善者，必隐于内也。"可见，桂从圭，通佳，通善，有隐藏于内之义，故桂枝属金，可治疗跌打损伤、金疮、蛇咬伤等症。

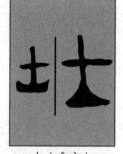

士（金文）

同时，圭的金文有观点认为像两个"士"上下相接，而士的金文像是有手柄的战斧，所以桂枝属金，可治疗跌打损伤、金疮、蛇咬伤等症。

◎ 附方：

1. 跌打损伤

《外台秘要》：文仲疗被打青肿方。以水磨桂，涂之，赤则以墙中朽骨磨，涂之，则平复也。

《备急千金要方》：治被打伤破，腹中有瘀血方。蒲黄一升，当归、桂心各二两，上三味，治下筛。酒服方寸匕，日三夜一。

2. 金疮

《刘涓子鬼遗方》：治金疮痛不可忍，烦疼不得住，止痛当归散方。当归、甘草（炙）、藁本、桂心、木占斯，以上各一两，上五味，合捣筛令调，水服半方寸匕，日三服，夜一服。

3. 蛇咬伤

《肘后备急方·治卒青蛙蝮虺众蛇所螫方第五十六》：桂心、栝楼分等为末，用小竹筒密塞之以带行，卒为蝮蛇咬，即敷之。此药疗诸蛇毒，塞不密，则气歇不中用。

五、如前所述，桂枝属金，而金有破败、破损之象，故桂枝可治疗腹股沟区薄弱、破裂、缺损所引起的疝气等症。

◎ 附方：

《金匮要略》：阴狐疝气者，偏有大小，时时上下，蜘蛛散主之。蜘蛛散方：蜘蛛十四枚（熬焦），桂枝半两，上二味，为散，取八分一匕，饮和服，日再服，蜜丸亦可。

六、如前所述，桂枝属金，故可治疗咳喘等症。

◎ 附方：

1. 喉痹

《小品方》：治喉痹，卒不得语方。浓煮桂汁服一升，覆取汗。亦可末桂著舌下，大良。

《备急千金要方》：治小儿喉痹方。桂心、杏仁各半两，上二味，末之，以绵裹如枣大，含咽汁。

《千金翼方》：治咽痛不得息，若毒气哽咽、毒攻咽喉方。桂心半两，杏仁一两去尖、皮熬之，上二味为散，以绵裹如枣大。含咽其汁。

《伤寒论》：少阴病，咽中痛，半夏散及汤主之。半夏（洗）、桂枝（去皮）、甘草（炙），上三味，等分，各别捣散已，合治之，白饮和服方寸匕，日三服。若不能散服者，以水一升，煎七沸，内散两方寸匕，更煮三沸，下火令小冷，少少咽之。半夏有毒，不当散服。

2. 声嘶哑及咳嗽

《备急千金要方》桂汤：治卒失音方，浓煮桂汁，服一升，覆取汗。亦可末桂著舌下，渐渐咽汁。

《卫生易简方》：治无故喉咽声音不出者，名为失音……用桂每服三钱，水一盏，煎七分，温服，不拘时，声便出。

《备急千金要方》：治哑塞咳嗽方。桂心六铢，杏仁十八铢，上二味，末之，以蜜丸如杏仁大，含之，细细咽汁，日夜勿绝。

《外台秘要》：疗咽喉干燥咳嗽，语无声音，桂心散方。桂心三两，杏仁三两（去皮尖、双仁，熬捣），上二味，捣筛为散，以蜜和绵裹如枣大，含之咽汁，日三夜二。忌生葱、油腻。

《医心方》：疗咽喉干燥咳嗽，语无声，桂心散方。桂心六两，杏仁三两，捣筛，以绵裹一枣大，含，细细咽汁，日三夜二。忌生葱、油腻。

《验方新编》：咽喉痒痛声哑，肉桂一钱，杏仁五钱，为末，蜜丸樱桃大，绵裹含化咽汁。

《肘后备急方》：若卒中冷，声嘶哑者，甘草一两，桂二两，五味子二两，杏仁三十枚，生姜八两（切），以水七升，煮取二升，为二服，服之。

3. 咳嗽上气

《备急千金要方》麻黄散：主上气嗽方。麻黄半斤，杏仁百枚，甘草三两，桂心一两，上四味，治下筛，别研杏仁如脂，内药末和合。临气上时服一方寸匕，食久气未下，更服一方寸匕，日至三匕。气发便服，即止。一方去桂心、甘草。

《华佗神方·华佗治五嗽神方》：五嗽者，谓上气嗽、饮嗽、燥嗽、冷嗽、邪嗽等是也。方用皂荚（炙）、干姜、桂心，等分末之，蜜和丸如梧子，服三丸，酒饮俱可，日三。忌葱。

4. 喘

《肘后备急方》：治卒上气，鸣息便欲绝方……麻黄四两，桂、甘草各二两，杏仁五十枚熬之，捣为散。温汤服方寸匕，日三。

《肘后备急方》：治卒乏气，气不复，报肩息方……麻黄二两，桂、甘草各一两，杏仁四十枚。以水六升，煮取二升，分三服。此三方，并各小投杯汤，有气疹者，亦可以药捣作散，长将服之。多冷者，加干姜三两；多痰者，加半夏三两。

《金匮要略》：肺胀，咳而上气，烦躁而喘，脉浮者，心下有水，小青龙加石膏汤主之。小青龙加石膏汤方：麻黄、芍药、桂枝、细辛、干姜、甘草各三两，五味子、半夏各半升，石膏二两，上九味，以水一斗，先煮麻黄，去上沫，内诸药，煮取三升。强人服一升，羸者，减之，日三服。小儿服四合。

《小品方》射干汤：主春冬伤寒，秋夏中冷，咳嗽曲拘，不得气息，喉鸣哑失声，干嗽无唾，喉中如哽者方。射干二两，半夏五两（洗），杏仁二两（去皮尖、两仁），干姜二两（炮），甘草二两（炙），紫菀二两，肉桂二两，吴茱萸二两，当归二两，橘皮二两，麻黄二两（去节），独活二两，上十二味，切，以水一斗，煮取三升，去滓，温分三服。始病一二日者，可服此汤。汗后重服勿汗也。病久者，初服可用大黄二两。初秋夏月暴雨冷，及天行暴寒，热伏于内，宜生姜四两代干姜，除茱萸，用枳实二两（炙）。忌羊肉、海藻、菘菜、饧、生葱。

七、如前所述，桂枝属金，故推测桂枝可通调水道而治疗水肿、淋证。

◎ 附方：

1. 水肿

《千金翼方》：葶苈子六两（生用），桂心二两，上二味，捣筛为末，炼蜜和丸如梧子，饮服十九，日二。慎如前法，忌口味。

《金匮要略》：皮水为病，四肢肿，水气在皮肤中，四肢聂聂动者，防己茯苓汤主之。防己茯苓汤方：防己三两，黄芪三两，桂枝三两，茯苓六两，甘草二两，上五味，以水六升，煮取二升，分温三服。

2. 少小石淋

《医心方》：蜂房一分（炙），桂心一分，凡二物，治筛，服一刀圭，以铜器承尿，尿与石俱出。

八、如前所述，桂枝属金，故推测桂枝可治疗具有白虎之象的疟疾。

◎ **附方：**

《金匮要略》：温疟者，其脉如平，身无寒但热，骨节烦疼，时呕，白虎加桂枝汤主之。白虎加桂枝汤方：知母六两，甘草二两（炙），石膏一斤，粳米二合，桂枝三两（去皮），上锉，每五钱，水一盏半，煎至八分，去滓，温服，汗出愈。

《肘后备急方》：治一切疟，乌梅丸方。甘草二两，乌梅肉（熬）、人参、桂心、肉苁蓉、知母、牡丹各二两，常山、升麻、桃仁（去皮尖，熬）、乌豆皮（熬膜取皮）各三两，桃仁研，欲丸入之，捣筛，蜜丸，苏屠白捣一万杵。发日，五更酒下三十丸，平旦四十丸，欲发四十丸，不发日空腹四十丸，晚三十丸，无不差。徐服，后十余日吃肥肉发之也。

《外台秘要》：又疗疟，醇醨汤方。生姜三两，乌梅三七枚（擘，一方十四枚），甘草二两（炙），桂心二两，常山三两，襄荷根三两，上六味，切，以水六升，煮取一升，曰醇；未发时，须顿服。更以水三升，煮取一升，曰醨；至发不断，复顿服，甚良。别方说，发日平旦服醨一升，以醇著头边，若欲发便服醇，神良。二说不同也，出第二十二卷中。忌海藻、菘菜、生葱、生菜。

九、如前所述，桂枝属金，而金有收敛、内收、内入之象，故桂枝可治疗各种出血症。

◎ **附方：**

1. 鼻衄

《医心方》：《拯要方》疗鼻衄，血出数升，令人眩冒，剧者不知人方。桂心三两，干姜一两，乱发灰一两，上，为散，先食，浆水粥服方寸匕，日二。

2. 吐血

《备急千金要方》：凡是吐血，服桂心末方寸匕，日夜可二十服。

《是斋百一选方》：治暴吐血，桂末二钱，水汤各半，浓调约半盏许，猛吃，甚者二服。南阳赵宣德患，服之如神，其甥亦吐血，二服永安。

3. 血崩不止

《验方新编》：好肉桂去皮，瓦上煅存性研末，空心米汤调服三钱。虚寒血崩极为神效。

4. 女人交接辄血出

《备急千金要方》：桂心、伏龙肝各二两，上二味，为末，酒服方寸匕，立止。

5. 房劳伤中尿血

《备急千金要方》：牡蛎、车前子、桂心、黄芩等分，上四味，治下筛。以饮服方寸匕，稍加至二匕，日三服。

6. 产后恶血不止

《医心方》：《医门方》疗产后余血作疠痛兼块者方。桂心、干地黄分等，末，酒服方寸匕，日二三。

十、如前所述，桂枝属金，而金有拘禁、拘束、拘急、拘挛之象，故桂枝可治疗痹病、中风引起的手足拘挛疼痛、不得屈伸症。

◎ 附方：

1. 风湿

《金匮要略》：风湿相搏，骨节疼烦，掣痛不得屈伸，近之则痛剧，汗出短气，小便不利，恶风不欲去衣，或身微肿者，甘草附子汤主之。甘草附子汤方：甘草二两（炙），白术二两，附子二枚（炮，去皮），桂枝四两（去皮），上四味，以水六升，煮取三升，去滓。温服一升，日三服。初服得微汗则解，能食，汗出复烦者，服五合，恐一升多者，宜服六七合为妙。

《金匮要略》：伤寒八九日，风湿相搏，身体疼烦，不能自转侧，不呕不渴，脉浮虚而涩者，桂枝附子汤主之。若大便坚，小便自利者，去桂枝加白术汤主之。桂枝附子汤方：桂枝四两（去皮），生姜三两（切），附子三枚（炮，去皮，破八片），甘草二两（炙），大枣十二枚（擘），上五味，以水六升，煮取二升，去滓，分温三服。

《金匮要略》：湿家身烦疼，可与麻黄加术汤发其汗为宜，慎不可以火攻之。麻黄加术汤方：麻黄三两（去节），桂枝二两（去皮），甘草一两（炙），杏仁七十个（去皮尖），白术四两，上五味，以水九升，先煮麻黄，减二升，去上沫，内诸药，煮取二升半，去滓，温服八合，覆取微似汗。

《备急千金要方》白蔹薏苡汤：治风拘挛不可屈伸方。白蔹、薏苡仁、芍药、桂心、牛膝、酸枣仁、干姜、甘草各一升，附子三枚，上九味，㕮咀，以淳酒二斗，渍一宿，微火煎三沸。服一升，日三，扶杖起行。不耐酒，服五合。《千金翼》有车前子。

2. 历节

《金匮要略》：诸肢节疼痛，身体尪羸，脚肿如脱，头眩短气，温温欲吐，桂枝芍药知母汤主之。桂枝芍药知母汤方：桂枝四两，芍药三两，甘草二两，麻黄二两，生姜五两，白术五两，知母四两，防风四两，附子二枚（炮），上九味，以水七升，煮取二升，温服七合，日三服。

3. 痉病

《金匮要略》：太阳病，其证备，身体强，几几然，脉反沉迟，此为痉，栝楼桂枝汤主之。栝楼桂枝汤方：栝楼根二两，桂枝三两，芍药三两，甘草二两，生姜三两，大枣十二枚，上六味，以水九升，煮取三升，分温三服，取微汗。汗不出，食顷，啜热粥发之。

《金匮要略》：太阳病，无汗而小便反少，气上冲胸，口噤不得语，欲作刚痉，葛根汤主之。葛根汤方：葛根四两，麻黄三两（去节），桂枝二两（去皮），芍药二两，甘草二两（炙），生姜三两，大枣十二枚，上七味，㕮咀，以水七升，先煮麻黄、葛根，减二升，去沫，内诸药，煮取三升，去滓，温服一升，覆取微似汗，不须啜粥，余如桂枝法将息及禁忌。

《伤寒论》：太阳病，项背强几几，无汗恶风，葛根汤主之……葛根四两，麻黄三两（去节），桂枝二两（去皮），生姜三两（切），甘草二两（炙），芍药二两，大枣十二枚（擘），上七味，以水一斗，先煮麻黄、葛根，减二升，去白沫，内诸药，煮取三升，去滓，温服一升，覆取微似汗。余如桂枝法将息及禁忌。诸汤皆仿此。

《伤寒论》：太阳病，项背强几几，反汗出恶风者，桂枝加葛根汤主之……葛根四两，麻黄三两（去节），芍药二两，生姜三两（切），甘草二两（炙），大枣十二枚（擘），桂枝二两（去皮），上七味，以水一斗，先煮麻黄、葛根，减二升，去上沫，内诸药，煮取三升，去滓，温服一升。覆取微似汗，不须啜粥，余如桂枝法将息及禁忌。

十一、如前所述，桂枝属金，而金有衰败、破败、破裂、裂隙、空隙、空虚之象，故桂枝可治虚劳、虚损、太阳表虚等。

同时，桂从圭，通黿，通乖，通戾，通曲，与"木曰曲直"之义相符，故桂枝属木，有强壮补益之功。查《说文解字注》弱："桡也。桡者，曲木也，引申为凡曲之称。直者多强，曲者多弱。易曰，栋桡，本末弱也。弱与桡叠韵。"可见，屈曲、弯曲、屈服者多劣弱、羸弱。因此，推测桂枝可治疗具有劣弱、羸弱、虚弱、空虚、虚羸之象者，如虚劳、腠理空虚之多汗者。

◎ 附方：

《伤寒论》：伤寒，阳脉涩，阴脉弦，法当腹中急痛，先与小建中汤，不差者，小柴胡汤主之。小建中汤方：桂枝三两（去皮），甘草二两（炙），大枣十二枚（擘），芍药六两，生姜三两（切），胶饴一升，上六味，以水七升，煮取三升，去滓，内饴，更上微火消解，温服一升，日三服。呕家不可用建中汤，以甜故也。

《金匮要略》：虚劳里急，悸，衄，腹中痛，梦失精，四肢酸疼，手足烦热，咽干口燥，小建中汤主之。小建中汤方：桂枝三两（去皮），甘草三两（炙），大枣十二枚，芍药六两，生姜二两，胶饴一升，上六味，以水七升，煮取三升，去滓，内胶饴，更上微火消解，温服一升，日三服。呕家不可用建中汤，以甜故也。

《肘后备急方》：凡男女因积劳虚损，或大病后不复常，若四体沉滞，骨肉疼酸，吸吸少气，行动喘惙，或小腹拘急，腰背强痛，心中虚悸，咽干唇燥，面体少色，或饮食无味，阴阳废弱，悲忧惨戚，多卧少起。久者，积年，轻者，才百日，渐至瘦削，五脏气竭，则难可复振，治之汤方：甘草二两，桂三两，芍药四两，生姜五两（无者，亦可用干姜），大枣二七枚，以水九升，煮取三升，去滓，内饴八两，分三服，间日复作一剂，复可将诸丸散耳，黄芪加二两，人参二两，为佳。若患痰满及溏泄，可除饴耳。

《金匮要略》：虚劳里急，诸不足，黄芪建中汤主之。黄芪建中汤方：即小建中汤内加黄芪一两半，余依上法。气短胸满者，加生姜；腹满者，去枣，加茯苓一两半，及疗肺虚损不足，补气加半夏三两。

《备急千金要方》：治虚劳里急诸不足，黄芪建中汤方。黄芪、桂心各三两，甘草二两，芍药六两，生姜三两，大枣十二枚，饴糖一升，上七味，㕮咀，以水一斗，煮取二升，去滓，内饴令消。

温服一升，日三，间日可作。呕者，倍生姜；腹满者，去枣，加茯苓四两，佳。

《金匮要略》：夫失精家，少腹弦急，阴头寒，目眩，发落，脉极虚芤迟，为清谷，亡血，失精。脉得诸芤动微紧，男子失精，女子梦交，桂枝加龙骨牡蛎汤主之。桂枝加龙骨牡蛎汤方：桂枝、芍药、生姜各三两，甘草二两，大枣十二枚，龙骨、牡蛎各三两，上七味，以水七升，煮取三升，分温三服。

卷柏（木、金）

卷柏又名还魂草或九死还魂草，《草木便方》记载："还魂草辛破血良，祛瘀生新跌扑尝，昏闷不醒熬灌服，起死回生真妙方。"可见，卷柏治疗跌打损伤、昏闷不醒者有良效。那么，卷柏还有什么其他功效呢？下面尝试用训诂的方法来破解"卷柏"这个名字给我们的启示。

一、查《说文解字注》卷："膝曲也，卷之本义也，引申为凡曲之称。《大雅》：有卷者，阿。传曰：卷，曲也。"查《说文解字》曲："象器曲受物之形。或说曲，蚕薄也。凡曲之属皆从曲。"可见，卷字可引申为曲，象器曲受物之形，此与"木曰曲直"之义相符，故卷柏属木，推测可治疗因难以受精而不孕者。

◎ 附方：

《外台秘要》：又疗久无子断绪，少腹冷疼，气不调，地黄汤方。干地黄、牛膝、当归各八两，芎䓖、卷柏、防风各六分，桂心、牵牛子末各三分，上八味，切，以水六升，煮取二升三合，去滓，分三服，服别和一分牵牛子末服，如人行四五里更进一服，以快利止。忌热面、荞麦、炙肉、生葱、芜荑、蒜、黏食等物。

《太平圣惠方》：治妇人久无子断绪者，是子脏积冷，血气不调，宜服熟干地黄散方。熟干地黄一两，牛膝一两（去苗），当归一两（锉碎，微炒），芎䓖三分，卷柏三分，防风三分（去芦头），桂心半两，柏子仁一两，白薇一两，上件药捣罗为散，每服三钱，以水一中盏，煎至六分，去滓，每日空心温服。

二、查《说文解字注》卷："卷，曲也，又引申为舒卷。《论语》：邦无道，则可卷而怀之。即手部之卷收字也。"可见，卷有卷收、收敛之义，故卷柏属金，可治疗跌打损伤、咳喘、脱肛等症。

◎ 附方：

1. 咳嗽

《苏沈良方》：经效阿胶方，治嗽，并嗽血唾血。阿胶（锉碎，微炒）、卷柏（去尘土）、生干地黄、干山药、大蓟（独根者更佳，日影干）、五味子（净）各一两，柏子（别研）、茯苓、百部、远志（去心）各五钱，上择好药材，依方修制，捣罗为末，炼蜜丸，如弹子大。不拘时候，浓煎小麦，并麦门冬汤嚼下半丸，加至一丸。若觉气虚，空心不用服。

2. 脱肛

《卫生易简方》：治脱肛，用卷柏为末，干敷之自上。

《证治准绳》地榆芍药汤：治泄痢脓血脱肛。苍术八两，地榆、卷柏、芍药各三两，上㕮咀，每服二两，水煎温服，病退勿服。

《外台秘要》：《古今录验》疗小儿久痢脱肛方。东壁土五分，龟头一枚（炙焦），五色龙骨五分，卷柏四分，上四味，捣散，以粉敷之，按内之，即差。

3. 子宫脱垂

《普济方》：治妇人产后肠出不收，兼小儿脱肛，沈氏方。卷柏半两，锉碎，瓷瓶水煎，热熏温洗。

三、查《说文解字注》卷："又《中庸》一卷石之多。注曰，卷犹区也。"可见，卷通区，有藏匿、收藏、收敛、隐匿、内隐之义，故卷柏属金，可治疗各种肠风下血等出血者。

同时，查《说文解字注》柏："柏，古多假借为伯仲之伯、促迫之迫。"可见，柏通白，可假借为迫，有促迫、逼迫之义，故卷柏可治疗各种迫血妄行之症。

◎ 附方：

1. 肠风下血

《是斋百一选方》：治下血，远年不差，地榆散。地榆（洗，焙干，锉）、卷柏（不去根，净洗），上等分，每用一两，水一碗，以砂瓶子煮数十沸，通口服，不拘时候。

《鸡峰普济方》槐花元：治肠风下血。槐花一两，蒲黄、地榆、卷柏各半两，干姜一分，上为细末，每服一钱，水一盏煎数沸，不以时候服。

2. 脏毒下血

《世医得效方》卷柏散：治脏毒下血神效。卷柏（生土石旁上，高四五寸，根黄如丝，茎细，上有黄点子，只以柏枝曝干用）、黄芪，上等分，为末，每服二钱，米饮调下。

四、查《说文解字》卷："膝曲也。"可见，卷为膝曲之义，故推测卷柏可治疗膝盖疼痛不得弯曲等症。

◎ 附方：

《世医得效方》卷柏散：治远年脚气难治，此方特效，体虚人减半服。卷柏（随用，先以盐水煮半日，次用冷水煮半日，焙干，东向者佳）、黑牵牛（头末）、甘遂、槟榔，上各为末，不得相杂，每服每件各一钱，惟槟榔末二钱。五更初，浓煎葱白汤下，至辰巳时取下恶物如鱼冻。随吃淡粥，病安更宜服后药。

《杨氏家藏方》卷柏散：治寒湿脚气肿痛，不能履地。卷柏一分（盐汤煮一时，焙），槟榔二分，黑牵牛一分（生），甘遂一分（生），上件为细末，每服二钱，煎葱白汤调下。五更初服，至辰巳间取下，如鱼冻相似。当日只吃淡粥。忌甘草一日。

　　五、查《说文解字注》拳："手也，合掌指而为手。故掌指二篆厕手拳二篆之闲。卷之为拳。"可见，手卷则为拳，故推测卷柏可治疗手憋胀而难以握拳之症。

 # 酸枣仁（木、金）

　　下面尝试用训诂的方法来破解"酸枣"这个名字给我们的启示。

　　一、有观点认为酸字的本义代表牙根因醋的刺激而麻痹发软、咬合无力，故酸枣仁可以治疗身体或下肢酸软疼痛无力之症。正如《神农本草经》所言："主……四肢酸疼，湿痹。"

　　同时，酸从夋（qūn），有观点认为夋字的本义是小儿蹒跚学步之义，故推测酸枣仁可以治疗如小儿学步一般软弱无力、双股战栗、下肢拖曳、蹒跚摇晃、容易跌倒的病症。

　　最后，酸从夋，其异体字"痠"有微痛而无力之义，故推测酸枣仁可以治疗"痿削不能行"一症。

　　◎ 附方：

　　《圣济总录》：治风腰脚不遂，骨节酸疼，筋脉拘急，行履稍难，当归丸方。当归（切，焙）、杜仲（去粗皮，炙）、丹参、郁李仁（去皮尖、双仁）、赤芍药、石斛（去根）三分，牛膝（酒浸，切，炮）、酸枣仁、防风（去叉）、槟榔（煨，锉）各一两，草薢一两半，桂（去粗皮）半两，上一十二味，捣罗为末，炼蜜丸如梧桐子大，每服二十九，至三十九，空心温酒下。

　　《圣济总录·风腰脚疼痛》：治下焦风虚，腰脚瘰痹不仁，骨髓酸疼，不能久立，渐觉消瘦，羌活汤方。羌活（去芦头）、防风（去叉）、黄芪（锉）、五加皮（锉）、牛膝（酒浸，切，焙）各一两半，酸枣仁（炒）一合，丹参（锉）、桂（去粗皮）、芍药、麻黄（去根节煎，掠去沫，焙）各一两一分，槟榔四颗（锉）、当归（切，焙）、玄参、木通（锉）各二两，上一十四味，粗捣筛，每服五钱匕，水一盏半，煎取一盏，去滓，空腹食前温服。良久以热生姜稀米粥投，衣覆微出汗，慎外风。

　　二、酸从夋，从夊（suī），查《说文解字》夊："行迟曳夊夊，象人两胫有所躔也。凡夊之属皆从夊。"查《说文解字注》曳："臾曳也。臾曳巳见上文，故但云臾曳也，此许之通例也。臾曳双声，犹牵引也，引之则长。"可见，夊有曳之象，即牵引、抽掣、延伸、伸直之象，此与"木曰曲直"之义相符，所以酸枣仁属木，可以治疗各种牵引性疼痛、抽掣性疼痛、放射性疼痛。

◎ 附方：

《太平圣惠方》：治肝脏风，四肢筋脉抽掣疼痛，不欲饮食，宜服酸枣仁散方。酸枣仁三分（微炒），薏苡仁三分，人参三分（去芦头），黄松节三分（锉），五加皮三分，茯神三分，桂心三分，羌活三分，枳壳半两（麸炒微黄，去瓤），上为细末，每服不计时候，温酒调下一钱。

三、如前所述，酸从夋，从夂，有曳之象，查《说文解字注》曳："臾曳也。"查《说文解字注》臾（yú）："束缚捽抴为臾曳。束，缚也。缚，束也。捽，持头发也。抴，捈也。捈，卧引也。曳字各本无。今补。束缚而牵引之谓之臾曳。"可见，曳即除了牵引、延伸之象外，还有束缚、收束、拘束、拘急之象，所以酸枣仁属金，可以治疗各种筋脉拘急之症。

◎ 附方：

《外台秘要》：又白蔹薏苡汤，疗风，拘挛不可屈伸方。白蔹一升，薏苡仁一升，芍药一升，酸枣仁一升，干姜一升，附子三枚（炮破），甘草（炙）一升，桂心一升，牛膝一升，上九味，淳酒二斗，渍一宿，微火煎三沸，服一升，日三，扶杖起行，不耐酒，服五合。忌生葱、猪肉、海藻。

四、酸从夋，查《说文解字》夋："行夋夋也。一曰倨也。从夂允声。"查《说文解字》允："信也。从儿㠯声。"查《说文解字注》㠯（yǐ）："云象形者，巳篆上实下虚，㠯篆上虚下实。由虚而实，指事亦象形也。一说象己字之上而实其下。"可见，夋从允，从㠯，为气自上而下逐渐囤积、坚实、盈满之象，故酸枣仁属金，可使阳气内返于下从而治疗失眠、不孕症等。

◎ 附方：

1. 虚劳不得眠

《备急千金要方》：酸枣、榆叶各等分，上二味，末之，蜜丸，服如梧子十五丸，日再。

《卫生易简方》：治骨蒸劳不得眠，心烦。用酸枣仁一两，水一盏半，研绞汁，下米二合，煮粥候熟，下地黄汁一合，更煮服之。

《卫生易简方》：治胆虚睡卧不安，心多惊悸。用酸枣仁一两炒香为末，每服二钱，竹叶汤调下，不拘时。

《外台秘要》：又酸枣饮，主虚烦不得眠方。酸枣仁一升，茯神二两，人参二两，生姜三两，上四味切，以水五升，煮取一升二合，去滓，分再服。忌酢物。

《金匮要略》：虚劳虚烦不得眠，酸枣仁汤主之。酸枣仁汤方：酸枣仁二升，甘草一两，知母二两，茯苓二两，芎䓖二两（《深师》有生姜二两）。上五味，以水八升，煮酸枣仁，得六升，内诸药，煮取三升，分温三服。

《外台秘要》：《深师》小酸枣汤，疗虚劳不得眠，烦不可宁者方。酸枣仁二升，知母二两，生姜二两，甘草一两（炙），茯苓二两，芎䓖二两，上六味切，以水一斗，煮酸枣仁，减三升，内药，煮取三升，分三服。一方加桂二两。

2. 不孕症

《医心方》：《拯要方》疗无子，不受精，精入即出，此子门闭也。山茱萸一两，酸枣二两，柏子仁二两，五味子二两，上，下筛，以好淳酒，丸如麻子，先食吞下二九。颍川都尉张君夫人年四十八无子，服此药即生二男。药无禁。

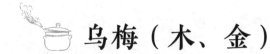 乌梅（木、金）

《诗经·摽有梅》："摽有梅，其实七兮。求我庶士，迨其吉兮。摽有梅，其实三兮。求我庶士，迨其今兮。摽有梅，顷筐塈之。求我庶士，迨其谓之。"这是采摘梅子的姑娘唱的情歌。珍惜青春，追求爱情，是人类共同的美好感情。姑娘们看到梅子成熟纷纷落地，联想到自己青春易逝，还没找到理想的对象，就由梅子起兴，唱出了自己的心声。从中医人的视角来看，梅与媒谐音，意义相通，可见，乌梅有媒介的作用，可以沟通水火。下面尝试用训诂的方法来破解"乌梅"这个名字给我们的启示。

一、查《说文解字注》乌："孝鸟也，谓其反哺也。《小尔雅》曰：纯黑而反哺者，谓之乌。象形。鸟字点睛，乌则不，以纯黑故不见其睛也……亏呼者，谓此鸟善舒气自叫，故谓之乌。"可见，乌梅之乌字除了形容乌梅色黑以外，还提示乌梅有舒气之功，即可使迫急困窘者，得以舒缓或舒伸，此与"木曰曲直"之义相符，故推测乌梅属木，可"缓急"。

同时，梅字本作某，查《说文解字注》某："酸果也，此是今梅子正字，说见梅下。"查《说文解字》谋："虑难曰谋。从言某声。"可见，某通谋，有虑难之义，也启示乌梅可使屯然而难、冤曲不伸之"急难"的状态得到舒伸，即乌梅可缓急，从而治疗心下急、里急后重等症。

◎ 附方：

1. 心下急

《验方新编》：人称心气痛即胃脘痛也，脾痛也。若真心痛，则手足发青，不可治矣。乌梅一个，红枣二枚，杏仁七粒，去核捣极烂，男用酒调，女用醋调服。

《回生集》：卒急心疼，枣丸诗云"一个乌梅二个枣，七个杏仁一处捣，男酒女醋送下之，不害心痛直到老"。

2. 心腹胀痛、短气欲死

《肘后备急方》：治心腹俱胀痛，短气欲死或已绝方……乌梅二七枚，以水五升煮一沸，内大钱二七枚，煮得二升半。强人可顿服，羸人可分为再服，当下便愈。

3. 满胸急

《外台秘要·气满胸急方》：大枣三十枚（擘破），乌梅三十枚（打破），上二味，以水四升，煮取二升，内蜜和调，不得过甜，不得过酢，稍稍含咽之。

4. 赤白痢

《外台秘要·久水痢不瘥肠垢方》：肘后疗水下积久不差，肠垢已出者方。乌梅二十枚，上一味，以水二升，煮取一升顿服之。

《圣济总录》：治久痢不差成肠垢，乌梅汤方。乌梅二十枚（椎碎），上一味，以水一升，煎至四合，去滓，空心服。未愈，日晚再煎服。

《鲁府禁方》：治赤白痢疾久不止者，神效。乌梅六七个，烧存性，为末。空心黄酒调，一服见神效。

《验方新编》：多年痢疾，名休息痢。凡痢症腹不作痛，惟下脓血，兼流黄浆，日久不愈。此系平素爱食冷茶、水酒所致……真乌梅，煎水，红白糖调服，大有功效。

《肘后备急方·治伤寒时气温病方》：若下痢不能食者。黄连一升，乌梅二十枚（炙燥），并得捣末，蜡如棋子大，蜜一升，合于微火上，令可丸，丸如梧子大，一服二九，日三。

《备急千金要方》：下痢热，诸治不差方。乌梅一升，黄连一斤（金色者），上二味，末之，蜜和。服如梧子二十九，日三夜二，神妙。

《伤寒论》：伤寒，脉微而厥，至七八日肤冷，其人躁，无暂安时者，此为脏厥，非蛔厥也。蛔厥者，其人当吐蛔。令病者，静而复时烦者，此为脏寒，蛔上入其膈，故烦，须臾复止，得食而呕，又烦者，蛔闻食臭出，其人常自吐蛔。蛔厥者，乌梅丸主之，又主久利。乌梅三百枚，细辛六两，干姜十两，黄连十六两，当归四两，附子六两（炮，去皮），蜀椒四两（出汗），桂枝六两（去皮），人参六两，黄柏六两，上十味，异捣筛，合治之，以苦酒渍乌梅一宿，去核，蒸之五斗米下，饭熟捣成泥，和药令相得，内白中，与蜜杵二千下，丸如梧桐子大，先食饮服十九，日三服，稍加至二十九。禁生冷、滑物、臭食等。

二、如前所述，梅本作某，"酸果也"。有观点认为酸字的本义表示牙根因醋的刺激而麻痹发软、咬合无力，引申之，推测乌梅可以治疗下肢酸软无力之症。

酸从夋，夋字的本义有观点认为是幼儿蹒跚学步之义，故推测乌梅可治疗下肢软弱无力之症。

最后，酸的异体字"痠"有微痛而无力之义，故推测乌梅可以治疗"痠削不能行"一症。

◎ 附方：

《卫生易简方》：治精血耗竭，面色黧黑，耳聋目暗，口干多渴，腰痛脚弱，小便白浊，上燥下寒。用鹿茸（酒蒸）、当归（酒浸）等分为末，煮乌梅肉丸如桐子大。每服五十九，空心，米饮下。

《备急千金要方·风毒脚气方·汤液第二》：治身体虚胀如微肿，胸心痞满，有气，壮热，小腹浓重，两脚弱，小鳖甲汤方。鳖甲、黄芩、升麻、麻黄、羚羊角、桂心、杏仁各三两，前胡四两，乌梅二十枚，薤白三十枚，上十味，咬咀，以水一斗，煮取二升七合，分三服，此常用。若体强壮欲须利者，加大黄二两。

三、如前所述，梅为酸果。酸从夋，查《说文解字》夋："行夋夋也。一曰倨也。从夊允声。"查《说文解字》允："信也。从儿㠯声。"查《说文解字注》㠯："云象形者，已篆上实下

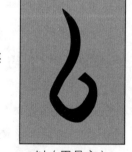

虚，昌篆上虚下实。由虚而实、指事亦象形也。一说象己字之上而实其下。"可见，叜从允，从昌，为气自上而下逐渐囤积、坚实、盈满之象，所以乌梅属金，可治疗跌打损伤。

◎ 附方：跌打损伤

《外台秘要·从高堕下瘀血及折伤内损方》：又疗从高堕下，若为重物所顿笮，得瘀血方……乌梅五升去核，以饴糖五升煮，稍稍食之，自消。

四、如前所述，乌梅属金，故可以入肺治疗咳喘等症。

◎ 附方：咳喘

《卫生易简方》：治一切痰嗽不已，诸药无效，世传极验。用粟壳一斤（醋炒），乌梅四两，为末。每服二三钱，沸汤点常服，食后日三服。

《卫生易简方》：治久嗽不差。用紫菀（去芦头）、款冬花各一两，百部半两，为末。每服三钱，生姜三片，乌梅一个，煎汤调下，食后、临卧各一服。

五、如前所述，乌梅属金，而金有破败、衰败、衰竭之象，所以乌梅可治疗消渴。

◎ 附方：

《千金翼方》：主下气，消渴止闷方。乌梅二七枚（大者），香豉一升，上二味，以水一斗，煮乌梅取五升，去滓，内豉，煮取三升，分三服，可常用之。

《千金翼方》：治口干燥。酸枣一升半（去核），酸石榴子五合（末），乌梅五十枚（去核），麦门冬四两（去心），茯苓三两半，覆盆子、葛根各三两，石蜜四两，桂心一两六铢，栝楼三两，上一十味，捣筛为末，炼蜜和丸如酸枣大，含之不限时节，以口有津液为度。忌如药治。

《圣济总录》：治伤暑烦渴不止，竹茹汤方。竹茹一合（新竹者），甘草一分（锉），乌梅两枚（椎破），上三味，用水一盏半，煎取八分，去滓放温，时时细呷。

六、如前所述，梅为酸果。酸从叜，从允，查《说文解字》允："信也。从儿昌声。"可见，酸从昌或以，而以的甲骨文有观点认为象脐带形，所以乌梅可治疗小儿脐风。

◎ 附方：

《回生集》：小儿脐风锁口，乌梅煎汤灌之即愈。

以（甲骨文）

七、如前所述，梅为酸果，属金，而金有收敛、收缩、缩减之性，所以乌梅可治疗胬肉、肉核等增生性疾病。

◎ 附方：

1. 疮中恶肉、胬肉

《肘后备急方》：《鬼遗方》治一切疮肉出。以乌梅烧为灰，研末，敷上，恶肉立尽，极妙。

《种福堂公选良方》：治诸疮胬肉，如蛇头凸出寸许者，用乌梅肉煅灰，掺上即愈。

《华佗神方》：华佗治翻花疮神方，翻花疮，疮口内肉突出如菌如蕈，故有此名。虽无痛苦，然久流鲜血，则易致虚损。治宜滋肝补血，益气培元。外用乌梅灰敷之，或以马齿苋煅灰，豚脂调敷。剧者，用铜绿、铅粉等分，研细，香油调敷。或以苍耳叶捣汁，日涂数次，亦有效。

2. 面上肉核

《验方新编》：肉核，真乌梅，去核，烧存性，研末搽，数日即消。

《奇效简便良方》：面上肉核，非疮非疣，不痛不痒，乌梅去核烧存性，研末，清水调敷。

3. 结肠息肉

《奇效简便良方》：便下脓血，乌梅一个，去核，烧为末，每二钱茶调服。

《种福堂公选良方》：治肠风下血丸方。槐花三两（一半炒，一半晒，为末），柿饼七个（去蒂），乌梅十四个，共打为丸，桐子大，每日空心滚汤送下，即愈。

八、如前所述，梅为酸果，属金，而金有收敛、内敛、入内之象，所以乌梅可以治疗各种出血症。

◎ 附方：

1. 血崩

《妇人良方》：治妇人血崩，乌梅烧灰，为末，以乌梅汤调下。

《文堂集验方》：血崩如泉，至重不止者，乌梅、干姜俱烧灰存性，各等分为末，每服二钱，盐汤下，止后用藕节煎汤频服效。

《洪氏集验方》：乌金散，治血崩漏下，最治产后血崩，并小产血崩漏下。棕榈皮、乌梅、干姜烧灰存性，三味各等分，上研细。每服二大钱，煎乌梅汤调，温服，不以时。

2. 大便下血不止

《严氏济生方》：乌梅丸，治大便下血不止，乌梅三两烧存性用，上为细末，好醋打米糊为丸，如梧桐子大，每服七十丸，空心食前，用米饮送下。

《奇效简便良方》：便下脓血，乌梅一个，去核，烧为末，每二钱茶调服。

3. 衄血

《种福堂公选良方》：治鼻衄方……胎发（烧灰），乌梅一个（煅），共研吹鼻中立止。

《普济本事方》：茜梅圆，治衄血无时。茜草根、艾叶各一两，乌梅肉焙干半两。上细末，炼蜜圆如梧子大，空心食前，乌梅汤下三十丸。经云：天暑地热，经水沸溢。盖血妄行，阳胜阴也。鞠运若茂之尝苦此疾，予授此方，令服后愈。三黄散亦得。

九、如前所述，梅为酸果，属金，有收敛、内敛、入内之象，所以乌梅可以治疗各种滑精、遗精症。

◎ 附方：

《急救良方》：治精气虚滑，遗泄不禁，名玉琐丹。用龙骨、莲花蕊、鸡头实、乌梅肉各等分，上为末，用熟山药，去皮为膏，和丸如小豆大。每服三十丸，空心米饮下。

十、如前所述，梅为酸果，属金，有收敛、敛降、顺降之象，所以乌梅可以治疗痰厥上逆头痛。

◎ 附方：

《肘后备急方》：治卒头痛如破，非中冷，又非中风方……乌梅三十枚，盐三指撮，酒三升，煮取一升，去滓，顿服。当吐，愈。此本在杂治中，其病是胸中膈上痰厥气上冲所致，名为厥头痛，吐之，即差。

十一、如前所述，梅为酸果，属金，有收敛、内敛、入内之象，所以乌梅可以治疗阳不入阴所引起的失眠。又梅本作某，通媒，有谋合二姓归于一家之义，故乌梅可沟通水火，能使水火既济而治疗失眠。

◎ 附方：

《肘后备急方·治时气病起诸劳复方》：又差复虚烦不得眠，眼中痛疼懊侬，豉七合，乌梅十四枚，水四升，先煮梅取二升半，内豉取一升半，分再服。无乌梅，用栀子十四枚亦得。

《小品方》：大乌梅汤，治被下之以后，虚烦躁不得眠，剧者颠倒，心中懊侬方。大乌梅十四枚（擘），好豉七合，凡二物，以水四升煮梅，令得二升半，内豉令四五沸，得一升半，分二服。

十二、如前所述，梅本作某，通媒，可沟通水火，故能治疗上热下寒证。

◎ 附方：

《金匮要略》：蛔厥者，当吐蛔，令病者，静而复时烦，此为脏寒。蛔上入膈，故烦。须臾复止，得食而呕，又烦者，蛔闻食臭出，其人当自吐蛔。蛔厥者，乌梅丸主之。乌梅三百个，细辛六两，干姜十两，黄连一斤，当归四两，附子六两（炮），川椒四两（去汗），桂枝六两，人参、黄柏各六两，上十味，异捣筛，合治之，以苦酒渍乌梅一宿，去核，蒸之五斗米下，饭熟，捣成泥，和药令相得，内臼中，与蜜杵二千下，丸和梧大。先食，饮服十丸，日三服，稍加至二十丸。禁生、冷、滑、臭等食。

十三、如前所述，梅本作某，而某从甘，查《说文解字》甘："美也。从口含一。一，道也。凡甘之属皆从甘。"可见，甘有口中含物之象，故乌梅可以治疗颊腮不能含物者，即颞下颌关节脱位一症。

◎ 附方：

《外治寿世方》：下颏脱落，真乌梅捣融为饼，塞满牙尽头处，张口流涎，随手掇上。或口含乌梅一个亦效。

柴胡（木、金、火）

唐代杜甫《寄韦有夏郎中》："省郎忧病士，书信有柴胡。饮子频通汗，怀君想报珠。"宋代王之望《病后戏赠同官蒋子权》："我昨病在床，君来问尤款。教我煮橘皮，汤热过冰碗。继送桔梗汤，一杯去烦懑。柴胡作引子，汗出如被趣。"从这两首诗的选段中我们可以看出柴胡有很好的发汗解热作用，所以才有了后世发汗退热的柴胡注射液。柴胡还有什么其他功效呢？下面尝试用训诂的方法来破解"柴胡"这个名字留给我们的启示。

一、柴从此，通雌，查《说文解字》雌："鸟母也，从隹，此声。"可见，雌为鸟母之义；柴胡一名茹草，茹字从如，从女，故柴胡多适用于女性疾病的治疗，尤其是中老年女性、孕妇之疾病以及乳腺疾病。

同时，雌的金文表交配时被踩在下面的鸟，即阴性之鸟或者母鸟，而柴的篆文表被踩在脚下的细碎、细小的木头，故柴胡属阴，或可戏称为"女性之木"，可治疗多种女性疾病。

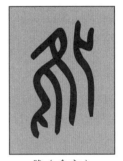

雌（金文）

◎ 附方：

《太平惠民和剂局方》：逍遥散治血虚劳倦，五心烦热，肢体疼痛，头目昏重，心忪频赤，口燥咽干，发热盗汗，减食嗜卧，及血热相搏，月水不调，脐腹胀痛，寒热如疟；又疗室女血弱阴虚，荣卫不和。痰嗽潮热，肌体羸瘦，渐成骨蒸。甘草（微炙赤）半两，当归（去苗，锉，微炒）、茯苓（去皮，白者）、芍药（白）、白术、柴胡（去苗）各一两，上为粗末。每服二钱，水一大盏，烧生姜一块切破，薄荷少许，同煎至七分，去渣热服，不拘时候。

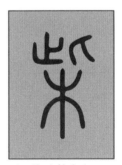

柴（篆文）

二、柴从此，通些，查《康熙字典》些："《广韵》少也。"可见，些通少，故柴胡为少阳之正药。

同时，柴胡一名地薰，薰从熏，查《说文解字》熏："火烟上出也。从屮、从黑。屮黑，熏黑也。"查《说文解字注》烟："火气也。陆玑连珠曰火壮则烟微。从火，垔声，乌前切。十二部。"可见，熏有火烟上出之义，有烟则证明此火非壮火而为少火，故柴胡可治疗少火之为病。

◎ 附方：

《伤寒论》：本太阳病不解，转入少阳者，胁下硬满，干呕不能食，往来寒热，尚未吐下，脉沉紧者，与小柴胡汤。柴胡八两，人参三两，黄芩三两，甘草三两（炙），半夏半升（洗），生姜三两（切），大枣十二枚（擘），上七味，以水一斗二升，煮取六升，去滓，再煎取三升。温服一升，日三服。

三、柴又作茈，通紫，查《说文解字注》菀（wǎn）："茈菀……本草经作紫菀。古紫通用茈。"《释名疏证补》："紫，疵也，非正色。五色之疵瑕，以惑人者也。"可见，紫通疵，为不正、不纯、有瑕疵、有兼夹之义，故柴胡可治疗非单一脏腑、非单一经之病变，即多用于多经错杂、虚实夹杂之病症。

◎ 附方：

《伤寒论》：太阳病，十日以去，脉浮细而嗜卧者，外已解也。设胸满胁痛者，与小柴胡汤。脉但浮者，与麻黄汤。小柴胡汤方：柴胡半斤，黄芩、人参、甘草（炙）、生姜各三两（切），大枣十二枚（擘），半夏半升（洗），上七味，以水一斗二升，煮取六升，去滓，再煎取三升，温服一升，日三服。

《伤寒论》：伤寒五六日中风，往来寒热，胸胁苦满，嘿嘿不欲饮食，心烦喜呕，或胸中烦而不呕，或渴，或腹中痛，或胁下痞硬，或心下悸、小便不利，或不渴、身有微热，或咳者，小柴胡汤主之。柴胡半斤，黄芩三两，人参三两，半夏半升（洗），甘草（炙）、生姜各三两（切），大枣十二枚（擘），上七味，以水一斗二升，煮取六升，去滓，再煎取三升，温服一升，日三服。若胸中烦而不呕者，去半夏、人参，加栝楼实一枚；若渴，去半夏，加人参，合前成四两半，栝楼根四两；若腹中痛者，去黄芩，加芍药三两；若胁下痞硬，去大枣，加牡蛎四两；若心下悸、小便不利者，去黄芩，加茯苓四两；若不渴，外有微热者，去人参，加桂枝三两，温覆微汗愈；若咳者，去人参、大枣、生姜，加五味子半升，干姜二两。

《伤寒论》：伤寒四五日，身热恶风，颈项强，胁下满，手足温而渴者，小柴胡汤主之。柴胡半斤，黄芩三两，人参三两，半夏半升（洗），甘草（炙）、生姜各三两（切），大枣十二枚（擘），上七味，以水一斗二升，煮取六升，去滓，再煎取三升，温服一升，日三服。若胸中烦而不呕者，去半夏、人参，加栝楼实一枚；若渴，去半夏，加人参，合前成四两半，栝楼根四两；若腹中痛者，去黄芩，加芍药三两；若胁下痞硬，去大枣，加牡蛎四两；若心下悸、小便不利者，去黄芩，加茯苓四两；若不渴，外有微热者，去人参，加桂枝三两，温覆微汗愈；若咳者，去人参、大枣、生姜，加五味子半升，干姜二两。

《金匮要略》：柴胡桂姜汤治疟寒多微有热，或但寒不热，服一剂如神。柴胡半斤，桂枝三两（去皮），干姜二两，栝楼根四两，黄芩三两，牡蛎三两（熬），甘草二两（炙），上七味，以水一斗二升，煮取六升，去滓，再煎取三升，温服一升，日三服。初服微烦，复服汗出，便愈。

四、柴从此，查《康熙字典》此："又《六书故》此犹兹也，斯也。"查《说文解字》兹（zī）："草木多益。从草，兹省声。"可见，此通兹，为草木多益、繁多、丰饶之义，此与"夏三月，此谓蕃秀"之义相符，故柴胡属火，可治疗伤暑、伏暑等症。

◎ 附方：

《普济本事方》：柴胡散，治邪入经络，体瘦肌热，推陈致新，解利伤寒，时疾，中暍伏暑。

柴胡四两（洗，去苗），甘草一两（炙），上细末。每服二钱，水一盏同煎至八分，食后热服。此药冬月可以润心肺，止咳嗽，除壅热；春夏可以御伤寒时气，解暑毒，居常不可缺，兼不以长幼，皆可服之，仓卒可以便得。

《世医得效方》：石膏汤，治妊妇伤暑。头疼恶寒，身热躁闷，四肢疼痛，背项拘急，唇口干燥。柴胡四两，甘草二两（炙），石膏八两，上锉散。每服三钱，水一盏，生姜五片煎，不拘时候温服。若气虚体冷，加人参二两。

五、柴从此，从止，通齿，故推测柴胡可治疗牙齿疼痛。

◎ 附方：

《圣济总录》：治肾虚牙齿龈肿，膈上热，茈胡汤方。茈胡（去苗）一两，枳壳（去瓤，麸炒）、浓朴（去粗皮，生姜汁炙烟尽）各三分，黄连（去须）半两，上四味，粗捣筛。每用五钱匕，水二盏，煎至一盏，去滓，食后，分二服。

六、柴从此，从止。查《说文解字》止："下基也，象艸木出有址，故以止为足。凡止之属皆从止。"查《说文解字》基："墙始也。从土，其声。"查《康熙字典》始："《王褒·圣主得贤臣颂》春秋法五始之要。《注》元者，气之始。春者，四时之始。王者，受命之始。正月者，政教之始。公即位者，一国之始。"春为四时之始，春木对应乙，查《说文解字》乙："象春草木冤曲而出，阴气尚强，其出乙乙也。与丨同意。乙承甲，象人颈。凡乙之属皆从乙。"可见，乙象人的颈部。

再查《康熙字典》鼻："又《扬子·方言》鼻，始也。兽初生谓之鼻，人初生谓之首。梁益闲谓鼻为初，或谓之祖。祖，居也。又人之胚胎，鼻先受形，故谓始祖为鼻祖。《扬雄·反骚》或鼻祖于汾隅。"可见，"兽初生谓之鼻，人初生谓之首"，所以头与鼻都有始基之象。

可见，柴为下基之义，引申则有基址、基础、始基、胎始之义，故柴胡属木，可治疗肝胆、颈项之病症，同时推测柴胡可治疗鼻窦炎、头痛等鼻部和头部之疾病，并有安胎之功效。

◎ 附方：

1. 黄疸

《备急千金要方》：治发黄，身面眼悉黄如金色，小便如浓煮檗汁，众医不能疗者方。茵陈、栀子各二两，黄芩、大黄、柴胡、升麻各三两，龙胆二两，上七味，㕮咀，以水八升，煮取二升七合，分三服。若身体羸，去大黄，加栀子仁五六两、生地黄一升。

《敦煌古医籍校证》：虽吐黄水，心黄及体黄不除，速服茵陈汤。茵陈四两，黄芩三两，栀子仁四两，柴胡四两，升麻三两，大黄三两，龙胆三两，上切，以水八升，煮取二升，去滓，分温三服。服别……十里久。若大便不通，加芒硝二两。

2. 颈项强

《伤寒论》：伤寒四五日，身热恶风，颈项强，胁下满，手足温而渴者，小柴胡汤主之。柴胡半斤，黄芩三两，人参三两，半夏半升（洗），甘草（炙）、生姜各三两（切），大枣十二枚（擘），上七味，以水一斗二升，煮取六升，去滓，再煎取三升，温服一升，日三服。若胸中烦而不呕者，去半夏、人参，加栝楼实一枚；若渴，去半夏，加人参，合前成四两半，栝楼根四两；若腹中痛者，去黄芩，加芍药三两；若胁下痞硬，去大枣，加牡蛎四两；若心下悸、小便不利者，去黄芩，加茯苓四两；若不渴，外有微热者，去人参，加桂枝三两，温覆微汗愈；若咳者，去人参、大枣、生姜，加五味子半升，干姜二两。

七、柴从此，从匕，查《说文解字》匕："相与比叙也，从反人。匕亦所以用比取饭，一名柶。凡匕之属皆从匕。"可见，匕从反人，有反向、反转、反覆、返回、内返、入内之义，此与"金曰从革"之义相符，故柴胡属金，可治疗咳嗽等症。

同时，查《说文解字》胡："牛颔垂也。从肉古声。"可见，胡为牛颈部下垂的肉，所以胡有下垂之象，故而柴胡属金，可降气止咳。

◎ 附方：

《外台秘要》：《千金》疗暴热咳，杏仁饮方。杏仁四十枚（去皮、尖、两仁，炒，研），柴胡四两，紫苏子一升，橘皮一两，上四味，切，水一斗，煮取三升，分三服，常服饮之不妨。

《外台秘要》：《必效》疗上气咳嗽，呕逆不下食，气上方。橘皮、紫菀各三两，人参、茯苓、柴胡、杏仁（去尖、皮、两仁者）各二两，上六味，切，以水六升，煮取二升，分为三服。患冷加生姜二两，患热加麦门冬三两（去心），不能食加白术二两、厚朴二两（炙）。忌醋物、桃、李、雀肉等。

八、如前所述，柴胡属金，故可治疗具有白虎之象的疟疾。

◎ 附方：

《金匮要略》：柴胡桂姜汤，治疟寒多微有热，或但寒不热，服一剂如神。柴胡半斤，桂枝三两（去皮），干姜二两，栝楼根四两，黄芩三两，牡蛎三两（熬），甘草二两（炙），上七味，以水一斗二升，煮取六升，去滓，再煎取三升，温服一升，日三服。初服微烦，复服汗出，便愈。

《外台秘要》：又疟发渴者，与小柴胡去半夏加栝楼根汤方。柴胡八两，黄芩三两，人参三两，大枣十二枚（擘），甘草三两（炙），生姜三两，栝楼根四两，上七味，切，以水一斗二升，煮取六升，去滓，更煎取三升，温服一升，日三。忌海藻、菘菜。

九、柴胡一名地薰，薰从熏，从黑，查《说文解字》黑："火所熏之色也。从炎，上出囧。囧，古窗字。凡黑之属皆从黑。"查《说文解字》窗（chuāng）："通孔也。从穴怱声。"可见，黑从囧，通孔，有孔窍之义，故推测柴胡可以治疗少火之火烟上出所引起的上部七窍之病变。

◎ 附方：

《备急千金要方》：治耳聋方……取柴胡苗汁灌耳中，再度差。

《备急千金要方》：治眼暗方……柴胡六铢，决明子十八铢，上二味，治下筛，人乳汁和，敷目，可夜书，见五色。

乌药（木、水）

　　现存辑复的唐代以前的本草书中，如《神农本草经》《名医别录》《药性论》《本草拾遗》《千金翼方》等，都未见有关于乌药的记载，《本草图经》虽有载乌药，但未记载明确的功效。笔者仅查到《日华子本草》载："乌药，治一切气，除一切冷、霍乱及反胃吐食、泻痢、痈疖疥癞，并解冷热。其功不可悉载，猫犬百病，并可摩服。"其中未见到乌药可以治疗瘴气的记载。

　　但唐代施肩吾《送人南游》记载："见说南行偏不易，中途莫忘寄书频。凌空瘴气堕飞鸟，解语山魈恼病人。闽县绿娥能引客，泉州乌药好防身。异花奇竹分明看，待汝归来画取真。"可见，最晚到唐代，古人已经明确将乌药用在了瘴气的治疗上，且这种用法被广泛知晓，疗效可靠。如此，宋代的《圣济总录》才会记载乌药汤一方来专门治疗瘴气。下面尝试用训诂的方法来破解"乌药"这个名字给我们的启示。

　　一、查《说文解字注》乌："孝鸟也，谓其反哺也。《小尔雅》曰纯黑而反哺者，谓之乌。象形。鸟字点睛，乌则不。以纯黑故不见其睛也……亏呼者，谓此鸟善舒气自叫，故谓之乌。"可见，与乌梅一样，乌药之乌字提示乌药有舒气之功，可使屯然而难、冤曲不伸之"急"的状态得到舒伸或舒缓，即乌药属木，可缓急，从而治疗心下急、喘急、里急后重、气郁头痛等症。

◎ **附方：**

1. 心下急

　　《华佗神方》：华佗治肝胃气痛神方。香附子（炒）五两、乌药（炮）二两，共研细末，水醋煮蒸饼和丸梧子大，每服二三钱，白汤下。

　　《时方歌括》：百合汤，治心口痛，服诸热药不效者，亦属气痛。久痛原来郁气凝，若投辛热痛频增，重需百合轻清品，乌药同煎亦准绳。百合一两，乌药三钱，水二杯，煎七分服。

　　《世医得效方·诸气》：缩砂香附汤，调中快气，治心腹刺痛，利三焦，顺脏腑。香附子（炒，去毛）十两，乌药（去心）五两，粉草（炒）二两，缩砂（去壳）二两，上为末，每服一钱。紫苏叶三片，盐少许，沸汤调下，不拘时候。大便气秘，橘皮汤下，亦名宽气汤。

2. 喘急

　　《卫生易简方》：治七情郁结，上气喘急。用人参、沉香、槟榔、乌药各浓磨水，取七分盏，煎三五沸，温服。

　　《世医得效方》：四磨汤，治气滞腹急，大便秘涩。大槟榔、沉香、木香、乌药，上四味，于擂盆内各磨半盏，和匀温服，有热者，加大黄、枳壳，名六磨汤。

3. 血痢

《圣济总录》：治泻血血痢，乌金丸方。乌药不以多少，炭火烧存性，上一味，捣罗为末，陈粟米饭丸如梧桐子大，每服三十丸，米饮下。

4. 气郁头痛

《仁术便览》：芎乌散，治产后头疼。乌药、川芎，上为末，每服三钱，烧秤锤，淬，酒调服。

《严氏济生方》：芎乌散续方，治男子气厥头疼，妇人气盛头疼，及产后头痛，悉皆治之。川芎、天台乌药，上等分，为细末，每服二钱，腊茶清调服，或用葱茶汤调服，并食后。

二、乌药之乌有纯黑之义，为水色，故乌药属水，可入肾而治疗遗尿。

◎ **附方：**

《卫生易简方》：用乌药为末，每服二钱，米汤调下，日二服。

《严氏济生方》：缩泉丸续方，治脬气不足，小便频数。天台乌药、益智仁，上等分，为细末，酒煮山药末糊为丸，如梧桐子大，每服七十丸。临卧，用盐汤送下。

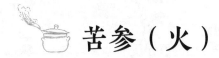

苦参（火）

下面尝试用训诂的方法来破解"苦参"这个名字给我们的启示。

一、"炎上作苦"，故苦参属火，可治疗"火曰炎上"之火热邪气所引起的发狂、发背、烫火伤等各种病症。

◎ **附方：**

1. 发狂

《肘后备急方》：《胜金方》治时疾热病，狂言心燥。苦参不限多少，炒黄色，为末，每服二钱，水一盏，煎至八分，温服，连煎三服。有汗无汗皆差。

《备急千金要方》：治狂邪发不常……单服苦参五斤，蜜和丸，如酸枣十丸。

《肘后备急方》：治狂邪发无时，披头大叫，欲杀人，不避水火。苦参以蜜丸如梧子大，每服十丸，薄荷汤下。

《奇效简便良方》：邪狂癫痫……苦参为末，蜜丸桐子大，每服十丸，薄荷汤下，诸方不效者，惟此独神。

2. 发背

《回生集》：治发背方，鲜苦参根去泥洗净、捣烂，同鸡蛋清搅如糊，未溃者，满涂之，已溃者，四围敷之，中心留顶，若经时药干，以井水扫润之，有起死回生之功。真神方也，勿以平常忽之。

3. 汤火烧疮

《圣济总录》：治汤火烧疮，苦参散方。苦参不拘多少，上一味，捣罗为散，新水调如膏涂之。

二、查《说文解字注》苦："苦为五味之一，引申为劳苦。"可见，苦可引申为劳苦之义，故苦参可治疗劳疸、积劳虚损等病症。

◎ 附方：

1. 劳疸、谷疸

《备急千金要方》：治劳疸、谷疸，丸方。苦参三两，龙胆一两，上二味，末之，牛胆和为丸。先食以麦粥饮服如梧子大五丸，日三，不知稍加之。

《外台秘要》：《删繁》疗劳疸、谷疸，苦参丸方。劳疸者，因劳为名也；谷疸者，因食而劳，故曰谷疸。苦参三两，龙胆草二两，栀子仁三七枚，上三味，捣筛为散，若病甚，取猪胆和为丸，如梧子大。一服五丸，日三四服，以饮汁下之。

2. 虚劳、羸瘦

《肘后备急方》：凡男女因积劳虚损，或大病后不复，常若四体沉滞，骨肉疼酸。吸吸少气，行动喘惙，或小腹拘急，腰背强痛，心中虚悸，咽干唇燥，面体少色，或饮食无味，阴阳废弱，悲忧惨戚，多卧少起。久者，积年，轻者，才百日，渐至瘦削，五脏气竭，则难可复振，治之汤方……苦参、黄连、菖蒲、车前子、忍冬、枸杞子各一升，捣蜜丸如梧子大，服十丸，日三服。

《医心方》：《耆婆方》治人心中热风，见鬼来亲合阴阳，旦便力乏，黄瘦不能食，日日转羸方。龙胆三分，苦参三分，上二味，为散，以白米饮一服一钱，日二服。忌猪肉、酒、面。

三、苦通古，通痼（痼），查《说文解字》痼（gù）："久病也。从疒古声。"可见，痼有久远之义，故苦参可治疗痼冷积热之久病者。

◎ 附方：

《备急千金要方·痼冷积热第八》：治膈上热方。苦参十两，玄参五两，麦冬三两，车前子二两，上四味，末之，以蜜丸和梧子。一服十五丸，日二服。

《备急千金要方·痼冷积热第八》：治骨蒸热，羸瘦，烦闷短气，喘息鼻张，日西即发方。龙胆、黄连、栝楼根各四分，芒硝二分，栀子十枚，苦参、大黄、黄芩、芍药、青葙子各二两，上十味，末之，蜜丸。饮服如梧子二丸，日二，以知为度。

四、苦通古，通枯，查《说文解字》枯："槀也。从木古声。《夏书》曰：唯箘辂枯。木名也。"枯有枯槁、无泽之义，故苦参可治疗妇人月水闭，伴有手足烦热、唇口干燥等干枯无泽之象者。

◎ 附方：

《医心方》：《子母秘录》云产后月水闭，乍在月前，或在月后，腰腹痛，手足烦疼，唇口干，连年月水不通，血干著脊，牡丹丸方。苦参十分，牡丹五分，贝母三分，上三物，捣筛，蜜丸如梧子，先食以粥清汁服七丸，日三。

五、苦参又名苦骨，故苦参具有接骨作用，可以治疗骨折筋伤等疾病。

◎ 附方：

《备急千金要方》：治折骨断筋方。干地黄、当归、羌活、苦参各二分，上四味，治下筛。酒服方寸匕，日三。

《华佗神方·华佗治筋骨俱伤神方》：捣烂生地黄熬之，以裹折伤处，以竹片夹裹之令遍，病上急缚，勿令转动。日十易，三日差。内服用干地黄、当归、独活、苦参各二两，共捣末，酒服方寸匕，日三。

六、查《康熙字典》苦："又《类篇》急也。"可见，苦通急，故苦参可治疗心腹疼痛诸急症。

◎ 附方：

1. 卒中恶心痛

《肘后备急方》：治卒心痛……苦参三两，苦酒升半，煮取八合，分再服。亦可用水无煮者，生亦可用。

《备急千金要方》：治卒中恶心痛方。苦参三两，咬咀，以好醋一升半，煮取八合。强人顿服，老小二服。

2. 暴得心腹痛如刺

《肘后备急方》：暴得心腹痛如刺方。苦参、龙胆各二两，升麻、栀子各三两，苦酒五升，煮取二升，分二服，当大吐，乃差。

3. 小腹疼

《肘后备急方》：《子母秘录》治小腹疼，青黑，或亦不能喘。苦参一两，醋一升半，煎八合，分二服。

《卫生易简方》：治妇人小腹痛，面青或黄或赤或黑不能喘息，用苦参一两为末，醋一盏半，煮八分，作二服。

4. 下痢脓血、腹痛

《本草纲目》：血痢不止，苦参炒焦为末，水丸梧子大。每服十五丸，米饮下。

《奇方类编》：香参丸，治红、白痢极效。木香四两，苦参六两（酒炒），以甘草一斤，熬膏，丸药桐子大，每服二钱。白痢姜汤下，红痢茶下。

《回生集》：香参丸，治痢极效百发百中之药也。木香四两，苦参六两（酒炒），生甘草一斤，熬膏，丸梧桐子大，每服三钱。

《外台秘要》：《范汪》疗得病羸劣，服药不愈，因作肠滑，下痢脓血，日数十行，复中绞痛，身热如火，头痛如破，其脉如涩方。黄连四两，苦参二两，阿胶一两，上三味，咬咀，以水一斗，煮取二升，去滓，适寒温服二合，日三，少少益至半升，服汤尽者，复合，以愈为度，曾试验。

七、查《康熙字典》苦："又果五切，音古。恶也。《周礼·冬官考工记》辨其苦良。《注》谓分别缣白之粗细。《齐语》辨其功苦。《注》功，牢也。苦，脆也。《史记·五帝纪》河滨器皆不苦窳。《注》苦，粗也。"可见，苦通恶，毒也通恶，故苦与毒训诂义相近，故苦参可以治疗各种中毒、肿毒、中恶腹痛、胸中恶、恶疮等病症。

◎ 附方：

1. 饮食中毒烦懑

《备急千金要方》：治饮食中毒烦懑方。苦参三两，㕮咀，以酒二升半，煮取一升，顿服之，取吐愈。

《文堂集验方》：食物中未知何毒，用苦参煎汁饮，令吐出，自安。

2. 风毒肿

《医心方》：《葛氏方》若风毒兼攻通身渐肿者方。生苦参、菖蒲根、三白根（锉），各一斗，以水一石五斗，煮取一斗，去滓，内好酒一升，温服半升，日三，又洗耳。

3. 毒攻手足肿，疼痛欲断

《备急千金要方》：治毒热攻手足，赤肿焮热，疼痛欲脱方……取酒煮取苦参以渍之。

4. 胸中恶

《肘后备急方》：若汗出不歇已三四日，胸中恶，欲令吐者。豉三升，水七升，煮取二升半，去滓，内蜜一两，又煮三沸，顿服。安卧，当得吐。不差，更服取差，秘法传于子孙也……生地黄三斤，细切，水一斗，煮取三升，分三服。亦可服藜芦吐散，及苦参龙胆散。若已五六日以上者……苦参二两，黄芩二两，生地黄半斤，水八升，煮取一升，分再服，或吐下毒，则愈。

5. 恶疮

《肘后备急方》：亦疗鼠瘘，诸恶疮。苦参二斤，露蜂房二两，曲二斤，水三斗，渍药二宿，去滓，黍米二升，酿熟，稍饮，日三。一方加猬皮，更佳。

6. 恶疾

《新修本草》：苦参根味至苦，恶病人酒渍饮之，多差。患疥者，一两服，亦除，盖能杀虫。

八、如前所述，苦通恶，查《康熙字典》恶："又器物不良曰苦恶。"查《说文解字》疠（㾝）："恶疾也。从疒，虿省声，洛带切。"查《说文解字注》疠："恶疾也。按古义谓恶病包内外言之，今义别制癞字，训为恶疮，训疠为疠疫。"可见，癞本作疠，乃恶疾也。苦通恶，有粗糙、粗陋、丑陋、丑恶之义，故苦参可以治疗诸癞、白癞、皮厚如铁等皮肤粗糙、丑陋特征之病症。

◎ 附方：

1. 诸癞

《肘后备急方》：疗白癞。苦参五斤，酒三斗，渍，饮勿绝，并取皮、根、末，服，效验。

《医心方》：《葛氏方》云癞病乃有八种云云。治白癞乌癞方。苦参根皮干之粗捣，以好酒三斗，渍二十一日，去滓，服三合，日三。

《华佗神方·华佗治诸癞神方》：凡癞病皆起于恶风及触犯忌害得之。初觉皮肤不仁，淫淫若痒如虫行，宜急疗之。此疾乃有八九种，皆须断米谷鲑肴，专食胡麻松术，治用苦参五斤，锉细，以陈酒三斗，渍四五日，稍稍饮之二三合。外用葎草一担，以水二石煮取一石洗之。不过三五度，当差。

2. 皮厚如铁

《验方新编·手部》：手指手掌皮厚如铁，苦参酒煎服。外用苦参末酒敷，极效如神。

《惠直堂经验方》：厚皮风方，苦参不拘多少，用无灰酒煎汤，去渣洗之，数日而愈。或用前汁，将末调敷患处，其效尤速。

《惠直堂经验方·怪症门》：厚皮，一人大指忽麻木，皮厚如裹锅巴。一道人教用苦参，用酒煎吃，外敷苦参末而愈。后本人见一女子遍身患皮厚同上，即服苦参酒，外敷苦参末数斤而愈。

《验方新编·筋骨》：身麻皮厚如铁，苦参二钱，酒煎服。外用苦参研末，酒调敷之，久敷自愈，极效。

3. 肥疮、头疮

《医心方》：《极要方》疗面上疮，极痒，搔即生疮，黄脂出，名曰肥疮方。上，煮苦参汁，洗去痂，故烂帛淹，即涂白蜜，自当汁出如胶，即敷雄黄末，不过一两度，差。

《华佗神方·华佗治小儿头疮神方》：苦参、黄芩、黄连、黄柏、大黄、甘草、芎劳各一两，蒺藜一合，以水六升，煮取三升，渍布拓疮上，日数遍。

九、如前所述，苦通恶，又查《康熙字典》臭："又恶气，与香臭别。《书·盘庚》无起秽以自臭。《庄子·知北游》是其所美者，为神奇，所恶者，为臭腐。《正韵》对香而言，则为恶气，海滨逐臭之夫之类是也。"可见，臭味为恶气。故苦参可治疗散发着臭秽不堪之气味的各种疾病，或许苦参所治疗的恶疮、下利等疾病的分泌物都具有臭秽不堪的特征。

◎ 附方：

《华佗神方·华佗治齿蜃黑臭神方》：苦参煎汤，漱口，续用数日，必有奇效。

十、总结以上七、八、九条，苦通恶，故苦参可治疗恶疾。而恶有粗陋、丑恶、凶恶、恶毒、臭秽之义，故苦参治疗的恶疾外表多粗糙丑陋而令人不适（不规则状甚则如菜花状，分泌物五色兼具，颜色污浊晦暗），病势沉重凶险，散发着令人恶心的臭秽气味，这也可能是苦参可以治疗恶性肿瘤的原因所在。

紫草（火）

早在《神农本草经》中就有关于紫草的记载，但现存的书籍能查阅到的有关紫草的方子出现的时间普遍偏晚。下面尝试通过训诂的方法来破解"紫草"所蕴含的意义。

一、紫从此，查《康熙字典》此："又《六书故》此犹兹也，斯也。"查《说文解字》兹（zī）："草木多益，从草，兹省声。"可见，此通兹，为草木多益、繁多、丰饶之义，此与"夏三月，此谓蕃秀"之义相符，故紫草属火，可治疗肤中之斑疹。

二、紫从此，通媙，查《说文解字注》媙（zī）："从女此声……《诗》曰娄舞媙媙。《小雅》宾之初筵文。娄旧作屡，今正。媙媙，《诗》作傂傂。传曰，傂傂，不止也，古此声差声最近。庸风。玼兮玼兮，或作瑳兮瑳兮。"可见，媙通差，有参差、错乱、错杂、不纯之义。又肤之繁体字为膚，从卢，从虍，通文，有虎纹错杂、交错之象；斑字从文，也有错杂、交错、色不纯之象。可见，肤、斑、紫三字都有错杂之象，故紫草可以治疗肤中之斑疹。

◎ 附方：

《鸡峰普济方》：治小儿斑疮出不快者……上以紫草去苗用水煎汁令饮之。

《验方新编·黑痘》：初出点便黑者，用紫草茸二三钱，好酒调服。

《文堂集验方》：治痘不起，紫草茸即紫草根头白毛，五分滚汤，砂锅内煎服即起。按本草紫草治斑疹痘毒，活血凉血，利大肠。痘欲出未出，血热毒盛，大便闭涩者，宜用之。若已出而红活，及白陷，大便利者，不宜用。惟用茸以取其初得阳气相类之义，发痘如神，有益无损。

《松峰说疫·发斑》：斑疹出不快，钩藤钩、紫草茸等分，末，温黄酒服一钱。

《奇效简便良方》：痘疹干黑不起，山楂（炒，研末）一两，紫草五钱，黄酒三杯，煮一杯，分数次调服。

《普济本事方》：捻金散，治小儿麻豆疮欲出，浑身壮热，情绪不乐，不思饮食，服此可以内消，仍令疮无瘢痕。紫草茸、升麻、糯米各半两，甘草一分，炙，上粗末，每服四钱，水一盏，煎至六分，去滓温服，并滓再作一服。此疗疮疹奇方。

赤石脂（火、金）

赤石脂为硅酸盐类矿物多水高岭土的一种红色、滑腻如脂的块状体，其品质以"文理腻，缀唇上者，为上也"。进一步讲，赤石脂既然可以黏附在口唇之黏膜上，也就不能排除它可以附着在胃肠道黏膜上，从而起到保护、修复黏膜的作用。那么，赤石脂最主要的功效是什么呢？下面试着通过训诂的方法来破解"赤石脂"这个名字留给我们的启示。

赤（甲骨文）

一、赤字的甲骨文像将一个罪人扔在熊熊大火中来处决一样，故赤石脂属火，可治疗痈疽、烫火伤等症。

同时，查《说文解字注》赤："郑注易曰朱深于赤，按赤色至明。引申之，凡洞然昭著皆曰赤，如赤体谓不衣也，赤地谓不毛也。从大火，火者，南方之行，故赤为南方之色；从大者，言大明也。"可见，赤有红色的意思，且在红色中为最明显、最显露、最裸露、最赤裸者，故赤石脂属火，可治疗痈疽、烫火伤等疾病引起的皮肤色红外露、红色之血液外露、病人喜袒露身体等。

◎ 附方：

1. 烫火伤

《卫生易简方》：治汤火伤……用赤石脂、寒水石、大黄等分为末。以新汲水调涂，大去赤烂热痛。

2. 痈肿瘰疬，核不消

《肘后备急方》：痈肿瘰疬，核不消，白蔹敷方。白蔹、黄连、大黄、黄芩、菵草、赤石脂、吴茱萸、芍药各四分，八物捣，筛，以鸡子白和如泥，涂故帛上，敷之。开小口，干即易之，差。

3. 心实热

《备急千金要方》：治心实热，口干烦渴，眠卧不安，茯神煮散方。茯神、麦门冬各三十六铢，通草、升麻各三十铢，紫菀、桂心各十八铢，知母一两，赤石脂四十二铢，大枣二十枚，淡竹茹鸡子大一枚，上十味，治下筛，为粗散，以帛裹方寸匕，井华水二升半，煮取九合，时动裹子，为一服，日再。

二、查《说文解字》赤："南方色也。从大从火。凡赤之属皆从赤。"可见，赤为南方之色，可入心，故赤石脂属火，可治疗心痛等症。

◎ 附方：

《金匮要略》：心痛彻背，背痛彻心，乌头赤石脂丸主之。乌头一分（炮），蜀椒、干姜各一两，附子半两，赤石脂一两，上五味，末之，蜜丸如桐子大，先食服一丸，日三服，不知，稍加服。

三、如前所述，赤字的甲骨文像是用火刑来处决罪人，故赤石脂属金，可治跌打损伤等症。

◎ 附方：

1. 外伤出血

《仁术便览》：一方治诸般打扑伤损，皮破血出，痛不可忍，用赤石脂研末付之，煅尤好。

2. 眼珠受伤突出

《验方新编》：如眼珠受伤突出，赶急揉进，用生猪肉一片，当归、赤石脂末少许，掺肉上贴之，即愈。

四、如前所述，赤石脂属金，故可治疗具有白虎之象的疟疾。

◎ 附方：

《是斋百一选方》：峡州教授王执中刊一书，名《既效方》，云金丹治疗极多，治疟尤神效。其方代赭石一斤，余粮石减半，赤石脂、石中黄各四两，同研，滴水圆如梧桐子大。三斤炭煅尽为度，每服三五粒，空心冷盐水下。

五、如前所述，赤石脂属金，故可治疗因有破败之罅隙而导致漏下的胎漏、崩漏、赤白带下、下利、汗证等症。

◎ 附方：

1. 胎漏

《卫生易简方》：治胎漏下血及因事下血……用干地黄一两，赤石脂三钱，同为末，每服二钱，温酒调下，日三服。

2. 崩漏

《医心方》：《葛氏方》治妇人崩中漏下，及月去青黄赤白，使无子方……赤石脂蜜丸，服如梧子三丸，日三。

《世医得效方》：治劳伤过度，致伤脏腑，冲任气虚，不能约制，或暴下崩中，或下鲜血，或瘀血连日不止，淋沥不断，形羸气劣，倦怠困乏，并皆治之。赤石脂、海螵蛸（去壳）、侧柏（去梗）各五两，上为末，醋糊丸梧桐子大，每服三十九，饭饮送下，空心，日三服，神效。

3. 赤白带下

《卫生易简方》：治赤白带下……用赤石脂（煅）、海螵蛸、侧柏叶等分，为末，每服二钱，米泔调下，日三服，极效。

《种福堂公选良方》：治妇人女子带下虚脱症极效方。芡实粉二两，白茯苓二两，赤石脂一两（煅），牡蛎一两（醋煅），禹余粮一两（煅），牛角腮一两（炙黄），共为末，好醋一杯，拌和前药晒干，再捣末打糊为丸，每服二钱。

4. 下利

《伤寒论》：伤寒服汤药，下利不止，心下痞硬，服泻心汤已，复以他药下之，利不止；医以理中与之，利益甚。理中者，理中焦，此利在下焦，赤石脂禹余粮汤主之。复不止者，当利其小便。赤石脂禹余粮汤方，赤石脂一斤（碎），太一禹余粮一斤（碎），上二味，以水六升，煮取二升，去滓，分温三服。

《伤寒论》：少阴病，下利便脓血者，桃花汤主之。赤石脂一斤（一半全用，一半筛末），干姜一两，粳米一升，上三味，以水七升，煮米令熟，去滓，温服七合，内赤石脂末方寸匕，日三服。若一服愈，余勿服。

《伤寒论》：少阴病，二三日至四五日，腹痛，小便不利，下利不止，便脓血者，桃花汤主之。赤石脂一斤（一半全用，一半筛末），干姜一两，粳米一升，上三味，以水七升，煮米令熟，去滓，温服七合，内赤石脂末方寸匕，日三服。若一服愈，余勿服。

《金匮要略》：下利，便脓血者，桃花汤主之。赤石脂一斤（一半锉，一半筛末），干姜一两，粳米一升，上三味，以水七升，煮米令熟，去滓，温服七合，内赤石脂末方寸匕，日三服。若一服愈，余勿服。

《外台秘要》：又久下痢脓血方。赤石脂一升，乌梅二十个，干姜四片，粳米一升，上四味切，以水七升煮，取令熟药成，服七合，日三。

5. 汗证

《世医得效方》：止汗红粉，麻黄根、牡蛎（火煅）各一两，赤石脂、龙骨各半两，上为末，以绢袋盛，如扑粉用之。

6. 耳出脓汁

《备急千金要方》：治聤耳出脓汁方。矾石、乌贼骨、黄连、赤石脂，上四味，等分，末之，以绵裹如枣核内耳中，日三。

六、如前所述，赤石脂属金，故可治疗具有破败、颓败之象的虚劳、虚损等症。

◎ 附方：

《普济本事方》：八仙丹，治虚损，补精髓，壮筋骨，益心智，安魂魄，令人悦泽，驻颜轻身，延年益寿，闭固天癸。伏火朱砂、真磁石、赤石脂、代赭石、石中黄、禹余粮（五味并火煅，醋碎）、乳香（乳钵坐水盆中，研）、没药各一两，上为细末，匀研极细，糯米浓饮圆如梧子大，或如豆大。每服一粒，空心盐汤下。有人年几七旬，梦漏羸弱，气惙惙然，虚损，得此方服之，顿尔强壮，精气闭固，饮食如旧。予常制自服，良验。

《世医得效方》：聚宝养气丹，治诸虚不足，气血怯弱，头目昏眩，肢节倦怠，心志昏愦，夜梦失精，小便滑气虚。又治诸风瘫痪，半身不遂，语言謇涩，肢体重痛，寒湿气痹。或久寒宿冷泄泻，发疟寒热，下痢赤白。及肠风痔瘘，下血不止。妇人子脏久冷，崩漏，带下五色，月候不调，腹胁刺痛，血瘕血闭，羸瘦乏力，并皆治之。代赭石、紫石英、赤石脂、禹余粮，以上四味各二两醋淬，水飞过，搜作锭子，候十分干，入沙合内养火三日，罐子埋地中出火毒一宿。阳起石（煅）、肉豆蔻（面包煨）、鹿茸（酒炙）、破故纸（酒炒）、钟乳石、五灵脂（酒研）、茴香（酒炒）、柏子仁、当归（酒浸，炙）、远志（去心，酒炒）、没药（别研）、白茯苓、附子（炮）、天雄（炮）、胡椒、沉香、丁香、木香、乳香、黄芪（蜜炙）、山药、苁蓉（焙）、肉桂、巴戟各半两，血竭、琥珀、朱砂、麝香各三钱，上为末，糯米糊丸梧桐子大，留朱砂、麝香为衣，每服三十九，空心，人参汤或枣汤下，妇人醋汤。

七、如前所述，赤石脂属金，故可使阳气收敛、收缩、收束于下焦，从而治疗阳痿、遗精、不孕等症。

◎ 附方：

1. 阳痿

《备急千金要方》：主五劳七伤，每事不如意，男子诸疾，赤石脂丸方。赤石脂、山萸肉各七分，防风、远志、栝楼根、牛膝、杜仲、薯蓣各四分，蛇床子六分，柏子仁、续断、天雄、菖蒲各五分，石韦二分，肉苁蓉二分，上十五味，末之，蜜枣膏和丸如梧子，空腹服五丸，日三，十日知。久服不老。加菟丝四分佳。

2. 遗精

《医心方》：又云，韭子汤，治失精方。韭子一升，龙骨三两，赤石脂三两，凡三物，以水七升，煮取二升半，分三服。

《医心方》：《葛氏方》治男子尿精如米汁，及小便前后去精如鼻涕，或尿有余沥污衣，此皆内伤，令人虚绝，治之方……甘草、赤石脂分等，捣末，服方寸匕，日三。

3. 不孕症

《卫生易简方》：治冲任虚损，下焦久冷，月事不调，不成孕育，崩漏带下。用生硫黄六两，禹余粮九两（醋淬），赤石脂（煅红）、附子（炮，去皮脐）、海螵蛸（去壳）各三两为末，醋糊丸如桐子大，每服三十九，空心温酒、醋汤任下。

八、查《说文解字注》脑之繁体字腦（nǎo）："头髓也。髓者，骨中脂也。头髓者，头骨中脂也。"可见，髓为骨中之脂，头髓为头骨中之脂，即骨髓、脑髓都属于脂，故赤石脂可治疗骨髓之病变所引起的虚损、脑髓之病变所引起的痫病。虚损附方见前。

◎ 附方：

《金匮要略》：风引汤，除热瘫痫。大黄、干姜、龙骨各四两，桂枝三两，甘草、牡蛎各二两，寒水石、滑石、赤石脂、白石脂、紫石英、石膏各六两，上十二味，杵，粗筛；以韦囊盛之，取三指撮，井花水三升，煮三沸，温服一升。治大人风引，少小惊痫瘛疭，日数十发，医所不疗，除热方。巢氏云，脚气宜风引汤。

《备急千金要方》：治大人风引，小儿惊痫瘛疭，日数十发，医所不药者，紫石英煮散方。紫石英、滑石、白石脂、凝水石、石膏、赤石脂各六两，大黄、龙骨、干姜各四两，甘草、桂心、牡蛎各三两，上十二味，治下筛，为粗散，盛以韦囊，悬于高凉处，欲用取三指撮，以新涉井水三升，煮取一升二合，大人顿服，未百日儿服一合，未能者，绵沾著口中，热多者，日四五服，以意消息之。

《外台秘要》：又疗大人风引，少小惊痫瘛疭，日数十发，医所不能疗，除热镇心，紫石汤方。紫石英、滑石、白石脂、石膏、寒水石、赤石脂各八两，大黄、龙骨、干姜各四两，甘草（炙）、桂心、牡蛎（熬）各三两，上十二味捣筛，盛以韦囊，置于高凉处，大人欲服，乃取水二升，先煮两沸，便内药方寸匕，又煮取一升二合，滤去滓，顿服之。少小未满百日服一合。热多者，日二三服。每以意消息之。紫石汤一本无紫石英。紫石英贵者，可除之。永嘉二年，大人小儿频行风痫之病，得发例不能言，或发热半身挛缩，或五六日或七八日死。张思惟合此散，所疗皆愈。忌海藻、菘菜、生葱。

升麻（火、金）

明代许仲琳《封神演义》："紫梗黄根八瓣花，痘疮发表是升麻。常桑曾说玄中妙，传与人间莫浪夸。"可见，升麻通过解肌发表来治疗痘疹的效果是得到广泛认同的，那么升麻还有其他什么功效呢？下面尝试用训诂的方法来破解"升麻"这个名字给我们的启示。

一、查《说文解字注》升："升字当为登，今之礼皆为升，俗误已行久矣。按今俗所用又作陞。经有言升不言登者，如周易是也。有言登不言升者，左传是也。"查《说文解字》登："上车也，从癶、豆，象登车形。"可见，升通登，有上车之义，引申之则有上升、上进之义，此与"火曰炎上"之义相符，故升麻属火，可以治疗火热上炎所引起的各种病症。

升麻又名收靡，查《说文解字注》涂："李奇曰靡音麻，收靡即升麻。常璩曰升麻县山出好升麻。收、升、牧三字皆同纽。"可见，升通收，有收敛、内收、敛降之义，故升麻属金，可使炎上之火得以敛降。

◎ 附方：

1. 胸中热

《千金翼方·胸中热第五》：主强壮身体，有大热，热毒流四肢，骨节急痛，不可忍，腹中烦满，大便秘涩……升麻、大黄各四两，前胡、栀子各三两（擘），上四味，哎咀，以水九升，煮取三升，分三服。

2. 口疮

《备急千金要方》：治口热生疮方。升麻三十铢，黄连十八铢（《古今录验》用黄柏），上二味，末之。绵裹含咽汁，亦可去之。

《普济本事方》：治口生疮方。升麻一两一分，黄连三分（去须），上细末，绵裹含汁咽。

《外台秘要》：疗口疮，喉咽中塞痛，食不得入方。又升麻散，主口疮方。升麻六分，黄柏六分，上二味，捣末，以绵裹含之。

《外台秘要》：《集验》疗口疮方。升麻、黄柏、大青，上三味，切，以水煮含之，冷吐，差止。

《备急千金要方》：治口疮方。蔷薇根皮四两，黄柏三两，升麻三两，生地黄五两，上四味，咬咀，以水七升，煮取三升，去滓，含之，差止。含极，吐却更含。

《备急千金要方》：治热病，口烂，咽喉生疮，水浆不得入膏方。当归、射干、升麻各一两，附子半两，白蜜四两，上五味，咬咀，以猪脂四两先煎之，令成膏，下著地，勿令大热，内诸药，微火煎，令附子色黄药成，绞去滓，内蜜，复上火一两沸，令相得，置器中令凝。取如杏仁大含之，日四五遍，辄咽之。

3. 喉痹

《千金翼方》：含蜀升麻一片，立愈。

《外台秘要》：刘氏疗小儿喉痹热塞方。升麻五两（切），马蔺子一合，上二味，以水一升，煎取二合，入少白蜜与儿服之，甚良。

《备急千金要方》：治小儿卒毒肿著喉颈，壮热妨乳方。升麻、射干、大黄各一两，上三味，咬咀，以水一升五合，煮取八合。一岁儿分三服，以滓敷肿上，冷更暖以敷，大儿以意加之。

《备急千金要方》：升麻汤，治小儿喉痛，若毒气盛，便咽塞，并主大人咽喉不利方。升麻、生姜、射干各二两，橘皮一两，上四味，咬咀，以水六升，煮取二升，去滓，分三服。

《普济本事方》：玄参散，治悬痈肿痛不下食。玄参一两，升麻、射干、大黄（湿纸裹甑上蒸）各半两，甘草一分（炙），上细末，每服三钱，水一盏，煎至七分，放温，时时含咽良验。

4. 眼赤痛

《医心方》：《耆婆方》治人眼赤痛方。秦皮二两，升麻三两，黄连二两，三味，以水三升，煮取二升，去滓，少少内目中，洗之。

《华佗神方·华佗治伤寒目翳神方》：秦皮、升麻、黄连各一两，上三味，用水四升，煮取二升半，冷之，分用三合。仰眼以绵绕筋头，取汤以滴眼中，如屋漏状，尽三合止，须臾复，日五六遍乃佳。忌猪肉、冷水。

5. 清盲

《医心方》：《耆婆方》治人目清盲，昼夜不见物方。秦皮、升麻、黄芩分等，以水三升，煮取一升半，沾绵，敷目中。

6. 牙肿连喉

《奇效良方》：治牙肿连喉，上用川升麻煎汤，漱咽解毒。

7. 发背

《备急千金要方》：治发背，背上初欲结肿，即服此方。大黄、升麻、黄芩、甘草各三两，栀子三七枚，上五味，咬咀，以水九升，煮取三升，分三服。取快利便止，不通更进。

二、如前所述，升通收，有收敛、内收之义，故升麻属金，可治疗脱肛等具有外脱之象者。

又升通登，有上车之义，引申之则有上升、上进之义，故一般认为升麻可以升提气机从而治疗脱肛等脏器下垂之症。但古人描述脱肛时多用"脱肛不收"一词，所以，升麻治疗脱肛并不一定是升提之功。

◎ 附方：

《文堂集验方》：一切脱肛，常以升麻煮猪大肠食之，即收上。

三、如前所述，升通收，收从丩，查《说文解字注》丩（jiū）："相纠缭也。丩纠叠韵。纠缭亦叠韵字也……象形，象交结之形。"可见，丩象交结、纠绞之形，故升麻可以治疗鬼击、蛊毒等引起的各种绞痛。

◎ 附方：

1. 暴得心腹痛如刺

《肘后备急方》：暴得心腹痛如刺方。苦参、龙胆各二两，升麻、栀子各三两，苦酒五升，煮取二升，分二服，当大吐，乃差。

2. 鬼击

《肘后备急方》：鬼击之病，得之无渐，卒着如人力刺状，胸胁腹内，绞急切痛，不可抑按，或即吐血，或鼻中出血，或下血，一名鬼排。治之方……升麻、独活、牡桂，分等，末，酒服方寸匕，立愈。

四、如前所述，升通收，从丩，有交结之象，故升麻可治疗恶核肿结、痈疽等症。查《释名疏证补》瘫（痈）："壅也，气壅否结裹而溃也。"可见，痈疽是气血壅结而成。

靡从麻，麻字同枾，查《说文解字注》枾（pài）："枾麻古盖同字。微纤为功。丝起于系，麻缕起于枾。象形。按此二字当作从二木三字。木谓析其皮于茎，枾谓取其皮而细析之也。"可见，枾有分析、分解、分散、解释、稀释、消解之义，故升麻属金，与麻黄一样都有解毒之功，可治疗各种肿毒、射工毒、蛊毒等症。

◎ 附方：

1. 恶核

《医心方》：《葛氏方》治恶核肿结，不肯散者方。乌翠根、升麻各二两，以水三升，煮取半升，分再服，以滓熨上。

《医心方》：《刘涓子方》治恶核肿毒汤方。乌扇二两，升麻二两，栀子仁十四枚（破），上三物，切，以水三升，煮取一升半，分再服，以滓敷肿上，甚良。

《集验方》：治风热毒肿结赤，夜干膏方。夜干二两，常陆（切）一升，防己四两，升麻三两，上四物，切，以猪膏三升。微火煎常陆小焦黄，绞去滓，以摩病上。

《医心方·治小儿恶核肿方第百二十八》：《产经》治小儿恶核肿，壮热欲死，升麻汤方。升麻一两，射干半两，沉香一分，黄芩一分，丁子香三铢，凡五物，切，以水一升五合，煮取六合，分三服，一岁儿一服半合，随儿大小增减水药，神验。

《奇效良方》：治项上恶核燉肿。连翘、射干、独活、川升麻、木香、沉香、木通（锉）各一两，桑寄生、丁香各半两，川大黄二两（锉碎，微炒），上为细末，每服二钱，清粥饮调下，日三服。

《肘后备急方》：五香连翘汤，疗恶肉，恶脉，恶核瘰疬，风结肿气痛。木香、沉香、鸡舌香各二两，麝香半两，章陆一两，夜干、紫葛、升麻、独活、寄生、甘草（炙）、连翘各二两，大黄三两，淡竹沥三升，十三物以水九升，煮减半，内竹沥，取三升，分三服，大良。

2. 恶脉

《医心方》：《刘涓子方》治恶脉肿毒方。乌扇二两，升麻二两（生者，用一两），栀子十四枚（擘破），上三物，切，以酒三升，煮取一升半，分为再服，以滓敷肿上，甚良。

《圣济总录》：治恶脉毒肿，升麻汤方。升麻一两，乌梅肉二两，山栀子仁二十枚，上三味，粗捣筛。每服五钱匕，水二盏，煎至一盏，去滓，空心温服，日晚再服，余滓热揩患上。

3. 风毒肿

《肘后备急方》：葛氏卒毒肿起，急痛方……又，苦酒磨升麻，若青木香或紫檀，以磨敷上，良。

《医心方》：《耆婆方》治人风肿在皮上，发有时方。升麻三两，夜干二两，芍药二两，三味，切，以水三升，煮取一升，分三服。

4. 射工毒

《集验方》：治射工中人，疮有三种。一种疮正黑如黡子，皮周遍悉赤，或衣犯之如有刺痛；一种作疮，疮久则穿，或晡间寒热；一种如火灼燢起，此者最急，数日杀人，此病令人寒热方。乌翣根二两，升麻二两，上二味，切，以水三升，煮取一升，适寒温顿服之，滓敷疮上。

《备急千金要方》：治射工中人寒热，或发疮在一处，有异于常方……犀角二两，升麻三两，乌扇根二两，上三味，㕮咀，以水四升，煮取一升半，去滓，分再服，相去如一炊顷，尽更作。

《集验方》：治射工毒中人，寒热发疮，偏在一处，有异于常方。犀角、升麻、乌翣根各二两，上三味，以水四升，煮取一升半，去滓，分再服。相去一炊久，尽更作。

5. 蛊毒

《备急千金要方·蛊毒第四》：治下血状如鸡肝，腹中绞痛难忍者方。茜根、升麻、犀角各三两，桔梗、黄柏、黄芩各一两，地榆、白蘘荷各四两，上八味，㕮咀，以水九升，煮取二升半，分三服。此蛊利血用之。

《卫生易简方》：治蛊毒……用升麻末三钱，溪水调服。

芦根（火、金）

《诗经·蒹葭》："蒹葭苍苍，白露为霜。所谓伊人，在水一方。溯洄从之，道阻且长。溯游从之，宛在水中央。"一般认为这里的蒹葭就是芦苇，它的根茎就是中医所用的芦根，那么，芦根主要有什么功效呢？下面尝试通过训诂的方法来破解"蒹葭""芦根"这些名字留给我们的启示。

一、芦苇一名蒹葭。蒹通兼，而兼的金文表示一手同时抓握两株稻禾以利于更快的收割，故芦根属金；葭通叚，而叚的金文表示在石崖下面抓捕到人，故芦根属金，可治疗箭伤。

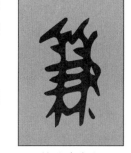

兼（金文）

查《说文解字》芦（lú）："芦菔也，一曰荠根。从草，卢声。"可见，芦通卢，通盧，通虍，有白虎之象，故芦根属金，可治疗箭伤。芦通卢，而卢的甲骨文表示锅中熬煮着虎头，有白虎之象，亦说明芦根属金，可治疗箭伤。

◎ 附方：

《备急千金要方》：治卒被毒矢方……煮芦根汁饮三升。

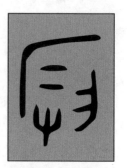

叚（金文）

二、如前所述，芦根属金，故可治疗肺痈、肺痿、骨蒸等症。

◎ 附方：

1. 肺痈

《金匮要略》：《千金》苇茎汤，治咳有微热，烦满，胸中甲错，是为肺痈。苇茎二升，薏苡仁半升，桃仁五十粒，瓜瓣（一般用冬瓜子）半升，上四味，以水一斗，先煮苇茎，得五升，去滓，内诸药，煮取二升，服一升，再服。当吐如脓。

2. 骨蒸、肺痿

《圣济总录》：治骨蒸、肺痿，手足烦疼，五心热，多渴，不欲饮食，芦根汤方。芦根（焙）十两，麦门冬（去心，焙）十四两，白茯苓（去黑皮）、地骨皮（洗，焙）、陈橘皮（汤浸去白，焙）各五两，上五味，锉如麻豆大，每服五钱匕，水一盏半，入生姜半分，切碎，煎取八分，去滓，温服，日二夜一。

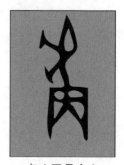

卢（甲骨文）

《圣济总录》：治骨蒸，肺痿咳嗽，气逆喘急，唾不出唇，渐渐羸瘦，天门冬汤方。天门冬（去心，焙）三两，升麻、黄芩（去黑心）、前胡（去芦头）各一两半，甘草（炙）一两，上五味，粗捣筛。每服五钱匕，水一盏半，入芦根三茎，竹叶三片，煎至一盏，去滓，分温二服，空腹、食后各一。

三、如前所述，芦根属金，而金有衰败、衰竭之象，所以芦根可治疗消渴。

◎ 附方：

《备急千金要方》：治消渴，除肠胃热实方……栝楼根、生姜各五两，生麦门冬（用汁）、芦根（切）各二升，茅根（切）三升，上五味，㕮咀，以水一斗，煮取三升，分三服。

《外台秘要》：又疗消渴麦门冬汤方。生麦门冬二升（去心），苇根（切）二升，栝楼五两，生姜五两，芦根（切）二升，石膏六分（研），小麦二升，上七味，切，以水二斗，煮取六升，去滓，一服一升，渴即任意饮，未差更作，不利。

四、如前所述，芦根属金，而金有听从、顺从之象，所以芦根可治疗难产等具有不顺之象者。

◎ 附方：

《医心方·治产难方第九》：芦根下土三指撮，酒服之。

五、芦通卢，卢的甲骨文表示锅中熬煮着虎头，用器皿熬煮有火之象，故芦根属火，并可入胃，有促进水谷腐熟的作用，所以芦根可治疗呕吐、哕逆、反胃等症。查《说文解字》卢："饭器也，从皿，䖨声。"可见，卢为吃饭的器具，故芦根可治疗与饮食有关的疾病。

◎ 附方：

1. 呕吐

《肘后备急方·治卒胃反呕哕方第三十》：治卒宛不止方……用枇杷叶一斤，拭去毛，炙，水一斗，煮取三升，服，芦根亦佳。

《千金翼方》：治呕哕方。芦根五两，上一味，切，以水五升，煮取三升，分三服，兼服小儿尿三合，良。

《医心方》：《录验方》治热呕方。芦根、茅根（切）各一升，以水六升，煮取二升，分三服。

《外台秘要》：文仲《近效》疗呕逆，麦门冬饮子方。麦门冬（去心）、芦根、人参各二两，上三味，切，以水六升，煮取二升七合，去滓，分温五服，徐徐服，常用有验。

《备急千金要方》：治妊娠头痛壮热，心烦呕吐、不下食方。生芦根一升，知母四两，青竹茹三两，粳米五合，上四味，哎咀，以水五升，煮取二升半。稍稍饮之，尽更作，差止。

《备急千金要方》：治伤寒后，呕哕反胃，及干呕不下食，芦根饮子方。生芦根（切）、青竹茹各一升，粳米三合，生姜三两，上四味，以水七升，先煮千里鞋底一只，取五升，澄清下药，煮取二升半。随便饮，不差，重作取差。

《备急千金要方》：治伤寒后呕哕方。通草三两，生芦根（切）一升，橘皮一两，粳米三合，上四味，哎咀，以水五升，煮取二升。随便稍饮，不差更作，取差止。

2. 干呕

《医心方》：《千金方》治干呕哕，厥逆方……浓煮三斤芦根，饮汁。

3. 反胃

《备急千金要方》：治胃反，食即吐出，上气方。芦根、茅根各二两，细切，上二味，以水四升，煮取二升。顿服之，得下良。

《医心方》：《千金方》治大虚胃反，食下喉便吐方……芦根、茅根，以水四升，煮取二升，顿服，得下食。

4. 哕

《备急千金要方》：治哕方……浓煮芦根汁饮之。

《外台秘要》：《必效》疗呕哕方。取芦根五两，切，以水五升，煮取三升，顿服。兼以童子小便一两合，不过三服则差。

5. 噎膈

《肘后备急方·治时气病起诸劳复方第十四》：《金匮玉函方》治五噎心膈气滞，烦闷吐逆，不下食。芦根五两，锉，以水三大盏，煮取二盏，去滓，不计时，温服。

《文堂集验方》：胃热呕噎，芦根五两，切碎，水煎空心服即止。

《外台秘要》：《集验》疗天行后，气膈呕逆不下食，生芦根汤方。灯心一分，生麦门冬十二分（去心），人参四分（切），生芦根一大握（切），上四味，以水一大升，煎取八合，去滓，分温三服。

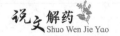

六、如前所述，芦根属火，故可治疗喉痛、口疮等火热症。

◎ 附方：

1. 喉痛

《外台秘要》：《集验》疗伤寒热病，喉中痛、闭塞不通，又升麻汤方。升麻三两，通草四两，射干二两，羚羊角三两（屑），芍药二两，生芦根（切）一升，上六味，切，以水七升，煮取二升半，去滓，分为三服，徐徐服。

2. 口疮

《集验方》：治口疮方……芦根四两，黄柏、升麻各三两，生地黄五两，上四味，切，以水四升，煮取二升，去滓，含，取差。含极冷吐，却更含之。

《外台秘要》：《集验》疗天行热病口疮，升麻汤方。升麻二两，通草四两，射干二两，羚羊角三两（屑），芍药三两，生芦根（切）一升，上六味，切，以水七升，煮取三升，分为三服，如人行五里更服。

七、芦根又名苇根，苇从韦，而韦的甲骨文代表士兵围绕城邑巡逻警戒，故韦属金。查《说文解字》韦："相背也。从舛，口声。兽皮之韦，可以束，枉戾相韦背，故借以为皮韦。凡韦之属皆从韦。"可见，韦有违背、背离、离去之义，即违背、背离、离去其表转而入内之义，此与"金曰从革"之义相符，故芦根属金，可治疗具有白虎之象的疟疾。

韦（甲骨文）

◎ 附方：

《圣济总录》：治足少阳疟，热多汗出，芦根汤方。生芦根（锉）三两，麦门冬（去心，焙）、升麻、葛根各一两半，栀子仁一两，石膏（碎研）二两，上六味，咀如麻豆大，每服五钱匕，水一盏半，入淡竹叶二七片，煎至一盏，去滓，温服，早晚食前。

《圣济总录》：治疟发热骨节痛，口干烦渴，芦根汤方。生芦根（锉）三两，麦门冬（去心，焙）、升麻、葛根（锉）各一两半，山栀子（去皮）一两，石膏二两（碎），篁竹叶一握（切），上七味，粗捣筛。每服五钱匕，水一盏半，煎至八分，去滓，食前分温二服。

 # 漏芦（火、金）

漏芦为菊科植物祁州漏芦或禹州漏芦的干燥根，目前在临床上使用的范围比较狭窄，一般仅限于下乳。那么，除了下乳以外，漏芦还有哪些功效呢？下面尝试通过训诂的方法来破解"漏芦"这个名字给我们的启示。

一、查《说文解字》漏："以铜受水刻节，昼夜百刻。从水，屚声。"查《说文解字》屚（lòu）："屋穿水下也。从雨在尸下。尸者，屋也。"可见，漏通屚，为雨水从穿孔或有孔隙的屋顶滴沥而下之义，故漏芦属金，金有拘捕、拘禁之象，所以漏芦可治疗白虎风等手足拘挛之症。

同时，漏的本字为屚，屚的篆文本义表示雨水从穿孔或破损的屋顶滴沥而下，一派破败、衰败之象，亦说明漏芦属金，可治疗白虎风等手足拘挛之症。

再查《说文解字》芦："芦菔也，一曰荠根。从草，卢声。"可见，芦通卢，通罏，通虍，有白虎之象，故漏芦属金，可治疗白虎风等手足拘挛之症。

最后，芦通卢，卢的甲骨文表示锅中熬煮着虎头，有白虎之象，故漏芦属金，可治疗白虎风等手足拘挛之症。

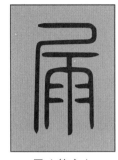

屚（篆文）

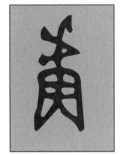

卢（甲骨文）

◎ 附方：

1. 历节风

《圣济总录》：治历节风，筋脉拘挛，骨节疼痛，古圣散方。漏芦（去芦头）半两（麸炒），地龙（去土，炒）半两，上二味，捣罗为末，先用生姜二两取汁，蜜二两，同煎三五沸，入好酒五合，以瓷器盛。每用七分盏，调药末一钱半匕，温服，不拘时。

2. 筋脉抽掣，疼痛不止

《苏沈良方》：侧子散，治筋脉抽掣，疼痛不止。侧子（炮裂，去皮脐）、赤箭、漏芦、川芎、枣仁（微炒）、海桐皮各一两，桂心、五加皮、仙灵脾、牛膝、木香、枳壳（麸皮炒，去瓤）各半两，上为末。每服一钱，温酒调下，不计时候。服此药尤治目赤痛，屡用每验。盖攻治肝风，凡目赤皆主于风。余于四生散论之甚详，此方主疗亦四生散之类也。

二、漏的本字屚的篆文本义表示雨水从穿孔或破损的屋顶滴沥而下，故漏芦可治疗妇人乳汁滴沥而下。

◎ 附方：

1. 妇人乳无汁

《卫生易简方》：治乳汁少……用漏芦为末，每服一钱，温酒调下。

《备急千金要方》：治乳无汁方……石钟乳、漏芦各二两，上二味，治下筛，饮服方寸匕，即下。

《小品方》：治产后而乳无汁者，下乳散方最验。钟乳五分，通草五分，漏芦二分，桂心二分，栝楼一分，甘草一分，凡六物，捣筛，饮服方寸匕，日三。

《惠直堂经验方》：催乳散，漏芦、通草各一钱，贝母二钱，白芷一钱，共为末，用猪前蹄一个，酒水各半，煎汤送下。不可用盐，神效。

《华佗神方·华佗治无乳汁神方》：母猪蹄四枚，土瓜根、通草、漏芦各三两，先将蹄洗净，以水二斗，煮取一斗，去蹄，内诸药其中，煮取六升，去滓，内葱白、豉，着少米，煮作稀粥，食后觉微热有汗佳。若仍无乳，更两三剂。

2. 乳汁不行

《世医得效方》：漏芦散，治乳妇气脉壅塞，乳汁不行，及经络凝滞，乳内胀痛，留蓄邪毒，或作痈肿，服此自然内消，乳汁通行。漏芦二两半，蛇蜕（炙）十条，栝楼十个（急火烧存性），上为末。每服二钱，温酒调，不以时服，仍吃热羹汤助之。

三、如前所述，芦通卢，卢的甲骨文表示锅中熬煮着虎头，用器皿熬煮则有火象，故漏芦属火，可治疗乳痈、肺痈、痈疽等各种火热症。

◎ 附方：

1. 乳痈

《圣济总录》：治乳汁不时泄，蓄积于内，遂成痈，名妒乳，漏芦散方。漏芦一两，黄芩一两（去黑心），米粉半两，上三味，捣为细散，水调如膏，涂于乳上。

《种福堂公选良方》：海上乳毒奇方。当归、漏芦、穿山甲、独活、乳香、没药、桔梗、青皮，水酒煎服，立消。

2. 肠痈、肺痈

《外台秘要》：《备急》疗肠痈、肺痈方。升麻、白蔹、漏芦、芒硝各一两，黄芩、枳实（炙）、连翘、蛇衔各三两，栀子二十枚（擘），葫蘸根四两，上十味，捣令细，以水三升，渍经半日，以猪脂五升，煎令水竭，去滓敷之，日三。若交急，合水煎。

3. 痈疽

《外台秘要》：《千金》漏芦汤，主小儿热毒痈疽，赤白诸丹毒热疮疖方。漏芦（用叶）一分，升麻一分半，连翘一分，白蔹一分，甘草（炙）一分，芒硝一升，枳实（炙）一分半，麻黄（去节）一分半，黄芩一分半，大黄四分，上十味，以水一升，煮取五合，儿生一日以上至七日，取一合，分三服；生八日至十五日，取一合半，分三服；生十六日至二十日，取二合，分三服；生二十余日至三十日，取三合，分三服。

《集验方》：漏芦汤，治痈疽、丹疹、毒肿、恶肉方。漏芦、白蔹、黄芩、白薇、枳实（炙）、升麻、甘草（炙）、芍药、麻黄（去节）各二两，大黄三两，上十物，以水一斗，煮取三升，若无药用大黄下之佳。其丹毒须针镵去血。

《奇效良方》：漏芦汤，治小儿痈疽发背及一切热毒，成疮赤肿。漏芦、黄芩、白及、麻黄（去节）各二钱，大黄三钱，白薇、粉草（炙）、枳壳（去白，麸炒）、芍药、升麻各二钱，上锉碎。每服四钱，水一盏，煎至六分，空心服。

4. 小儿附骨疽

《医心方》：《产经》云凡小儿有附骨疽者，招抱才近其身，便大啼唤，即是肢节有痛处，或四肢有不欲动摇，如不随状，治之方，初得即服漏芦汤下之，敷小豆薄。

5. 颈肿连头

《惠直堂经验方》：颈肿连头，一人颈项与头相统，按之坚硬。用漏芦汤一剂，服下发痒，项刻消散。

木通（火、金）

木通一名丁翁，"翁"字指的是"瘿之大者"，那木通是否可以治疗瘿病呢？下面尝试通过训诂的方法来破解"木通"这个名字给我们的启示。

一、查《说文解字》通："达也。从辵甬声。"可见，木通之通，与闭、塞为反义词，有通达、通畅之义，故木通可以治疗鼻塞不通、耳闭不通等疾病。

木通一名丁翁，查《说文解字注》丁："夏时万物皆丁实。丁实小徐本作丁壮成实。律书曰丁者，言万物之丁壮也。律历志曰大盛于丁。郑注月令曰时万物皆强大。"可见，丁字有丁壮、壮盛、强大之义，故木通所治鼻塞不通等病症当为实证。

◎ 附方：

1. 鼻塞生息肉

《备急千金要方》：治小儿鼻塞生息肉方。通草、细辛各一两，由二味，捣末，取药如豆，着绵缠头，内鼻中，日二。

2. 耳聋

《种福堂公选良方》：治耳暴聋方。菊花、木通、石菖蒲擂烂酒服之。

《奇方类编》：治耳闭方。细辛、石菖蒲、木通各一分，麝一厘，共为末。绵裹塞耳中即愈。

二、通从甬，查《说文解字注》甬（yǒng）："小徐曰甬之言涌也，若水涌出也。《周礼》钟柄为甬。按凡从甬声之字皆兴起之意。"可见，甬通涌，有若泉水涌出之义，故木通可使乳汁、经水等如泉涌而出，故木通具有下乳、通经之功。

◎ 附方：

1. 下乳

《卫生易简方》：治气少力弱，无乳汁，用猪蹄一只，通草五两，水一斗，煮取汁五升饮之。

《惠直堂经验方》：通乳方，治产后乳汁不通。木通二个，猪前蹄一个，煮烂并汁食之，即通。

《太平圣惠方》：治产后乳汁不通……猪蹄四只（锉），葱白一握（切），木通二两（锉），上件药以水三大盏，煎取一盏半去滓，分温四服，一日服尽，神效。

《千金翼方》：妇人乳无汁……通草、钟乳各四两，上二味，切，以酒五升渍一宿，明旦煮沸，去滓。服一升，日三服，夏冷服，冬温服之。

《千金翼方》：治妇人产后下乳……通草、钟乳，上二味等分，捣筛，作面粥。服方寸匕，日三服。百日后，可兼养两儿。通草横心白者，是，勿取羊桃根，色黄者，无益。

《千金翼方》：妇人乳无汁……通草、钟乳、栝楼实、漏芦各三两，上四味，咬咀，以水一斗，煮取三升，去滓。饮一升，日三服。

2. 妇人血气

《普济方》：治妇人血气，用通草煮饮之，浓煎，服三五盏即便通。

三、如前所述，通从甬，通涌，有若泉水涌出之义，故木通可使小水如泉涌而出，故木通具有通淋之功。同时，通的甲骨文表示彼此来往，交换物用，故木通属金，可通调水道而治疗淋证。

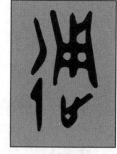

通（甲骨文）

◎ 附方：

《绛囊撮要》：二仙饮，治溺时痛如刺。甘草、木通各一两，水煎，空心服愈。

《奇效简便良方》：五淋统治，或木通五钱，甘草二钱，煎服。

《千金翼方》：滑石散，治产后淋涩。滑石五分，通草、车前子、葵子各一两，上四味，捣筛为散，以醋浆水服方寸匕，稍加至二匕。

《外台秘要》：刘氏疗小儿忽不得小便，急闷方。葱白一握，通草一两，冬葵子一合，上三味，切，以水二升，煮取一升，去滓，量服。

四、查《说文解字》通："达也。从辵甬声。"可见，木通之通，与闭、塞为反义词，有通达、通畅、通经活络之义，故木通可以治疗痹病。同时，通的甲骨文表示彼此来往，交换物用，故木通属金，而金有拘捕、拘禁、拘急、拘挛之象，所以木通可治疗痹病、历节等引起的肢体拘急不得屈伸之症。

◎ 附方：

《文堂集验方》：风热臂痛，桑枝切段炒，水煎服。小便黄涩者，用木通一二两水煎，服三次愈。

《串雅内外编》：感风湿而成，遍身掣肘疼痛，足不能履地，百药不效，身体羸瘦。木通二两（切细），取长流水煎汁服之，后一时许，周身发痒，或发红点，勿惧，上下出汗即愈。

《医宗金鉴》：三痹，谓行痹、痛痹、着痹也。宜用木通一味，不见水者，二两，以长流水二碗，煎一碗，热服取微汗，不愈再服，以愈为度。若其痛上下，左右流走相移者，加羌活、防风以祛风邪。其痛苦甚者，有汗加附子，无汗加麻黄，以去寒邪。其痛重着难移者，加防己以胜湿邪。其所应加之药，不可过三钱，弱者，俱减半服。

《鲁府禁方》：治遍身骨节疼痛久不愈者，木通不拘多少，酒煎服之，立止。

《种福堂公选良方》：治一切麻木痹病，痛风历节。虎骨、木通煎汤，频频多吃，即愈。

五、木通一名丁翁，查《说文解字》丁："夏时万物皆丁实。象形。丁承丙，象人心。凡丁之属皆从丁。"可见，丁象人心，故木通属火，可治疗风热多睡之心神病。

◎ 附方：

《普济方》：木通粥方，治风热多睡，头痛烦闷。木通二两（锉），粳米二合，上以水二大盏，煮木通取汁一大盏半，去滓，下米煮粥温食。

六、如前所述，木通一名丁翁，丁字有丁壮、壮盛、强大之义，此与"夏三月，此谓蕃秀"之义相符，故木通属火，可治疗吹乳等痈疽症。

◎ 附方：

《肘后备急方》：杨炎南行方，治吹奶，疼痛不可忍。用穿山甲（炙黄）、木通各一两，自然铜半两（生用），三味捣罗为散，每服二钱，温酒调下，不计时候。

《杨氏家藏方》：内消散，治奶肿硬痛不可忍。穿山甲（炙焦）一两，木通一两，自然铜半两（生用），上件为细末，每服二钱，温酒调下，食后。

七、木通又名丁翁、王翁万年，翁字从公，通瓮，查《说文解字》瓮："罂也。从瓦公声。"可见，瓮通罂，从賏，通瘿，所以木通能治疗瘿病。

◎ 附方：

《外台秘要》：《必效》主气瘿方。白头翁半两，昆布十分（洗），海藻七分（洗），通草七分，玄参、连翘各八分，桂心三分，白蔹六分，上八味捣筛，蜜丸如梧子五丸。若冷用酒服，禁蒜、面、猪、鱼、生葱。

《圣济总录》：治气瘤，白头翁丸方。白头翁、玄参、连翘（微炒）、海藻（洗去咸，炙）各一两，桂（去粗皮）、白蔹、木通（锉）各三分，昆布（洗去咸，炙）一分，上八味，捣罗为末，炼蜜丸如梧子大，每服十五丸。食后米饮下，日三，加至三十丸，酒服亦得。

八、如前所述，通从甬，通涌，有若泉水涌出之象，可使乳汁、尿液等如泉涌而出，故木通具有下乳、通淋之功，推测木通也可使汗水如泉涌而出，可用于治疗无汗证。

◎ 附方：

《串雅内外编》：感风湿而成，遍身掣肘疼痛，足不能履地，百药不效，身体羸瘦。木通二两（切细），取长流水煎汁服之，后一时许，周身发痒，或发红点，勿惧，上下出汗即愈。

丹参（火、金）

丹参的别名甚多，奔马草是其中之一，可丹参为什么叫奔马草呢？据《证类本草》载："酒浸服之，治风软脚，可逐奔马，故名奔马草，曾用有效。"《卫生易简方》也记载："治风软脚，用丹参浸酒服，可逐奔马。"可见，丹参可治疗风软脚，病人恢复后甚至能追赶上奔腾的马匹，所以才叫奔马草。那么，除此之外，丹参还有什么其他作用呢？下面尝试用训诂的方法来破解"丹参"这个名字留给我们的启示。

一、查《说文解字》丹："巴越之赤石也。象采丹井，一象丹形。凡丹之属皆从丹。"查《说文解字注》赤："南方色也……郑注易曰朱深于赤，按赤色至明。引申之，凡洞然昭著皆曰赤，如赤体谓不衣也，赤地谓不毛也。"可见，丹为巴越一带出产的赤石，而赤为南方火色，有赤裸、赤诚、裸露、显露、明显、光明之象，此与"火曰炎上"之义相符，故丹参属火，可治疗烧烫伤、乳痈等症。

◎ 附方：

1. 烧烫伤

《外台秘要》：肘后疗为沸汤、煎膏所烧，火烂疮方。丹参细切，以羊脂煎成膏，敷疮上。

2. 妇人乳肿痛

《刘涓子鬼遗方》：治妇人乳肿痛，丹参膏方。丹参、芍药各二两，白芷一两，上三味，以苦酒渍一夜，猪脂六合，微火煎三上下，膏成敷之。

《外台秘要》：又疗妇人乳痈，丹参膏方。丹参、白芷、芍药各二两，上三味，咬咀，以苦酒淹经宿，又取猪脂半斤，微火上煎之，白芷黄膏成，去滓，以膏涂上，甚良。

二、查《说文解字注》丹："采丹之井，史记所谓丹穴也。"可见，丹象采丹井或采丹穴，有孔窍、孔隙、罅隙之象，此与"秋三月，此谓容平"之义相符，故丹参属金，可治疗因有罅隙而漏出之症，如崩漏、胎漏等。

◎ 附方：

1. 崩漏

《惠直堂经验方》：独圣散，丹参为末，酒下二钱，此药破宿血，生新血，安生胎，落死胎，止血崩带下，调经脉，或前或后，或多或少，及冷热劳伤，腰脊疼痛等症，俱治。

《外台秘要》：又疗崩中去血，产后余疾，丹参酒方。艾五斤，生地黄、地榆各五斤，丹参五斤，忍冬五斤，上五味，合捣之，以水渍三宿，去滓，煮取汁，以糯米一石酿酒，饮服之。

2. 胎漏

《备急千金要方》：治妊娠胎堕，下血不止方。丹参十二两，㕮咀，以清酒五升，煮取三升。温服一升，日三。

《卫生易简方》：妊娠下血，名曰胎漏，胞胎干者，儿亡……用丹参一两半，酒五盏，煎三盏，分作三服，无时，大效。

蝉蜕（火、金）

魏晋时期潘岳的《河阳县作诗二首·其二》有"鸣蝉厉寒音，时菊耀秋华"之句，南北朝时期徐陵的《山池应令诗》有"猿啼知谷晚，蝉咽觉山秋"之句，南北朝时期薛道衡的《夏晚诗》有"高天澄远色，秋气入蝉声"之句，唐代虞世南的《蝉》诗云："垂緌饮清露，流响出疏桐。居高声自远，非是藉秋风。"可见，虽然蝉始鸣于夏日五月，但古人更多地把蝉和秋天联系在一起，其中有什么奥秘吗？下面尝试用训诂的方法来破解"蝉蜕"这个名字留给我们的启示。

一、查《说文解字》蝉："以旁鸣者。从虫，单声。"查《说文解字》单："大也。从吅串，大言故从吅。吅亦声。"可见，蝉通单，通大，有盛大、壮盛、丁壮之义，此与"夏三月，此谓蕃秀"之义相符，故蝉蜕属火，可治疗大头瘟、疔疮等症。

◎ 附方：

1. 大头瘟

《经验丹方汇编》：一治大头瘟，僵蚕二两，大黄四两，姜黄、蝉蜕各二钱五分，为末，姜汁和丸如弹子大。蜜水调服立愈。

2. 疔疮

《瑞竹堂经验方》：治疔疮海上方，蝉壳七个煨为末，上为极细末，用蜜调搽疮口。

《卫生易简方》：治疔肿恶疮……用蝉蜕为末，蜜水调半碗饮之，及以津唾调涂疮上即溃。

《验方新编》：治疔疮肿毒不破则毒入腹，其症手足不住，烦躁发狂，呕吐欲死，急用甘草节、绿豆粉、朱砂各等分，为细末。每服三钱，开水调下自安……蝉蜕研末，蜜、水调服一钱，仍以津和蝉蜕末涂之。

《世医得效方》：蝉蜕散，治疔疮最有功效。用蝉蜕、僵蚕为末，酸醋调涂四畔，留疮口，俟根出稍长，然后拔去，再用药涂疮。

二、如前所述，蝉通单，单"从叩"，查《说文解字》叩（xuān）："惊呼也。从二口。凡叩之属皆从叩，读若讙。"可见，蝉从叩，通哭，有惊呼、啼哭、大哭之义，故蝉蜕可治疗惊痫、小儿夜啼等症。

◎ 附方：

1. 小儿风痫

《备急千金要方》：白羊鲜汤，治小儿风痫，胸中有疾方。白羊鲜三铢，蚱蝉二枚，大黄四铢，甘草、钩藤皮、细辛各二铢，牛黄如大豆四枚，蛇蜕皮一寸，上八味，㕮咀，以水二升半，煮取一升二合。分五服，日三。若服已尽而痫不断者，可更加大黄、钩藤各一铢，以水渍药半日，然后煮之。

2. 天吊

《卫生易简方》：治小儿蕴热，痰塞经络，头目仰视，名为天吊，用金牛即蝉壳，以浆水同煮一日，曝干为末。每用一字，冷水调下。

3. 破伤风

《经验丹方汇编》：破伤进风，寒热垂危，蝉蜕四两，烧灰服愈。

《卫生易简方》：治暴风口噤，金疮，用垣蝉衣酒渍，服之甚效。

《卫生易简方》：治被伤风强直……用蝉蜕二钱烧灰，为末，酒调服。

《奇效简便良方》：疮破受风，蝉蜕去头足翅净六钱，瓦上焙干为末，陈黄酒调服，卧出汗愈。

《仁斋直指方论》：秘传独圣散，治破伤风五七日未愈，已至角弓反张，牙关紧急，服之立有神效。蝉蜕去头足、土，净，五钱，上为末。用好酒一碗，煎滚服之，立苏为妙。

《杨氏家藏方》：追风散，治破伤风。蝉蜕去土不以多少，上件为细末，掺在疮口上，毒气自散。

《验方新编》：破伤风，蝉蜕为末，葱涎调敷破处，实时去恶水，立效。

4. 小儿夜啼

《卫生易简方》：治小儿夜啼，用蝉壳十四枚全者，去大脚，为末，入朱砂少许，蜜调与吮服。

《验方新编》：夜啼不止……蝉蜕七个去足头，取下半截炒，研末，以薄荷二三分，煎水调服，立止如神。

《惠直堂经验方》：蝉花散，治夜啼不止，状若鬼祟。蝉蜕下半截为末，薄荷汤入酒少许，调下二三分。

三、蝉通单，单的甲骨文是在武器"干"的上端各加一个菱形圈，表示用于攻击的石球或石块，也是攻城拔寨的武器之义，故蝉蜕属金，可治疗咳嗽、脱肛以及具有白虎之象的疟疾。

蝉一名蜩，查《说文解字注》蜩（tiáo）："蜩或从舟，古周舟通用。"查《说文解字注》船："舟之言周旋也。"可见，蜩或从舟，有周旋、旋转、回转、反转、内返、返入之义，此与"金曰从革"之义相符，故蝉蜕属金，可治疗咳嗽、下利、脱肛以及具有白虎之象的疟疾。

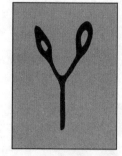

单（甲骨文）

◎ 附方：

1. 咳嗽不止，胸膈气壅滞

《验方新编》：咳嗽不止胸膈气壅滞方，又，蝉蜕七枚，研末，粥饭调服。

2. 久痢

《千金翼方》：蝉壳主小儿痫，女人生子不出，灰服之主久痢。蚱蝉主小儿痫，绝不能言。

3. 脱肛

《验方新编》：大肠脱肛不收……蝉蜕研末，香油调搽，奇效无比。

4. 小儿疟

《验方新编》：小儿疟以蝉蜕二三两，包好与小儿作枕，其疟即止。

四、如前所述，蝉一名蜩，蜩或从舟，有周旋、旋转、回转、反转、倒转、转变之义，此与"金曰从革"之义相符，故蝉蜕属金，可治疗逆产、胞衣不下等症。

◎ 附方：

1. 逆生及横生不出，手足先见

《备急千金要方》：治逆生及横生不出，手足先见者……以蝉壳二枚，治为末，三指撮，温酒服。

《急救良方》：治逆生，须臾不救，母子俱亡。用蛇蜕一条，蝉蜕十四个，头发一握，并烧为灰，每服二钱，温酒调，并进二服。仰卧，霎时儿即顺生。

2. 胞衣不下

《惠直堂经验方》：胞衣不下方，瓦松煎汁，服一口即下。或用蝉蜕，瓦焙干为末，清汤下。一刻即落，神效。

五、如前所述，蝉蜕属金，故可治疗眩晕。

◎ 附方：

《卫生易简方》：治诸风目眩，用蝉蜕为末，米饮下一钱匕。

《卫生易简方》：治头风旋，用蝉壳微炒为末。每服温酒调一钱匕下。

六、如前所述，蝉一名蜩，蜩或从舟。又查《说文解字》俞："空中木为舟也。从亼从舟从巜。巜，水也。"查《说文解字注》刳（kū）："刳谓空其腹，毂辞刳木为舟，亦谓虚木之中。"可见，舟有刳空其腹之义，故推测蝉蜕可清空腹内之积滞，从而治疗腹内湿热有形之积滞所引起的下痢。

◎ 附方：

《千金翼方》：蝉壳主小儿痫，女人生子不出，灰服之主久痢。蚱蝉主小儿痫，绝不能言。

七、蝉蜕一名蝉壳，壳之繁体为殼。查《说文解字》殼（què）："从上击下也。一曰素也。从殳，青声。苦角切，青，苦江切。"可见，殼从青，从殳，从冂，而冂即冖，通覆，有垂覆、下垂、反复、蔽覆、覆盖、蔽翳之义，此与"金曰从革"之义相符，故蝉蜕属金，可治疗目翳。

◎ 附方：

《世医得效方》：蝉菊散，治斑疮入目，或病后生翳障。蝉蜕（净洗，去尘土）、白菊花各等分，上锉散。每服二钱，水一盏，入蜜少许煎。乳食后量儿大小与之，屡验。

蜀椒（火、金）

《诗经·国风·唐风·椒聊》："椒聊之实，蕃衍盈升。彼其之子，硕大无朋。椒聊且，远条且。椒聊之实，蕃衍盈匊。彼其之子，硕大且笃。椒聊且，远条且。"这里的椒聊一般认为即是蜀椒（花椒），古人用起兴的笔法，类比出蜀椒与君子一样都有蕃盛、溢满以及硕大、壮硕之象，与"夏三月，此谓蕃秀"同义，故推测蜀椒属火。蜀椒属火还有没有其他证据呢？下面尝试用训诂的方法来破解"蜀椒"这个名字给我们的启示。

一、蜀字的甲骨文象头部有一双大眼睛、屈曲、蠕动的蛾蝶类幼虫之形，故蜀椒可杀虫，治疗蛔虫病、疥疮、龋齿等。

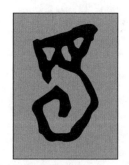

蜀（甲骨文）

◎ 附方：

1. 腹内虫痛

《伤寒论》：伤寒脉微而厥，至七八日肤冷，其人躁无暂安时者，此为脏厥，非蛔厥也。蛔厥者，其人当吐蛔。今病者静，而复时烦者，此为脏寒，蛔上入其膈，故烦，须臾复止；得食而呕，又烦者，蛔闻食臭出，其人常自吐蛔。蛔厥者，乌梅丸主之。又主久利……乌梅三百枚，细辛六两，干姜十两，黄连十六两，当归四两，附子六两（炮，去皮），蜀椒四两（出汗），桂枝六两（去皮），人参六两，黄柏六两，上十味，异捣筛，合治之，以苦酒渍乌梅一宿，去核，蒸之五斗米下，饭熟捣成泥，和药令相得，内臼中，与蜜杵二千下，丸如梧桐子大。先食饮服十丸，日三服，稍加至二十丸。禁生冷、滑物、臭食等。

《种福堂公选良方》：治腹内虫痛方。乌梅一个，老姜二片，榧子十粒，花椒十四粒，上加黑糖少许煎服，虫尽出矣。

《验方新编》：诸积作痛，口吐清涎，危急者，用乌梅、花椒、生姜三味煎汤饮之，即愈。

2. 虫齿痛

《外台秘要》：又疗虫齿痛，椒汤方。蜀椒一两，矾石半两，桂心一两，上三味，以水三升，煮取一升，去滓含之，漱齿勿咽汁，甚良。

《惠直堂经验方》：牙痛立止方。辛夷、花椒、蜂房、防风各等分，上药，煎汤漱之，立止。

3. 疥疮

《集验方》：治疥汤方。蜀椒四合，以水一斗，煮三沸，去滓，令温洗疥。

《种福堂公选良方》：治肾囊肿痒，内有疥虫。用好花椒烘脆，研极细末，真柏油调涂，外以旧帛包之。

二、蜀字的甲骨文象蛾蝶类幼虫之形，且眼睛特别大，故蜀椒具有明目之功。椒通焦，查《说文解字注》焦："今以许书焦字从雥声订之，则知雥之古音读如揪、如椒。"可见，焦为火所伤之义，故蜀椒属火，可治疗寒疝、近视等症。

◎ 附方：

1. 寒疝

《金匮要略》：心胸中大寒痛，呕不能饮食，腹中满，上冲皮起，出见有头足，上下痛而不可触近者，大建中汤主之。蜀椒二合（去汗），干姜四两，人参二两，上三味，以水四升，煮取二升，去滓，内胶饴一升，微火煎取二升，分温再服；如一炊顷，可饮粥二升，后更服，当一日食糜，温覆之。

《外台秘要》：《小品》解急蜀椒汤。主寒疝气，心痛如刺，绕脐腹中尽痛，白汗出，欲绝方。蜀椒二百枚（汗），附子一枚（炮），粳米半升，干姜半两，半夏十二枚（洗），大枣二十枚，甘草一两（炙），上七味切，以水七升，煮取三升，澄清，热服一升不差，更服一升，数用疗心腹痛困急欲死，解结逐寒，上下痛良。忌猪羊肉、饧、海藻、菘菜。

2. 目睹眼花

《圣济总录》：椒红丸，治元脏伤惫，耳聋目睹，蜀椒去目及闭口者，暴干捣罗取红，秤一斤，再捣为末，生地黄七斤（肥嫩者），上二味，先将地黄捣绞自然汁，铜器中煎至一升许，住火，候稀稠得所，即和前椒末为丸，如梧桐子大，每日空心暖酒下三十丸，合药时勿令妇人鸡犬见，服百日觉身轻少睡，足心力，是药效也，服及三年，心智爽悟，记忆不倦，目明倍常，面色红悦，髭发光黑。

《三补简便验方》：老人及诸人眼花极效（忌萝、秫、椒、茄），石决明（煅红，童便浸一遍）、草决明各二两，水二碗煎半碗，去渣留汤，入花椒二两，煎汤尽为度，俟干任意常服。

三、如前所述，椒通焦，焦"之古音读如揪、如椒"，可见，椒通揪，通秋，有收敛、收束、收服、收缩之义，故蜀椒属金，可使肃降之气屈服蕴积于下，故蜀椒可治疗咳喘、宫寒不孕、子宫脱垂等症。

同时，查《说文解字》椒之古体字茮（jiāo）："茮莍。从艸尗声。"查《说文解字》戚（qī）："戉也。从戉尗声。"可见，椒通尗，通戚，通戉，为斧钺之义，为杀戮、杀伐之工具，故蜀椒属金，除了可治疗咳喘、子宫脱垂等症外，还可以治疗手足皲裂等具有破裂、破败之象者。

◎ 附方：

1. 咳嗽上气

《外台秘要》：《深师》疗上气抢心胸，奄奄不得息，腹中胀满，食辄吐，苏子汤方。苏子一升，大枣三十颗，半夏三两（洗），橘皮、生姜、桂心各一两，蜀椒二分（汗），上七味切，以水七升，煮取二升分三服。忌羊肉、饧、生葱。

《外台秘要》：又疗新久咳嗽，前胡丸方。前胡六分，乌头（炮）二枚，桔梗、干姜各二分，桂心八分，蜀椒八分（汗），上六味捣筛，蜜和如樱桃大。一丸含化，稍稍咽之，日三。又疗久咳，昼夜不得卧，咽中水鸡声欲死者，疗之良。忌猪肉、冷水、生葱。

《外台秘要》：又疗三十年咳逆上气，咽喉如水鸡鸣，或唾脓血，师药不能疗者方。香豉三升（熬），蜀椒一升（汗），干姜一斤，猪肪三斤，上三味捣筛，内肪中，以水五升，合豉等物熟煎。每以二合服之，大效。

2. 气短

《备急千金要方》：治冷气，气短方。蜀椒五两，绢袋盛，以酒一斗浸之二七日，服之任意多少。

3. 阴寒不孕

《外台秘要》：经心录茱萸丸，疗妇人阴寒，十年无子方。吴茱萸一升，蜀椒一升（去目，汗，末），上二味蜜丸如弹子丸，绵裹导子肠中，日再易无所下，但开子脏，令阴温，即有子也。

4. 养胎

《金匮要略》：妊娠养胎，白术散主之。白术四分、川芎四分、蜀椒三分（去汗）、牡蛎二分，上四味，杵为散，酒服一钱匕，日三服，夜一服。但苦痛，加芍药；心下毒痛，倍加川芎；心烦吐痛，不能食饮，加细辛一两，半夏大者二十枚。服之后，更以醋浆水服之。若呕，以醋浆水服之；复不解者，小麦汁服之。已后渴者，大麦粥服之。病虽愈，服之勿置。

5. 产后阴下脱

《备急千金要方》：治产后阴下脱方……蜀椒、吴茱萸各一升，戎盐如鸡子大，上三味，皆熬令变色，治末，以绵裹，如半鸡子大。内阴中，日一易，二十日差。

《外台秘要》：《集验》疗妇人阴下挺出方。蜀椒、乌头、白及各二分，上三味捣筛，以方寸匕，绵裹纳阴中，入三寸，腹中热，明旦更着，差止。

6. 手足皲裂、手足冻伤

《外台秘要》：《深师》疗手足皲裂方。蜀椒四大合（汗），以水一升煮之七沸，去滓渍之，半食顷出令燥，须臾复浸，涂羊猪髓脑尤妙。

《华佗神方·华佗治手面皲裂神方》：蜀椒四合，水煮去津，以手渍入，约半食顷，取出令干，须臾再渍，约三四次。干后涂以猪羊脑即效。

《备急千金要方》：治手足皴痛方……芎劳三分，蜀椒二分，白芷、防风、盐各一两，上五味，㕮咀，以水四升煎浓涂之。猪脂煎更良。

四、如前所述，椒通尗，通戚，通戌，为斧钺之义，为杀戮、杀伐之工具，故蜀椒属金。又癥从徵，而徵的籀文表手持武器，明取强夺，故癥具有金象，故蜀椒可治疗癥癖。

◎ 附方：

1. 癥病

《华佗神方》：癥者，由寒温失节，致脏腑之气虚弱，而食饮不消，聚积在内，渐染在生长块

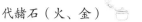

段，盘牢不移动，若积引岁月，人则柴瘦，腹转大，遂至于死。治用射罔二两（熬），蜀椒三百粒，上捣末，以鸡子白为丸，半如麻子，半如赤小豆，先服如麻子，渐服如赤小豆二丸，不知稍增之，以知为度。

2. 癖

《外台秘要》：《千金翼》疗十年癖方。桃仁六升，豉六升，蜀椒三两，干姜三两，上四味，先捣桃仁如脂，令捣千杵，如干可下少许蜜和捣，令可丸，空肚酒服三丸，如酸枣大，日三。

五、蜀椒一名蘑藙，蘑通唐，查《说文解字注》唐："大言也，引申为大也。"可见，唐为大言之义，引申为大，有盛大、高大、丰盛、充盛、充实、充满、丰隆、胀满之象，与"夏三月，此谓蕃秀"之义相符，故蜀椒属火，可治疗大寒痛以及心痹、心痛、寒疝等具有胀满、充实之象者，且病人疼痛起来呼喊的声音较大。

◎ **附方：**

1. 心痹心痛

《肘后备急方》：蜀椒一两熬令黄，末之，以狗心血丸之如梧子，服五丸，日五服。

《金匮要略》：心痛彻背，背痛彻心，乌头赤石脂丸主之。乌头一分（炮），蜀椒、干姜各一两，附子半两，赤石脂一两，上五味，末之，蜜丸如桐子大，先食服一丸，日三服。不知，稍加服。

《外台秘要》：张文仲蜀椒丸，疗胸中气满，心痛引背方。蜀椒一升（出汗），半夏一升（洗），附子一两（炮），上三味捣筛，蜜和为丸，如梧子大。一服五丸，日三。忌猪羊肉、饧等。

2. 霍乱

《医心方》：《范汪方》治霍乱呕吐，附子汤方。大附子一枚，甘草六铢，蜀椒二百粒，三物，水三升，煮取一升半，分再服。

六、蜀椒一名蘑藙，藙通毅，从豙，查《说文解字》豙之别体字豙（yì）："豕怒毛竖。一曰残艾也。从豕辛臣铉等曰：从辛，未详鱼既切。"查《说文解字》乂（yì）："芟艸也。从丿从乁，相交。"可见，藙有残艾之义，而艾通义，通交，通绞，故蜀椒属金，可治疗寒疝、霍乱等疾病引起的绞痛，并推测蜀椒所治疗的心痛以绞痛为主。附方见前文寒疝、霍乱、心痹心痛部分。

 # 代赭石（火、金）

《神农本草经》言代赭石"生山谷"，《名医别录》言代赭石"生齐国"，故代赭石并不是因生于代地或代郡而得名。那么，代赭石除了一直以来都作为绘画的颜料或者给瓷器作记号外，作为中药，它的主要功效是什么呢？下面尝试用训诂的方法来破解"代赭石"这个名字给我们的启示。

一、查《说文解字》代："更也。从人弋声。"可见，代通更，有更改、改变、转变之义，有背离皮毛转而向内之义，此与"金曰从革"之义相符，故代赭石属金，可使血气由外向内、自上而下回转，从而治疗喘证和哮喘。

代赭石一名须丸，查《说文解字注》须："引申为凡下垂之称。"可见，须引申之有下垂、垂覆之义，故代赭石属金，可使血气之充盈在上者，自上而降也。

◎ 附方：

1. 三十年咳嗽

《备急千金要方》：治三十年咳嗽，七星散方。桑根白皮、款冬花、紫菀、代赭石、细辛、伏龙肝各一两，上六味，治下筛，作七星聚，聚如萹豆者，以竹筒口当药上，一一吸咽之，令药入腹中，先食日三丸，服四日，日复作七星聚，以一脔肉炙熟，以转展药聚上，令药悉遍在肉上，仰卧，且嚼肉，细细咽汁，令药力欷欷割割然，毒气入咽中，药力尽总咽，即取差止。未差，作之如初，羊、牛、鹿肉皆可，勿用猪肉。

2. 哮喘

《外治寿世方》：治呕吐，并治嗳气、痞气及哮喘有声，金沸草、代赭石、土硃各等分，研末，醋调涂胸口。

《本草简要方》：凡哮喘卧睡不得者，此药能平之。伤寒无汗者，用代赭石、干姜等分，为末，热醋调涂两手心，合掌握之，夹大腿内，侧卧温覆得汗。

《医学衷中参西录》：参赭镇气汤，治阴阳两虚，喘逆迫促，有将脱之势，亦治肾虚不摄，冲气上干，致胃气不降作满闷。野台参四钱，生赭石六钱（轧细），生芡实五钱，生山药五钱，萸肉六钱（去净核），生龙骨六钱（捣细），生牡蛎六钱（捣细），生杭芍四钱，苏子二钱（炒捣）。

二、查《说文解字注》赭（zhě）："是以韩诗作沰，沰与赭音义皆同也。"查《康熙字典》沰（tuō）："《玉篇》落也，硾也。"可见，赭通沰，通落，有零落、下落、下降之义，故代赭石属金，可使血气下降而治疗噫气不除、内中风和急惊风。

◎ 附方：

1. 心下痞硬，噫气不除

《伤寒论》：伤寒发汗，若吐，若下，解后，心下痞硬，噫气不除者，旋覆代赭石汤主之。旋覆花三两，人参二两，生姜五两，代赭石一两，甘草三两（炙），半夏半升（洗），大枣十二枚（擘），上七味，以水一斗，煮取六升，去滓再煎，取三两，温服一升，日三服。

2. 内中风

《医学衷中参西录》：治内中风证亦名类中风，即西人所谓脑充血证，其脉弦长有力，即西医所谓血压过高，或上盛下虚，头目时常眩晕，或脑中时常作疼发热，或目胀耳鸣，或心中烦热，或时常噫气，或肢体渐觉不利，或口眼渐形歪斜，或面色如醉，甚或眩晕，至于颠仆，昏不知人，移时始醒，或醒后不能复原，精神短少，或肢体痿废，或成偏枯。怀牛膝一两，生赭石一两（轧细），生龙骨五钱（捣碎），生牡蛎五钱（捣碎），生龟板五钱（捣碎），生杭芍五钱，玄参五钱，天冬五钱，川楝子二钱（捣碎），生麦芽二钱，茵陈二钱，甘草钱半。心中热甚者，加生石膏一两。痰多者，加胆星二钱。尺脉重按虚者，加熟地黄八钱、净萸肉五钱。大便不实者，去龟板、赭石，加赤石脂（喻嘉言谓石脂可代赭石一两）。

3. 急惊风

《串雅内外编》：吊眼、撮口、搐搦不定，代赭石火烧醋淬十次，细研水飞晒干，每服一钱或五分，金器煎汤调下，连服三剂。小儿足胫上有赤斑，即是惊风气已出，病即安也，无斑点者，不可治。按：急惊风用青蒿梗中虫焙干研末，调灯心研末少许，服之极神效。慢惊风则当投温补者，此方宜酌用。

三、赭从赤，查《说文解字注》赤："郑注易曰朱深于赤。按赤色至明。引申之，凡洞然昭著皆曰赤。如赤体谓不衣也，赤地谓不毛也。从大火，火者，南方之行，故赤为南方之色。从大者，言大明也。"可见，赤有红色的意思，且为红色中最明显、最显露、最裸露、最赤裸者，此与"火曰炎上"之义相符，故代赭石属火，可治疗面无血色之虚劳以及目不明者。

者（甲骨文）

同时，赭通者，而者的甲骨文表示古代部落燃烧篝火，用以煮食、聚众漫谈社交，故代赭石属火，推测代赭石可治疗中风引起的失语症之社交障碍者。

◎ 附方：

1. 虚损

《普济本事方》：八仙丹，治虚损，补精髓，壮筋骨，益心智，安魂魄，令人悦泽，驻颜轻身，延年益寿，闭固天癸。伏火朱砂、真磁石、赤石脂、代赭石、石中黄、禹余粮（五味并火煅，醋碎）、乳香（乳钵坐水盆中，研）、没药各一两，上为细末，匀研极细，糯米浓饮圆如梧子大，或如豆大。每服一粒，空心盐汤下。有人年几七旬，梦漏赢弱，气慑慑然，虚损，得此方服之，顿尔强壮，精气闭固，饮食如旧。予常制自服，良验。

2. 血气虚少

《辅行诀脏腑用药法要》：小补心汤，治血气虚少，心中动悸，时悲泣烦躁，汗自出，气噫，不欲食，脉时结者方。代赭石（烧赤，以酢淬三次，打；一方作牡丹皮，当从）、旋覆花、竹叶各三两，豉一两（一方作山萸肉，当从），上四味，以水八升，煮取三升，温服一升，日三服。

3. 目不明

《瑞竹堂经验方》：点眼昏花，视物不明，乌马儿监司经验方。炉甘石（研）、代赭石（煅，醋淬七次，研）、黄丹（水飞）各四两，白沙蜜半斤，上将二石碾为极细末，次与黄丹和合，用铜锅将蜜炼去白沫，更添水五六碗，熬沸下煎药。

四、代赭石一名血师，查《说文解字》师："二千五百人为师，从帀从𠂤。𠂤，四帀，众意也。"可见，师从帀，通匝（周），与"肺朝百脉"的"朝"字一样都有周匝、周遍、周回、回环、回转之义，此与"金曰从革"之义相符，故代赭石属金，可"朝百脉"而促进血液之回环，从而治疗月水不利等症。

同时，代赭石一名须丸，查《说文解字》丸："圜，倾侧而转者。从反仄。凡丸之属皆从丸。"可见，丸通圜，通环，有回转、环周、循环之义，故代赭石属金，可"朝百脉"而促进血气之回环。

◎ 附方：

1. 月水不通

《千金翼方》：治月水闭不通，洒洒往来寒热方。虻虫一两（去翅、足，熬），桃仁十两（去皮尖、双仁，熬），桑螵蛸半两，代赭石、水蛭（熬）、蛴螬（熬）各二两，大黄三两，上七味，捣筛为末，别捣桃仁如膏，乃合药，炼蜜和为丸，如梧桐子大，酒服五丸，日二服。

2. 月水不利

《千金翼方》：治妇人产生余疾，月水时来，腹中绞痛方。朴硝、当归、薏苡仁、桂心各二两，大黄四两，代赭石、牛膝、桃仁（去皮尖、两仁，熬）各一两，上八味，捣筛为末，炼蜜和丸如梧桐子，先食，酒服五丸，日三服，不知稍增之。

五、代赭石一名血师，查《说文解字注》师："师，众也。京师者，大众之称。众则必有主之者。"可见，师通众，从帀，通聚，有聚会、积聚、敛聚、聚合之义，故代赭石属金，可治疗崩漏、赤白带下、血痢等有罅隙而漏下者。

◎ 附方：

1. 崩漏不止

《普济方》：治崩中淋沥不止，用大赭石研为细末，醋汤调服。

《普济方》：治血崩，香附子（半生半熟）、代赭石，上为细末，用酒调下。大血崩者，煎服。一方白汤调下。

《世医得效方》：治崩漏不止，或五色，或赤白不定，或如豆汁，或状若豚肝，或下瘀血，脐腹胀痛，头晕眼花，久久不止，令人黄瘦，口干胸烦，不食。代赭石（火煅，醋淬七次）、紫石英（制同上）、禹余粮（制同上）、香附子（去毛，醋煮）各二两，阳起石（煅红，细研）、芎䓖、鹿茸（燎去毛，醋蒸，焙）、茯神（去木）、阿胶（蛤粉炒）、当归（去芦，酒浸）、蒲黄（炒）各一两，血竭（别研）半两，上为末，艾醋汁打糯米糊丸，梧桐子大，每服七十丸，空心，米饮下。

2. 赤白带下

《杨氏家藏方》：育真丹，治妇人三十六疾，下脏久虚，沉寒痼冷，带下五色，变易不定，渐觉瘦弱。代赭石、左顾牡蛎（去两头取中间者用）、紫石英、赤石脂，以上四味各四两，并为细末，米醋和成剂，共匀分为六挺，入在坩埚子内烧通赤，半时辰取出，放冷，再捣为细末，次入乳香二两（别研）、茴香（微炒）二两、五灵脂（去砂石）二两、干姜二两（炮），上件为细末，与前四味末和匀，醋煮糯米糊为圆，如梧桐子大。每服二十圆，煎茴香酒下，空心、食前。

3. 胎堕下血不止

《备急千金要方》：治妊娠胎堕下血不止方……地黄汁和代赭石末，服方寸匕。

4. 血痢

《外台秘要》：《广济》疗血痢，黄连丸方。黄连、白龙骨（炙）、禹余粮、伏龙肝各八分，代赭石（研）、干姜各六分，上六味捣筛，蜜和丸，饮服三十九如梧子，渐加至四十九，差止。

5. 产后下痢

《备急千金要方》：治产后下痢，赤散方。赤石脂三两，桂心一两，代赭石三两，上三味，治下筛，酒服方寸匕，日三，十日愈。

猪苓（火、金）

明代张琦《药垄》："地仙不爱谷，种药方桥右。久雨不出门，猪苓大如手。"从这首诗中我们可以看出猪苓喜阴雨潮湿的环境，根据"同气相求"的原理，不难推断出猪苓属阴，有可能会有清热利湿之功效。那么，猪苓究竟有什么主要功效呢？下面尝试用训诂的方法来破解"猪苓"这个名字给我们的启示。

一、猪通者，查《说文解字注》者："别事词也。言主于别事，则言者，以别之……古音在五部。读如奢。"可见，者通煮（煮），有用火烹煮、煮熟之义，故猪苓属火，与滑石等配伍可治疗中暑、口渴及烦躁不得眠等大热证。

◎ 附方：

1. 中暑身热，烦渴呕吐

《卫生易简方》：治中暑身热，烦渴呕吐，用泽泻三分，白术、猪苓、赤茯苓各分半，肉桂一分。水半盏煎服，或为末热汤调服。

2. 口渴，不得眠

《金匮要略》：呕吐而病在膈上，后思水者，解，急与之。思水者，猪苓散主之……猪苓、茯苓、白术各等分，上三味，杵为散，饮服方寸匕，日三服。

《伤寒论》：少阴病，下利六七日，咳而呕渴，心烦不得眠者，猪苓汤主之……猪苓（去皮）、茯苓、阿胶、泽泻、滑石各一两，上五味，以水四升，先煮四物，取二升，去滓，内阿胶烊尽，温服七合，日三服。

《金匮要略》：脉浮，发热，渴欲饮水，小便不利者，猪苓汤主之……猪苓（去皮）、茯苓、阿胶、滑石、泽泻各一两，上五味，以水四升，先煮四味，取二升，去滓，内胶烊消，温服七合，日三服。

《金匮要略》：夫诸病在脏欲攻之，当随其所得而攻之。如渴者，与猪苓汤，余皆仿此。

二、猪通者，而者的甲骨文表示古代部落燃烧篝火，用以煮食、聚众漫谈社交，故猪苓属火，并推测猪苓可治疗语言功能障碍者。

同时，苓通令，有观点认为令的甲骨文表示上级用口对屈从于自己的下级发号施令，故猪苓属金，有收敛、敛藏之象，可治疗精彩言语过于显露等症。

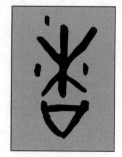

者（甲骨文）

◎ 附方：

《备急千金要方·发汗散第四》：五苓散，主时行热病，但狂言，烦躁不安，精彩言语不与人相当者方。猪苓、白术、茯苓各十八铢，桂心十二铢，泽泻三十铢，上五味，治下筛，水服方寸匕，日三，多饮水，汗出即愈。

《外台秘要》：若得病无热，但狂言烦躁不安，精采言语与人不相主当者，勿以火迫之，但以猪苓散一方寸匕，水和服之，当以新汲冷水令强饮一升，若一升半可至二升，益佳，以指刺喉中吐之，随手愈，不即吐者，此病辈多不善，勿强与水，水停即结心下也，更当以余药吐之，皆令相主当者，不尔必危。若此病不急以猪苓散吐解之者，其死殆速矣，亦可先以去毒物及法针之，尤佳。

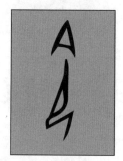

令（甲骨文）

三、查《说文解字》苓："卷耳也。从艸令声。"可见，苓有卷之义，而卷有卷收、蜷缩、收缩之义，故猪苓属金，可治疗梦遗等症。

如前所述，苓通令，故猪苓属金，有收缩、收敛之象，可治疗梦遗等症。

◎ 附方：

《卫生易简方》：治年壮气盛欲动，意淫于外，梦遗白浊。用半夏一两（锉碎），以猪苓末二两同炒黄，出火毒半日，取半夏为末，糊丸如桐子大，候干，再用猪苓末二两炒药微裂，同于瓷器内藏之。空心温酒、盐汤下四五十九。

《经验丹方汇编》：淋闭白浊，白茯苓四两作块，以猪苓四钱入内，煮二十沸，取出晒干，去猪苓为末，黄蜡搜和丸，弹子大。空心嚼咽一丸，以小便清为度。忌米醋。屡试屡验。

四、苓通令，查《说文解字注》令："诗笺曰，令，善也。"查《说文解字注》臧："凡物善者，必隐于内也。"可见，苓通善，而善者必隐藏于内，故猪苓属水，可治疗小便不通、淋证、水肿等。

同时，苓通令，从亼，查《说文解字》亼："三合也。从入、一，象三合之形。凡亼之属皆从亼。读若集。"可见，苓通集，有集聚、敛聚之义，故猪苓属金，可通调水道而治疗小便不通、淋证、水肿等。

◎ 附方：

1. 通体遍身肿，小便不利

《肘后备急方》：杨氏《产乳》疗通体遍身肿，小便不利。猪苓五两，捣筛，煎水三合，调服方寸匕，加至二匕。

《卫生易简方》：治妊娠体肿，小便不利，发渴。用猪苓五两为末，熟水调方寸匕，日三服。

2. 小便不通

《千金翼方》：治小便不通……通草、猪苓（去皮）、桑白皮各二两，上三味，咬咀，以水六升，煮取二升，分二服。

3. 妊娠子淋

《小品方》：治妊娠患子淋……猪苓五两，上一味，捣筛，以白汤三合和一方寸匕为一服，渐至二匕，日三夜二尽。不差，宜转下之，服甘遂散。

益母草（火、金）

《诗经·中谷有蓷》："中谷有蓷，暵其干矣。有女仳离，嘅其叹矣。嘅其叹矣，遇人之艰难矣。中谷有蓷，暵其修矣。有女仳离，条其啸矣。条其啸矣，遇人之不淑矣。中谷有蓷，暵其湿矣。有女仳离，啜其泣矣。啜其泣矣，何嗟及矣。"这里的蓷，一般认为就是益母草（茺蔚）。可见，在《诗经》的时代，古人已经把益母草和女子类比在一起了。下面尝试用训诂的方法来破解"益母草""茺蔚"等名字给我们的启示。

一、茺通充，查《说文解字》充："长也，高也，从儿，育省声。"可见，充有充塞、充盈、充满、充盛、丰满、盛大、高大之义，此与"夏三月，此谓蕃秀"之义相符，故茺蔚属火，可治疗痈肿等具有盛大、高大之象者。

同时，蔚通尉（wèi），查《说文解字注》尉（熨的古字）："从上按下也，按者，抑也。百官公卿表应劭注曰，自上安下曰尉。武官悉以为称……引申之为凡自上按下之称。通俗文曰，火斗曰尉。"可见，尉从又持火，故茺蔚属火，有降火之功，可治疗喉痹、痈疽疔疮等症。

最后，查《说文解字》益："饶也，从水皿，皿，益之意也。"可见，益有增益、盈溢、富饶、有余之义，此与"夏三月，此谓蕃秀"同义，故益母草属火，可治疗喉痹、痈疽疔疮等症。

◎ 附方：

1. 喉闭

《卫生易简方》：用益母草不拘多少捣烂，以新汲水一碗，绞汁饮，随吐愈。冬用根。

2. 痈肿

《太平圣惠方》：益母草不限多少，上捣取汁，服一二合，留滓封痈上，暖即易之。

3. 发背

《太平圣惠方》：治发背兼肿毒方。右捣益母草绞取汁，每服一小盏，余滓罨肿上，频服之效。

4. 产后勒乳成痈

《太平圣惠方》：治妇人勒乳后疼闷，乳结成痈方。上捣益母草细罗为末，以新汲水调涂于奶上，以物抹之，一宿自差。生者，捣烂用之。

5. 疔肿

《千金翼方》：茺蔚茎敷疔肿，服汁使疔肿毒内消，又下子死腹中，主产后血胀闷，诸毒肿丹油等种，取汁如豆滴耳中，主聤耳、中虺、蛇毒，敷之良。

《太平圣惠方》：治疔肿至甚……上用益母草茎叶烂捣敷疮上，又绞取汁五合服之，即疔肿内消。

6. 热毒肿

《太平圣惠方》：治热毒肿不消，疼痛方……益母草二握（去两头），上用酒三升，煎取一升，去滓顿服，立效。

《外台秘要》：疗恶疮方……取茺蔚臭草，捣汁，服一鸡子许，滓封肿，热则易之，甚良。

7. 丹毒

《医心方·治丹毒疮方第一》：捣茺蔚敷之。

8. 疖

《急救广生集》：疖毒初起，葛蔓烧灰，水调敷之即消。如已破，用益母草捣敷甚妙。

二、蔚通尉，查《说文解字注》尉："从上按下也，按者，抑也。百官公卿表应劭注曰，自上安下曰尉。武官悉以为称……引申之为凡自上按下之称。通俗文曰，火斗曰尉。"可见，尉有从上按压、抑制使之屈服之义，有杀伐、肃杀之象，故武官皆以"尉"为称，如中尉、少尉、廷尉等，所以茺蔚属金，有使血气自上而敛降之功，故可治疗血气上逆而不降等症，如后世有用益母草来降血压的。

◎ **附方：**

1. 月经不通

《外治寿世方》：益母草煎洗小腹。

2. 产后恶露不尽，腹中疼痛

《太平圣惠方》：治产后恶露不下……右取益母草捣绞取汁，每服一小盏，入酒一合，暖过搅匀服之。

《验方新编》：胞衣不下各方。益母丸，治妇人赤白带下，恶露时下不止，及治胎前、产后、经中诸般奇痛，无所不治，故名益母。益母草一味（一名茺蔚子，一名野天麻），方梗，对节生叶，叶类火麻，四五月间开紫花者是，开白花者非。于五月采取晒干，连根、茎、叶、花、子磨为细末，忌用铁器，炼蜜丸如弹子大。每服一丸，用童便和热酒化下，或用生化汤化下。或不曾预备益母丸，即用生益母草捣汁，入蜜少许服之，其效更大。

3. 产后血胀闷

《鸡峰普济方》：治产后血胀闷。上以益母草取汁，每服一二合，不以时。

《太平圣惠方·治产后血运诸方》：治血运迷闷者方。益母草汁一小盏，生姜汁半合，上件药相和，煎一两沸温服。

4. 产妇一切伤损

《卫生易简方》：治一切血病及产妇一切伤损。用益母草竹刀切洗净，银器内炼成膏，瓦器盛之。每服一大匙，酒调下。

《急救良方》：治胎前产后诸症名济阴返魂丹，一名益母丸。只益母草一味……每服一丸，各照后开汤使下，若量加木香、全当归、赤芍药尤妙。其药不限丸数，以病愈为度。日服三五丸，或丸如梧桐子大，每服五七十丸，熬膏尤佳，治法具后。熬膏法：益母草不限多少，依前法采，连根、叶、茎洗净，用石臼内捣烂，以麻布滤取浓汁，入砂锅内，以文武火熬成膏，如黑砂糖色为度，入瓷罐内收贮。每服用一茶匕，极妙。

三、如前所述，茺蔚属金，故可治疗跌打损伤。

◎ **附方：**

《外台秘要》：《近效》土质汗，疗折伤内损，有瘀血，每天阴则疼痛，兼疗产妇产后诸疾，神效方。三月采益母草一重担……上一味，捣，择去诸杂草及干叶，以新水净洗，于箔上摊晒，令水尽，则用手搽断，可长五寸，勿用刀切，即置镬中，量水两石以来，令草水深三二寸，则纵火煎，候益母草糜烂，水又减耗，三分减二分以上，则滤去草，以棉滤取清汁，盆中滓淀并尽弃之。其清汁于小釜中慢火煎取一斗以来，如稀饧，每取梨许大，暖酒和服之，日再服，和羹粥吃并得，如远行，不能将稀煎取，即更炼令稠硬，停作小丸服之，七日内则疼痛渐瘥，二七日平复。

《验方新编》：旧伤日久作痛或天阴作痛……益母草熬膏忌铁器为丸，每服数钱，热酒送下，十日痊愈。

四、如前所述，茺蔚属金，有收敛、内敛之功，故可治疗各种出血症。

◎ **附方：**

1. 吐衄不止

《文堂集验方》：妇女吐血不止。益母草捣汁一盏，和童便半盏，顿热服。如无鲜者，以干者二两，煎汁和服。或用韭菜连根取汁，和服同效。

2. 尿血

《外台秘要》：苏澄疗尿血方……服益母草汁一升，差，立止。

3. 赤浊

《卫生易简方》：治小便赤浊。用辣母藤即茺蔚子、茎、叶捣取自然汁一小盏，空心通口服；若瘾疹痒，煎汤浴。

《验方新编》：益母草叶、子、茎并用，捣烂绞取汁一钟，汤温空心服，均极效。

4. 血淋

《验方新编》：益母草捣烂绞取汁，服一升。

5. 大肠风毒下血

《太平圣惠方》：益母草端午日采、藕节六月六日采，并阴干各二两，上件药捣罗为末，炼蜜和圆如梧桐子大，每于食前以温粥饮下二十圆。

6. 小儿血痢，腹肚痛

《太平圣惠方》：治小儿血痢，腹肚疗痛方。益母草半两，上以水一中盏，煎至五分，去滓，不计时候，量儿大小分减温服。

7. 赤白带下

《奇效良方》：益母草散，治赤白恶露不止。益母草不以多少开花时采取，阴干，上为细末。每服二钱，空心温酒调下，日三服。

8. 堕胎后血出不止

《圣济总录》：治妊娠堕胎后，血出不止，小蓟饮方。小蓟根叶（锉碎）、益母草（去根茎，切碎）各五两，上二味细切，以水三大碗煮二味烂熟，去滓，至一大碗，将药于铜器中煎至一盏，分作二服，日内服尽。

五、如前所述，茺蔚属金，所以有听从、顺从之功，可治疗难产等不顺之症。又查《说文解字》母："牧也，从女，象怀子形，一曰象乳子也。"可见，母有乳子之义，而人生子曰乳，故益母草有治疗难产、胎死腹中等与女性生殖功能有关的疾病。

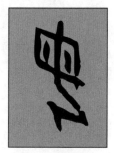

母（甲骨文）

◎ 附方：

1. 难产

《太平圣惠方》：治难产二日，气力乏尽，不能生者，此有宿病，宜服此方……上取益母草捣汁三合，服之立下。如无生者，干者一握，以水一大盏，煎取半盏，去滓温服。

《卫生易简方》：治难产横逆并安胎顺气。用益母草五月五日采茎，叶阴干，忌铁器，以石磨为末，炼蜜丸如弹子大。每服一丸，临产以童便、温酒下，若气不顺，用木香、人参汤，并艾醋汤下。

2. 胎死腹中

《卫生易简方》：用益母草一握，捣绞汁，服之即下。

《太平圣惠方》：治妊娠热病，胎夭腹中，下之方……上以益母草捣绞取汁，服一中盏，立效。

3. 胞衣不下

《医方简义》：益母丸，治胞衣不下。以益母草一味，连根、叶、花于当风处阴干为末，蜜丸，弹子大，每服一丸，化汤冲服。

六、如前所述，茺蔚属金，故可入皮肤而治疗瘾疹、乌癞等皮肤病。

◎ 附方：

1. 瘾疹痒

《验方新编》：身痒难忍，或痒如虫行，抓破见血，或风热疹子成颗成片，后列各方皆治……白花益母草熬浓汤服，并洗浴数次，神效。血虚者，忌服，只须洗浴可也。

2. 乌癞

《圣济总录》：治乌癞，葛蕥草浴方。葛草二秤（锉，细淘），益母草一秤（锉，细淘），上二味，葛蕥取篱垣上者，益母取近屋者，用水二石五斗，煮取一石五斗，滤去滓，盆瓮中浸浴一时辰久方出，着旧布袍，用被衣覆之；又再暖令热，复浸浴一时辰久方出；入温室着旧布袍，被衣盖复汗出，勿令见风，明日复作。如入汤后，举身瘙痒不可忍，令傍人捉手，不令搔动，食顷渐定。后隔三日一浴，其药水经浴两次即弃之。

山茱萸（火、金、木）

唐代王维《山茱萸》："朱实山下开，清香寒更发。幸与丛桂花，窗前向秋月。"可见，山茱萸的果实与桂花一样都有着不一样的清香，在万物衰败、凋零之时，也只有桂花可以与山茱萸相与为伴而共向秋月了。那么，山茱萸最主要的功效是什么呢？下面尝试破解"山茱萸"这个名字给我们的启示。

一、查《说文解字》茱："茱萸，茮属。从艸朱声。"可见，茱通朱，朱字的甲骨文像在树干中间加一圆点，表示树心是红色的，故山茱萸属火，可入心而治疗心悸等症。

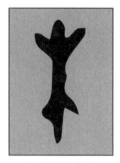

朱（甲骨文）

◎ 附方：

《辅行诀脏腑用药法要》：小补心汤，治血气虚少，心中动悸，时悲泣烦躁，汗自出，气噫，不欲食，脉时结者方。代赭石（烧赤，以酢淬三次，打；一方作牡丹皮，当从）、旋覆花、竹叶各三两，豉一两（一方作山萸肉，当从），上四味，以水八升，煮取三升，温服一升，日三服。

二、萸通臾，查《说文解字》臾（yú）："束缚捽抲为臾。从申从乙。臣铉等曰：乙，屈也。"可见，臾有束缚、约束、收束、收敛之义，故山茱萸属金，可使元气收敛封藏，故山茱萸可治疗气不藏纳所引起的脱证、气喘、白浊、肾消等症。

◎ 附方：

1. 脱证

《医学衷中参西录》：一妇人，产后十余日，周身汗出不止，且发搐，治以山萸肉（去净核）、生山药各一两，煎服两剂，汗止而搐亦愈。

《医学衷中参西录》：一人，年四十七，咳嗽短气，大汗如洗，昼夜不止，心中怔忡，病势危急，遣人询方。俾先用山萸肉（去净核）二两煎服，以止其汗，翌日迎愚诊视，其脉微弱欲无，呼吸略似迫促。自言大汗虽止，而仍有出汗之时，怔忡见轻，仍觉短气。知其确系大气下陷，遂投以升陷汤，为其有汗，加龙骨、牡蛎（皆下用煅）各五钱，三剂而愈。

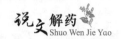

《医学衷中参西录》：其脉暴出者，提纲中以为不治，以其将脱之脉象已现也。而愚临证数十年，于屡次实验中，得一救脱之圣药，其功效远过于参芪，而自古至今未有发明，其善治脱者，其药非他，即山萸肉一味大剂煎服也。盖无论上脱、下脱、阴脱、阳脱、奄奄一息、危在目前者，急用生净萸肉（药房中恒有将酒浸萸肉蒸熟者，用之无效）三两，急火煎浓汁一大碗，连连温饮之，其脱即止，脱回之后，再用萸肉二两，生怀山药一两，真野台参五钱煎汤一大碗，复徐徐温饮之，暴脱之证约皆可救愈。想此节所谓脉暴出者，用之亦可愈也。

2. 喘证

《医学衷中参西录》：一人年四十余，外感痰喘，愚为治愈，但脉浮力微，按之即无。愚曰："脉象无根，当服峻补之剂，以防意外之变。"病家谓病人从来不受补药，服之则发狂疾，峻补之药，实不敢用。愚曰："既畏补药如是，备用亦可。"病家依愚言。迟半日忽发喘逆，又似无气以息，汗出遍体，四肢逆冷，身躯后挺，危在顷刻。急用净萸肉四两，爆火煎一沸，即饮下，汗与喘皆微止。又添水再煎数沸饮下，病又见愈。复添水将原渣煎透饮下，遂汗止喘定，四肢之厥逆亦回。

《医学衷中参西录》：参赭镇气汤，治阴阳两虚，喘逆迫促，有将脱之势。亦治肾虚不摄，冲气上干，致胃气不降作满闷。野台参四钱，生赭石六钱（轧细），生芡实五钱，生山药五钱，萸肉六钱（去净核），生龙骨六钱（捣细），生牡蛎六钱（捣细），生杭芍四钱，苏子二钱（炒捣）。

3. 小便白浊

《是斋百一选方》：治小便白浊金锁丹，华宫使方续添，真山茱萸红肥者，不以多少，上以大萝卜切下青蒂，剜作瓮儿，以茱萸实盛，却用蒂盖竹丁劄定，于饭内蒸，萝卜软烂为度；取出不用萝卜，以茱萸晒干，为末，面糊为圆，如梧桐子大，每服三四十粒，空心食前温酒、盐汤下。

4. 消渴

《金匮要略》：男子消渴，小便反多，以饮一斗，小便亦一斗，肾气丸主之。干地黄八两，薯蓣、山茱萸各四两，泽泻、牡丹皮、茯苓各三两，桂枝、附子（炮）各一两，上八味，末之，炼蜜和丸梧子大，酒下十五丸，加至二十丸，日再服。

《验方新编》：消食易饥……肉苁蓉、山茱萸、五味子，为末，蜜丸梧子大。每服二十丸，盐水下。

《鸡峰普济方》：茱萸丸，若其人素渴引饮，一旦不渴，小便日夜数十行，气乏内消，谓之消中，苁蓉、五味子、山茱萸、干山药，上等分，为细末，酒煮面糊为丸，梧桐子大，米饮下三十丸，空心。

三、如前所述，萸通臾，从乙，查《说文解字》乙："象春艸木冤曲而出，阴气尚强，其出乙乙也。与丨同意。乙承甲，象人颈。凡乙之属皆从乙。"可见，乙有冤曲、歪曲不正、曲戾不正之象，与"木曰曲直"之义相符，故山茱萸属木，可治疗口眼歪斜以及胞系了戾之转胞等症。

◎ 附方：

1. 头风目眩耳聋、口目歪斜

《备急千金要方》：治头风目眩耳聋，小三五七散方。天雄三两，山茱萸五两，薯蓣七两，上三味，治下筛，以清酒服五分匕，日再，不知稍增，以知为度。

《备急千金要方》：治头风眩，口喎目斜，耳聋，大三五七散方。天雄、细辛各三两，山茱萸、干姜各五两，薯蓣、防风各七两，上六味，治下筛，清酒服五分匕，日再，不知稍加。

2. 转胞

《金匮要略》：妇人病，饮食如故，烦热不得卧而反倚息者，何也？师曰：此名转胞，不得溺也。以胞系了戾，故致此病，但利小便则愈，宜肾气丸主之。干地黄八两，薯蓣四两，山茱萸四两，泽泻三两，茯苓三两，牡丹皮三两，桂枝、附子（炮）各一两，上八味，末之，炼蜜和丸梧子大，酒下十五丸，加至二十五丸，日再服。

四、萸通臾，而臾的甲骨文为两只手拖拽、牵拉、揪扯一个人，故推测山茱萸属金，可治疗牵引性疼痛、放射性疼痛。

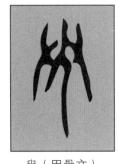

臾（甲骨文）

同时，查《说文解字注》曳："臾曳也，臾曳已见上文。故但云臾曳也，此许之通例也。臾曳双声，犹牵引也，引之则长，故衣长曰曳地。从申，厂声，厂见十二篇。余制切，拽也，象拽引之形，此形声包会意也。余制切，十五部。"可见，臾、曳双声而互通，有拖曳、牵引、抽引、延伸、伸直之义，与"木曰曲直"之义相符，故山茱萸又属木，推测可以治疗腰椎间盘突出所引起的牵引性疼痛、放射性疼痛以及行走时下肢拖曳在地者。

◎ **附方：**

《圣惠方》：治五种腰痛，下焦风冷，腰脚无力，宜服此方。牛膝一两（去苗），山茱萸一两，桂心三分，上件药，捣细罗为散。每于食前，以温酒调下二钱。

《金匮要略》：虚劳腰痛，少腹拘急，小便不利者，八味肾气丸主之。干地黄八两，薯蓣、山茱萸各四两，泽泻、牡丹皮、茯苓各三两，桂枝、附子（炮）各一两，上八味，末之，炼蜜和丸梧子大，酒下十五丸，加至二十五丸，日再服。

《肘后备急方》：治诸腰痛，或肾虚冷，腰疼痛阴萎方。干漆（熬，烟绝）、巴戟天（去心）、杜仲、牛膝各十二分，桂心、狗脊、独活各八分，五加皮、山茱萸、干薯蓣各十分，防风六分，附子四分，炼蜜丸如梧子大，空腹酒下二十九。日再加减，以知为度也，大效。

五、山茱萸一名蜀枣，蜀字的甲骨文象头部有一双大眼睛，屈曲、蠕动的蛾蝶类幼虫之形，故山茱萸可"杀三虫"而治疗蛔虫病。

◎ **附方：**

《备急千金要方》：治少小有蛔虫，结在腹中，数发腹痛，微下白汁，吐闷，寒热，饮食不生肌皮，皮肉痿黄，四肢不相胜举，藺茹丸方。藺茹、贯众、雷丸、山茱萸、天门冬、狼牙各八分，藿芦、甘菊各四分，上八味，末之，蜜丸如大豆。三岁饮服五丸，五岁以上，以意加之，渐至十九。加藿芦六分，名藿芦丸，治老小及妇人等万病。腹内冷热不通，急满痛，胸膈坚满，手足烦热，上气不得饮食，身体气肿，腰脚不遂，腹内状如水鸡鸣，妇人月经不调，无所不治。

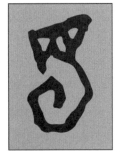

蜀（甲骨文）

六、山茱萸一名蜀枣，蜀字的甲骨文象头部有一双大眼睛的蛾蝶类幼虫之形，故山茱萸可明目而治疗目眩。附方见前文头风目眩耳聋、口目歪斜部分。

七、如前所述，萸通臾，从乙，象人颈，故山茱萸乃乙木肝之正药，推测可以治疗肝之病变以及颈部之疾病。

吴茱萸（火、金、木）

唐代王维《九月九日忆山东兄弟》："独在异乡为异客，每逢佳节倍思亲。遥知兄弟登高处，遍插茱萸少一人。"这里的茱萸一般认为就是吴茱萸。

古人为什么要佩戴吴茱萸呢？这要从《续齐谐记》记载了一个故事说起，话说汝南人桓景随费长房学道，一日，费长房对桓景说道，九月九日那天你家将有大灾，其破解办法是叫你家人各做一个彩色的袋子，里面装上吴茱萸，缠在臂上，登高山，饮菊酒。到了九月九日这天，桓景一家人果然依次而行。不料，傍晚回到家中一看，家中的鸡犬牛羊竟然都已死亡，而桓景一家人却因受到指点外出而安然无恙，于是吴茱萸"辟邪"的传说便流传了下来。吴茱萸具有特殊的香气，辛热燥烈，气味走散，因而古人认为吴茱萸能够辟邪驱疫，常常在盛大的节日佩戴，以防止相互传染各种疫病。下面尝试用训诂的方法来破解"吴茱萸"这个名字给我们的启示。

一、查《说文解字》茱："茱萸，茮属。从艸朱声。"可见，茱通朱，朱字的甲骨文像在树干中间加一圆点，表示树心是红色的，故吴茱萸属火，可入心治疗心痛等症。

朱（甲骨文）

◎ 附方：

1. 卒心痛

《肘后备急方》：吴茱萸二升，生姜四两，豉一升，酒六升，煮三升半，分三服。

《肘后备急方》：吴茱萸五合，桂一两，酒二升半，煎取一升，分二服，效。

《医心方·治妊娠心痛方第十八》：《僧深方》云吴茱萸五合，以酒煮三沸，分三服。

2. 心腹俱胀痛，短气欲死或已绝

《肘后备急方》：茱萸二两，生姜四两，豉三合，酒四升，煮取二升，分为三服，即差。

《医心方》：《拯要方》疗心腹久寒，卒发，绞如鬼刺，欲死，汤方。吴茱萸二升，香豉三合，生姜四两，上，以好酒五升，煮取二升，分服。服下喉，杯未去口，病便止。勿令咽水。

二、萸通臾，臾与曳的甲骨文同源，后分化，臾的甲骨文为两只手强行拖拽、牵拉、抽引、揪扯一个人，故吴茱萸属金，可治疗牵引性疼痛、放射性疼痛、抽搐性疼痛。

同时，臾、曳双声而互通，有拖曳、牵引、抽引、延伸、延展、伸直之义，与"木曰曲直"之义相符，故吴茱萸属木，可治疗腰腿痛、疝气等疾病所引起的牵引性疼痛或放射性疼痛或抽搐性疼痛，推测吴茱萸可治疗腰腿疼痛等疾病引起的行走时下肢拖曳在地者。

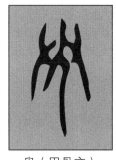

臾（甲骨文）

◎ 附方：

1. 腰腿痛

《验方新编》：腰腿风湿冷痛……吴茱萸一茶杯，研末，以黄酒一杯拌匀，炒热摊油纸上，敷患处，用布捆好，立时止痛，如冷，再炒再敷。

2. 疝气

《瑞竹堂经验方》：夺命丹，治远年日近小肠疝气，偏坠搐痛，脐下胀痛，以致闷乱及外肾肿硬，日渐滋长，阴间湿痒，抓之成疮，并皆治之。吴茱萸一斤（去枝梗净，四两酒浸，四两醋浸，四两汤浸，四两童子小便浸，各一宿，焙干），泽泻一两（去灰土），上为细末，酒糊为丸如梧桐子大，每服五十丸，空心，盐酒或盐汤下。

《圣济总录》：治阴疝，牵引少腹痛，桃仁汤方。桃仁（去皮尖、双仁，炒）、吴茱萸（汤洗，焙干，炒）、陈橘皮（去白，切，炒）、桂（去粗皮）、海藻（汤去咸）各一两，白茯苓（去黑皮）、羌活（去芦头）、蒺藜子（炒，去角）各一两半，槟榔十枚（锉），上九味，粗捣筛。每服五钱匕，水一盏半，生姜五片，煎至八分，去滓，温服，不拘时。

3. 牵引性疼痛

《备急千金要方》：治冷气，胁下往来冲胸膈，痛引胁背闷，当归汤方。当归、吴茱萸、桂心、人参、甘草、芍药、大黄各二两，茯苓、枳实各一两，干姜三两，上十味，㕮咀，以水八升，煮取二升半，分三服，日三。尸疰亦佳。

《千金翼方》：茱萸汤，主风冷气，腹中虚冷、急痛，饮食不消，心满，少腹里急引痛，手足逆冷，胃中响响干噫欲吐，吐逆短气方。吴茱萸二升，小麦、半夏（洗）各一升，生姜十五两，大枣五十枚（擘），桂心三两，人参、黄芩、甘草（炙）各二两，上九味，㕮咀，以水一斗二升，煮取四升，分为四服，一服一升，日再。

《千金翼方》：五京丸，主妇人腹中积聚，九痛七害，久寒腰中冷引小腹，害食苦下，或热痛，得冷便下方。干姜三两，黄芩一两，吴茱萸一升，附子（炮，去皮）、野狼毒、当归、牡蛎各二两（熬），上七味捣筛为末，炼蜜和丸如梧桐子大。酒日服五丸，加至十丸。此出京氏五君，故名五京丸。久患冷，当服之。

三、如前所述，吴茱萸属金。又癥从徵，而徵的籀文表示手持武器，明取强夺，故癥具有金象，故吴茱萸可治疗暴癥、癥瘕。

◎ 附方：

《外台秘要》：《备急》熨癥方。吴茱萸三升，碎之，上一味，以酒和煮热，布裹以熨癥上，冷更炒，更番用之，癥移走，逐熨，都消乃止也。

四、如前所述，吴茱萸属金，故可治疗咳喘。同时，萸通臾，从乙，有冤曲、歪曲不正、曲戾不正之象，与"木曰曲直"之义相符，故吴茱萸又属木，可使屯然而难、冤曲而出之象得以舒缓，从而治疗气息因曲拘不畅而造成的鸣喘。

◎ 附方：

《肘后备急方》：治卒上气，鸣息便欲绝方。茱萸二升，生姜三两，以水七升，煮取二升，分为三服。

《肘后备急方》：治卒上气，鸣息便欲绝方。细切桑根白皮三升，生姜三两，吴茱萸半升，水七升，酒五升，煮三沸，去滓，尽服之，一升入口则气下。千金不传方。

《外台秘要》：《备急》葛氏疗卒上气，鸣息便欲绝方。桑根白皮切三升，生姜（切）半升，吴茱萸半升，上三味，切，以酒五升，煮三沸，去滓，尽令服之，入口则愈。

五、如前所述，吴茱萸属木，故可治疗中风口僻不能语等症。

◎ 附方：

《肘后备急方·治中风诸急方第十九》：不能语者……豉、茱萸各一升，水五升，煮取二升。稍稍服。

《备急千金要方》：治中风口噤不知人方……豉五升，吴茱萸一升，上二味，以水七升，煮取三升，渐渐饮之。

《备急千金要方》：咽喉不通彻，贼风中人，口僻不能语者，取茱萸一升，去黑子及合口者，好豉三升，二物以清酒煮四五沸，取汁冷，服半升，日三，得小汗差。

六、如前所述，萸通臾，从乙，通屈，通曲，而曲直作酸，故吴茱萸可治疗反酸、醋心等病症。

◎ 附方：

《备急千金要方》：食后吐酸水，治中散方。干姜、食茱萸各二两，上二味，治下筛，酒服方寸匕，日二。胃冷服之，立验。

《肘后备急方》：治人食毕噫醋，及醋心方。人参一两，茱萸半斤，生姜六两，大枣十二枚，水六升，煮取二升，分为再服也。

七、萸通臾，查《说文解字》臾："束缚捽抴为臾。从申、从乙。"查《说文解字注》申："申者，引长。束者，约结。广韵曰申，伸也，重也，从臼自持也。臼，又手也。申与晨要同意。当是从丨以象其申。从臼以象其束。"可见，臾从申，有申其束之义，此与"木曰曲直"之义相符，故吴茱萸属木，可以使约结者得到舒伸、舒散、消散，所以吴茱萸可治疗恶核、肿结、冷癖等具有约结之象者。

◎ 附方：

1. 恶核、恶脉

《肘后备急方》：若恶核肿结不肯散者，吴茱萸、小蒜，分等，合捣，敷之，单蒜亦得。

《医心方》：升麻汤，治恶脉毒肿方。升麻一两，吴茱萸一两，薰陆香二两，鸡舌香一两，雄黄一两，鳖甲一两（炙），甘草一两，乌扇三两，青木香一两，上九物，以水七升，煮取二升半，适寒温，分三服，相去一里。治脉肿神良。

2. 痈肿瘰疬，核不消

《肘后备急方》：痈肿瘰疬，核不消，白蔹敷方。白蔹、黄连、大黄、黄芩、菵草、赤石脂、吴茱萸、芍药各四分，八物捣，筛，以鸡子白和如泥，涂故帛上，敷之。开小口，干即易之，差。

3. 腹中冷癖

《肘后备急方》：治腹中冷癖，水谷阴结，心下停痰，两胁痞满，按之鸣转，逆害饮食……茱萸八两，硝石一升，生姜一斤，以酒五升，合煮，取四升，先服一服一升。不痛者，止，勿再服之，下病后，好将养之。

《肘后备急方》：治腹中冷癖，水谷阴结，心下停痰，两胁痞满，按之鸣转，逆害饮食……茯苓一两，茱萸三两，捣，蜜丸如梧子大，服五丸，日三服。

八、吴茱萸别名㯂，㯂通毅，从豙，查《说文解字注》豙之别体字豙（yì）："豙怒毛竖也。毅，妄怒也。从此，会意兼形声。一曰残艾也，艾当作乂，乂或作刈。荛草也。"查《说文解字》乂（yì）："荛草也。从丿从乀，相交。"可见，豙为残艾之义，而艾当作乂，通交，通绞，故吴茱萸属金，可治疗寒疝等引起的绞痛、刀割痛。

◎ 附方：

1. 卒中恶、短气欲死

《肘后备急方》：华佗卒中恶、短气欲死……韭根一把，乌梅二十个，茱萸半斤，以水一斗煮之，以病患枡内中三沸，枡浮者生，沉者死。煮得三升，与饮之。

2. 寒疝，来去每发绞痛

《肘后备急方》：治寒疝，来去每发绞痛方。吴茱萸三两，生姜四两，豉二合，酒四升，煮取二升，分为二服。

《肘后备急方》：治寒疝，来去每发绞痛方……肉桂一斤，吴茱萸半升，水五升，煮取一升半，分再服。

《外台秘要》：《集验》疗寒疝气来往冲心，腹痛，桂心汤方。桂心四两，生姜三两，吴茱萸二两，上三味，切，以酒一大升，煎至三合，去滓，分温三服，如人行六七里一服。忌生葱。

3. 产后腹内疾痛

《千金翼方·妇人二·腹痛第六》：单行茱萸酒，治产后腹内疾痛方。吴茱萸一升，以酒三升，渍一宿，煎取半升，顿服之，亦可再服之。

《医心方》：《僧深方》治产后余寒冷，腹中绞痛并上下方。吴茱萸、干姜、当归、芍药、独活、甘草各一两，凡六物，水八升，煮取三升，分三服。

九、如前所述，茰通臾，从乙，象人颈，故吴茱萸乃乙木肝之正药，推测可以治疗肝之病变以及颈部之疾病。

瓜蒌（火、金、木）

《诗经·东山》："我徂东山，慆慆不归。我来自东，零雨其蒙。果臝之实，亦施于宇。伊威在室，蠨蛸在户。町畽鹿场，熠耀宵行。不可畏也，伊可怀也。"从中医的角度来看，这里的果臝一般认为是瓜蒌（栝楼），而屋边为宇、屋四垂为宇，故宇有边陲、下垂之象；根据《易经》同气相求的原理，瓜蒌能蔓延于四垂之宇，故不排除瓜蒌可治疗有人体之华盖、具有覆垂之象的肺的疾病。下面尝试用训诂的方法来破解"瓜蒌（栝楼）"这个名字给我们的启示。

一、查《说文解字》栝："炊灶木。从木舌声。"可见，栝为炊灶之木，即火杖、火钩或俗话说的烧火棍，它的功能是拨动柴薪以促进空气流动而使火苗旺盛、光明也，故栝楼属火，有补心之功而治疗离火衰微、阴邪蔽翳所引起的胸痹。

痹的本字为畀，而畀的金文表示因中了带毒的箭头而失去知觉，所以胸痹属金。同时，查《说文解字》蒌："草也。可以亨鱼。从草娄声。"查《说文解字》娄："空也。从母、中、女，空之意也。一曰娄，务也。"可见，蒌通娄，有镂空、刻镂、疏通之义，此与"秋三月，此谓容平"之义相符，故栝楼属金，可治疗"气不得通"所引起的胸痹。

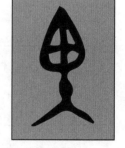

畀（金文）

◎ 附方：

《肘后备急方》：杜壬治胸膈痛彻背，心腹痞满，气不得通及治痰嗽。大栝楼去穰，取子熟炒，别研，和子皮，面糊为丸，如梧桐子大，米饮下十五丸。

《金匮要略》：胸痹之病，喘息咳唾，胸背痛，短气，寸口脉沉而迟，关上小紧数，栝楼薤白白酒汤主之。栝楼实一枚（捣），薤白半升，白酒七升，上三味，同煮，取二升，分温再服。

《肘后备急方》：胸痹之病，令人心中坚痞忽痛，肌中苦痹。绞急如刺，不得俯仰，其胸前皮皆痛，不得手犯，胸满短气，咳嗽引痛，烦闷自汗出，或彻引背脊，不即治之。数日害人，治之方……捣栝楼大者一枚，切薤白半升，以白酒七升，煮取二升，分再服，亦可加半夏四两，汤洗去滑，则用之。

《金匮要略》：胸痹不得卧，心痛彻背者，栝楼薤白半夏汤主之。栝楼实一枚（捣），薤白三两，半夏半升，白酒一斗，上四味，同煮，取四升，温服一升，日三服。

《辅行诀五脏用药法要》：小补心汤，治胸痹不得卧，心痛彻背，背痛彻心者方。栝楼一枚（捣），薤白八两，半夏半升（洗去滑），上三味，以白酨浆一斗，煮取四升，温服一升，日再服。

《金匮要略》：胸痹心中痞，留气结在胸，胸满，胁下逆抢心，枳实薤白桂枝汤主之，人参汤亦主之。枳实四枚，薤白半升，桂枝一两，厚朴四两，栝楼实一枚（捣），上五味，以水五升，先煮枳实、厚朴，取二升，去滓，内诸药，煮数沸，分温三服。

《辅行诀脏腑用药法要》：大补心汤，治胸痹，心中痞满，气结在胸，时时从胁下逆抢心，心痛无奈何方。栝楼一枚（捣），薤白八两，半夏半升（洗去滑），枳实（熬）、厚朴（炙）各二两，桂枝一两，上六味，以白酨浆一斗，煮取四升，每服二升，日再。

二、查《说文解字注》桵："炊灶木，今俗语云灶桵是也。广韵云桵，火杖……桵睯铦等字皆从臾声。臾见谷部，转写讹为舌耳。"查《说文解字》臾（tiàn）："舌貌。从谷省。象形。古文臾，读若三年导服之导……"查《说文解字注》臽（jué）："口上阿也。《大雅》有卷者阿。笺云有大陵卷然而曲。口上阿，谓口吻巳上之肉随口卷曲……"可见，桵为炊灶之木，它的前端一般都像嘴唇上卷一样稍微弯曲，因为这种造型便于拨动柴薪，所以桵通臾，从臽，有卷曲之象，此与"木曰曲直"之义相符，故栝楼属木，可入肝而治疗胁痛、黄疸等症。

◎ 附方：

1. 肝燥胁痛

《验方新编》：肝燥胁痛，或皮肤起疱胀痛亦是。大栝楼一个（连皮捣烂），甘草二钱，红花七分，水煎服。《经》云：损其肝者，缓其中。栝楼甘缓而润，于郁不逆，此所以奏功如神也。

2. 黄疸

《串雅内外编》：逐黄散，治小儿黄疸，眼黄脾热。瓜蒌焙干，每服一钱，水半升煎七分，卧时服，五更泻下黄物，立愈。

《肘后备急方》：唐崔元亮，疗时疾发黄，心狂烦热闷不认人者。取大栝楼一枚（黄者），以新汲水九合浸，淘取汁，下蜜半大合，朴硝八分，合搅，令消尽，分再服，差。

3. 小儿黄疸

《圣济总录》：治小儿忽发黄，面目、皮肉并黄，栝楼根饮方。生栝楼根，上一味，捣取汁二大合，蜜一大匙和匀，火暖，分三服。

三、如前所述，蒌通娄，有镂空、刻镂、疏通之义，此与"秋三月，此谓容平"之义相符，故栝楼属金，可治疗折伤肿痛、箭镞入腹不出等症。

◎ 附方：

1. 折伤肿痛

《急救广生集》：折伤肿痛……用瓜蒌根捣涂，重布裹之，热除痛即止。

2. 箭镞入腹不出

《医心方》：《龙门方》疗箭镞入腹不出方。瓜蒌捣敷疮上，日三，自出。

《卫生易简方》：治箭并针折在肉中……用栝楼根捣烂敷之，日三易，自出。

四、如前所述，蒌通娄，通镂，有镂空、多孔、空隙、裂隙、破裂之义，此与"秋三月，此谓容平"之义相符，故栝楼属金，可治疗咳喘等症。

◎ 附方：

1. 干咳

《华佗神方》：华佗治干咳神方。熟瓜蒌、白矾，用熟瓜蒌捣汁，入蜜加白矾熬膏，含化，极效。

2. 痰嗽

《肘后备急方》：杨文蔚治痰嗽，利胸膈方。栝楼肥实大者，割开，子净洗，捶破刮皮，细切，焙干，半夏四十九个，汤洗十遍，捶破，焙。捣罗为末，用洗栝楼熟水并瓤，同熬成膏，研细为丸，如梧子大，生姜汤下二十九。

3. 喘

《种福堂公选良方》：治喘，瓜蒌一个，明矾枣大一块，同烧存性，研末，以熟萝卜蘸食，药尽病除。

五、如前所述，栝楼属金，故可通调水道而治疗小便不通。

◎ 附方：

《是斋百一选方》：治腹胀，小便不通，瓜蒌不拘多少，焙干，碾为细末，每服三钱重，热酒调下，不能饮者，以米饮调下，频进数服，以通为度。

六、如前所述，蒌通娄，有镂空、中空、空尽、竭尽之义，此与"秋三月，此谓容平"之义相符，故栝楼属金，可治疗器中之水因空尽而不润之消渴。查《说文解字》消："尽也。从水肖声。"查《说文解字注》渴："尽也。渴竭古今字。古水竭字多用渴，今则用渴为㵏字矣。从水曷声。"查《说文解字》尽："器中空也。从皿㶳声。"可见，消渴二字都通尽，有器中之水空尽之义。

◎ 附方：

《医心方》：治卒消渴，小便多方……瓜蒌根（薄切，炙）五两，水五升，煮取四升，饮之。

《卫生易简方》：治消渴小便多，用栝楼五两，水五升，煮取四升，随意饮之良。

《外台秘要·虚劳小便白浊如脂方》：《崔氏》饮水不知休，小便中如脂，舌干渴方。黄连五两，栝楼五两，上二味，捣末，以生地黄汁和丸，并手丸，每食后牛乳下五十九，日再服之。忌猪肉。

《世医得效方》：姜连丸，治消渴，小便滑如油，频数者。黄连（去须）、栝楼（连瓤）各等分，上为末，生地黄自然汁丸如梧子大。每服五十九，食后，牛乳汁下、酪汤下，一日二服。忌冷水、猪肉。

《备急千金要方·消渴》：治大渴秘方。深掘一大栝楼根，厚削皮至白处止，以寸切之，水浸一日一夜，易水，经五日取出，烂捣碎，研之，以绢袋滤之，如出粉法，干之，水服方寸匕，日三四。亦可作粉粥乳酪中食之，不限多少，取差止。

《备急千金要方·消渴》：治大渴秘方。栝楼粉和鸡子曝干，更杵为末，水服方寸七，日三。丸服亦得。

《千金翼方》：主一年渴饮一石以上，小便利，若饮酒渴、伤寒渴，皆悉主之方……栝楼根、甘草（炙）各二两，黄连一升，上三味，咬咀，以水五升，煮取二升五合，分三服。

《外台秘要》：又疗消渴，浮萍丸方。浮萍、栝楼根等分，上二味捣筛，以人乳汁和为丸如梧子，麦饮服二十九，日三服。三年病，三日差。

《仁术便览》：治消渴，用瓜蒌根薄切，用人乳汁拌蒸，竹沥拌晒，为末，炼蜜为丸弹子大，嚼化，或丸小丸，每服百丸，米饮下。

七、蒌通娄，又通搂，查《说文解字注》搂："曳聚也，此当作曳也、聚也。各本夺上也字。山有枢曰弗曳弗搂。传曰搂亦曳也。此曳训所本也。曳者，臾曳也。《释诂》曰搂，聚也，此聚训所本也。赵注孟子曰搂，牵也，此曳义之引申也。"可见，搂有牵引、抽引、抽搐之象，故栝楼可治疗手足拘急搐搦之症。查《康熙字典》搐："《集韵》敕六切。读若六畜之畜。牵制也。"可见，搐有牵制、牵引之义。

◎ 附方：

《奇效良方》：治妇人病未平复，因有所动致热气上冲胸，手足拘急搐搦，如中风状。青竹茹二钱，栝楼根五根，上作一服，水二盏，煎至一盏，不拘时服。

八、如前所述，蒌通娄，通搂，有搂抱之义，而乳的甲骨文像一个人伸出双手搂抱着喂养一个因饥饿而张开大口的孩子，故栝楼可下乳。

◎ 附方：

《备急千金要方·下乳》：取栝楼子尚青色大者一枚，熟捣，以白酒一斗，煮取四升，去滓。温服一升，日三。黄色、小者，用二枚亦好。

《集验方》：下乳汁方。栝楼子淘洗控干，炒令香熟，瓦上搐令白色，为末，酒调下一匕，合面卧少时。

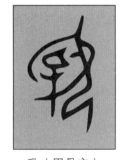

乳（甲骨文）

《卫生易简方》：治乳汁少。用栝楼为末，每服方寸匕，酒调或米饮调，日二服，即流溢。

《卫生易简方》：治气脉壅塞，乳汁不行。用漏芦半两，蛇蜕（炙）三条，栝楼三个（急火烧存性），为末。每服二钱，温酒调下，仍吃热羹助之。

《医心方》：《僧深方》治乳不下方。取生瓜蒌根，烧作炭，治下筛，食已服方寸匕，日四五服。又方，治下瓜蒌干者为散，勿烧，亦方寸匕，井华水服之。

《卫生易简方》：治乳汁少……用栝楼根烧灰为末，每服二钱匕，米饮调下。

九、查《说文解字》楼："重屋也。从木娄声。"可见，楼为重屋，有重叠、重复、繁复、繁盛之象，故栝楼属火。查《说文解字》炎："火光上也，从重火。凡炎之属皆从炎。"查《说文解字注》重："厚斯重矣，引申之为郑重、重叠。古只平声，无去声。"可见，炎为重火，楼为重屋，都有重叠、重复、繁复、繁盛之象，故栝楼属火，可治疗痈疽等火热证。

◎ 附方：

1. 痈疽、发背

《洪氏集验方》：灵宝膏，治一切痈疽、脑疽、发背等疾。杨池州传云：是方得之异人，和王施此药，前后活数百人，甚有神验。大栝楼十枚（隔二三年陈者，尽去其皮，留穰子，约有半升许，用砂盆研细如粉），新胡桃十枚（不油者，汤去膜，研细如粉），滴乳香十块（如大指头，大乳钵内研细如粉），上用白沙蜜十两，同前药于银石器内，极慢火熬三时辰，其稠如饴糖，多合少合准此。每服二匙，无灰酒半盏调下，不拘时候，甚者不过两三服，其效如神。

《奇效简便良方》：发背神膏，吕祖治发背灵宝膏。栝楼五枚（取子，去壳），乳香五块（如枣大者），共研细末，以白蜜一斤同熬成膏，每服三钱，温黄酒化服。此吕祖传桐庐孝子者，仁人宜修合济世，功德不浅。

2. 乳痈

《验方新编》：治产母乳痈神验方……用全瓜蒌一个，煅灰研末，黄酒冲服，即愈。

《急救良方》：治妇人乳痈……用黄瓜蒌一二个，连皮瓢子切碎，以无灰酒一碗，于瓶内煮半碗，去渣。时时温服，酒尽再煮服。初时便服此药，即时痛止，更不成疮。如已成疮，服之，其疮自穿，而痛止。

3. 痈肿

《外台秘要》：又疗痈肿，一物栝楼薄贴方。以栝楼根随多少，止一物切五片，内苦酒中熬燥，捣筛之，苦酒和涂纸上，以贴痈肿上，服散人宜用。

《卫生易简方》：治一切痈肿、发背初出，疼痛难忍，用栝楼根为末。每服三钱，井花水调下，不拘时；又以唾调贴之。

《卫生易简方》：治痈疽未溃，用栝楼根同赤小豆等分为末，醋调敷之。亦治消渴身热，烦满伤暑。

十、栝楼一名泽巨，巨通岠，查《说文解字》岠（jù）："止也，从止巨声。一曰抢也，一曰超岠。"查《说文解字注》岠："一曰枪也。木部曰枪岠也。两字互训。枪者，谓抵触也。"可见，巨通抢，通枪，有抵触之义，故"胁下逆抢心"即自胁下上逆于心的抵触痛，而此抵触之物较为锐利，准确来讲为自胁下上逆于心之突刺样痛或刀割样痛，治疗这种疼痛的主要药物为栝楼。附方见前文"胸痹"部分。

十一、栝楼一名泽治，查《说文解字》泽："光润也。从水睪声。"可见，泽字有光润、润泽之义，故栝楼可使皮肤悦泽鲜好。

◎ 附方：

《肘后备急方》：疗人面体黧黑，肤色粗陋，皮厚状丑……芜菁子二两，杏仁一两，并捣，破栝楼，去子囊，猪胰五具，淳酒和，夜敷之。寒月以为手面膏。别方云，老者少，黑者白。亦可加土瓜根一两，大枣七枚，日渐白悦。姚方，猪胰五具，神验。

《隐居效验方》：面黑令白，去黯方。乌贼鱼骨、细辛、栝楼、干姜、椒各二两，五物切，以苦酒渍三日，以成炼牛髓二斤煎之，苦酒气尽药成。以粉面，丑人特异鲜好，神妙方。

十二、栝通舌，舌本为囥，查《康熙字典》囥（tiàn）："《精蕴》囥以舌在口外，露舌端舐物。"可见，囥有弯曲着露出舌尖于嘴巴之外以舔物之象，故推测栝楼可用于治疗吐舌、弄舌以及味觉异常等症。

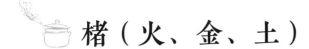

楮（火、金、土）

造纸术是我们中国古代的四大发明之一，而造纸的主要原料之一就是楮树皮。楮树皮在经过去栓皮、晒干、流水浸泡、和草木灰煮、捣浆、抄滤、摊晒等工序后即可以制成纸张。下面尝试用训诂的方法来破解"楮"这个名字给我们的启示。

一、楮通縠，从殸，从青，从月，从冂，而冂即冖，查《说文解字注》覆："冖者，覆也。"又查《说文解字》翳："华盖也。从羽，殹声。"可见，翳字有华盖、遮盖、覆盖之义。故楮与翳都有覆盖、遮盖、垂覆之义，故楮白皮、楮实子、楮叶属金，可以治疗目翳之遮盖目睛者。

◎ 附方：

《外台秘要》：又翳如重者方。取楮白皮曝干，合作小绳子如粗钗脚许，火烧作灰，待冷随便以灰点翳上，不过三五度，翳自当烂。张右司送。

《普济方》：楮实方（出龙木论，一名楮白皮散），治肝热生翳，亦治气翳细点，及生花涩痛。以楮白皮曝干，合作一绳子，如钗股大，火烧作灰，待冷细研如面，每点于翳上，三五度渐消。一方用楮实子研细，蜜汤调下，食后服，亦治小儿翳眼。

《圣济总录》：治积年赤眼，拨云散方。楮实（微炒令黄）一两，荆芥穗半两，甘草（炙）一分，上三味，捣罗为散，每服二钱匕，腊茶调下，食后临卧服。

《圣济总录》：治一切眼内外翳膜遮障，磣涩疼痛，羞明怕日，努肉攀睛，及冷热泪，拨云散方。楮实（微炒）一两，荆芥穗半两，甘草（炙，锉）一分，上三味，捣罗为细散，每服二钱匕，腊茶调下，食后临卧服。

二、楮通縠，从殸，从冂，而肺字也从冂，冂有覆盖之义而肺有华盖之义，故楮属金，可入人体之华盖而治疗肺系疾病。同时，殸即今之"壳"字，为外皮坚厚、内有空腔之义，故楮属金，可以治疗肺脓疡、石疽等疾病。

◎ 附方：

1. 肺脓疡

《江苏中草药新医疗法资料选编》：治肺脓疡，壳树根一斤，洗净，切碎，加水四斤，煎至二斤，分三次服完。此为一日量。

2. 石疽

《圣济总录》：治石疽，状如痤疖而皮厚者，楮实涂方。楮实不以多少，上一味，捣罗为末，以醋调如糊，涂患上，干即易之。

三、楮通者，通著，查《康熙字典》著："《集韵》《韵会》《正韵》并陟虑切，音箸。《博雅》明也。《中庸》形则着。《晏子·谏上篇》君之德着而彰。"可见，著通明，有明显、彰显、显露之义，此与"火曰炎上"之义相符，故楮属火，可治疗近视等目昏不明等症。

◎ 附方：

《卫生易简方》：治目昏，用荆芥穗、地骨皮、楮实等分为末，炼蜜丸如桐子大。每服二十丸，米饮下。

四、楮通者，者的甲骨文表示古代部落燃烧篝火，用以煮食，并聚众漫谈交流或社交，故楮属火，可以治疗中风不语之不能交流者。查《说文解字注》言："《大雅》《毛传》曰直言曰言。论难曰语。论、正义作答。郑注大司乐曰发端曰言。答难曰语。"查《说文解字注》语："与人相答问辩难谓之语。"可见，与言之义不同，语从五，有交午、交互、交流、交感、感应、应答之义。由此推测楮可以治疗小儿自闭症、小儿智力低下等引起的交流障碍或社交障碍者。

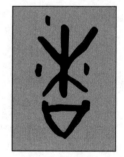

者（甲骨文）

◎ 附方：

《普济方》：治卒中风不得语出肘后方。锉榖枝叶，酒煮熟，皮中沫出，随多少饮之。

五、楮通者，通渚，查《说文解字》渚："水，在常山中丘逢山，东入湡。从水，者声。《尔雅》曰小洲曰渚。"可见，渚为水中小沙洲的意思，"能遮水使旁回也"，即水来土掩之义，故楮属土，可以治疗水肿、水臌等疾病。

◎ 附方：

《千金翼方》：有人虚肌积年，气上似水，病眼似肿，而脚不肿方。楮叶八两，上一味，以水一斗，煮取六升，去滓，内米煮粥，亦以当水，煮羹等皆用之，秋时多收，以拟经冬用，其水多少浓淡，任人勿拘，此方慎蒜、面、猪、鸡、鱼、油腻，重者，三年服之，永差，轻者一年差。

《普济方》：楮枝煎方，治蛊病水肿。用楮枝锉半斤，以水五升，煎至二升半，去滓取汁，入黑豆末半升，同煎成汁，每服一匙。空腹不拘时服之。一方加细桑枝同煎。

《太平圣惠方》：治水蛊遍身肿，楮枝汤方。细楮枝十两（锉），黑豆一斗，细桑枝十两

（铔），上件药以水五斗，煎取一斗，去滓，别煎取三升，每服暖一小盏服之，日三四服。

《普济方》：桑楮汤出《圣济总录》，专治脚气虚肿小便少。桑根白皮、楮白皮各细铔净洗取一斤，上捣筛，每服三钱，水一盏半，煎至八分，去滓，空心温服，日三。

《备急千金要方》：治膀胱石水，四肢瘦、腹肿方。桑白皮、穀白皮、泽漆叶各三升，大豆五升，防己、射干、白术各四两，上七味，㕮咀，以水一斗五升，煮取六升，去滓，内好酒三升，更煮取五升，每日二服，夜一服，余者明日更服。

《卫生易简方》：治水气鼓胀。用楮实子一斗五升熬膏，白丁香一两，茯苓二两，为末，以膏丸如桐子大。每服三四十丸，服至小便清利及腹胀消为度。

六、楮从者，从旅，有行之义。又查《释名疏证补》："癣，徙也。浸淫移徙处自广也，故青徐谓癣为徙也。"可见，癣有到处移行之特征，故楮树叶可治疗癣之迁徙不定者。

◎ 附方：

《肘后备急方》：《圣惠方》治癣湿痒。用楮叶半斤，细切，捣烂，敷癣上。

《外台秘要》：《崔氏》疗干湿癣方。取楮叶，面著癣，用匙背打叶，叶碎即换，可三四度换，即差。亦可只用一叶，唯熟打，使极碎，即裹之，勿令碎叶落，即差。

五味子（火、金、水）

五味子，别名会及、玄及。下面尝试破解这些名字给我们的启示。

一、味通未，而未的甲骨文和金文都是在树梢上部再加一重枝丫，表示枝叶郁葱、茂盛、充沛，此与"夏三月，此谓蕃秀"之义相符，故五味子属火，可治疗伤暑等症。

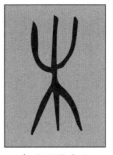

未（甲骨文）

◎ 附方：

《文堂集验方》：热伤元气，肢体倦怠，汗出不止，脚软无力。人参、麦冬各二钱，五味子一钱，水煎服。

《奇方类编》：生津止渴，预防暑气。人参一钱，麦冬三钱，五味子十粒，水煎服。

《经验奇方》：保肺清心，治气少汗多，兼口渴，病危脉绝，并夏月火旺烁金。高丽参五分，麦冬八分，五味子九粒，水煎温服。

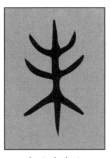

未（金文）

二、如前所述，五味子属火，而肺通沛，有茂盛、蕃盛、葱郁之象，此与"夏三月，此谓蕃秀"之义相符，所以古五行认为肺亦属火，故五味子可入肺而治疗咳喘等症。

查《说文解字》未："味也。六月，滋味也。五行，木老于未，象木重枝叶也。凡未之属皆从未。"可见，味通未，有老之义，即衰老、衰败、腐败、腐朽、老朽之义，故五味子属金，可治疗咳喘等症。

五味子别名会及或玄及，查《说文解字》及："逮也。从又从人。"可见，及通逮，有逮捕、拘捕、收捕、捕取之义，此与"金正曰蓐收"之义相符，而故五味子属金，具有收敛、拘束之功，可治疗咳喘等症。

及通急之本字悉，查《说文解字注》急："褊也。褊者，衣小也，故凡窄狭谓之褊。释言曰褊急也，从心及声，居立切，七部。"可见，急有狭窄之义，故五味子可治疗气道狭窄所导致的喘急等症。

◎ 附方：

1. 卒中冷，声嘶哑

《肘后备急方》：若卒中冷，声嘶哑者，甘草一两，桂二两，五味子二两，杏仁三十枚，生姜八两（切）。以水七升，煮取二升，为二服，服之。

2. 咳嗽

《是斋百一选方》：治喘并痰嗽。白矾（飞过，研）、五味子为细末，上每服各抄一钱，以生猪肝火上炙热，蘸药，食后临卧服。汉阳公库兵黄六者，旧苦此病，百药不效，于岳阳路上遇一道人传此方，两服病不复作。

《小品方》：治咳嗽，紫菀七味汤方。紫菀半两，五味子一两，桂心二两，杏仁七十枚（去皮尖、两仁，碎），干姜四两，麻黄四两（去节），甘草二两（炙），上药切，以水九升，前取二升半，去滓，温服七合，日三服。忌海藻、菘菜、生葱、蒜、面、腥腻。

3. 上气喘急

《备急千金要方》：治气上不得卧，神秘方。橘皮、生姜、紫苏、人参、五味子各五两（一作桔梗），上五味，㕮咀，以水七升，煮取三升，分三服。

《卫生易简方》：治上气喘急，不得卧者，用陈皮、桔梗、紫苏、五味子、人参等分，每服四钱，水一盏，煎六分，食后服。

三、如前所述，五味子属金，具有收敛、拘束之功，故可治疗遗精、泄泻等收束无力之症。

◎ 附方：

1. 子宫脱垂

《备急千金要方》：治妇人阴脱，硫黄散方。硫黄、乌贼骨各半两，五味子三铢，上三味，治下筛，以粉其上良，日再三粉之。

2. 五更泄

《普济本事方》：五味子散，治肾泄。五味子二两（拣），吴茱萸半两（细粒绿色者），上二味，同炒香熟为度，细末。每服二钱，陈米饮下。顷年有一亲识，每五更初欲晓时，必溏痢一次，如是数月。有人云此名肾泄，肾感阴气而然，得此方服之而愈。

《卫生易简方》：治白泻不止，用五味子二两，吴茱萸五钱，同炒香熟，为末。每服三钱，陈粟米饮汤，空心，临卧调服，七日痊愈。

3. 滑泄

《世医得效方》：豆蔻饮，治滑泄，神效。陈米一两，肉豆蔻（面裹煨）、五味子、赤石脂（研）各半两，上为末，每服二钱，粟米汤饮调下，日进三服。

4. 梦遗

《奇方类编》：五味子不拘多少，为末，以陈米面醋糊为丸，梧子大，每服三十丸，空心淡盐汤下。

四、如前所述，五味子属金，故五味子除了可以治疗具有衰败、衰竭之象的消渴，还能治疗具有破败、破裂、裂隙、空隙、空虚之象的虚损。

◎ 附方：

1. 口渴

《是斋百一选方》：五味子丸，明月下气，除烦止渴，养气血，活经络，无所不治。北五味子一裹约二斤，拣净，用酒一斗浸一伏时，取出或晒或焙，碾为细末，上将所浸药酒熬成膏，搜前件药末圆如梧桐子大，每服百粒，盐汤、温酒任下，空心，食前临卧。并无所忌，浸药酒不用绿豆面者，恐解药力。

《仁术便览》：生脉散，止渴生津，人参、麦门冬、五味子，上水一钟煎。

《外台秘要》：又疗伤寒下后，除热止渴，五味麦门冬汤方。麦门冬（去心）、五味子、人参、甘草（炙）、石膏（碎）各一两，上五味捣筛，三指撮水一升二合，煮令沸得四合尽服。忌海藻、菘菜。

《千金翼方》：主胸中热口干，含消丸方。茯苓、五味子、甘草（炙）各一两，乌梅（去核）、大枣（去核）各二七枚，上五味，捣筛为散，别捣梅枣令熟，乃合余药，更和捣五百杵，丸如弹子大，含之咽汁，日三夜二，任性分作小丸。

2. 消渴

《验方新编》：消食易饥……肉苁蓉、山茱萸、五味子，为末，蜜丸梧子大。每服二十丸，盐水下。

《全生指迷方》：若其人素渴饮水，一旦不饮不渴，小便日夜数十行，气乏肉消脱，此消中，肾气败也，茱萸丸主之。茱萸丸：苁蓉（洗，切，酒浸，焙）、五味子（炒）、山茱萸、干山药等分，上为末，酒糊为丸，如梧桐子大。饮下三十粒，空心服。

《种福堂公选良方》：玉泉散，治消渴之神药也。白粉甘葛、天花粉、麦冬、生地、五味子、甘草、糯米，上服一剂。

3. 虚劳、虚损、大风冷

《备急千金要方》：治五劳七伤，虚羸无力伤极方。菟丝子、五味子各二两，蛇床子一两，上三味，末之，蜜丸如梧子，一服三丸，日三。禁如常法。

《备急千金要方·瘤冷积热第八》：主虚羸，惙惙气欲绝，甘草汤方。甘草、生姜、五味子各二两，人参一两，吴茱萸一升，上五味，㕮咀，以水四升煮茱萸，令小沸，去滓，内药，煮取一升六合，分三服，服数剂佳。

《奇效良方》：鼻流清涕，耳作蝉鸣，眼见黑花，一切虚证，男子妇人皆可服之。鳖甲、地骨皮各三两，北五味子二两，上为细末，炼蜜和丸，如梧桐子大，每服三十九至五十九，空心用温酒或盐汤送下，妇人用醋汤送下。

《奇效良方》：治五劳六极七伤虚损，腰膝疼痛，肾气不足。五味子、菟丝子（酒浸，别研）、肉苁蓉（酒浸，切，焙）以上各二两，车前子二两半，白茯苓（去皮）一两，巴戟（去心）三两，上为细末，炼蜜和捣三五百杵，丸如梧桐子大，每服三十九，食前用温酒送下。

五、五味子一名玄及，查《说文解字》玄："幽远也。黑而有赤色者，为玄，象幽而入覆之也。凡玄之属皆从玄。"可见，玄象幽而入覆之也，与玄武、玄冥之义相符，故五味子属水，可治疗阴痿气上冲等肾不固密之症。

◎ 附方：

1. 阴痿

《备急千金要方》：治阳不起方……五味子一升（新好者），治下筛，酒服方寸匕，日三，稍加至三匕，无所慎。忌食猪、鱼、大蒜、大醋。服一斤尽，即得力。

《备急千金要方》：治阳不起方……菟丝子、五味子、蛇床子各等分，上三味，末之，蜜丸如梧子。饮服三丸，日三。

《备急千金要方》：治阳不起方……蛇床子、菟丝子、杜仲各五分，五味子四分，苁蓉八分，上五味，末之，蜜和丸如梧子，酒服十四丸，日二夜一。

2. 气从小腹上冲胸咽

《金匮要略》：青龙汤下已，多唾口燥，寸脉沉，尺脉微，手足厥逆，气从小腹上冲胸咽，手足痹，其面翕热如醉状，因复下流阴股，小便难，时复冒者，与茯苓桂枝五味甘草汤，治其气冲……茯苓四两，桂枝四两（去皮），甘草三两（炙），五味子半升，上四味，以水八升，煮取三升，去滓，分温三服。冲气即低，而反更咳、胸满者，用桂苓五味甘草汤去桂加干姜、细辛，以治其咳满……茯苓四两，甘草、干姜、细辛各三两，五味子半升，上五味，以水八升，煮取三升，去滓，温服半升，日三服。

滑石（火、金、水）

汉代司马相如《美人赋》："皓体呈露，弱骨丰肌。时来亲臣，柔滑如脂。"可见，"柔滑"一词用来形容人的肌肤嫩滑程度。那么，滑石的滑是柔滑之义，还是滑利、锐利之义呢？下面尝试用训诂的方法来破解"滑石"这个名字给我们的启示。

一、查《说文解字》滑："利也。从水骨声。"可见，滑通利，有滑利、润滑、柔滑而不涩之义，故滑石可滑胎令易产。

◎ 附方：

1. 滑胎令易产

《备急千金要方》：车前子一升，阿胶八两，滑石二两，上三味，治下筛。饮服方寸匕，日再。至生月乃服。药利九窍，不可先服。

2. 难产

《医心方》：滑石末三指撮，酒服。

3. 胞衣不出

《外台秘要》：《必效》疗胞衣不出，令胞烂牛膝汤方。牛膝四两，滑石八两，当归三两，通草六两，葵子一升，瞿麦四两，上六味，切，以水九升，煮取三升，分三服。忌牛、狗肉。

二、查《说文解字注》滑："利也。古多借为汩乱之汩，从水骨声。户八切。十五部。"再查《说文解字注》汩："乱也。上文涽训浊，而《释诂》云涽治也，郭景纯云涽汩同。"可见，滑多借为汩字或为涽字，为汩乱、浑浊之义，故滑石可治疗霍乱吐泻等水液浑浊之症。

◎ 附方：

《卫生易简方》：治小儿吐泻，用硫黄、滑石等分为末，每服一钱，米汤调下。

《外治寿世方》：治热泄，车前子捣汁，调甘草末、滑石末各等分。敷脐。

三、查《说文解字注》达："此与水部滑、泰字音义皆同。"查《说文解字》泰："滑也。从廾从水大声。"可见，滑与达、泰音义皆同，都有大之义，即盛大、壮大、充盛、丰盛、壮盛、光明、明显、显露之义，此与"夏三月，此谓蕃秀"之义相符，故滑石属火，可治疗热毒怪症、不得眠、中暑、痈疽等。

◎ 附方：

1. 热毒怪症

《奇方类编》：目赤鼻胀，大喘，浑身出斑，毛发如铁，乃因中热毒气结于下焦。用滑石、白矾各一两，为末，作一服。水三碗煎减半，不住饮之，服尽即安。夏子益奇疾方。

2. 心烦不得眠

《伤寒论》：少阴病，下利六七日，咳而呕渴，心烦不得眠者，猪苓汤主之。猪苓（去皮）、茯苓、阿胶、泽泻、滑石各一两，上五味，以水四升，先煮四物，取二升，去滓，内阿胶烊尽，温服七合，日三服。

3. 中暑

《世医得效方》：益元散，治中暑，身热呕吐，热泻赤痢，癃闭涩痛，利小便，益精气，通九窍六腑，消蓄水，止渴，除烦热心躁，百药酒食等毒。解疫疠及两感伤寒，及妇人下乳催生，兼吹乳、乳痈，孕妇莫服。白滑石六两，甘草一两（炙），上为极细末，每服三钱，蜜少许，温水调下。无蜜亦得，日三服。欲冷，新汲水调下。发汗，煎葱白、豆豉汤并三四服。此药解散，热甚多服，无害有益。

4. 肺痈

《世医得效方》：治肺痈已吐出脓血，以此润护。真钟乳粉一两，白滑石二两，上为末。每服三钱，米饮调下。

四、查《说文解字注》泰："滑则宽裕自如。"可见，滑则宽裕自如而不觉得逼仄、塞满为泰，故推测滑石可宽中，从而治疗腹满腹胀等症。

◎ **附方：**

《集验方》：治天行病，腹胀满，大小便不通，滑石汤方。滑石十四分（研），葶苈子一合（纸上熬令紫色，捣），大黄二分（切），上三味，以水一大升，煎取四合，顿服，兼捣葱敷小腹，干即易之，效。

《千金方》：黄疸之劳病，日晡所发热恶寒，小腹急，身体黄，额黑，大便溏黑，足下热，此为女劳，腹满者，难治。滑石、石膏各等分，上二味，治下筛，以大麦粥汁饮方寸匕，日三，小便极利则差。

《华佗神方·华佗治伤寒血结神方》：胸膈胀满，痛不可近，用海蛤、滑石、甘草各一两，芒硝五钱，共为末，每服二钱，鸡子白调下。

五、查《说文解字》滑："利也。从水骨声。"查《说文解字》利："铦也。从刀。和然后利，从和省。《易》曰：利者，义之和也。"可见，滑通利，从刀，为杀戮、杀伐之武器，故滑石属金，可入肺而治疗咳喘、肺痈。

同时，滑的金文表示在骨制利器或骨制武器上涂抹油脂，以减少阻力，增其锐利，亦说明滑石属金，可入肺而治疗咳喘、肺痈。

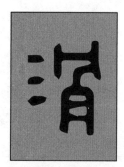

滑（金文）

◎ **附方：**

《伤寒论》：少阴病，下利六七日。咳而呕渴，心烦不得眠者，猪苓汤主之。猪苓（去皮）、茯苓、阿胶、泽泻、滑石各一两，上五味，以水四升，先煮四物，取二升，去滓，内阿胶烊尽，温服七合，日三服。

《圣济总录》：治小儿涎嗽不止，注唇散方。防风肥实者三握（去叉，用半夏七枚，郁金一枚，并椎碎，猪牙皂荚三条，锉，用水一碗，同煮水尽为度，只取防风，切，焙，为末）、滑石（碎）、白僵蚕（炒，二味为末）各一钱，上三味，同研匀。每服一字匕，用蜜调涂在儿唇上，令儿咂吃。

《圣济总录》：治一切喘嗽，痰涎吐逆，金华丸方。滑石（为末）一两，款冬花四两，上二味，以款冬花捣为粗末入沙盒内，铺底盖头，置滑石于中，固济盒子令密，用炭火五斤煅之通赤。候冷取出，不用款冬花灰，只取滑石末研极细。别以款冬花细末二两，白面三钱匕，水一碗化开，慢火熬成稀膏，入前滑石末和匀，丸如梧桐子大。临卧以一丸于生油内滚过，干咽。

《世医得效方》：治肺痈已吐出脓血，以此润护。真钟乳粉一两，白滑石二两，上为末。每服三钱，米饮调下。

六、如前所述，滑石属金，故可通调水道而治疗癃闭、淋证、小便不通等。又滑"从水骨声"，可见，滑从水，故滑石又属水，从而可治疗癃闭、淋证、小便不通等。

◎ 附方：

1. 癃闭

《外台秘要》：《古今录验》疗热结小便不通利方。刮滑石屑，水和涂少腹及绕阴际，干复涂之。

《卫生易简方》：治妊娠不得小便，用滑石末，水和，泥脐下二寸。

《肘后备急方·治伤寒时气温病方第十三》：若小腹满，不得小便方……末滑石三两，葶苈子一合，水二升，煮取七合，服。

《外台秘要》：《崔氏》疗伤寒热盛，小便不利，滑石汤方，兼疗天行。滑石屑二两，葶苈子一合（熬），上二物，以水二升，煮取七合，去滓，顿服之。

《备急千金要方》：治小儿小便不通方……冬葵子一升，以水二升，煮取一升，分服，入滑石末六铢。

《备急千金要方》：治小便不通方。滑石三两，葵子、榆白皮各一两，上三味，治下筛，煮麻子汁一升半，取一升，以散二方寸匕和，分二服，即通。

《千金翼方》：治丈夫妇人转胞不得小便八九日方。滑石一两（碎），寒水石一两（碎），葵子一升，上三味，以水一斗，煮取五升，服一升，即利。

《卫生易简方》：治妇人过忍小便，致胞转，用滑石末，葱汤调二钱下。

2. 淋证

《伤寒论》：若脉浮发热，渴欲饮水，小便不利者，猪苓汤主之……猪苓（去皮）、茯苓、泽泻、阿胶、滑石（碎）各一两，上五味，以水四升，先煮四味，取二升，去滓，内阿胶烊消，温服七合，日三服。阳明病，汗出多而渴者，不可与猪苓汤，以汗多胃中燥，猪苓汤复利其小便故也。

《金匮要略》：小便不利，蒲灰散主之，滑石白鱼散、茯苓戎盐汤并主之。蒲灰七分，滑石三分，上二味，杵为散，饮服方寸匕，日三服。

《备急千金要方》：治小便不利，茎中疼痛，小腹急痛者方……蒲黄、滑石等分，上二味，治下筛，酒服方寸匕，日三服。

《医心方》：《范汪方》治淋，滑石散方。葵子一升，滑石一两，通草二两，凡三物，治筛，酒服方寸匕，日三。

《备急千金要方》：滑石散，治产后淋方。滑石五两，通草、车前子、葵子各四两，上四味，治下筛，酢浆水服方寸匕，稍加至二匕。

《医心方·治劳淋方第七》：《千金方》疗百淋，寒淋、热淋、劳淋，小便涩，胞中满，腹急痛方。瓜蒌三两，滑石二两，石韦二两，三味，大麦粥饮服方寸匕，日三。

《华佗神方·华佗治热淋神方》：热淋者，三焦有热气搏于肾，流入于胞而成淋也。治用滑石

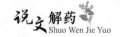
二两，栝楼三两，石韦（去毛）二分，上为散，以大麦粥清服方寸匕，日三。

《医心方·治虚劳尿精方第四》：《葛氏方》治男子尿精如米汁，及小便前后去精如鼻涕，或尿有余沥污衣，此皆内伤，令人虚绝。治之方：瓜蒌二分，滑石二分，石韦一分，捣末，以麦粥服方寸匕。

《医心方》：《录验方》石淋方……石韦三分，滑石三分，凡二物，下筛，合以米汁若蜜，服刀圭匕，日三，已效。

《华佗神方·华佗治石淋神方》：柏子仁、芥子、滑石各等分，捣为末，以米汁饮服方寸匕，三服当效。

3. 大小便不通

《外台秘要》：又疗大小便不通方。滑石二两，葵子、榆白皮各一两，上三味，下筛为散，煮麻子汁一升半，取二匕和服，两服即通。

《外台秘要》：又疗大小便不通，三阳实，大便不通方。榆白皮三两，桂心二两，滑石六两，甘草三两（炙），上四味，以水一斗，煮取三升，分三服。

七、如前所述，滑石属金，而金有收敛、内敛、入内之象，故滑石可治疗各种出血症。

◎ 附方：

1. 衄血

《普济本事方》：滑石圆，治伤寒衄血。滑石末，不拘多少，饭圆如桐子大，每服十圆，微嚼破，新水咽下立止，只用药末一大钱，饭少许同嚼下亦得，老幼皆可服。汤晦叔云：鼻衄者，当汗不汗所致，其血紫黑时，不以多少，勿得止。宜服温和药以调其荣卫。才见血鲜，急以此药止之。

2. 小便血

《备急千金要方》：刮滑石末，水和敷，绕少腹及绕阴际佳。

3. 赤带

《卫生易简方》：用蒲黄、滑石为末。每服三钱，水调下。

蚯蚓（火、金、水、木）

宋代毛滂有诗云："平明郭西门，钟鼓仍盛集。我方拥黄绸，势作蚯蚓蛰。"可见，古人认为蚯蚓（即地龙）有蛰伏之象，那么，蚯蚓是不是属水呢？它又有什么功效呢？下面尝试用训诂的方法来破解"蚯蚓"这个名字给我们的启示。

一、蚯从丘，查《说文解字》丘："土之高也，非人所为也，从北、从一。一，地也，人居在丘南，故从北，中邦之居，在昆仑东南。一曰四方高，中央下为丘，象形，凡丘之属皆从丘。"查《说文解字注》北："尚书大传、白虎通、汉律历志皆言北方、伏方也。阳气在下，万物伏藏，亦乖之义也。"可见，丘从北，有伏藏、俯伏、封藏之义，故蚯蚓属水，可使炎上之火热伏藏于下，也可以使肾精封藏固密于内，故可治疗大头瘟、口疮、早泄等症。

◎ 附方：

1. 大头瘟

《验方新编·大头瘟》：此症头面肿大，咽喉闭塞……蚯蚓（又名曲蟮）十余头，以白糖拌入碗，碟盖好，半日即化为水，至迟一日必化。用鸭毛蘸水敷之即消，百发百中之仙方也。如无白糖之处，用蚯蚓粪、井水调敷亦可。须戒杀生。

2. 虾蟆瘟

《外治寿世方》：虾蟆瘟。侧柏叶捣自然汁，调蚯蚓泥敷之。

3. 发狂谵语

《文堂集验方》：瘟疫发狂，天行时气热极，狂言不识人。或用童便浸白颈蚯蚓，捣烂，取新汲井水滤下清汁，任服一二碗，即清爽，并能即愈。

《世医得效方》：狂言谵语，涎壅膈上，地龙三两，薄荷及砂糖水研，心神不宁，金银箔、薄荷汤化下。

4. 风赤眼

《肘后备急方》：以地龙十条，炙干为末，夜卧以冷茶调下，二钱匕。

5. 口疮及咽痛

《世医得效方》茱萸散：治口疮及咽痛。地龙（去土，炙）、吴茱萸（去浮者）各等分，上为末，米醋入生曲，调涂足心，神效。

6. 早泄

《验方新编》：阳举易泄，有人交合之初，阳举即泄，百治不效。后用大蚯蚓（又名曲蟮），要韭菜地内者十一条，破开，长流水洗净，加韭菜汁捣融，滚酒冲服，日服一次，服至数日，即能久战，可望生子。

二、蚓之异体字螾，从寅，查甲骨文的寅字像在一支箭的上面加上一个圈，表示射中箭靶或者练兵或者把箭放在器具中，故蚯蚓属金，有杀伐、破败、顺降、返入之象，可治疗跌打损伤、倒产、诸疮不收口以及具有白虎之象的疟疾。

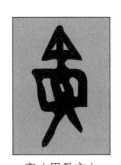

寅（甲骨文）

◎ 附方：

1. 跌打损伤

《文堂集验方》蚯蚓散：打伤至重者，用白颈蚯蚓洗净，焙干为末，每服二钱，姜葱汤下，盖被出汗即愈，神效。止痛后，以松节浸酒服之。如打伤筋缩痛甚者，急取白颈蚯蚓二三条，捣烂冲酒服。外以前方敷药治之，甚效速。

《验方新编》：治跌打，蚯蚓三条，焙干为末，酒冲服，只要气未绝，可救。

2. 横生倒产

《卫生易简方》：治二三日不产，或横生倒产，或胎死不下。用地龙（洗净，瓦上焙干）、陈皮、蒲黄等分，另为末。各以一钱，新汲水调下，极验。

3. 疮不收口

《验方新编·疮不收口》地龙水：白颈蚯蚓（又名地龙，又名曲蟮）不拘多少，放瓷碗内，加白沙糖一把盖好，一二日化成清水，挑少许入疮内，数日收口。

4. 阴茎疮

《世医得效方》：豆粉一分，蚯蚓二分，上用水研涂上，干又敷之。

5. 外肾肿硬，或疝或风热暴肿及阴疮

《世医得效方》敷药地龙膏：治外肾肿硬，或疝或风热暴肿及阴疮。干地龙不以多少，为末，先以葱椒汤于避风处洗，次用津唾调敷其上。外肾热者，鸡子清调敷。或加牡蛎少许。

6. 瘴疟诸疟

《世医得效方》地龙饮：治瘴疟诸疟，大热烦躁。生地龙三条研细末，上入生姜汁、薄荷汁、生蜜各少许，新汲水调下。如热炽，加脑子少许服，效。

三、如前所述，蚯蚓属金，故可治疗具有破裂、破损、缺损之象的疝气。

◎ 附方：

《卫生易简方》：用地龙不去土为末，唾津调涂。

四、查《说文解字》蚓之异体字螾："侧行者，从虫寅声。"查《说文解字注》侧："旁也，不正曰仄，不中曰侧，二义有别，而经传多通用，如反侧当为反仄。仄者，未全反也，从人则声，阻力切，一部。"可见，侧多通作仄，有反仄、退返、反转、返回、内返之义，此与"金曰从革"之义相符，而螾有侧行之义，故蚯蚓属金，可通调水道而治疗水肿、小便不通。

同时，螾通寅，通濥（yǐn），查《说文解字注》濥："水脉行地中濥濥也……江赋曰，潜演之所汩淈。蜀都赋曰，濥以潜沫。刘注：水潜行曰濥。此二水伏流，故曰濥。"可见，蚓之异体字螾为水脉在地中濥濥而潜行之义，故蚯蚓属水，可疏通水脉以治疗水肿、小便不通等症。

◎ 附方：

1. 水肿，小便绝少

《世医得效方》涂脐膏：治水肿，小便绝少。地龙、猪苓去皮、针砂各一两，上为末，擂葱涎调成膏，敷脐中约一寸高，阔绢帛束之，以小便多为度，日两易。

《德生堂传方》：治水肿尿少。针砂（醋煮炒干）、猪苓、生地龙各三钱，为末，葱涎研和。敷脐中约一寸厚，缚之，待小便多为度，日二易之，入甘遂更妙。

《卫生易简方》：治身体手足浮肿。用蚯蚓粪为末，隔年醋调涂患处，即愈。

2. 小便不通

《卫生易简方》：用蚯蚓杵，以冷水滤过，浓服半碗立通。大解热疾，不知人事欲死，服之甚效。

五、如前所述，蚓之异体字螾通寅，查《说文解字注》寅："髌也。髌，字之误也，当作濱。《史记》《淮南王》书作螾。律书曰：寅言万物始生螾然也。天文训曰：斗指寅则万物螾。高注：螾，动生貌。律历志曰：引达于寅。"可见，蚓之异体字螾有动生之义，即蠢动上出之义，同时有诘诎、屈曲之象，此与"木曰曲直"之义相符，故蚯蚓属木，可治疗高热惊风等具有风动之象者。

◎ 附方：

《种福堂公选良方》：治小儿急慢惊风。五月五日午时，取白颈蚯蚓，不拘多少，去泥，活捣烂，加辰砂等分，和匀为丸，如绿豆大，金箔为衣。每服一丸，白汤送下。取蚯蚓时，以竹刀截两断，看其跳快者，治急惊风，跳慢者，治慢惊风，作二处修合极妙。

《鸡峰普济方》：治急慢惊风。全蝎一两，地龙半两，上为细末，酒煮面糊和元如豌豆大，荆芥汤下五六元，随儿大小加减，及治大人小儿诸痫、发搐、天吊，寻常朱砂为衣。

六、蚓之异体字螾通寅，多假借为夤，为腰络之义，故推测蚯蚓可治疗损伤腰络所引起的牵引性或放射性疼痛。

◎ 附方：

《圣济总录》：治风攻腰脚疼及瘫痪，地龙散方。地龙（白颈者，于瓦上炒）五两，附子（炮裂，去皮脐）二两，蒺藜子（炒，去角）、赤小豆（炒）各二两半，上四味，捣罗为散。每服二钱匕。生姜酒调下，空心晚食前服。

《普济方》：地龙散（出《试效方》），治腰脊痛，或打扑伤损，从高坠下，恶血在太阳经中，令人腰脊或胫腨臂中，痛不可忍，鼻壅塞不通。官桂四分，桃仁六枚，羌活二分，独活一钱，黄柏一钱，麻黄半钱，当归尾、地龙四分，甘草一钱，苏木六分，上件咬咀，每服五钱，水二盏，煎至一盏，去滓温服。

七、蚯蚓又名地龙，查《说文解字》地："元气初分，轻清阳为天，重浊阴为地，万物所陈列也，从土也声。"查《说文解字》也："女阴也。象形。"可见，地从也，也字的本义为女性的外阴，故地龙可治疗各种外阴及妇科疾病。

◎ 附方：

1. 阴疮烂痛不可忍

《太平圣惠方》：豉一合，地龙新粪半两，上件药以水少许和研如稀膏涂之，干即再涂。

2. 带下

《圣济总录》：治妇人冲任气虚，经血暴下，兼带下，地龙散方。地龙（炒）、郁金、棕榈（烧令存性）、柏叶、地黄汁、胎发（泥裹烧过，去泥），上六味，各等分，捣罗为散。每服三钱匕，温地黄汁酒调下，不拘时。

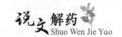

八、蚯蚓又名地龙，《白虎通义》曰："地者，易也，言养万物怀任，交易变化也。"可见，地有养育万物、怀妊之功，故推测地龙能治疗妇人腹内积聚瘀血等所引起的不孕症。

◎ 附方：

《太平圣惠方》：治妇人气血不调，腹中积聚瘀血，疼痛，地龙散方。地龙一两（微炒），蛴螬一两（微炙），芎䓖一两，桂心一两，干姜半两（炮裂，锉），苏枋木一两（锉），木香三分，蒲黄三分，赤芍药三分，牡丹三分，水蛭三分（微炒），桃仁一两（汤浸，去皮尖、双仁，麸炒令黄），上件药捣细罗为散，每服二钱，食前以温酒调下。

九、蚯蚓一名地龙，而龙通聋，查《说文解字》聋："无闻也，从耳龙声。"可见，蚯蚓可治疗耳聋、耵聍堵塞等导致听力下降者，其状如耳朵被蒙住或笼罩住而听不清楚各种声音。

◎ 附方：

1. 耳聋

《肘后备急方》：《胜金方》治耳聋立效。以干地龙，入盐，贮在葱尾内，为水，点之。

《卫生易简方》：用槐胶、地龙煅热，绵裹塞耳中。

《鸡峰普济方》蚯蚓散：治耳聋。蚯蚓（去土）、川芎，上二味，等分，为细末，每服二钱，食后临卧茶清调下。

2. 干耵聍不可出

《医心方》：《葛氏方》治耵聍塞耳，而强坚不可得挑出方。捣曲蚯蚓，取汁以灌耳中，不过数灌，摘之皆出。

《备急千金要方》：治耳聋，干耵聍不可出方。捣自死白项蚯蚓，安葱叶中，面封头，蒸之令熟，并化为水。以汁滴入耳中，满即止，不过数度，即挑易出。差后，发裹盐塞之。

石菖蒲（火、水）

宋释惠明的《咏菖蒲》："根下尘泥一点无，性便泉石爱清孤。当时不惹湘江恨，叶叶如何有泪珠。"可见，石菖蒲多生于深山泉石之间，采挖以后根上一般不带泥土，可能正是这种一尘不染、超凡脱俗的秉性，古人才认为它可以延年益寿。那么，除此之外，石菖蒲还有哪些功效呢？下面尝试用训诂的方法来破解"菖蒲"这个名字给我们的启示。

一、菖通昌，查《说文解字》昌："美言也。从日，从曰。一曰日光也。诗曰：东方昌矣。"查《说文解字》光："明也。从火在人上，光明意也。"可见，昌有昌盛、昌明、日光、光明、明亮、醒寤之义，此与"火曰炎上"之义相符，故石菖蒲属火，可使耳目聪明而不忘，又可治疗魇寐不寤、卒死不省等症。

◎ 附方：

1. 耳聋

《肘后备急方》：耳聋，菖蒲根丸。菖蒲根一寸，巴豆一粒，去皮心，二物合捣，筛，分作七丸，绵裹，卧即塞。夜易之，十日立愈。黄汁，立差。

《备急千金要方》：治耳聋鸣汁出，皆由肾寒，或一二十年不差方……矾石少许，以生菖蒲根汁和，点入耳中。

《备急千金要方》：治耳聋方……菖蒲、附子各等分，末之，以麻油和，以绵裹内耳中。

《小品方》：治耳聋方……附子、菖蒲分等，捣，以绵裹塞两耳，甚良。

2. 耳鸣

《肘后备急方》：杨氏《产乳方》，疗耳鸣，无昼夜。乌头（烧作灰）、菖蒲等分，为末，绵裹，塞耳中，日再用，效。

3. 耳流脓

《奇效简便良方》：聤耳流脓，菖蒲根，洗净，捣取汁。先用棉锭将耳中脓水捻净，后将蒲汁灌入，荡洗数次，愈。

4. 耳卒痛

《肘后备急方》：耳卒痛，蒸盐熨之。痛不可忍，求死者，菖蒲、附子各一分，末，和乌麻油炼，点耳中，则立止。

《千金翼方》：治耳疼痛方，附子（炮，去皮）、菖蒲，上二味，等分裹塞之。

5. 好忘

《备急千金要方》：治好忘，久服聪明益智方……七月七日取菖蒲，酒服三方寸匕，饮酒不至醉……常以甲子日取石上菖蒲一寸，九节者，阴干百日，治合下筛，服方寸匕，日三。耳目聪明不忘。

《卫生易简方》：治健忘，用菖蒲为末，酒调方寸匕服。常服聪明益智。若七月七日取菖蒲，酒服三方寸匕，饮酒不醉。不可犯铁，令人吐逆。

《卫生易简方》：治健忘……远志、菖蒲等分，煎汤常服。

《备急千金要方》：孔子大圣智枕中方。龟甲、龙骨、远志、菖蒲，上四味，等分，治下筛，酒服方寸匕，日三，常服令人大聪。

《备急千金要方》：定志小丸，主心气不定，五脏不足，甚者，忧愁悲伤不乐，忽忽善忘，朝差暮剧，暮差朝发狂眩方。菖蒲、远志各二两，茯苓、人参各三两，上四味，末之，蜜丸，饮服如梧子大七丸，日三，加茯神为茯神丸，散服亦佳。

6. 镇心省睡益智

《千金翼方》：镇心省睡益智方。远志五十两（去心），益智子、菖蒲各八两，上三味捣筛为散，以淳糯米酒服方寸匕，一百日有效，秘不令人知。

7. 卒魇寐不寤

《肘后备急方·治卒魇寐不寤方第五》：菖蒲末，吹两鼻中，又末内舌下。

8. 尸蹷（厥）中恶卒死

《肘后备急方·救卒死尸蹷方第二》：尸蹷之病，卒死而脉犹动，听其耳中，循循如啸声，而股间暖是也，耳中虽然啸声而脉动者，故当以尸蹷，救之方……捣干菖蒲，以一枣核大，着其舌下。

《肘后备急方·救卒死尸蹷方第二》：又张仲景云，尸一蹷，脉动而无气，气闭不通，故静然而死也。以菖蒲屑纳鼻两孔中，吹之，令人以桂屑着舌下。

《肘后备急方·救卒中恶死方第一》：附方，扁鹊云，中恶与卒死鬼击亦相类，已死者，为治，皆参用此方。捣菖蒲生根，绞汁灌之，立差。

《肘后备急方·救卒客忤死方第三》：捣生菖蒲根，绞取汁，含之，立差。

二、如前所述，菖通昌，有日光、光明、明亮、通明、通透、透亮之义，此与"火曰炎上"之义相符，故石菖蒲属火，可治疗鼻塞不通等症。

◎ 附方：

1. 鼻塞不通

《卫生易简方》：治鼻塞不通……用菖蒲、皂角等分为末，每用一钱，绵裹塞鼻中，仰卧少时。

《惠直堂经验方》：鼻塞不知香臭方。皂草、辛夷、石菖蒲，等分为末，绵裹塞鼻中。

2. 喉痹

《外台秘要》：《肘后》疗喉痹者，喉里肿塞痹痛，水浆不下入，七八日即杀人，疗之方……菖蒲根嚼，烧秤锤令赤，内一杯酒中，沸止饮之。

三、菖通昌，通猖，有猖狂妄为之义，故石菖蒲可治疗癫狂。

◎ 附方：

《文堂集验方》：一治男妇急中，癫邪，喝叫奔走，鬼气鬼压。用石菖蒲煎汤磨服。

四、蒲通浦，查《说文解字》浦："濒也。从水甫声。"可见，浦通濒，为由岸走向水线、准备涉水过河之义，故石菖蒲属水，可治疗尿频等症。

◎ 附方：

1. 小便一日一夜数十行

《医心方》：《范汪方》治小便一日一夜数十行方。菖蒲、黄连，二物，分等，治筛，酒服方寸匕。

2. 小便余沥并赤白浊

《瑞竹堂经验方》：分清饮，通心气，补漏精，治小便余沥并赤白浊。益智仁、川草薢、石菖蒲（盐炒）、天台乌药，上等分，锉为散，入盐少许，煎，空心服。

巴豆（土）

巴豆为大戟科植物巴豆的干燥成熟果实，一般认为巴豆可以泻下祛积，逐水消肿，目前尤其以治疗小儿食积为多用。但巴豆有剧毒，不可滥用。那么，巴豆还有哪些功效呢？下面尝试用训诂的方法来破解"巴豆"这个名字给我们的启示。

一、豆的甲骨文表示盛放、容纳食物的高脚器皿，此与"土爰稼穑"之义相符，故巴豆属土，可治疗水泻、小肠气等肠道盛装、容纳、储藏食糜之功能失常所引起的各种症状。

◎ 附方：

1. 小儿水泻

《外治寿世方》：小儿水泻，不能服药，巴豆三粒，黄蜡三钱，共捣烂成膏，贴脐上，用绢帕缚住，半日即愈。

2. 小肠气，下元闭塞不通

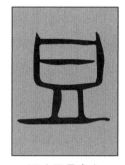

豆（甲骨文）

《苏沈良方》川楝散：治小肠气，下元闭塞不通。川楝子一两（和皮破为四片），巴豆一两（并壳，捶令碎），上用带壳巴豆一两，捶令碎，同和匀，入铫内，炒令紫色，取出，去巴豆，只取川楝子净刷为末。每服一钱。先炒茴香，秤一钱令香，用酒一盏冲，更煎三五沸，去滓，调川楝子末，连进一服，得下泄立差。此方同治远年里外臁疮。方于建安军人吴美得之。

二、如前所述，巴豆属土，故可治疗因饮食积滞、饮食停聚等原因导致消化道装盛、包含、容纳、储藏食糜功能障碍所产生的一系列上逆之症。

◎ 附方：

1. 心腹胀痛

《肘后备急方》：治心腹俱胀痛，短气欲死或已绝方……干姜一两，巴豆二两，捣，蜜丸，一服如小豆二丸，当吐下，差。

《备急千金要方》：主一切卒中恶，心痛腹胀，大便不通，走马汤方。巴豆二粒，杏仁二枚，上二味，绵裹，椎令细，以热汤二合著小杯中，以二指捞取白汁令尽。顿服，一食顷下去即愈，老小量之。亦治卒疰飞尸鬼击。

《仁术便览》备急丸：治饮食过多，心腹胀满或疼痛皆治。大黄、干姜、巴豆（去皮油）各一两，炼蜜丸，捣千杵，小豆大，量大小人与之，酒下。

《医心方》：《拯要方》备急丸，疗忽然心腹胀满，急痛，气绝，大小便不通方。大黄五两，干姜二两，巴豆三两（去心，熬），芒硝三两，上，蜜丸，平晓饮服四丸，不利更加一二丸，取得四五度利，利如不止，取醋饭止之。

《备急千金要方》：治小儿结实，乳食不消，心腹痛，牛黄双丸方。牛黄、太山甘遂各半两，真朱六铢，杏仁、芍药、黄芩各一两，巴豆十八铢，上七味，末之，蜜丸。一岁儿饮服如麻子二丸，但随儿大小加减之。

2. 宿食不消

《备急千金要方》：治小儿痰实结聚，宿癖羸露，不能饮食，真朱丸方。真朱半两，麦门冬一两，蕤仁二百枚，巴豆四十枚，上四味，末之，蜜丸。期岁儿服二丸如小豆大，二百日儿服如麻子二丸，渐增，以知为度，当下病赤黄白黑葵汁，下勿绝药，病尽下自止。久服使小儿肥白，已试验。

《备急千金要方》：主寒癖宿食，久饮饱不消，大秘不通，巴豆丸方。巴豆仁一升，清酒五升煮三日三夕，碎，大熟，合酒微火煎，令可丸如胡豆，欲取吐下者，服二丸。

3. 癖结心下硬痛

《医心方》：《广济方》疗癖结心下硬痛，巴豆丸方。巴豆三枚，杏仁七枚，大黄如鸡子大，捣筛，蜜丸，空腹以饮服如梧子七丸，日一服。

三、豆通短，故巴豆可治疗气短、喘逆等症。

◎ 附方：

1. 气短

《奇方类编》：急锁喉风顷刻不救，其症先一二日胸膈气紧，呼吸短促，忽然咽喉肿毒，手足俱冷，气闭不通，急用巴豆七粒（三生四熟，生者去壳研，熟者去壳炒，去油存性），明雄黄研末，郁金一个（研），每用半茶匙，清茶调下。如口噤咽塞，用小竹筒吹药入喉中，须臾吐利即愈。

《肘后备急方》：治心腹俱胀痛，短气欲死或已绝方……干姜一两，巴豆二两，捣，蜜丸，一服如小豆二丸，当吐下，差。

《外台秘要》：三味备急散本疗卒死感忤，宫泰以疗人卒上气，呼吸气不得下，喘逆差后，已为常用方。巴豆、干姜、大黄，上药等分，巴豆小熬，去心、皮，合捣下筛，服半钱匕，得吐下则愈。忌野猪肉、芦笋。

2. 喘逆

《外治寿世方》：痰喘，巴豆一粒研烂，绵裹塞鼻，男左女右，痰即自下。

《经验丹方汇编》：寒痰气喘，青橘皮一片展开，入巴豆一粒，麻扎紧，火上烧存性，研末，姜汁和酒服。天台李翰林治莫秀才到口便止。

芎䓖（土、木、金）

《楚辞》中有"怀芬香而挟蕙兮，佩江蓠之斐斐""扈江离与辟芷兮，纫秋兰以为佩"等词句，此处的江蓠、江离就是芎䓖（川芎）苗。

芎䓖气浓香，中医认为芳香可以入脾，可惜使用芎䓖的芳香之性来治疗中焦脾胃疾病的方子少见。即使越鞠丸中用了川芎，也多认为是用它来活血的，所以后世对芎䓖的应用也基本局限于活血化瘀止痛。下面尝试用训诂的方法来破解"芎䓖"这个名字给我们的启示。

一、查《说文解字注》芎（xiōng）："营䓖、逗，香草也。左传作鞠䓖，贾逵云所以御湿。"可见，芎䓖有御湿的功效；同时，芎本作营，从宫，通中，而人体中心之一即为中焦之脾胃也，所以芎䓖属土，能促进中焦脾之运化以御湿从而治疗腹泻、湿痹、寒湿脚气、心腹疼痛等湿气过盛所引起的病症。

◎ 附方：

1. 泄泻、飧泄

《普济本事方》鞠䓖圆：治脾胃中风湿，脏腑泄滑。芎䓖、神曲（碎炒）、白术、附子（炮，去皮脐），各等分，上为细末，即以神曲煮糊为圆如梧子大。每服五十圆，米饮下。左氏述楚子围萧，萧将溃，申步展告还无社曰：有麦曲乎？有山鞠䓖乎？鞠䓖，芎䓖也。意欲令逃水中以避祸，是知芎䓖能除湿。予尝加术附以制方，治脾湿而泄者，万无不中。此药亦治飧泄。《素问》云：春伤于风，夏必飧泄，飧泄者，食谷不化。盖春木旺时，肝生风邪，淫于脾经，至夏饮冷当风，故多飧泄，此药尤宜。

2. 风湿疼痛

《外台秘要》：又疗风湿百节疼痛，不可屈伸，痛时汗出方。芍药四两，甘草三两（炙），芎䓖四两，附子三两（炮，四破），上四味，㕮咀，以水五升，煮取二升，分再服，相去十里顷。忌猪肉、海藻、菘菜等。

《奇效良方》：湿证通治方，羌活胜湿汤，治脊痛项强，腰似折，项似拔，上冲头痛，及足太阳经不行。羌活、独活各二钱，藁本、防风、蔓荆子、川芎各一钱，甘草（炙）半钱，作一服，水二钟，煎至一钟，食后温服。如身重腰沉沉然，乃经中有湿热也，加黄柏一钱，附子半钱，苍术二钱。

3. 寒湿脚气

《杨氏家藏方》芎䓖散：治寒湿脚气，肿满疼痛，行步艰难，或发或差，延引岁月，此方神良。川芎一两，上件为细末。每服二钱，取生萝卜自然汁一盏，用重汤暖令温，空心调服。

4. 心腹痛

《奇效简便良方》：心痛，大川芎一个，为末，烧酒服。

《备急千金要方》：治产后腹中疾痛，桃仁芍药汤方。桃仁半升，芍药、芎䓖、当归、干漆、桂心、甘草各二两，上七味，㕮咀，以水八升，煮取三升，分三服。

《外台秘要》：《广济》疗产后腹中绞刺痛，不可忍方。当归、芍药、干姜、芎䓖各六分，上四味，捣散，以酒服方匕，日二服。

《证治准绳》四神汤：治妇人血气，心腹痛不可忍者。当归、川芎、赤芍药各一两，干姜（炮）半两，上为细末，酒调服三钱。

《时方妙用》：产后瘀血不行，腹痛者。宜当归四钱，川芎二钱，炮姜、炙草各一钱，桃仁七枚，名生化汤，酒水各半煎。

二、芎本作营，从宫，查《说文解字》宫："室也。从宀，躳省声。凡宫之属皆从宫。"再查《说文解字注》宫："吕居其中也。吕者，脊骨也，居人身之中者也。"可见，宫通躳（躬），从吕，为人体正中之脊椎骨之义，故芎䓖属土，可以治疗脊椎骨病变所引起的各种病症。

查《说文解字注》躳（gōng）："身也。广雅同。从吕，从身。从吕者，身以吕为柱也……俗从弓身。弓身者，曲之会意也。"可见，躳俗作躬，有脊柱敛曲、弯曲之义，故芎䓖可治疗各种脊柱弯曲的病变，如佝偻病、脊柱侧弯、脊柱强直痉挛等。

最后，查《说文解字》腰之古体字要："身中也。象人要自臼之形。从臼，交省声。"可见，腰也是人体的中心之一，而芎䓖属土，可入腰，故芎䓖不但可以治疗整个脊柱因弯曲所引起的病变，如胸椎间盘压迫所引起的肋间神经痛等，而且作用部位更倾向于腰椎，可治疗腰椎病变所引起的腰脊疼痛、腰腿疼痛。

◎ 附方：

1. 腰脊疼痛

《肘后备急方》：治肾气虚衰，腰脊疼痛，或当风卧湿，为冷所中，不速治，流入腿膝，为偏枯冷痹缓弱，宜速治之。方：独活四分，附子一枚（大者，炮），杜仲、茯苓、桂心各八分，牛膝、秦艽、防风、芎䓖、芍药六分，细辛五分，干地黄十分，切，水九升，煮取三升，空腹分三服，如行八九里进一服，忌如前，顿服三剂。

《外台秘要》：文仲疗腰髀连脚疼方。杜仲八两，独活、当归、芎䓖、干地黄各四两，丹参五两，上六味，切，以绢袋盛，上清酒二斗，渍之五宿，服二合，日再。忌芜荑。

2. 胁痛

《普济本事方》枳实散：治男子两胁疼痛。枳实一两（麸炒，去穰），白芍药（炒黄）、雀脑芎、人参（去芦）各半两，上细末，姜枣汤调下二钱，酒亦得，食前，日三服。

《卫生易简方》：治两胁疼痛，用枳实一两，白芍药（炒），川芎、人参各半两，为末。空心姜枣汤调二钱服，酒亦可。

《世医得效方》枳芎散：治左胁刺痛不可忍者。枳实、川芎各半两，粉草（炙）二钱半，上为末。每服二钱，姜枣汤调服，酒亦可。

《普济本事方》芎䓖汤：治胁下疼痛不可忍，兼治脚弱。川芎（洗）、干葛、桂枝（去皮，不见火）、细辛（去叶）、枳壳（去穰，麸炒黄）、人参（去芦）、芍药、麻黄（去节）、防风（去钗股）各半两，甘草一分（炙），上粗末，每服五钱，水二盏，生姜三片，同煎至七分，去滓，温服，日三服。有汗避风。

三、如前所述，芎本作营，从宫，通躬，俗作躬，有敛曲、弯曲、屈曲之义，此与"金曰从革"之义相符，故芎䓖属金，可治疗痹病、中风等引起的肢体拘急不伸等症以及腰痛难以俯仰者。

◎ 附方：

1. 风湿疼痛

《外台秘要》：又疗风湿百节疼痛，不可屈伸，痛时汗出方。芍药四两，甘草三两（炙），芎䓖四两，附子三两（炮，四破），上四味，咬咀，以水五升，煮取二升，分再服，相去十里顷。忌猪肉、海藻、菘菜等。

2. 中风肢体挛急

《备急千金要方》小续命汤：治卒中风欲死，身体缓急，口目不正，舌强不能语，奄奄忽忽，神情闷乱，诸风服之皆验，不令人虚方。麻黄、防己（《崔氏》《外台》不用防己）、人参、黄芩、桂心、甘草、芍药、芎䓖、杏仁各一两，附子一枚，防风一两半，生姜五两，上十二味，咬咀，以水一斗二升，先煮麻黄三沸，去沫，内诸药，煮取三升。分三服，甚良；不差，更合三四剂必佳。取汗，随人风轻重虚实也。有人脚弱，服此方至六七剂得差。有风疹家，天阴节变，辄合服之，可以防瘖。

四、如前所述，芎本作营，从宫，与子宫之宫同义，故推测芎䓖可治疗子宫病变引起的不孕症。同时，宫通躬，从身，而身的甲骨文与孕的甲骨文同源，像一个女人挺着大肚子，或者像一个女人隆起的腹部内怀着一个胎儿，所以芎䓖可治疗不孕症、子死腹中、难产等症。

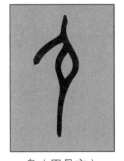

身（甲骨文）

又查《康熙字典》包："古呼包如孚，脬与胞，桴与枹，莩与苞，浮与抱之类，同源相因，故互通。"可见，芎䓖又作鞠窮，鞠从匊，从勹，即包，通胞，也可通孚，有孵化之义，故推测芎䓖有促进卵泡发育、促进胚胎生长发育、催生之作用，从而可以治疗女子胞相关的不孕症、子死腹中、难产等症。

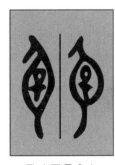

孕（甲骨文）

◎ 附方：

1. 不孕

《外台秘要》：又疗久无子断绪，少腹冷疼，气不调，地黄汤方。干地黄、牛膝、当归各八两，芎䓖、卷柏、防风各六分，桂心、牵牛子末各三分，上八味，切，以水六升，煮取二升三合，去滓，分三服，服别和一分牵牛子末服，如人行四五里，更进一服，以快利止。忌热面、荞麦、炙肉、生葱、芜荑、蒜、黏食等物。

2. 子死腹中、难产

《小品方》：治子死腹中方……捣芎䓖，酒服方寸匕，神良。

《医心方》：治产难方……芎劳为屑，服方寸匕，神良。

五、如前所述，芎劳又作鞠窮，鞠从匊，从勹，查《说文解字》勹（bāo）："裹也，象人曲形，有所包裹。凡勹之属皆从勹。"可见，勹有人屈曲、弯曲之象，此与"木曰曲直"之义相符，故芎劳属木，可入肝之窍而治疗目疾。查《说文解字注》目："按人目由白而卢、童而子，层层包裹，故重画以象之。"可见，目也有层层包裹之象，故芎劳可治疗目疾，尤其是瞳孔或黑睛之病变。

◎ 附方：

1. 云翳

《仁术便览》四物龙胆汤：治目赤暴发作，云翳瘀痛不可忍者。当归、川芎、芍药、地黄各五钱，羌活、防风各三钱，防己二钱，龙胆草二钱，水煎服。

2. 头昏目赤，大便艰难

《杨氏家藏方》芎黄圆：治风热壅盛，头昏目赤，大便艰难。川芎、大黄锦纹者，用无灰酒一碗浸，火煮令酒尽，焙干各二两，上件为细末，炼蜜为圆如梧桐子大。每服二十圆，温热水下，食后。

六、如前所述，芎本作营，故川芎可入营血分而促进营血如环无端之运行。

◎ 附方：

1. 月水不通

《医心方》：《新录方》治月水不通方……芎劳，末，以酒服方寸匕。

2. 恶露

《千金翼方·恶露第四》当归汤：治产后血留下焦不去。当归、桂心、甘草（炙）各二两，芎劳、芍药各三两，干地黄四两，上六味，㕮咀，以水一斗，煮取五升，分为五服。

3. 崩中

《备急千金要方》：治崩中昼夜十数行，众医所不能差者方。芎劳八两，㕮咀，以酒五升，煮取三升，分三服。不饮酒者，水煮亦得。

七、劳字本作藭，与穹都有极之义，引申为苍穹、苍天、穹隆之义；在人体则头高圆而为天，脚低方而为地，故芎劳可治疗头痛、头风、头晕等症，以至后人有"头痛不离川芎"之一说。

◎ 附方：

1. 头痛

《肘后备急方》：治偏头疼，用川芎，细锉酒浸服之，佳。

《普济本事方》：治气虚头疼方……好川芎半两为末，每服二钱，腊茶清调下，甚捷。曾有妇人产后头痛，一服愈。

《奇效良方》芎劳丸：治头风，化痰。川芎不拘多少以净水洗浸，薄切作片，或晒，或焙干，上为细末，炼蜜和丸，如弹子大。每服一丸，不拘时细嚼，用茶清或酒送下。

《仁术便览》芎归汤：治血虚头痛。川芎、当归，上每服五钱，水煎服。

《严氏济生方》：治男子气厥头疼，妇人气盛头疼及产后头痛，悉皆治之。川芎、天台乌药，上等分，为细末，每服二钱，腊茶清调服，或用葱茶汤调服，并食后。

《奇效良方》点头散：治偏正头疼。川芎二两，香附四两（炒，去毛），上为细末。每服二钱，食后用茶清调服。

《华佗神方·华佗治风热头痛神方》：菊花、石膏、川芎，上等分为末，每服钱半，茶调下。

2. 脑风

《奇效简便良方》：头脑夹风（耳鸣头上啾啾有声者是），川芎、当归各一钱，煎服。

3. 眩晕

《鸡峰普济方》：治风毒上攻，头昏眼晕，菊花散。菊花、芎䓖，上各等分，为细末，每服一二钱，食后、临卧茶清调下。

《备急千金要方》：妇人产乳去血多，伤胎去血多，崩中去血多，金疮去血多，拔牙齿去血多，未止，心中悬虚，心闷眩冒，头重目暗，耳聋满，举头便闷欲倒，宜且煮当归、芎䓖各三两，以水四升，煮取二升，去滓，分二服，即定。展转续次合诸汤治之。

《世医得效方》川芎散：治眩晕，恶风自汗，或身体不仁，气上冲胸，战摇如在舟船之上。川芎一两，北细辛三分，白茯苓一两，白术一两，粉草半两，桂枝三分，上锉散。每服四钱，水一盏半，生姜三片煎，不拘时服。有痰，兼服青州白丸子。

《严氏济生方》芎术汤：治冒雨中湿，眩晕呕逆，头重不食。川芎、半夏（汤泡七次）、白术各一两，甘草（炙）半两，上㕮咀，每服四钱，水一盏半，姜五片，煎至八分，去滓，温服，不拘时候。

栀子（土、金）

《诗经·东方未明》："东方未明，颠倒衣裳。颠之倒之，自公召之。东方未晞，颠倒裳衣。倒之颠之，自公令之。折柳樊圃，狂夫瞿瞿。不能辰夜，不夙则莫。"它描述的是每天不分昼夜、长期处于高压之下工作的人，在接到公家的紧急行动命令时出现穿错衣服的貌似可笑的场景，以及对监管之人的愤恨之情、对生活无可奈何的郁闷之情。

这段诗歌是笔者能查到的有关"颠倒"一词的最早记录。同时，从医学角度讲，当一个人精神长期处于高压状态而得不到释放和缓解的话，就会出现"不能辰夜"的睡眠节律紊乱，以及对外界事物的反应下降、抓不住事情的重点、注意力不集中等，从而导致做事颠前倒后、错乱无常的情况出现，这个时候，人的心里也难免会出现懊恼、怨恨的情绪。但治疗此种心病，该从何入手呢？

查唐代施肩吾《杂曲》："怜时鱼得水，怨罢商与参。不如山栀子，却解结同心。"唐代唐彦谦《离鸾》："闻道离鸾思故乡，也知情愿嫁王昌。尘埃一别杨朱路，风月三年宋玉墙。下疾不成双点泪，断多难到九回肠。庭前佳树名栀子，试结同心寄谢娘。"可见，古人认为栀子之花有同心之象，多用作男女永结同心之信物。那么栀子可不可以治疗人心之病呢？不管是心腹之心还是心神之心。下面尝试用训诂的方法来破解"栀子"这个名字给我们的启示。

一、查《说文解字》栀之异体字栀："木实可染。从木巵声。"查《说文解字》巵："圜器也。一名觛，所以节饮食。象人，卪在其下也。易曰：君子节饮食。凡巵之属皆从巵。"可见，栀通巵，一般认为巵是一种盛放、容纳饮食的圆形器具，此与"土爱稼穑"之义相符，故栀子属土，多用于因饮食过度、消化不良所造成的消化道病症，且以实性病症居多。

同时，查《说文解字注》圜："天体也。圜，环也。吕氏春秋曰：何以说天道之圜也。精气一上一下，圜周复杂，无所稽留，故曰天道圜。"可见，圜有"圜周复杂，无所稽留"之象，故栀子可治疗饮食在体内过度稽留所引起的心腹撑胀、胀满、窒塞、胀痛等各种病症。

◎ 附方：

1. 卒心腹痛

《肘后备急方》：暴得心腹痛如刺方。苦参、龙胆各二两，升麻、栀子各三两，苦酒五升，煮取二升，分二服，当大吐乃差。

2. 卒心痛

《肘后备急方》：治卒心痛……桂心、当归各一两，栀子十四枚，捣为散，酒服方寸匕，日三五服。亦治久心病发作有时节者也。

3. 心腹胀痛

《肘后备急方》：治心腹俱胀痛，短气欲死或已绝方。取栀子十四枚，豉七合，以水二升，先煮豉取一升二合，绞去滓，内栀子，更煎取八合，又绞去滓，服半升。不愈者，尽服之。

4. 腹中疞痛

《肘后备急方》：《博济方》治冷热气不和，不思饮食，或腹痛疞刺。山栀子、川乌头等分，生捣为末，以酒糊丸，如梧桐子大，每服十五丸，炒生姜汤下。如小肠气痛，炒茴香、葱酒任下二十九。

5. 胸痹切痛

《苏沈良方》栀子汤：治胸痹切痛。栀子二两，附子一两，炮，上每服三钱，水一大盏，薤白三寸，同煎至五分，温服。泗州有人病岁余，百方不愈，服此二服，顿愈。

6. 胃脘火痛

《奇方类编》：治胃脘大疼方。大栀子七个或九个，炒焦。用水二盅煎八分，加生姜自然汁二三分，服之立愈。

《经验丹方汇编》：心痛，山栀子七枚，炒焦黄，水一盏，煎七分；入姜汁三匙，热服立止。

7. 霍乱伴心腹烦满、霍乱转筋

《肘后备急方》：治霍乱吐下后，心腹烦满方。栀子十四枚，水三升，煮取二升，内豉七合，煮取一升，顿服之。呕者，加橘皮二两；若烦闷，加豉一升，甘草一两，蜜一升，增水二升，分为三服。

《卫生易简方·宿食》：治胃寒肠热，水谷不化，腹胀瘕满，泄利不已。用川乌（去尖）半两，栀子、干姜各一分为末，生姜汁打面糊丸，如桐子大。每服五丸，食前温酒下，日二服。

《肘后备急方》：若转筋方……烧栀子二七枚，研末服之。

8. 宿食不消

《肘后备急方》：若腹内有结坚热癖使众疾者，急下之。栀子十四枚，豉五合。水二升，煮取一升，顿服之。热甚已发疮者，加黄芩二两。

《外台秘要》：疗伤寒留饮，宿食不消，一名续命丸方。黄芩五两，大黄五两，栀子仁十六枚，黄连五两（去毛），豉一升（熬），甘遂三两（太山者），麻黄五两（去节），芒硝二两，巴豆一百枚（去皮及心，熬，研），上九味，捣筛，白蜜和丸如梧子，服三丸，以吐下为度。若不吐利加二丸。一本有杏仁七十枚。《范汪》同。忌猪肉、冷水、芦笋等。

9. 胸中窒

《伤寒论》：发汗，若下之，而烦热，胸中窒者，属栀子豉汤证。

《备急千金要方》：发汗若下后，烦热，胸中窒，气逆抢心者，栀子汤方。栀子十四枚，香豉四合，绵裹，上二味，以水四升煮栀子，取二升半，内豉，煮取一升半。分二服，温进一服。得快吐，止后服。

二、栀音支，有支离、散乱、烦乱、错乱之义，故栀子可以治疗失眠、心神烦乱不安、懊恼等具有烦乱不安之象的心神疾病。

◎ **附方：**

《伤寒论》：发汗、吐下后，虚烦不得眠，若剧者，必反覆颠倒，心中懊恼，栀子豉汤主之。若少气者，栀子甘草豉汤主之。若呕者，栀子生姜豉汤主之。栀子豉汤方：栀子十四个（擘），香豉四合（绵裹），上二味，以水四升，先煮栀子，得二升半，内豉，煮取一升半，去滓，分为二服，温进一服。得吐者，止后服。

三、如前所述，栀通厄，一名觝，觝通旦，通疸，所以栀子可治疗各种黄疸。

◎ **附方：**

1. 时行发黄

《肘后备急方》：黄汗者，身体四肢微肿，胸满不得汗，汗出如黄柏汁，由大汗出，卒入水所致方……甘草一尺，栀子十五枚，黄柏十五分，水四升，煮取一升半，分为再服。此药亦治温病发黄。

《伤寒论》：阳明病，发热汗出者，此为热越，不能发黄也。但头汗出，身无汗，剂颈而还，小便不利，渴饮水浆者，此为瘀热在里，身必发黄，茵陈蒿汤主之。茵陈蒿六两，栀子十四枚（擘），大黄二两（去皮），上三味，以水一斗二升，先煮茵陈减六升，内二味，煮取三升，去滓，分三服。小便当利，尿如皂荚汁状，色正赤，一宿腹减，黄从小便去也。

《伤寒论》：伤寒七八日，身黄如橘子色，小便不利，腹微满者，茵陈蒿汤主之。

《备急千金要方》：治伤寒七八日，内实瘀热结，身黄如橘，小便不利，腹微胀满，宜下之方。茵陈六两，大黄三两，栀子十四枚，上三味，㕮咀，以水一斗二升，先煮茵陈取五升，去滓，次内栀子、大黄煎取三升，分服一升，日三，小便当利如皂荚沫状，色正赤，当腹减，黄悉随小便去也。

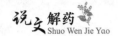

2. 谷疸

《金匮要略》：谷疸之为病，寒热不食，食即头眩，心胸不安，久久发黄，为谷疸，茵陈蒿汤主之。茵陈蒿汤方：茵陈蒿六两，栀子十四枚，大黄二两，上三味，以水一斗，先煮茵陈，减六升，内二味，煮取三升，去滓，分温三服。小便当利，尿如皂角汁状，色正赤，一宿腹减，黄从小便去也。

《肘后备急方》：谷疸者，食毕头旋，心怫郁不安而发黄，由失饥大食，胃气冲熏所致。治之方：茵陈四两，水一斗，煮取六升，去滓，内大黄二两，栀子七枚，煮取二升，分三服，溺去黄汁，差。

3. 酒疸

《肘后备急方》：酒疸者，心懊痛，足胫满，小便黄，饮酒发赤斑黄黑，由大醉当风入水所致，治之方……大黄一两，枳实五枚，栀子七枚，豉六合，水六升，煮取二升，分为三服。

《备急千金要方·伤寒发黄第十四》：枳实大黄栀子豉汤，治伤寒饮酒，食少饮多，痰结发黄，酒疸心中懊恼，而不甚热或干呕方。枳实五枚，大黄三两，豆豉半升，栀子七枚，上四味，㕮咀，以水六升，煮取二升，分三服，心中热疼懊恼皆主之。

4. 黄疸

《备急千金要方》：治发黄，身面眼悉黄如金色，小便如浓煮檗汁，众医不能疗者方。茵陈、栀子各二两，黄芩、大黄、柴胡、升麻各三两，龙胆二两，上七味，㕮咀，以水八升，煮取二升七合，分三服。若身体羸，去大黄，加栀子仁五六两，生地黄一升。

《敦煌古医籍校证》：虽吐黄水，心黄及体黄不除，速服茵陈汤。茵陈四两，黄芩三两，栀子仁四两，柴胡四两，升麻三两，大黄三两，龙胆三两，上切，以水八升，煮取二升，去滓，分温三服……若大便不通，加芒硝二两。

四、如前所述，栀通卮，而卮从卩（节），有节制、节约、节度之义，故栀子属金，可治疗跌打损伤。

◎ 附方：

《奇方类编》：治跌打损伤青肿……用生栀子末、白面，以水调敷之，拔出青毒。

《验方新编》：闪跌疼痛并风寒袭入经络举动不便诸症。栀子七枚，杏仁七粒，研细末，入鸡蛋清一个，量加烧酒、麦面，打成稠糊敷患处，隔宿拔出蓝色即愈。

五、如前所述，栀子属金，而金有破败、破裂、破损之象，所以栀子可治疗腹壁薄弱、缺损所导致的疝气。

◎ 附方：

《苏沈良方》仓卒散：治小肠气。山栀子四十九枚（烧半过），附子一枚（炮），上每服二钱，酒一小盏，煎至七分，入盐一捻，温服。脾肾气挛急极痛，不可屈伸，腹中冷重如石，痛不可忍，自汗如泻，手足冰冷，久不差，卧欲死者，服此药一剂，甚者，两服差。余自得效，亦屡以治人，皆验。

六、如前所述，栀子属金，而金有收敛、内敛、入内之象，所以栀子可治疗鼻衄、下血等出血症。

◎ 附方：

1. 鼻衄

《奇效良方》山栀散：治鼻衄不止，昏闷欲死。上把山栀子不拘多少，烧存性，为末，每用少许，吹入鼻中，立止。

2. 热毒下血

《外台秘要》：又疗小儿热毒血痢方……葱白三两，香豉三合，栀子（绵裹）七枚，黄连一两，上四味，切，以水二升，煮取九合，去滓，分服。

《医心方》：《龙门方》孩子赤利方。薤白（切）三合，栀子七枚，香豉二合，水二升，煎取六合，去滓，分三服之。

《外台秘要》：又疗下鲜血方。取栀子仁，烧灰末，水和一钱匕服之，量其大小加减服之。

《医心方》：《新录方》治卒下血兼血痔方。栀子及皮一升，以水三升，煮取一升三合，分二服。

七、栀通卮，查《说文解字》卮："圜器也。"查《说文解字》圜（yuán）："天体也。从口睘声。"查《康熙字典》睘（qióng）："又《集韵》旬宣切，音旋。复返也。与还澴同。通作旋。"可见，卮为圜器，而圜通睘，通旋，有回旋、旋转、旋运、眩晕之义，故推测栀子可治疗眩晕。附方见前文"谷疸"部分。

八、如前所述，栀子属金，又查《康熙字典》短："《广韵》促也，不长也。"可见，短有短促、局促、局限、促迫、逼迫之象，故短气属金，故栀子可治疗短气。

◎ 附方：

《备急千金要方》：治少年房多短气方。栀子二七枚，豉七合，上二味，以水二升煮豉，取一升半，去豉，内栀子，煮取八合。服半升，不差更服。

九、如前所述，栀子属金，故可通调水道而利小便，正如《药性论》所言，栀子"利五淋，主中恶，浊小便"，但未查到相关的方剂。

豆豉（土、金）

宋代陆游《春晚》有言"下豉已添莼菜美，衔泥又见燕巢新"，可见，豆豉（淡豆豉）自古以来就是家用的调味料。下面尝试用训诂的方法来破解"豆豉"这个名字给我们的启示。

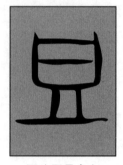

豆（甲骨文）

一、豆的甲骨文表示盛放、容纳食物的高脚器皿，此与"土爱稼穑"之义相符，故豆豉属土，可治疗因饮食积滞、饮食停聚导致整个消化道装盛、容纳、储藏食物的功能障碍所产生的各种症状，以及因饮食不化而导致的热病之复发。

◎ 附方：

1. 心腹胀满

《肘后备急方》：治心腹俱胀痛，短气欲死或已绝方……茱萸二两，生姜四两，豉三合，酒四升，煮取二升，分为三服，即差。

《华佗神方·华佗治心腹俱痛神方》：凡心腹俱胀痛，知气欲死，或已绝，取下方服立效。栀子十四枚，豉七合，先以水二升，煮豉取一升二合，去滓内栀子，更煎八合，去滓，服半升，不愈者，尽服之。

《肘后备急方》：治霍乱吐下后，心腹烦满方。栀子十四枚，水三升，煮取二升，内豉七合，煮取一升，顿服之。呕者，加橘皮二两，若烦闷，加豉一升，甘草一两，蜜一升，增水二升，分为三服。

2. 卒心痛、寒疝、心腹胀痛

《奇方类编》：治胃疼方……用淡豆豉五钱，煎汤半茶盅，服之立愈。

《奇效简便良方》：心痛，又淡豆豉五钱，水煎服。

《肘后备急方》：治卒心痛……吴茱萸二升，生姜四两，豉一升，酒六升，煮三升半，分三服。

《肘后备急方》：治寒疝，来去每发绞痛方。吴茱萸三两，生姜四两，豉二合，酒四升，煮取二升，分为二服。

3. 胸中窒、心中结痛

《伤寒论》：发汗，若下之，而烦热，胸中窒者，属栀子豉汤证。

《备急千金要方》：发汗若下后，烦热，胸中窒，气逆抢心者，栀子汤方。栀子十四枚，香豉四合（绵裹），上二味，以水四升煮栀子，取二升半，内豉，煮取一升半。分二服，温进一服。得快吐，止后服。

4. 心中结痛

《伤寒论》：伤寒五六日，大下之后，身热不去，心中结痛者，未欲解也，属栀子豉汤证。

5. 哕

《备急千金要方》：煮豉三升，饮汁佳。

《外台秘要》：《救急》疗天行干呕若哕，手足逆冷，薤豉粥方。薤白（切）一升，香豉一升，白米四合，上三味，以水一升，煮豉一沸，漉去滓，下薤及米，煮为稀粥，进两碗良。

6. 食复

《伤寒论》：大病差后，劳复者，枳实栀子汤主之。枳实三枚（炙），栀子十四个（擘），豉一升（绵裹），上三味，以清浆水七升，空煮取四升，内枳实、栀子，煮取二升，下豉，更煮五六沸，去滓，温分再服，覆令微似汗。若有宿食者，内大黄如博棋子五六枚，服之愈。

二、豆通短，故豆豉可治疗气短一症。

◎ 附方：

《肘后备急方》：治心腹俱胀痛，短气欲死或已绝方。取栀子十四枚，豉七合，以水二升，先煮豉取一升二合，绞去滓，内栀子，更煎取八合，又绞去滓，服半升。不愈者，尽服之。

三、查《释名疏证补》豉："嗜也……五味调和，须之而成，乃可甘嗜……故齐人谓豉声同嗜也。"可见，豉通嗜，有令人嗜食之作用，故豆豉可治疗不思食、忘食甚至食积之症。

◎ 附方：

1. 不思食、不欲食

《千金翼方》干姜散：主不食，心意冥然，不忆食方。干姜、干豉、神曲、蜀椒（汗，去目、闭口者）、大麦蘖，上五味，各一升，捣筛为散，食后酒服方寸匕，日三，以食为度。

《辅行诀脏腑用药法要》：治血气虚少，心中动悸，时悲泣烦躁，汗自出，气噫，不欲食，脉时结者方。代赭石（烧赤，以酢淬三次，打；一方作牡丹皮，当从）、旋覆花、竹叶各三两，豉一两（一方作山萸肉，当从），上四味，以水八升，煮取三升，温服一升，日三服。怔惊不安者，加代赭石为四两半；烦热，汗出不止者，去豉加竹叶至四两半，身热还用豉；心中室痛者，加豉至四两半；气若少者，加甘草三两；心下痞满不欲食者，去豉，加人参一两半；胸中冷而多唾者，加干姜一两半；咽中介介塞者，加旋覆花至四两半。

2. 宿食不消

《奇效简便良方》：食鸡蛋积滞，饮好醋或饮豆豉水。

《医心方》：《新录方》治宿食不消方。薤白（切）一升，豉一升，水四升，煮取二升，分二服。

《肘后备急方》：又治暴宿食留饮不除，腹中为患方……巴豆一枚（去心皮，熬之），椒目十四枚，豉十六粒，合捣为丸，服二丸，当吐利，吐利不尽，更服二丸。服四神丸下之，亦佳。

《肘后备急方》：腹中虚冷，不能饮食。食辄不消，羸瘦致之，四肢尪弱，百疾因此互生……面半斤，麦蘖五升，豉五合，杏仁二升，皆熟，令黄香，捣，筛，丸如弹，服一枚，后稍增之。

《备急千金要方》豉丸：治伤寒留饮宿食不消方。豉一升，杏仁六十枚，黄芩、黄连、大黄、麻黄各四两，芒硝、甘遂各三两，巴豆（去油）二百枚，上九味为末，以蜜和丸，如大豆，服二丸，不得下者，增之。

四、查《说文解字》尗（豉）："配盐幽尗也。从尗支声。"可见，豉通支，通肢，故推测豆豉可治疗四肢不收之缓风、四肢肿痛之历节风等症。

◎ 附方：

1. 缓风

《肘后备急方》：若中缓风，四肢不收者。豉三升，水九升，煮取三升，分为三服，日二作之。亦可酒渍煮饮之。

《卫生易简方》：每治瘫缓风及诸风手脚不遂，腰腿无力。用阿胶、驴皮熬者，炙令微起，以水一升，煮香豉二合，去渣，入胶煮六七沸，胶烊化尽，顿服之。仍煮葱豉粥一升，任意服食，三四剂则止。

2. 历节风

《外台秘要》：《延年》疗历节风，四肢头面肿方。黄芪十二分，独活八分，生地黄（切）三升（曝干），豆豉一升（熬），鼠粘子三升（曝干），上五味，捣筛为散，一服方寸匕，饮汁下，日二服，加至二、三匕。忌芜荑、蒜、面、猪肉。一方无鼠粘子。

《普济本事方》牛蒡子散：治风热成历节，攻手指，作赤肿麻木，甚则攻肩背两膝，遇暑热或大便秘即作。牛蒡子三两（隔纸炒），新豆豉（炒）、羌活各一两（去芦），干生地黄二两半，黄芪一两半（蜜炙），上为细末。汤调二钱服，空心食前，日三服。此病多胸膈生痰，久则赤肿，附着肢节，久而不退，遂成厉风，此孙真人所预戒也，宜早治之。

五、查《说文解字》尗（豉）："配盐幽尗也。从尗支声。"查《说文解字注》枝："木别生条也。草部曰茎枝主也，干与茎为草木之主，而别生条谓之枝，枝必岐出也，故古枝岐通用。"可见，豉通支，通枝或歧，又查《说文解字注》釆（biàn）："辨别也，象兽指爪分别也。仓颉见鸟兽蹄迒之迹，知文理之可相别异也，遂造书契，釆字取兽指爪分别之形。凡釆之属皆从釆。"可见，指爪有分别、别生、歧出之象，故推测豆豉可治疗人体歧出之手指肿痛一症。附方见上文"牛蒡子散"。

六、如前所述，豉通支，查《说文解字》支："去竹之枝也，从手持半竹。凡支之属皆从支。"可见，支为手持残半、残损之竹的形象，故豆豉属金，可治疗跌打损伤等症。

◎ 附方：

1. 外伤瘀血

《备急千金要方》：治被殴击损伤聚血，腹满烦恼闷方。豉一升，以水三升，煮三沸，分再服，不差重作。更取麻子煮如豉法，不差，更煮豉如上法。

《外台秘要》：又疗从高堕下，若为重物所顿笮，得瘀血方。豆豉三升，沸汤二升，渍之食项，绞去滓，内蒲黄三合，投中搅调，顿服之，不过三四服，神良。

《卫生易简方》：治从高坠下，瘀血冲心欲死，用豆豉一合，水二碗，煎数沸，去滓服。

2. 折伤

《备急千金要方·诸般伤损第三》：以治四肢骨碎，筋伤蹉跌方。以水二升，渍豉三升，取汁服之。

《外台秘要》：《千金》疗四肢骨碎，及伤筋蹉跌方……豉三升，以水七升渍之，绞去滓，取汁饮，止烦闷。

七、如前所述，豆豉属金，故可治疗咳喘等症。

◎ 附方：

1. 咳嗽

《肘后备急方》：治卒得咳嗽方。用釜月下土一分，豉七分，捣为丸，梧子大。服十四丸。

《肘后备急方》：孙真人方治咳嗽。皂荚（烧，研碎）二钱匕，豉汤下之。

《肘后备急方》：治卒得咳嗽方……饴糖六两，干姜六两（末之），豉二两，先以水一升，煮豉，三沸，去滓，内饴糖，消，内干姜，分为三服。

《外台秘要》：又香豉丸，疗上气三十年咳，气久寒冷痹，脾中客热变为冷方。食茱萸一两，甘草一两，香豉二十枚，细辛、杏仁（去尖皮、两仁者，熬）各一两，紫菀二两，上六味，捣筛为末，别捣杏仁如膏，乃内末搅令匀，蜜和丸如梧子，服三丸，日三，不知增之，至五丸，暮卧时含十丸，著咽喉中咽之。忌海藻、菘菜、生菜。

《外台秘要》：又疗三十年咳嗽上气，短气久冷，五脏客热，四肢烦疼，食饱则剧；时有发甚，不能行步，夜不得卧，多梦，香豉丸。香豉四分（熬），杏仁二分（去尖皮、两仁，熬），紫菀三分，桂心三分，甘草八分（炙），干姜二分，细辛三分，吴茱萸二分，上八味，捣筛，蜜和，服如梧子四丸，日三，不知增之，能含嚼咽汁亦佳。忌海藻、菘菜、生葱、生菜。

2. 上气

《备急千金要方》：治上气三十年不差方。大枣、杏仁各百枚，豉一百二十粒，川椒二百粒，上四味，先捣杏仁、豉令熟，后内枣、椒更捣，为丸如枣核大，含稍稍咽之，日三夜一。

3. 胸中痞坚，气上冲咽喉不得息

《伤寒论》：病如桂枝证，头不痛，项不强，寸脉微浮，胸中痞硬，气上冲喉咽，不得息者，此为胸有寒也，当吐之，宜瓜蒂散。瓜蒂一分（熬黄），赤小豆一分，上二味，各别捣筛，为散已，合治之，取一钱匕，以香豉一合，用热汤七合，煮作稀糜，去滓，取汁和散，温顿服之。不吐者，少少加，得快吐乃止。诸亡血虚家，不可与瓜蒂散。

4. 喘急

《普济本事方》紫金丹：治多年肺气喘急，呴嗽晨夕不得眠。信砒一钱半（研，飞如粉），豆豉好者一两半，水略润少时，以纸浥干，研成膏，上用膏子和砒同杵极匀，圆如麻子大。每服十五圆，小儿量大小与之，并用腊茶清极冷吞下，临卧以知为度。有一亲表妇人，患十年，遍求医者，皆不效，忽有一道人货此药，谩赠一服，是夜减半。数服顿愈，遂多金丐得此方。予屡用以救人，悉为神异。

八、如前所述，豆豉属金，故可入大肠而治疗下痢、肠毒等症。

◎ 附方：

1. 赤白下痢

《外台秘要》：又豉薤汤，疗伤寒暴下，及滞利腹痛方。豉一升，薤白一把（寸切），上二物，以水三升，煮令薤熟，漉去滓，分为再服，不差复作。

《外台秘要》：《备急》葛氏疗痢色白，食不消者，为寒下方。豉一升（绵裹），薤白一把，上二味，以水三升，煮取二升，及热顿服之。《陶效方》云疗暴下大去血痢。姚疗赤白下痢并效。

《华佗神方·华佗治赤痢神方》：香淡豉半升，黄连一升，先以水一升半，浸豉一日，滤取汁，碎黄连，薄绵裹豉汁中，煎取强半升，空腹顿服，即止。

《医心方》：《经心方》治热病后赤白痢，痛不可忍方。香豉一升，黄连三两，薤白三两，以粳米泔汁五升，煮取二升半，分三服。

《外台秘要》：张文仲、陶氏伤寒下利，豉薤汤方。豉一斤（绵裹），薤白一握，栀子十四枚（擘破），上三味，以水五升，煮取二升半，去滓，温分三服。《小品》云此方主温毒及伤寒，内虚外热，热攻肠胃，下黄赤汁，及如烂肉汁，并去赤带下、伏气腹痛，诸热毒悉主之。水四升，先煮栀子、薤白令熟，内豉煮取二升，分三服。

《华佗神方·华佗治冷热痢神方》：冷热痢者，其痢乍黄乍白，由肠胃虚弱，宿有寒而为客热所伤，冷热相乘而致。方用香豉一升，白术六两，薤白一升，升麻二两，以水七升，煮取二升半，分为三服。

《备急千金要方·冷痢第八》：治下后烦气暴上方。生苏一把（冬用苏子三两），香豉五两，上二味，以水五升，煮取二升，顿服之。

2. 肠风脏毒

《博济方》乌犀丸：治脏毒下血不止。用淡豆豉、大蒜（去皮苗）等分，一处杵令和匀，可丸即丸如梧桐子大，每服盐汤下三四十九。久患血痢亦宜服之。

《是斋百一选方·治肠风》：朱解元成言传，其兄子云知丞与渠及陆子揖提刑皆服之，数十年之疾更不复作。上淡豆豉不以多少，研令极细，入剥净大蒜，逐旋同研，候可圆为度，如梧桐子大。遇发时绝早空心，用陈米饮先下五十圆，午时再服一百圆，因病安而止，可以永绝根本，无所忌。庐州彭知录大辩亦云，此药甚妙。其方所用大蒜，先蒸九次，然后和药，仍以冷斋水送下，病止即辍药。

3. 温毒滞下

《备急千金要方》：治温毒及伤寒内虚外热攻胃，下黄赤汁及烂肉汁赤滞下，伏气腹痛诸热毒方。栀子二十枚，豉一升，薤白一握，上三味，以水四升，先煮栀子、薤白令熟，次内豉煮取二升半，分三服，顿服取差。

《医心方》：《小品方》治湿热为毒，及太阳伤寒，外热内虚，热攻肠胃，下黄赤汁及如烂肉汁，及赤滞壮热肠痛者，诸热毒下良方。栀子十四枚，豉一升，薤白一虎口，凡三物，切，以水四升，煮栀子、薤白令熟，内豉，煎取二升半，分三服。

4. 小儿下痢

《备急千金要方》：治少小洞注下痢方。炒豉令焦，水淋汁服之，神验。冷则酒淋服。

《备急千金要方》：治小儿赤白滞下方。薤白一把，豉一升，上二味，以水三升，煮取二升，分三服。

《医心方》：《龙门方》孩子赤利方。薤白（切）三合，栀子七枚，香豉二合，水二升，煎取六合，去滓，分三服之。

九、如前所述，豆豉属金，故可通调水道而治疗淋证、小便闭等症。

◎ **附方：**

1. 尿血、血淋

《备急千金要方》：治小便血方。豉二升，酒四升，煮取一升，顿服。

《仁术便览》：治小便出血条，痛不可忍。淡豆豉一撮，煎汤温服之，神效。

《验方新编》：血淋，小便内有血点或血条者是。淡豆豉五钱，煎服，虽痛不可忍者，无不奇效。

2. 小便闭

《小品方》：豉半升，水四升，煮一沸，去滓，一服立愈，通。

3. 胞转

《备急千金要方》：治胞转小便不得方。豉五合，以水三升，煮数沸，顿服之。

十、如前所述，豆豉属金，而金有收敛、收缩之象，所以豆豉可治疗咽生息肉之增生性疾病。

◎ **附方：**

《经验丹方汇编》：咽生息肉，先刺出血，豆豉同盐涂之，神效。

十一、如前所述，豆豉属金，故可治疗具有白虎之象的疟疾。

◎ **附方：**

《肘后备急方》：治疟病方。鼠妇、豆豉二七枚，合捣令相和。未发时服二丸，欲发时服一丸。

《外台秘要》：《肘后》疗疟，发作无常，心下烦热者，常山汤方。常山二两，甘草一两半（炙），豉五合（绵裹），上三味，切，以水六升，煎去滓，取二升，再服，当快吐，仍节饮食。忌海藻、菘菜、生葱、生菜。

《备急千金要方》：治肾热发为疟，令人凄凄然，腰脊痛宛转，大便难，目然，身掉不定，手足寒方。恒山三两，乌梅三七枚，竹叶（切）一升，香豉八合，葱白一握，上五味，㕮咀，以水九升，煮取三升，分三服，至发令尽。

《外台秘要》：《近效》加减疗一切疟无不效，比用不过再服，入口如神，万不一失，桃仁常山丸方。桃仁二两（不熬，亦不去双仁、尖皮），常山二两，豆豉三两，上三味，各别捣五六百杵，又和更捣六七百杵，然点好酒如黑泥自成丸，不饮酒事须酒下三十丸如梧子，未发前服，临发更服三十丸，以手捧之于鼻下嗅取气便定。如不得平复，更服三十丸，或吐或微利勿怪，亦有不吐利差者。吐了仍不得漱口，亦不得吃生葱、生菜、果子、甜物、油腻等，却发则难差。此来者，不过再三服便差，一服差者多。其常山事须直蜀者，始堪使用，桃仁须是毛桃仁，余者，即无效。豉须新美不用陈者。渴者，取乌梅三枚作浆，稍稍咽三五咽。其药唯一人患则少合，不堪预合，无力不效。今方有常山一两、桃仁五七枚、豉一合，恬多者佳，捣常山作散讫，次研桃仁作泥，别捣豉，点酒捣三五百杵，次一处和捣又六百杵以来，如法服之。

十二、如前所述，豉通支，为手持残半、残损之竹的形象，故豆豉可治疗因腹壁残破、残损而导致的疝气。

◎ 附方：

《小品方》牡丹五等散：治癞疝阴卵偏大，有气上下胀大，行走肿大为妨，服此方良验。牡丹（去心）、防风、桂心、豉（熬）、黄檗各一分，凡五物，治下筛，酒服一刀圭匕，二十日愈，治少小癞疝最良，婴儿以乳汁和如大豆与之，长宿人服方寸匕。

《小品方》牡丹散：治癞偏大气胀方。牡丹、桂心、防风、铁精、豉（熬），各等分，上五味，捣筛，酒和方寸匕服之。小儿一刀圭，二十日愈。婴儿以乳汁和大豆与之，大效。忌生葱、胡荽。

十三、如前所述，豆豉属金，而金有衰败、衰竭之象，所以豆豉可治疗消渴。

◎ 附方：

《千金翼方》乌梅汤：主下气，消渴止闷方。乌梅二七枚（大者），香豉一升，上二味，以水一斗，煮乌梅取五升，去滓，内豉，煮取三升，分三服，可常用之。

《外台秘要》：又主消渴口干方。取黄连为末，好豉微曝令干，上二味，一处捣令成丸，食后饮服四十九，日再丸，稍大如常药丸，常服有效。忌猪肉。

十四、如前所述，豆豉属金，而金有收敛、内敛、入内之象，所以豆豉可治疗出汗。

◎ 附方：

《备急千金要方·伤寒杂治第十》：治盗汗及汗无时方。豉一升，以酒二升，渍三日，服不差，更合服，不过三剂即止。

十五、如前所述，豉从支，有支离、散乱、烦乱之义，故豆豉可以治疗心烦不安、懊恼等具有烦乱特征的病症。

◎ 附方：

1. 心腹烦满

《肘后备急方》：治霍乱吐下后，心腹烦满方。栀子十四枚，水三升，煮取二升，内豉七合，煮取一升，顿服之。呕者，加橘皮二两；若烦闷，加豉一升，甘草一两，蜜一升，增水二升，分为三服。

2. 虚烦不得眠

《伤寒论》：发汗后，水药不得入口为逆，若更发汗，必吐下不止。发汗、吐下后，虚烦不得眠，若剧者，必反覆颠倒，心中懊侬，栀子豉汤主之。若少气者，栀子甘草豉汤主之。若呕者，栀子生姜豉汤主之。栀子豉汤方：栀子十四个（擘），香豉四合（绵裹），上二味，以水四升，先煮栀子，得二升半，内豉，煮取一升半，去滓，分为二服，温进一服。得吐者，止后服。

《伤寒论》：阳明病，脉浮而紧，咽燥口苦，腹满而喘，发热汗出，不恶寒，反恶热，身重。若发汗则躁，心愦愦公对切，反谵语。若加温针，必怵惕烦躁不得眠。若下之，则胃中空虚，客气动膈，心中懊恼，舌上胎者，栀子豉汤主之。肥栀子十四枚（擘），香豉四合（绵裹），上二味，以水四升，煮栀子，取二升半，去滓，内豉，更煮取一升半，去滓，分二服，温进一服。得快吐者，止后服。

《肘后备急方》：又差复虚烦不得眠。眼中痛疼懊恼，豉七合，乌梅十四枚，水四升，先煮梅取二升半，内豉取一升半，分再服。无乌梅，用栀子十四枚亦得。

3. 心中懊恼

《伤寒论》：阳明病，下之，其外有热，手足温，不结胸，心中懊恼，饥不能食，但头汗出者，栀子豉汤主之。

《华佗神方·华佗治伤寒不眠神方》：本病为阳独盛阴偏虚之症，其候为不得眠，反复颠倒，心内苦痛懊恼。方用肥栀子十四枚，香豉四合（绵裹），以水四升，先煮栀子取二升半，去滓，内豉，更煮取一升半，去豉分温再服。得吐止服。

豆蔻（土、金）

南梁萧纲《和萧侍中子显春别》："别观蒲桃带实垂，江南豆蔻生连枝。无情无意尚如此，有心有恨徒自知。"唐代韩偓《无题》："宿饮愁萦梦，春寒瘦著人。手持双豆蔻，的的为东邻。"唐代杜牧《赠别二首·其一》："娉娉袅袅十三余，豆蔻梢头二月初。春风十里扬州路，卷上珠帘总不如。"可见，古人常常用豆蔻比喻恩爱夫妻、勇敢的怀春少女，甚至是风尘少女等，但这里的豆蔻一般指的是红豆蔻，而不是肉豆蔻、白豆蔻或者草豆蔻。下面尝试用训诂的方法来破解"豆蔻"这个名字给我们的启示。

一、豆的甲骨文表示盛放、容纳食物的高脚器皿，此与"土爱稼穑"之义相符，故豆蔻属土，可治疗腹泻、霍乱、下利等肠道盛装、包含、容纳、储藏食糜之功能失常所引起的各种症状。

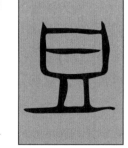

◎ 附方：

1. 泄泻

《瑞竹堂经验方》二神丸：治脾肾泄泻不止程裕卿推官传。破故纸半斤炒，肉豆蔻四两生，上为细末，用肥枣取肉研膏，和药杵，丸如梧桐子大，每服五七十九，空心，用米饮汤送下。

豆（甲骨文）

《卫生易简方》：治脾胃虚弱，不进饮食，泄泻。用破故纸（炒）四两，肉豆蔻二两（生，为末）；以大枣四十九枚，生姜四两（切），同煮，枣烂去姜，取枣肉研膏和药丸如桐子大。每服五十丸，盐汤下。

《鸡峰普济方》温脾散：治大肠虚冷，滑泄如痢。肉豆蔻二个（炮出大毒），缩砂仁三七个，上为细末，每服二钱，粟米饮调下，枣汤下亦得。

《世医得效方》豆蔻饮：治滑泄，神效。陈米一两，肉豆蔻（面裹煨）、五味子、赤石脂（研）各半两，上为末。每服二钱，粟米汤饮调下，日进三服。

《卫生易简方》：治肠胃虚寒，心腹冷痛，泄泻不止，用干姜（炮）、附子（炮，去皮脐）、肉豆蔻（面裹煨），等分为末，米糊丸如桐子大。每服五十丸，空心米饮下。

2. 霍乱

《外台秘要》：《救急》疗霍乱无问干湿冷热等，木香汤方。青木香长三寸，高良姜二两，豆蔻子二枚，上三味，哎咀，以水一大升，煮取半升，顿服之则定。

《外台秘要》：又疗湿霍乱吐痢无限，宜合高良姜等三味饮子服之方。高良姜二两，豆蔻子十二枚，桂心二两，上药切，以水四升，煮取一升，去滓，细细啜之，亦有于此方加干姜、人参二物。忌生葱。

3. 下痢

《卫生易简方》：治冷痢，腹痛，不能食。用肉豆蔻一两，去皮，以醋和面裹，煨面熟为度，捣为末，粥饮下一钱匕。

《外台秘要》：《近效》疗冷痢方。肉豆蔻五颗（合皮碎），甘草二两（炙），上二味，切，以水三升，煮取一升半，顿服之。

《卫生易简方》：治初得痢冷热赤白及霍乱。用甘草一两（炙），豆蔻七个（锉）。水三升，煎一升，分服。

《瑞竹堂经验方》：治一切泻痢。木香二两，黄连二两半，肉豆蔻十个（大者），上三味，先为细末，取鸡子清搜药作饼子，于慢火上炙令黄色变红者，稍干，再为末，面糊为丸，如梧桐子大，每服五十丸，空心，米饮汤下。

二、如前所述，豆蔻属土，故可治疗饮食积滞、饮食停聚等导致消化道装盛、包含、容纳、储藏食糜功能障碍所产生的一系列上逆之症。

◎ 附方：

1. 饮食不化，心下痞

《仁术便览》：治食后感寒，饮食不化，心下痞者。藿香、豆蔻、吴茱萸、砂仁，上为末，每服三钱，姜汤下。

2. 不下食

《外台秘要》：又疗呕逆不下食，腹中气逆，豆蔻子汤方。豆蔻子七枚（碎），生姜五两，人参一两，甘草一两（炙），上四味，切，以水四升，煮取一升五合，去滓，分温二服，相去如人行五六里。忌海藻、菘菜。

《世医得效方·五膈》宽中散：治因忧恚，寒热动气，成五种膈气，不进饮食。白豆蔻（去皮）二两，缩砂四两，香附子（炒，去毛）十六两，丁香四两，木香三两，青皮（去白）四两，甘草（炙）五两，厚朴（去皮，姜汁炒令熟）一斤，陈皮（去白）四两，上为末。每服二钱，入生姜二片，盐少许。沸汤点服，不以时候。诸冷气用之亦效。

《普济本事方》二神丸：治脾肾虚弱，全不进食。破故纸四两（炒香），肉豆蔻二两（生），上为细末，用大肥枣四十九个，生姜四两，切片同煮，枣烂去姜，取枣剥去皮核用肉，研为膏，入药和杵，丸如梧子大。每服三十丸，盐汤下。有人全不进食，服补脾药皆不验，予授此方，服之欣然能食，此病不可全作脾虚。盖因肾气怯弱，真元衰劣，自是不能消化饮食，譬如鼎釜之中，置诸米谷，下无火力，虽终日米不熟，其何能化？黄鲁直尝记服菟丝子，净淘酒浸曝干，日抄数匙以酒下，十日外饮啖如汤沃雪，亦知此理也。

3. 心腹胀满

《卫生易简方》：治心腹胀满，短气。用草豆蔻一两，去皮，为末，以木瓜、生姜汤调下半钱。

《外台秘要》：又疗心腹胀满，不能下食及痢白脓方。厚朴五两（炙），豆蔻五枚，甘草一两（炙），干姜一两，上四味，切，以水五升，煮取一升五合，绞去滓，分为二服，日再。

4. 恶心呕吐

《肘后备急方》：治人忽恶心不已方……但多嚼豆蔻子及咬槟榔，亦佳。

《卫生易简方》：治胃气冷，吃食即欲吐。用白豆蔻三枚为末，好酒一盏，微温调服，日三盏。

5. 吐乳

《急救广生集》：砂仁、白豆蔻各十四粒，生、炙甘草各二钱，共为末，常掺入儿口中即止。

6. 盐蛋积滞

《奇效简便良方》：肉豆蔻一个，煨去油，煎服数服。

7. 产后呃逆

《华佗神方·华佗治产后呃逆神方》：白豆蔻、丁香各五钱，共研末，桃仁煎汤下一钱，少顷再服，服尽自愈。

三、豆通短，故豆蔻可治疗气短一症。

◎ 附方：

《肘后备急方》：《千金方》治心腹胀，短气。以草豆蔻一两，去皮，为末，以木瓜生姜汤下半钱匕。

四、蔻从寇，而寇字的金文本义为侵入民宅者持械袭击主人，故豆蔻属金，可治疗咳嗽等症。

◎ 附方：

《奇效良方》：咳逆通治方。草豆蔻（去皮）、益智（去皮）各一两，干柿蒂二两，上㕮咀，每服三钱，水一中盏，入生姜半分，煎至五分，去滓，不拘时热服。

《圣济总录》：治一切涎嗽，温胃止吐逆，分气丸方。藿香叶、草豆蔻

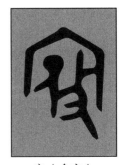

寇（金文）

（去皮）、半夏（汤洗七遍，焙）各一两，丁香、白矾（枯）各半两，上五味，捣研为细末，面糊和丸，如绿豆大，每服二十九，橘皮汤下，不拘时。

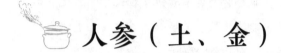

人参（土、金）

　　经方中的人参指的是上党人参或党参，而不是辽东关外所产的人参。唐代杜甫《赠卫八处士》："人生不相见，动如参与商。今夕复何夕，共此灯烛光。"这里的"参"与"商"二字指的是天上的参星和商星，参星位于西方酉位，商星位东方卯位，此出彼没，永不相见。所以古人经常用参星和商星来比喻居于两地分居、聚少离多的夫妻，或者用来比喻人生一别，永难相见。那么，人参的命名与参星有没有关系呢？下面尝试用训诂的方法来破解"人参"这个名字给我们的启示。

　　一、查《说文解字注》人："礼运曰，人者，其天地之德，阴阳之交，鬼神之会，五行之秀气也。又曰，人者，天地之心也，五行之端也，食味别声被色而生者也。按禽兽草木皆天地所生，而不得为天地之心，惟人为天地之心。"可见，人为天地之中心，而在人体则上焦为天，下焦为地，中焦为土，故人参属土，可治疗痞满、反胃等中土之病或中心之病。

◎ 附方：

1. 痞满

　　《伤寒论》：伤寒五六日，呕而发热者，柴胡汤证具，而以他药下之，柴胡证仍在者，复与柴胡汤。此虽已下之，不为逆，必蒸蒸而振，却发热汗出而解。若心下满而硬痛者，此为结胸也，大陷胸汤主之。但满而不痛者，此为痞，柴胡不中与之，宜半夏泻心汤。半夏半升（洗），黄芩、干姜、人参、甘草（炙）各三两，黄连一两，大枣十二枚（擘），上七味，以水一斗，煮取六升，去滓，再煎取三升，温服一升，日三服。

　　《金匮要略》：呕而肠鸣，心下痞者，半夏泻心汤主之。半夏泻心汤方：半夏半升（洗），黄芩三两，干姜三两，人参三两，黄连一两，大枣十二枚，甘草三两（炙），上七味，以水一斗，煮取六升，去滓，再煮，取三升，温服一升，日三服。

　　《伤寒论》：伤寒，汗出解之后，胃中不和，心下痞硬，干噫食臭，胁下有水气，腹中雷鸣，下利者，生姜泻心汤主之……生姜四两（切），甘草三两（炙），人参三两，干姜一两，黄芩三两，半夏半升（洗），黄连一两，大枣十二枚（擘），上八味，以水一斗，煮取六升，去滓，再煎取三升，温服一升，日三服。附子泻心汤，本云加附子，半夏泻心汤、甘草泻心汤，同体别名耳。生姜泻心汤，本云理中人参黄芩汤，去桂枝、术，加黄连并泻肝法。

　　《伤寒论》：伤寒中风，医反下之，其人下利日数十行，谷不化，腹中雷鸣，心下痞硬而满，干呕，心烦不得安，医见心下痞，谓病不尽，复下之，其痞益甚，此非结热，但以胃中虚，客气上逆，故使硬也，甘草泻心汤主之。甘草四两（炙），黄芩三两，干姜三两，半夏半升（洗），大枣十二枚（擘），黄连一两，上六味，以水一斗，煮取六升，去滓，再煎取三升，温服一升，日三服。臣亿等谨按：上生姜泻心汤法，本云理中人参黄芩汤，今详泻心以疗痞。痞气因发阴而生，是半夏、生姜、甘草泻心三方，皆本于理中也，其方必各有人参。今甘草泻心中无者，脱落之也。

《伤寒论》：太阳病，外证未除，而数下之，遂协热而利，利下不止，心下痞硬，表里不解者，桂枝人参汤主之。桂枝四两（别切），甘草四两（炙），白术三两，人参三两，干姜三两，上五味，以水九升，先煮四味，取五升，内桂，更煮取三升，去滓，温服一升，日再、夜一服。

2. 呕吐、哕逆

《金匮要略》：呕而胸满者，茱萸汤主之。茱萸汤方：吴茱萸一升，人参三两，生姜六两，大枣十二枚，上四味，以水五升，煮取三升，温服七合，日三服。

《金匮要略》：干呕吐涎沫，头痛者，茱萸汤主之。

《金匮要略》：妊娠呕吐不止，干姜人参半夏丸主之。干姜人参半夏丸方：干姜、人参各一两，半夏二两，上三味，末之，以生姜汁糊为丸，如梧子大，饮服十丸，日三服。

《金匮要略》：哕逆者，橘皮竹茹汤主之。橘皮竹茹汤方：橘皮二升，竹茹二升，大枣三十枚，人参一两，生姜半斤，甘草五两，上六味，以水一斗，煮取三升，温服一升，日三服。

《金匮要略》：呕而发热者，小柴胡汤主之。小柴胡汤方：柴胡半斤，黄芩三两，人参三两，甘草三两，半夏半斤，生姜三两，大枣十二枚，上七味，以水一斗，煮取六升，去滓，再煎，取三升，温服一升，日三服。

3. 胃反

《金匮要略》：胃反呕吐者，大半夏汤主之。大半夏汤方：半夏二升（洗完用），人参三两，白蜜一升，上三味，以水一斗二升，和蜜扬之二百四十遍，煮药取二升半，温服一升，余分再服。

《备急千金要方》：治胃反不受食，食已即呕吐，大半夏汤方。半夏三升，人参二两，白术一升，白蜜一升，生姜三两，上五味，哎咀，用水五升，和蜜，扬之二三百下，煮取一升半，分三服。

《世医得效方》薤白粥：治反胃，无问久远冷热。人参一两（细切），以水一大升，煎取三合，鸡子三个（去黄），薤白二茎，熟稀粟米粥，上以鸡子白及薤白、粟等三味，熟调搅，然后暖人参汤相和，更调搅，顿服之，不限早晚。服无忌，当时便定，准前服，万不失一。如思食，即与粟米粥饮，渐渐加粳米和之。

4. 反酸

《肘后备急方》：治人食毕噫醋及醋心方。人参一两，茱萸半斤，生姜六两，大枣十二枚，水六升，煮取二升，分为再服也。

二、人参一名人薓（shēn），查《说文解字》，薓字从浸，通浸，通润，有浸润、渐渍之义，故人参有浸润、渐渍之功，可治疗口干、舌燥、咽燥、消渴等症。

◎ 附方：

《集验方》：治消渴引饮方。用人参、栝楼根等分，生研为末，炼蜜丸梧子大。每服百丸，食前麦门冬汤下，日二服，以愈为度，名玉壶丸。忌酒、面、炙煿。

《伤寒论》：服桂枝汤，大汗出后，大烦渴不解，脉洪大者，白虎加人参汤。知母六两，石膏一斤（碎，绵裹），甘草二两（炙），粳米六合，人参三两，上五味，以水一斗，煮米熟汤成，去滓。温服一升，日三服。

《伤寒论》：伤寒，若吐若下后，七八日不解，热结在里，表里俱热，时时恶风，大渴，舌上干燥而烦，欲饮水数升者，白虎加人参汤主之。知母六两，石膏一斤（碎），甘草二两（炙），人参二两，粳米六合，上五味，以水一斗，煮米熟汤成，去滓，温服一升，日三服。此方立夏后、立秋前乃可服，立秋后不可服。正月二月三月尚凛冷，亦不可与服之，与之则呕利而腹痛。诸亡血虚家亦不可与，得之则腹痛、利者，但可温之，当愈。

《伤寒论》：若渴欲饮水，口干舌燥者，白虎加人参汤主之。知母六两，石膏一斤（碎），甘草二两（炙），粳米六合，人参三两，上五味，以水一斗，煮米熟汤成，去滓，温服一升，日三服。

三、"角亢氐房心尾箕，斗牛女虚危室壁，奎娄胃昴毕觜参，井鬼柳星张翼轸。"这是周天二十八星宿的排列顺序。再查《说文解字注》参之本字曑："唐风传曰三星参也。天官书、天文志皆云参为白虎三星。直者，是为衡石。盖乡者，象三星。其外则象其畛域与。今隶变为参，用为参两、参差字。所今切。七部。或省。即今用参两、参差字也。"可见，周天二十八星宿，分为东方青龙、南方朱雀、西方白虎、北方玄武四方，每一方各七颗星，而参为西方白虎三星之义，故《辅行诀脏腑用药法要》中大白虎汤之命名主要和人参有关；同时，在人体则西方白虎为肺，故上党人参属金，可入肺治疗咳嗽、喘息。

◎ 附方：

1. 肺痿咳嗽

《肘后备急方》：治肺痿咳嗽，吐涎沫，心中温温，咽燥而不渴者。生姜五两，人参二两，甘草二两，大枣十二枚。水三升，煮取一升半，分为再服。

《集验方》：治肺痿、咳唾涎沫不止，咽燥而渴方。生姜五两，人参三两，甘草二两（炙），大枣十二枚，上四味，切，以水五升，煮取一升半，分再服。忌海藻、菘菜。

2. 咳嗽

《肘后备急方》：《灵苑方》治咳嗽上气，喘急，嗽血，吐血。人参好者，捣为末，每服三钱匕，鸡子清调之，五更初服便睡。去枕仰卧，只一服愈。年深者，再服。忌腥、咸、鲊、酱、面等，并勿过醉饱，将息佳。

《卫生易简方·小儿感冒喘嗽》：治发热咳嗽，气喘面红。用人参、天花粉等分为末，每服半钱，蜜水调下。

《医心方》：《产经》云治妊身咳逆，若伤寒咳，人参汤方。人参、甘草各一两，生姜五两，大枣十枚，凡四物，切，以水四升，煮取一升半，分二服，良。

3. 气喘、上气

《肘后备急方》：治卒上气，鸣息便欲绝方……末人参，服方寸匕，日五六。

《瑞竹堂经验方》人参胡桃汤：治胸满喘急，不能睡卧，老人宜服。人参、胡桃五个取肉，与参等分，上件作一服，用水一盏，生姜五片，煎至七分，去滓，临卧温服。

《文堂集验方》：虚喘，喘无休歇，呼吸不接续，出多入少，乃不足也。用人参一钱半，胡桃肉五个（连衣），加生姜三片，枣一枚，水煎温服。

《华佗神方·华佗治伤寒气喘神方》：紫苏一把，水煮稍稍饮之，其喘立止。或以防己、人参等分为末，桑白皮煎水，服二钱。

《奇效良方》参苏饮：治妇人产后，血入于肺，面黑发喘欲死者，人参一两为末，苏木二两，上先以水二碗，煮取苏木汁一钟，去滓，调入参末二钱，不拘时服。

《金匮要略》：膈间支饮，其人喘满，心下痞坚，面色黧黑，其脉沉紧，得之数十日，医吐下之不愈，木防己汤主之。虚者即愈，实者三日复发，复与不愈者，宜木防己汤去石膏加茯苓芒硝汤主之。木防己汤方：木防己三两，石膏十二枚（鸡子大），桂枝二两，人参四两，上四味，以水六升，煮取二升，分温再服。

《金匮要略》：大逆上气，咽喉不利，止逆下气者，麦门冬汤主之。麦门冬汤方：麦门冬七升，半夏一升，人参、甘草各二两，粳米三合，大枣十二枚，上六味，以水一斗二升，煮取六升，温服一升，日三夜一服。

《辅行诀脏腑用药法要》大白虎汤：治天行热病，心中烦热，时自汗出，口舌干燥，渴欲饮水，时呷嗽不已，久不解者方。石膏如鸡子大（打），麦门冬半升，甘草（炙）二两，粳米六合，半夏半升，竹叶三大把，生姜二两（切），上七味，以水一斗二升，先煮粳米。米熟饨，去米，内诸药，煮至六升，去滓。温服二升，日三服。

4. 咽喉不利

《备急千金要方》：治咽喉不利，下气方。射干、杏仁、人参、附子、桂心各一两，上五味，末之，蜜丸如指大。含一丸，稍稍咽之，令药味相接。

《备急千金要方·卷十八大肠腑方·咳嗽第五》：大逆上气，咽喉不利，止逆下气，麦门冬汤方。麦门冬汁三升，半夏一升，人参、甘草各三两，粳米二合，大枣二十枚，上六味，㕮咀，以水一斗二升，煮取六升，去滓。服半升，日三夜一。

四、查《说文解字注》参之本字曑："召南传曰，参伐也，汉人参伐统呼伐，故毛以伐释参。从晶彡声。"查《说文解字》伐："击也，从人持戈。一曰败也。"可见，参通伐，通败，有败坏、毁坏、损坏、虚损之义，此与"金曰从革"之义相符，故人参属金，可以治疗虚损等症。

◎ **附方：**

《卫生易简方》：治劳止血后补药，用大人参二两，水二盏，枣五枚，煎一盏，不拘时细细服之，令其熟睡一觉。

《伤寒论》：伤寒解后，虚羸少气，气逆欲吐，竹叶石膏汤主之。竹叶二把，石膏一斤，半夏半升（洗），麦门冬一升（去心），人参二两，甘草二两（炙），粳米半升，上七味，以水一斗，煮取六升，去滓，内粳米，煮米熟汤成，去米，温服一升，日三服。

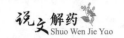

五、如前所述，人参属金，而金有收敛、内敛、入内之性，所以人参可治疗吐血等出血症。

◎ 附方：

《肘后备急方》：《灵苑方》治咳嗽上气，喘急，嗽血，吐血。人参好者，捣为末，每服三钱匕，鸡子清调之，五更初服便睡。去枕仰卧，只一服愈。年深者，再服。忌腥、咸、鲊、酱、面等，并勿过醉饱，将息佳。

《奇效良方》人参汤：治吐血、咯血。上用人参一两，为细末，五更时用鸡子清调如稀糊，匙抄服。若服人参末尽甚效，或服半两亦可，服讫却卧。一方用乌鸡子清，以手磨成水，须磨千百次，自然化成水，然后以人参末二钱调匀，约五更服。服药时不得语，仰啜自下，自然觉心肺俱凉，满口津液。

《博济方》：治暴吐血不止方。用人参一味为末，每服一大钱，以鸡子青投新水半盏，调下。

六、查《说文解字注》参之本字曑可知，参有参差、参错、交错、绞痛、错杂、杂乱之义，故人参可治疗寒热错杂所引起之痞症以及少阳病等引起的虚实夹杂之症，如痞满、少阳证，痞满附方见前。

◎ 附方：

《伤寒论》：伤寒五六日中风，往来寒热，胸胁苦满，嘿嘿不欲饮食，心烦喜呕，或胸中烦而不呕，或渴，或腹中痛，或胁下痞硬，或心下悸、小便不利，或不渴、身有微热，或咳者，小柴胡汤主之。柴胡半斤，黄芩三两，人参三两，半夏半升（洗），甘草（炙）、生姜各三两切，大枣十二枚（擘），上七味，以水一斗二升，煮取六升，去滓，再煎取三升，温服一升，日三服。若胸中烦而不呕者，去半夏、人参，加栝楼实一枚。若渴，去半夏，加人参，合前成四两半，栝楼根四两。若腹中痛者，去黄芩，加芍药三两。若胁下痞硬，去大枣，加牡蛎四两。若心下悸、小便不利者，去黄芩，加茯苓四两。若不渴，外有微热者，去人参，加桂枝三两，温覆微汗愈。若咳者，去人参、大枣、生姜，加五味子半升，干姜二两。

 # 防己（土、金）

《伤寒杂病论》中防己的功效跨度较大，防己黄芪汤、防己茯苓汤主要以利水湿为主，但木防己汤则涉及支饮咳喘，附方中的小续命汤又涉及中风。下面尝试用训诂的方法来破解"防己"这个名字给我们的启示。

一、查《说文解字》防："堤也，从阜方声。陂，防或从土。"可见，防从阜，为比较高的土堆之义，可水来土掩或土可胜水；同时，防通隄，通堤，乃堤坝之义，有防御、抵御、止御水患之功，故防己属土，可抵御水邪为患而治疗水肿、遗尿等症。

己通纪，查《说文解字注》纪："南国之大川。纪理众水，使不壅滞。"可见，纪有纪理之义，故防己属土，可纪理众水，使不壅滞，从而使水湿之邪或从汗孔或从小便或从大便等人体通道分别有序而出。

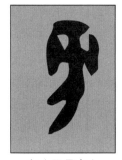

方（甲骨文）

防通方，而方的甲骨文表示在罪犯的颈部戴上枷锁，并将其流放到边远之地；同时，有观点认为己的甲骨文像来回交错的编系在作战用的箭杆上的丝绳，故防己属金，可通调水道而治疗水肿。

最后，己在天干中属中宫，中宫腹部具有深厚之性，故防己所治之水肿应偏向于在腹内壅滞而深厚者。

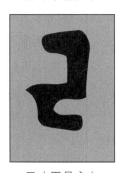

己（甲骨文）

◎ 附方：

1. 水肿

《普济方》：治大小便闭水肿方。大黄、防己各二钱半，上为末，蜜丸梧桐子大，米饮下十九，小便利为度。

《备急千金要方》：治水肿利小便方。大黄、白术（一作葶苈）、木防己各等分，上三味，末之，蜜丸。饮下如梧子十九，利小便利度，不知加之。

《肘后备急方》：河东裴氏传经效治水肿及暴肿。葶苈三两，杵六千下，令如泥，即下汉防己末四两，取绿头鸭，就药白中截头，沥血于臼中，血尽，和鸭头更捣五千下，丸如梧桐子，患甚者，空腹白汤下十九，稍可者，五丸，频服五日止，此药利小便，有效如神。

《奇效良方》鸭头丸：治湿热，面目肢体悉肿，腹胀喘急，二便秘涩。甜葶苈（微炒）、猪苓、防己各一两，上为细末，取绿鸭头血和丸，如梧桐子大。每服七十九，食前白汤送下。

《金匮要略》：皮水为病，四肢肿，水气在皮肤中，四肢聂聂动者，防己茯苓汤主之。防己茯苓汤方：防己三两，黄芪三两，桂枝三两，茯苓六两，甘草二两，上五味，以水六升，煮取二升，分温三服。

2. 胸腹内水肿

《金匮要略》：腹满，口舌干燥，此肠间有水气，己椒苈黄丸主之。己椒苈黄丸方：防己、椒目、葶苈（熬）、大黄各一两，上四味，末之，蜜丸如梧子大，先食饮服一丸，日三服，稍增，口中有津液。渴者，加芒硝半两。

《医心方》：《葛氏方》治大腹水病方。防己、甘草、葶苈各二两，捣，苦酒和，服如梧子三丸，日三，恒将之，取都消乃止。

《外台秘要》：《范汪》海藻丸，疗腹中留饮方。海藻、木防己、甘遂、苁蓉、椒（熬）、芫花（熬）、葶苈子（熬）各一两，上七味捣筛，蜜和为丸如梧子，服十九，不差当增之。

3. 遗尿，小便涩

《外台秘要》：《千金》疗遗尿，小便涩方……木防己二两，葵子二两，防风三两，上三味，切，以水五升，煎取二升半，分温三服。作散亦佳。

《医心方》：《病源论》云，遗尿者，此由膀胱虚冷，不能约于水故也。《范汪方》治人喜遗尿方。防己、防风各三分，葵子二分，治末，服方寸匕。一方防己三升。

《普济方》：治妇人小便艰涩，产后淋沥，其效如神。泽泻、防己各等分，上为末，每服二钱，温酒调下，不拘时候。

二、如前所述，防己属金，故可治疗肺痿咳喘等症。

◎ 附方：

1. 肺痿喘嗽

《华佗神方》：治肺痿喘嗽神方。防己末二钱，浆水一钱，煎七分细呷。

《华佗神方》：治伤寒气喘神方……或以防己、人参，等分为末，桑白皮煎水，服二钱。

《普济方》防己散：治肺痿咯血多痰。汉防己、黄荜苈，上各等分为末，每服二钱，糯米饮调服，食后。

《普济方》：治吐血、咯血。黄药子、防己，上等分同研末，每服一钱，煎小麦汤调下，吐甚者，一服减，二服定。

《普济方》白前散：治肺痿咳嗽，日月久远，喘息促，肩胛高，卧仰不安。白前、旋覆花半两，桑根白皮一两（锉），赤茯苓一两，汉防己半两，麻黄（去根节）半两，紫菀一两（洗去苗土），五味子半两，白蒺藜半两（微炒，去刺），上为散。每服四钱，以水一中盏，煎至五分去滓。不计时候，温服。

2. 咳嗽气喘

《鸡峰普济方》防己元：治咳嗽不计新久者，防己、杏仁、贝母、甘草各二两，甜荜苈四两，上为细末，水煮面糊元如梧桐子大，每服二十元，食后，生姜汤下。

《世医得效方》：嚼药防己散，薄荷、百药煎、枯矾、防己、甘草，上锉散，入口细嚼，旋旋咽下。治热嗽失声有效。

《普济方》荜苈丸：治肺气咳嗽，面目虚肿，大便秘涩。甜荜苈（隔纸炒）二两，郁李仁（去皮炒）二两，防己半两，桑根白皮（锉，炒）二两，上为末，煮枣肉和丸如梧桐子大，每服二十九，生姜汤下，不计时候。

《普济方》荜苈丸：治肺脏气实，心胸壅闷，咳嗽喘促，大肠气滞。甜荜苈三分（隔纸炒，令紫色）、杏仁二七枚（汤浸，去皮尖、双仁，麸炒微黄）、牵牛子一两（微炒）、汉防己一两、陈橘皮半两（汤浸，去白瓤，焙），上件药捣罗为末，炼蜜丸桐子大，每服不计时。煎桑白皮汤下二十九。

《世医得效方》荜苈丸：又名防己丸，大治肺气咳嗽，面浮目肿，喘促，睡卧不得，步履艰难，小便赤涩等疾。汉防己、贝母（煨令微黄）、木通各一两，甜荜苈（隔纸炒，令紫色）、杏仁（去皮尖及双仁，面炒微黄，细研）各二两，上为末，枣肉为丸如梧子大，每服三十九，煎桑白皮汤下，不拘时候。

《卫生易简方》：治肺不足，喘嗽久不已者，调顺气血，消化痰涎。用木香、防己各二钱，杏仁三钱，为末，炼蜜丸如小豆大。每服二十九，桑白皮汤下。如大便秘，加荜苈。

3. 支饮喘满

《金匮要略》：膈间支饮，其人喘满，心下痞坚，面色黧黑，其脉沉紧，得之数十日，医吐下之不愈，木防己汤主之。虚者即愈，实者三日复发，复与不愈者，宜木防己汤去石膏加茯苓芒硝汤主之。木防己汤方：木防己三两，石膏十二枚（鸡子大），桂枝二两，人参四两，上四味，以水六升，煮取二升，分温再服。

三、如前所述，防己属金，而金有收敛、内敛、内收、入内之象，所以防己可治疗鼻衄。

◎ 附方：

《普济方》防己散：治鼻衄。用防己三两三，捣罗为散，每服二钱，新汲水调下。老人小儿取一钱服，更用热汤调少许。鼻中嗅气佳，亦用糯米饮调下。

四、如前所述，防己属金，而金具有拘禁、拘束、拘挛、拘急之象，所以防己可治疗风湿、中风等疾病所引起的手足拘挛等症。

◎ 附方：

1. 风湿

《金匮要略》：风水，脉浮身重，汗出恶风者，防己黄芪汤主之。腹痛加芍药。防己黄芪汤方：防己一两，甘草半两（炒），白术七钱半，黄芪一两一分（去芦），上锉麻豆大，每抄五钱匕，生姜四片，大枣一枚，水盏半，煎八分，去滓温服，良久再服。喘者，加麻黄半两；胃中不和者，加芍药三分；气上冲者，加桂枝三分；下有陈寒者，加细辛三分。服后当如虫行皮中，从腰下如冰，后坐被上，又以一被绕腰以下，温令微汗，差。

《千金翼方》防己汤：主风湿，四肢疼痹，挛急浮肿方。木防己三两，茯苓一两，桑白皮（切）二升，桂心三两，芎䓖三两，甘草一两半（炙），大枣二十枚（擘），芍药二两，麻黄二两（去节），上九味，㕮咀，以水一斗二升，煮麻黄，减一升，内药，煮取三升，分三服，渐汗出，令遍身以粉粉之，慎风冷。一方茯苓四两，麻黄三两。

《外台秘要》防己汤：疗风历节，四肢疼痛，如捶锻不可忍者方。防己、茯苓、白术、桂心、生姜各四分，人参二两，乌头七枚（炮），甘草三两（炙），上八味，切，以苦酒一升，水一斗合煮，取三升半，一服八合，日三夜一。当觉热痹忽忽然，慎勿怪也。若不觉，复合服，以觉乃止。凡用乌头皆去皮，熬令黑，乃堪用，不然至毒，人宜慎之。忌醋物、桃、李、雀肉、生葱、猪肉、冷水、海藻、菘菜。

2. 中风

《备急千金要方》小续命汤：治卒中风欲死，身体缓急，口目不正，舌强不能语，奄奄忽忽，神情闷乱，诸风服之皆验，不令人虚方。麻黄、防己（《崔氏》《外台》不用防己）、人参、黄芩、桂心、甘草、芍药、芎䓖、杏仁各一两，附子一枚，防风一两半，生姜五两，上十二味，㕮咀，以水一斗二升，先煮麻黄三沸，去沫，内诸药，煮取三升。分三服，甚良；不差，更合三四剂必佳。取汗，随人风轻重虚实也。有人脚弱，服此方至六七剂得差。有风疹家，天阴节变，辄合服之，可以防瘖。

《外台秘要》：《千金》疗卒暴风口面僻，半身不随不转，竹沥汤方。竹沥三升，防风、防己、升麻、桂心、芎藭、羚羊角屑各二两，麻黄四两（去节），上八味，切，以水四升，合竹沥煮取二升半，分为三服，三日服一剂，常用。《广济》同。《集验》无羚羊角，余同。忌生葱。

五、如前所述，防通方，查《说文解字》方："并船也，象两舟省總头形。凡方之属皆从方。"可见，方为两舟并头之义，而舟有周旋之义，两舟一并头则舟在水中周旋之势可以得到缓解，故防己可治疗旋运或眩晕。

◎ 附方：

《奇效良方》汉防己散：治上焦风痰攻注，头目旋运，心神烦乱。汉防己、麦门冬（去心，焙）、前胡，以上各一两，半夏（汤泡）、旋覆花、防风、细辛、甘草（炙），以上各半两，赤茯苓、人参、芎藭、羚羊角屑、枳实（麸炒）、荆芥，以上各三分，上咬咀。每服三钱，水一中盏，生姜半分，煎至六分，去滓，不拘时温服。忌饴糖、羊肉。

六、查《说文解字注》己："中宫也，戊已皆中宫，故中央土，其日戊己。注曰己之言起也。"查《说文解字注》起："能立也，起本发步之称。引申之训为立，又引申之为凡始事、凡兴作之称。"可见，己通起，有兴作、兴起、起动、发动之义，故防己可以治疗有"聂聂动"之象者。

◎ 附方：

《金匮要略》：皮水为病，四肢肿，水气在皮肤中，四肢聂聂动者，防己茯苓汤主之。防己茯苓汤方：防己三两，黄芪三两，桂枝三两，茯苓六两，甘草二两，上五味，以水六升，煮取二升，分温三服。

七、如前所述，己通起，有兴作、发作、发起之义，故防己可防止温疟、诸痫等具有发作有时之特点的疾病再次发作、兴起，所以《神农本草经》记载防己"主风寒，温疟热气诸痫"。

◎ 附方：

《外台秘要》：又主痉冒葛根汤，疗妊娠临月，因发风痉，忽闷愦不识人，吐逆眩倒，小醒复发，名为子痫病方。贝母、葛根、丹皮（去心）、木防己、防风、当归、芎藭、桂肉（切，熬）、茯苓、泽泻、甘草（炙）各二两，独活、石膏（碎）、人参各三两，上十四味，切，以水九升，煮取三升，分二服。贝母令人易产，若未临月者，升麻代之。忌海藻、菘菜、酢物。

《卫生易简方》：治诸痫风，用威灵仙稍多，防风、荆芥、防己、麻黄、杏仁、细辛、川芎、白芷等分锉碎。姜三片，酒盏半，煎七分，发时热服。后用黄荆条火炙，取两头津水和腊酒，吞金箔镇心丸下。忌发风毒物，不问男女年久者，皆效。

防风（土、金）

《诗经·防有鹊巢》："防有鹊巢，邛有旨苕。谁侜予美，心焉忉忉。"这里的"防"字为堤坝的意思，可见，防风的"防"字最早是作堤坝讲的，那防风会不会有治疗水肿的作用呢？下面尝试用训诂的方法来破解"防风"这个名字给我们的启示。

一、查《说文解字》防："堤也，从𨸏方声。陸，防或从土。"可见，防从𨸏，为比较高的土堆之义，故防风属土，可胜水；同时，防通堤，乃堤坝之义，有防御、抵御、止御水患之功，而小便又名小水，故防风可抵御水邪为患而治疗水肿、遗尿等症。同时，防通方，而方的甲骨文表示在罪犯的颈部戴上枷锁，并流放到边远之地，故防风属金，可通调水道而治疗水肿，又可收束膀胱而治疗遗尿。

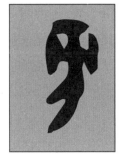

方（甲骨文）

◎ 附方：

1. 水肿

《肘后备急方》：水病之初，先目上肿起如老蚕，色侠头脉动。股里冷，胫中满，按之没指。腹内转侧有节声，此其候也，不即治，须臾身体稍肿，肚尽胀，按之随手起，则病已成，犹可为治，此皆从虚损大病，或下痢后，妇人产后，饮水不即消，三焦受病，小便不利，乃相结渐渐生聚，遂流诸经络故也，治之方……防风、甘草、葶苈各二两，捣，苦酒和丸，如梧子大三丸，日三服，常服之。取消平乃止。

《备急千金要方》：治头面遍身风肿，防风散方。防风二两，白芷一两，白术三两，上三味，治下筛，酒服方寸匕，日三。

2. 遗尿，小便涩

《备急千金要方》：治遗尿，小便涩方……防己、葵子、防风各一两，上三味，㕮咀，以水五升，煮取二升半，分三服。散服亦佳。

《医心方》：《病源论》云遗尿者，此由膀胱虚冷，不能约于水故也。《范汪方》治人喜遗尿方：防己、防风各三分，葵子二分，治末，服方寸匕。一方防己三升。

二、防通方，查《说文解字》方："并船也，象两舟省總头形。凡方之属皆从方。"可见，方为两舟并头之义，而舟有周旋之义，两舟并头则舟在水中周旋之势可以得到缓解，故防风可治疗旋运或眩晕。

◎ 附方：

《卫生易简方》：治头目眩晕，用大黄、荆芥穗、防风等分，为粗末，大作剂水煎，去渣服，以利为度。一方有川芎。

三、如前所述，防风属金，故可治疗解颅之具有裂解、开裂、裂隙、破裂之象者。

◎ 附方：

《千金翼方》：治小儿囟开不合方。防风一两半，白及半两，柏子仁半两，上三味，捣为散，乳汁和，以涂囟上，日一度，十日知，二十日合。

四、如前所述，防风属金，而金具有拘禁、拘束、拘挛、拘急之象，所以防风可治疗历节、中风等疾病所引起的手足拘挛等症。同时，风之繁体字風，从虫凡声。查《说文解字》凡："最括也。从二。二，偶也，从乁。乁，古文及。"可见，風通凡，从及，通悉，即急，故防风可治疗各种因风邪所引起的急症，其中以肢体挛急、牙关紧急等为主。

◎ 附方：

1. 历节风

《金匮要略》：诸肢节疼痛，身体尫羸，脚肿如脱，头眩短气，温温欲吐，桂枝芍药知母汤主之。桂枝芍药知母汤方：桂枝四两，芍药三两，甘草二两，麻黄二两，生姜五两，白术五两，知母四两，防风四两，附子二枚（炮），上九味，以水七升，煮取二升，温服七合，日三服。

《外台秘要》：《深师》大风引汤，疗男女历节风，大虚，手脚曲戾，或变狂走，或悲笑，言语错乱，无所不疗方。茯苓、防风、当归、白前、干姜、甘草（炙）各二两，大豆一升，生姜、独活各三两，远志（去心）、附子（炮）、人参各一两，大枣三十枚，上十三味，切，先以水一斗五升，煮豆、枣取一斗，去滓，内诸药，煮取三升，分为五服。忌海藻、菘菜、猪肉、醋物、蒜、面、生菜等。

2. 中风不省人事，牙关紧急

《肘后备急方》：治中风不省人事，牙关紧急者。藜芦一两（去芦头，浓煎），防风（汤浴过，焙干，碎切，炒微褐色）捣为末，每服半钱，温水调下，以吐出风涎为效，如人行二里未吐，再服。

3. 中风不能语

《奇效良方》：治感风不能语方。以黄芪、防风煮汤数斛，置床下熏之。昔唐许裔宗初仕陈，为新蔡王外兵参军，时有柳太后感风而不能言，脉沉而口噤，裔宗曰：既不能下药，宜汤气熏之，药入腠理，周时可差。乃造此汤数斛，置床下，气如烟雾，其夕便得语。药力熏蒸，其效如此。

4. 中风如狂

《金匮要略》防己地黄汤：治病如狂状，妄行，独语不休，无寒热，其脉浮。防己一分，桂枝三分，防风三分，甘草二分，上四味，以酒一杯，渍之一宿，绞取汁，生地黄二斤，咬咀，蒸之如斗米饭久，以铜器盛其汁，更绞地黄汁，和分再服。

5. 破伤风、狂犬病

《普济本事方》玉真散：治破伤风及打扑伤损。天南星（汤洗七次）、防风（去钗股）各等分，上细末，如破伤风以药敷贴疮口，然后以温酒调下一钱。如牙关急紧，角弓反张，用药二钱，童子小便调下。或因斗伤相打，内有伤损之人，以药二钱，温酒调下。打伤至死，但心头微温，以童子小便调下二钱，并三服，可救二人性命。

6. 产后中风

《卫生易简方》：治产后中风，口噤顽麻，如角弓反张。用羌活、防风各二两，酒五升，渍一宿，以大豆一升炒烟生，乘热倾酒中搅动，闭半日。每取一盏，温服。

五、如前所述，防风属金，而金具有收敛、内敛、内收、入内之象，所以防风可治疗出汗、出血等症。

◎ 附方：

1. 盗汗、自汗

《洪氏集验方》：治盗汗，防风细切，上为细末，浮麦煎汤服之。婺州汪伯敏将仕云，当见周仲恭尚书言，旧有盗汗之疾，每至大屋，则肢体凛然，须以帏幕遮护，后得此方遂愈。

《医心方》：《千金方》牡蛎散，治卧即盗汗、头痛方。牡蛎三两（熬），术三两，防风三两，上三味，酒服方寸匕，日一，止汗之验无出于此，一切泄汗皆愈。

《医心方》：《僧深方》治风汗出少气方。防风十分（一方三两），白术六分（一方三两），牡蛎三分（一方三两），凡三物，治筛，以酒服方寸匕，日三。

《普济本事方》：治风虚多汗恶风……白术、防风（去钗股）各一两，牡蛎三分（炒如粉），上细末，酒调二钱服。恶风加防风一倍，气加术，面肿加牡蛎。

《医心方》：《范汪方》治风汗出方。防风一两，牡蛎一两，干姜一两，凡三物，治筛一升，白粉三升合搅，以粉之。欲粉时，于铜铫中熬令小温，良。

《卫生易简方》：治夜汗不止。用黄芪、白术、防风等分，每服五七钱，水盏半，煎七分，温服。恶寒加桂枝。

2. 手汗

《串雅内外编》：手汗。黄芪一两，葛根一两，荆芥三钱，防风三钱，水煎汤一盆，热熏而温洗，三次即无汗。

3. 崩中

《奇效良方》独圣散：治妇人血崩不止。防风不以多少（去叉芦），上为细末。每服二钱，食前酒煮白面清调下，日二服。更以面糊作为丸，酒投之极验。

车前（土、金、火）

《诗经·芣苢》："采采芣苢，薄言采之。采采芣苢，薄言有之。采采芣苢，薄言掇之。采采芣苢，薄言捋之。采采芣苢，薄言袺之。采采芣苢，薄言襭之。"可见，《诗经》在描写采集芣苢劳动的时候用了相当轻快的节奏，并用"采之""有之""掇之""捋之""袺之""襭之"等一连串的动词来描述古人采集芣苢时的迫切以及收获满满的欢喜。民国以前的大部分人认为芣苢就是现在的车前，那么，车前又不能作为食物来大量食用，古人采集它是用来干什么的呢？下面尝试用训诂的方法来破解"车前"这个名字给我们的启示。

一、查《说文解字注》车（車）："释名曰，古者曰车，声如居。言行所以居人也，今曰车。车，舍也。行者，所处若屋舍也。"查《说文解字》舍："市居曰舍。从亼、屮象屋也。口象筑也。"可见，车通舍，从亼，有集合、集聚、积聚、敛聚之象，此与"土爱稼穑"之义相符，故车前属土，可治疗泄泻等症。

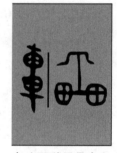

车（两种甲骨文）

◎ 附方：

《苏沈良方》：欧阳文忠公尝得暴下，国医不能愈。夫人云：市人有此药，三文一贴，甚效。公曰：吾辈脏腑与市人不同，不可服。夫人使以国医药杂进之，一服而愈。公召卖者，厚遗之，求其方，久之乃肯传。但用车前子一味为末，米饮下二钱匕。云此药利水道而不动气，水道利则清浊分，谷脏自止矣。

《世医得效方》车前散：治暴泻不止，小便不通。车前子，上为末。每服二钱，米饮调。根叶亦可，立效。

《仁术便览》：治暴泄不止，小便不通。用车前子炒为末，每服二钱，米饮调下。其根捣汁服，止泄。

《卫生易简方》：治水泻……用车前子炒焦为末，米饮调一钱服。

《验方新编》：暴泄不止，小便短少，车前子炒为末，每服二钱，米饮下。并根叶捣汁服亦妙。脾胃虚寒者，不宜服。

《济世神验良方》断痢散：治小儿赤白滞下并水泻。车前子（炒香）为末，每服一二钱，米饮下即止。

《验方新编》：久泻不止……白术一两，车前子五钱，煎服，立止。此分水神方也。或车前子一味煎服亦可。脾胃虚寒者，忌服。

《华佗神方·华佗治暑泄神方》：暑泄，一名伏暑泄泻。治用白术一两，车前子五钱，上二味，姜水煎服，神效。

二、查《说文解字注》车："从戈者，车所建之兵，莫先于戈也。"可见，车字从戈，为句兵，具有杀伐、杀戮之象，故车前属金，可治疗金疮。同时，车的甲骨文表示有轮子驱动的带有类似于装甲而可保护人的箱体的作战工具，故车前属金，可治疗金疮。

◎ 附方：

《备急千金要方·金疮》：治金疮血出不止方……捣车前汁敷之，血即绝。连根收用亦效。

三、如前所述，车前属金，故可入肺而治疗咳喘等症。

车前一名茉（fú）苢，查《说文解字》茉："华盛。从草不声。一曰茉苢。"可见，茉为花盛之义，有充盛、茂盛、充沛之义，与《诗经》中"其叶肺肺"以及"夏三月，此谓蕃盛"之义皆同，故车前属火，可入肺而治疗咳喘。

"前"的甲骨文代表人坐在船上，不用脚走，而是随着舟船沿着一定的路线前行。笔者推测这种"前行"有顺流而下之义，引申之则有顺从、顺降、下降之义，故车前属金，可治疗咳喘等症。

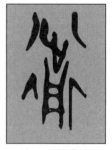

前（甲骨文）

◎ 附方：

《湖南药物志》治百日咳：车前草三钱，水煎服。

四、如前所述，车前属金，有肃杀之象，可通调水道而治疗淋证、小便不通等症。

◎ 附方：

1. 淋证

《备急千金要方》：小儿淋方。车前子一升，水二升，煮取一升，分服。

《卫生易简方》：治小便出血……用车前草捣绞汁五合，空心服之。亦治五淋。

《医心方》：《广济方》治血淋方。车前叶捣取汁半升，和蜜一匙，搅令消，顿服之，立差。

《奇方类编》：血淋沙淋。车前草捣汁一大碗，空心顿服。

《奇效良方》：车前草方，治小肠有热，血淋急痛。上用生车前草洗净，白内捣细，每服准一盏许，井水调，滤清汁，食前服。若沙石淋，则以寒水石火煅，研为细末和之，新水调服。一方用蜜调服。

《医心方》：《医门方》云治妊娠患淋，小便涩，水道热痛方。车前子五两（炙），葵子一升，水五升，煮取一升半，分二服。

《千金翼方》：治淋方。车前子一把，榆白皮一握，乱发如鸡子大（烧之取灰），上三味，以水六升，煮取三升，分再服。

《医心方》：《病源论》云，少儿淋者，肾与膀胱热也。其状小便出少起数，小腹急，痛引脐是也。《僧深方》云，车前子、滑石分等，治筛，麦粥清和，服半钱匕。

《医心方》：《广济方》疗热淋，小便涩痛方。车前（切）一升，通草三两，葵根（切）一升，芒硝六分，汤成下，切，以水七升，煮取二升，去滓，内芒硝，分温三服。忌热食。

2. 小便不通

《备急千金要方》：服车前子末方寸匕，日三，百日止。

《医心方》：车前子一升，以水三升，煮取一升二合，再服。

《外台秘要》：《备急》卒小便不通及胞转方。车前草一斤，水一斗，煮取四升，分四服。

《医心方》：《新录单方》治小便不出，腹满气急者方……车前草切三升，以水五升，煮取二升，分二服，日一。

《仁术便览·小便不通》草蜜汤：生车前草，捣取自然汁半钟，入蜜一匙，调服。

《备急千金要方》：治小儿小便不通方。车前草（切）一升，小麦一升，上二味，以水二升，煮取一升二合，去滓，煮粥服，日三四。

《文堂集验方》：车前草捣汁，调滑石末涂脐四围，如碗口大，热则易之。如怀孕至六七月，小便不通，乃胎气下陷，溺孔被压而然，气虚不能举胎所致，宜服补中益气汤。

《备急千金要方》：治卒不得小便方。车前草一把，桑白皮半两，上二味，㕮咀，以水三升，煎取一升，顿服之。

《医心方》：葵子、车前子，水五升，煮取二升半，三服。

《全生指迷方·小便》石韦汤：石韦（去毛，锉）、车前子（锉，车前叶亦可，等分），上浓煮汁饮之。若腹胀，泾溲不得，好卧屈膝，阴缩肿，此厥阴之厥，加赤茯苓、黄芩，分两如前。

《神仙济世良方》：李铁拐仙治小便闭塞方。用车前子五钱，肉桂三分。水煎服，即愈。

五、如前所述，车前属金，可治疗金疮；同时，金有收敛、内敛、敛入之功，故车前可治疗金疮出血、尿血等出血症。

◎ 附方：

1. 金疮血出不止

《备急千金要方》：捣车前汁敷之，血即绝。连根收用亦效。

《千金翼方》：兵疮方。捣车前汁敷之，血即止。

《验方新编》：刀斧伤，不可见水，用车前叶捣烂敷之，可以止血。用生半夏末带血敷上立止痛，能生肌收口。

2. 尿血

《备急千金要方》：煮车前根、叶、子，多饮之为佳。

《医心方》：《葛氏方》治妇人尿血方。车前草一斤，水一斗，煮取四升，分四服。

《外台秘要》：车前草，捣，绞取汁五合，空腹服之，差。

《验方新编》：车前草根半斤，洗净捣烂，绞取汁，多服极效。

《种福堂公选良方》：旱莲草、车前子各等分，将二味捣自然汁，每日空心服一茶杯。

《绛囊撮要》车莲饮：治溺血屡验。旱莲草、车前草，捣汁各半茶杯和匀，空心温服，如无鲜者，各用三钱，煎浓汤服。

《验方新编》：茅草根三钱，车前子一钱，煎汤，调发灰服。

《种福堂公选良方》：治小便下血，用清利不效者，用补中益气汤加车前子治之自愈。

六、如前所述，车前属金，故可治疗具有白虎之象的疟疾。

◎ 附方：

《备急千金要方》：治疟无问新久者方。鼠尾草、车前子各一虎口，上二味，哎咀，以水五升，煮取二升，未发前服尽。

《外台秘要》：《千金》栀子汤，主疟经数年不差者，两剂差；一月以来，一剂差方。栀子十四枚，常山三两，车前叶二十枚（炙干），秫米十四粒，上四味，切，以水九升，煮取三升，分三服，未发一服，发时一服，发后一服，以吐利四五行为差。不止，冷饮止之。忌生葱、生菜。

《奇效简便良方》：止疟……车前子草（嫩头），搓热，早一时辰，塞鼻孔（男左女右）。

七、车的甲骨文表示有轮子驱动，并带有可保护人的箱体的一种作战工具，故车前属金，有下垂、垂覆、覆盖、障覆之象，可治疗目翳内障。

◎ 附方：

1. 目翳

《外台秘要》：又疗眼中翳少轻者方。取枸杞及车前子叶分等，手中熟按，使汁欲出；又别取桑叶两三重裹之，悬于阴地经宿，乃摘破桑叶取汁，细细点目中，不过三五度，翳目当烂。

2. 久患内障眼

《苏沈良方》：熟干地黄、麦门冬、车前子相得，治久患内障眼有效。屡试之，信然。其法细捣罗，蜜丸如梧桐子大。每服，温酒熟水任下。然三药皆润，难捣，旋焙旋捣。和合异常甘香，真奇药也。

八、如前所述，车前属金，而金有服从、屈从、顺服、顺滑之象，故车前可治疗横生逆产等不顺之症。

◎ 附方：

1. 纵横生不可出

《备急千金要方》：菟丝子末，酒若米汁服方寸匕，即生。车前子亦好，服如上法。

《卫生易简方》：治横生倒产……用车前子为末，酒调二钱服。

《惠直堂经验方》：润胎方，产妇胎未下，而胞水先流，则干涩难产。以车前子二三两，酒半碗，水四碗，煎服。

《急救良方》：治横逆不顺手足先出，或子死腹中。或用菟丝子末、车前子，米酒调下。

2. 滑胎令易产

《备急千金要方》：车前子一升，阿胶八两，滑石二两，上三味，治下筛。饮服方寸匕，日再。至生月乃服。药利九窍，不可先服。

九、如前所述，车前属金，有阳气开始屈服、蛰伏于下之象，故车前可治疗阳气衰微、泄精等症。

◎ 附方：

1. 阳气衰微，终日不起

《千金翼方》：车前根叶，上一味，曝干，捣为散，酒服方寸匕，日三服。

2. 泄精

《卫生易简方》：用车前子草，捣绞汁二合，服甚效。

十、查《说文解字》前的繁体字歬："不行而进谓之歬。从止，在舟上。"查《说文解字注》船："舟之言周旋也。"可见，前从舟，有周旋、旋转、旋运、眩晕之义，故推测车前子可治疗眩晕，即《药性论》所言"能去风毒，肝中风热"。

◎ 附方：

《圣济总录》：治妇人经脉不调，头眩睛疼，恶心减食，车前子饮方。车前子、甘菊花、天雄（炮裂，去皮脐）、当归（炙，锉）、京三棱（煨，锉）、黄连（去须）各一两，干熟地黄（焙）、桔梗（锉，炒）、延胡索、草薢、柴胡（去苗）、赤芍药、赤石脂（研）各一两半，石膏（椎碎）三两，桂去（粗皮）半两，上一十五味，咬咀如麻豆。每服五钱匕，以水一盏半，入生姜一枣大，切，煎取八分，去滓，温服，不拘时候。

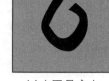

十一、车前一名苤苢，苢通㠯或以，㠯或以字的甲骨文像连在婴儿脐眼上的脐带，故车前子可治疗脐内脓血不干。

◎ 附方：

《验方新编》：脐内脓血不干……车前子，炒焦为末，敷之即愈。

以（甲骨文）

厚朴（土、金、火）

历代注家都认为厚朴这个名字的命名主要和它的树皮较厚有关，所以厚朴又名重皮。但厚朴的命名真的只是因为皮厚这一个原因吗？下面尝试用训诂的方法来破解"厚朴"这个名字给我们的启示。

一、《左传·昭公二十九年》："木正曰句芒，火正曰祝融，土正曰后土，金正曰蓐收，水正曰玄冥。"可见土正的神名为后土。同时，查《说文解字》厚："山陵之厚也。从早从厂。㕜，古文厚从后土。"可见，厚字又作㕜，从后，有后土之义，也有皇后之义，而皇后有君王之功，她居中央而发号施令以告四方，在人体则为中土脾胃，可统领肝、心、肺、肾四脏，所以，厚朴属土，为土正后土之正药，可治疗各种脾胃之疾病。

◎ 附方：

1. 心腹胀满

《肘后备急方》：《斗门方》治男子女人久患气胀心闷，饮食不得，因饮食不调，冷热相击，致令心腹胀满方。厚朴火上炙令干，又蘸姜汁炙，直待焦黑为度。捣筛，如面，以陈米饮调下二钱匕，日三服，良。亦治反胃，止泻甚妙。

《肘后备急方》：治痰壅呕逆，心胸满闷不下食。用厚朴一两涂生姜汁，炙令黄，为末，非时粥饮调下二钱匕。

《金匮要略》：痛而闭者，厚朴三物汤主之。厚朴八两，大黄四两，枳实五枚，上三味，以水一斗二升，先煮二味，取五升，内大黄，煮取三升，温服一升。以利为度。

《伤寒论》：发汗后，腹胀满者，厚朴生姜半夏甘草人参汤主之。厚朴半斤（炙），生姜半斤，半夏半升（洗），甘草二两（炙），人参一两，上五味，以水一斗，煮取三升，去滓，温服一升，日三服。

《伤寒论》：伤寒下后，心烦腹满，卧起不安者，栀子厚朴汤主之。栀子十四个（擘），厚朴四两（炙，去皮），枳实四枚（水浸，炙令黄），上三味，以水三升半，煮取一升半，去滓，分二服，温进一服。得吐者，止后服。

《伤寒论》：阳明病，脉迟，虽汗出不恶寒者，其身必重，短气，腹满而喘，有潮热者，此外欲解，可攻里也。手足濈然汗出者，此大便已硬也，大承气汤主之；若汗多，微发热恶寒者，外未解也（一法与桂枝汤）；其热不潮，未可与承气汤；若腹大满不通者，可与小承气汤，微和胃气，勿令至大泄下。大承气汤方：大黄四两（酒洗），厚朴半斤（炙，去皮），枳实五枚（炙），芒硝三合，上四味，以水一斗，先煮二物，取五升，去滓；内大黄，更煮取二升，去滓；内芒硝，更上微火一两沸，分温再服。得下，余勿服。小承气汤方：大黄四两，厚朴二两（炙，去皮），枳实三枚（大者，炙），上三味，以水四升，煮取一升二合，去滓，分温二服。初服汤当更衣，不尔者，尽饮之；若更衣者，勿服之。

《金匮要略》：病腹满，发热十日，脉浮而数，饮食如故，厚朴七物汤主之。厚朴半斤，甘草三两，大黄三两，大枣十枚，枳实五枚，桂枝二两，生姜五两，上七味，以水一斗，煮取四升，温服八合，日三服。呕者，加半夏五合，下利去大黄，寒多者，加生姜至半斤。

2. 大腹水肿

《外台秘要·大腹水肿方五首》：牵牛子三分（熬），厚朴一分（炙），上二味捣筛，强人服三棱角壳，弱人二壳，酒饮随意，枢筋有水气病水肿诸药不能瘥者，此方效验。

《普济本事方》：治肿满小便不利……厚朴（去皮，姜汁制，炒）半两，牵牛子五两，炒取末二两，上细末。每服二钱，煎姜枣汤调下。

3. 心口胃脘痛

《种福堂公选良方》：治心头痛欲死不可忍者。良姜、厚朴（姜汁炒）、灵脂，上各等分为末。每服一钱，醋汤下即止。

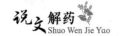

4. 呕逆不食

《医心方》：《博济安众方》治呕逆不食方。厚朴三两（去皮，姜涂，炙），人参一两，橘皮一两，上，以水三升，煎取一升，分作三服，饭后服。

《医心方》：《博济安众方》产后呕逆不能食方。厚朴二两（炙），白术一两（炒），上，以水二升，煎取一升，分四五服。

5. 霍乱

《医心方》：《录验方》治霍乱虚冷，吐逆下利……单煮厚朴，饮一二升，有效。

《医心方》：《耆婆方》治霍乱先腹痛方……厚朴汁饮之。

《医心方》：《耆婆方》治霍乱烦闷凑满方。厚朴二两（炙），以水三升，煮取一升半，分三服，老人小儿亦佳。

《医心方》：《医门方》疗霍乱心烦方。香豉七合（绵裹），栀子仁三两，厚朴三两（炙），水五升，煮取二升，去滓，分温二服，重者，不过再，必愈。

《外台秘要》：又疗霍乱后渴，口干腹痛不止者，厚朴桂心汤方。厚朴四两（炙），桂心二两，上二味切，以水四升，煮取一升二合，绞去滓，内分六合，细细饮之，服了如其渴欲得冷水，尽意饮之。

《外台秘要》：经心录疗霍乱后烦呕，厚朴汤方。厚朴二两（炙），生姜三两，枳实三两（炙），上三味切，以水六升，煮取二升，分三服。

《外台秘要》：又疗小儿霍乱，呕吐不止方。人参六分，厚朴三分（炙），陈仓米三合，上三味切，以水三升，煮取七合，去滓，分服之。

6. 下利

《医心方》：《僧深方》治少阴泄利不绝，口渴，不下食，虚而兼烦方……厚朴（炙），捣末，酒服方寸匕，日五六。

《外台秘要》：又疗小儿水痢不止方。厚朴（炙）、黄连各一两，上二味切，以水一升，煎取六合分服，杂痢此方并治之。

《世医得效方》：治妊娠洞泄寒中方。厚朴、干姜二味杵合，同炒至干，上为末，糊丸梧桐子大。米饮下二十九，食前服。

《回生集》立止水泻方：车前子一钱，泽泻一钱，厚朴一钱二分（姜汁炒），共为细末，热水调服，即愈。

7. 大便坚闭

《肘后备急方》：若大便坚闭令利者，大黄四两，厚朴二两，枳实四枚，以水四升，煮取一升二合，分再服，得通者，止之。

8. 伏暑

《卫生易简方》：治伏暑引饮，口燥咽干，或吐或泻。用白扁豆（微炒）、厚朴（去皮，姜汁炙）各二钱，香薷（去土）二钱，锉细，水一盏，入酒少许，煎七分，沉冷，不拘时服。

《仁术便览》香薷饮：治夏月伏暑呕吐。香薷一两，厚朴、扁豆、甘草各三钱，用水四碗，煎至二碗，顿冷，徐徐服。

二、如前所述，厚朴属土，故可克水从而治疗浮肿。

◎ 附方：

《验方新编》：病后浮肿，老鸭加真川厚朴二钱，蒸食，连食三只，即愈，神效。体虚者勿服。

三、查《说文解字》腹："厚也。从肉复声。"查《说文解字注》腹："《释诂》《毛传》皆云腹厚也，则是引申之义。谓凡厚者，皆可称腹。"可见，厚通腹，故厚朴主要作用于腹部而治疗腹部胀满。附方见前文。

四、如前所述，厚朴属土，而子宫（女子胞）也属土，故厚朴可入子宫而治疗月经不调或不孕不育等症，同时可入子宫而下死胎。又朴通卜，查《说文解字》卜："灼剥龟也，象灸龟之形。一曰象龟兆之从横也。凡卜之属皆从卜。"可见，卜象龟兆之纵横，而兆通坼，有坼裂、散裂、裂解、解散之义，故厚朴可治疗血结之不解者、血瘀之积聚者。

◎ 附方：

1. 痛经

《医心方》：《耆婆方》治妇人月节来腹痛血气方。防风二两，生姜六两，厚朴三两（炙），甘草二两，术二两，枳实二两（炙），桔梗一两，七味，切，以水六升，煮取一升半，去滓，分为三服。

2. 月水不通

《医心方》：《子母秘录》云产后月事不通方。厚朴皮三大两，以水三大升，煮取一升，分三服。空腹服之，神验。

《卫生易简方》：治月水不通，用厚朴三两，水三升，煎一升，为三服，空心，不过三四剂差。

3. 死胎不下

《证治准绳》：治死胎不下，指甲青，舌青胀闷，口中作屎臭。先以平胃散一帖，作两服，每服酒水各一盏，煎至一盏，却投朴硝末半两，再煎三五沸温服，其胎化血水下。

五、如前所述，朴通卜，有灼之义，即炮制或以火附着之义，故厚朴属火，可治疗金疮痈疽等皮肤色红、灼热之症。

◎ 附方：

《刘涓子鬼遗方》：治金疮烦满，疼痛不得眠睡，白薇散方。白薇、栝楼、枳实（炒）、辛夷（去毛）、甘草（炙）、石膏，以上各一两，厚朴三分（炙），酸枣二分（炙），上八味，为末，调温酒服方寸匕，日三服，夜一服。

《备急千金要方》：治痈疽发背已溃，排脓生肉方。当归、桂心各二两，人参、芎䓖、厚朴、防风、甘草、白芷、桔梗各一两，上九味，治下筛，酒服方寸匕，日三夜二。未差更服，勿绝。

《外台秘要》：又疗发背痈疽，排脓散方。人参二两，当归二两，桂心二两，芎䓖一两，厚朴一两（炙），甘草一两（炙），防风二两，白芷二两，桔梗一两，上九味捣筛为散，以酒服方寸匕，日二服，不利。若疮未合，常服之。忌生冷、菘菜、海藻、生葱、蒜。

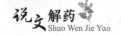

六、如前所述，朴通卜，象龟兆之纵横，而兆通坼，通裂，有分裂、裂解、破裂之义，此与"秋三月，此谓容平"之义相符，故厚朴属金，可入肺而治疗咳喘、胸满等症。

◎ 附方：

1. 喘证

《伤寒论》：喘家作桂枝汤，加厚朴、杏子。

《伤寒论》：太阳病，下之微喘者，表未解也，宜桂枝加厚朴杏子汤。桂枝三两（去皮），芍药三两，生姜三两（切），甘草二两（炙），厚朴二两（炙，去皮），杏仁五十个（去皮尖），大枣十二枚（擘），上七味，以水七升，煮取三升，去滓，温服一升。

《金匮要略》：咳而脉浮者，厚朴麻黄汤主之。厚朴麻黄汤方：厚朴五两，麻黄四两，石膏如鸡子大，杏仁半升，半夏半升，干姜二两，细辛二两，小麦一升，五味子半升，上九味，以水一斗二升，先煮小麦熟，去滓，内诸药，煮取三升，温服一升，日三服。

2. 胸满

《金匮要略》：支饮胸满者，厚朴大黄汤主之。厚朴一尺，大黄六两，枳实四枚，上三味，以水五升，煮取二升，分温再服。

《金匮要略》：痉为病，胸满，口噤，卧不着席，脚挛急，必龄齿，可与大承气汤。大黄四两（酒洗），厚朴半斤（炙，去皮），枳实五枚（炙），芒硝三合，上四味，以水一斗，先煮二物，取五升，去滓，内大黄，煮取二升，去滓，内芒硝，更上火微一二沸，分温再服，得下止服。

《外台秘要》：《深师》疗久逆上气胸满，喉中如水鸡鸣，投杯汤方。小麦一升，麻黄四两（去节），厚朴五两，石膏如鸡子，杏仁五合，上五味，以水一斗，煮取小麦熟，去麦内药，煮取三升，分三服。咳嗽甚者，加五味子、半夏（洗）各半升，干姜三累经用甚良。

《金匮要略》：胸痹心中痞气，留气结在胸，胸满，胁下逆抢心，枳实薤白桂枝汤主之，人参汤亦主之。枳实四枚，薤白半斤，桂枝一两，厚朴四两，栝楼实一枚（捣），上五味，以水五升，先煮枳实、厚朴，取二升，去滓，内诸药，煮数沸，分温三服。

3. 梅核气

《金匮要略》：妇人咽中如有炙脔，半夏厚朴汤主之……半夏一升，厚朴三两，茯苓四两，生姜五两，干苏叶二两，上五味，以水七升，煮取四升，分温四服，日三夜一服。

《医心方》：《医门方》疗咽中如肉脔，咽不入吐不出方。半夏、生姜、茯苓各四两，厚朴三两（炙），橘皮二两，水七升，煮取二升半，去滓，分温三服，服相去八九里，不过两剂必差。

七、如前所述，朴通卜，象龟兆之纵横，而兆有釁罅、罅隙、空隙、空虚、虚损之象，此与"秋三月，此谓容平"之义相符，故厚朴属金，可治疗虚损之症，正如《药性论》所说，厚朴可以治疗"虚而尿白"之症。

◎ 附方：

《备急千金要方》：治妇人下焦劳冷，膀胱肾气损弱，白汁与小便俱出，厚朴汤方。厚朴如手大，长四寸，以酒五升，煮两沸，去滓，取桂一尺末之，内汁中调和，一宿勿食，旦顿服之。

商陆（土、金、水）

下面尝试用训诂的方法来破解"商陆"这个名字给我们的启示。

一、查《说文解字》商："从外知内也。从离，章省声。"查《说文解字》离（nè）："言之呐也。从口、从内。凡离之属皆从离。"查《说文解字》内："入也。从口，自外而入也。"可见，商从离，从内，通入，有入内、纳入、返入之义，此与"金曰从革"之义相符，故商陆属金。又癥从徵，而徵的籀文表示手持武器，明取强夺，故癥具有金象。同时，商字的甲骨文表示讨论施刑，亦说明商陆属金，故可治疗暴癥。

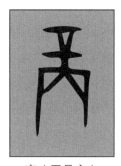

商（甲骨文）

◎ 附方：

《肘后备急方》：治卒暴癥，腹中有物如石，痛如刺，昼夜啼呼。不治之，百日死方……多取商陆根捣蒸之，以新布藉腹上，药披着布上，勿腹上，冷复之，昼夜勿息。

《圣惠方》：治痃癖不差，胁下痛硬如石，生商陆根汁一升，杏仁一两（汤浸，去皮尖）。研仁令烂，以商陆根汁相和，研滤取汁，以火煎如饧。每服取枣许大，空腹以热酒调下，渐加，以利恶物为度。

二、查《说文解字》陆："高平地。从𨸏、从坴，坴亦声。"可见，陆从𨸏，𨸏为比较高的土堆之义，故商陆与防风、防己一样属土，因水来土掩、土可胜水，故商路可抵御水邪为患而治疗水肿、水臌等症。

◎ 附方：

1. 水肿

《肘后备急方·治卒身面肿满方第二十四》：切商陆二升，以酒三升，渍三宿，服五合至一升，日三服之。凡此满或者，虚气，或者，风冷气，或者，水饮气，此方皆治之。

《卫生易简方》：治水肿。用白商陆（细切）一升，羊肉六两，水一斗，煮六升，去渣，将肉和葱豉作臛，如常法食。

《外台秘要》：《近效》疗水气方。商陆根去皮取白者，不用赤色，切如小豆许一大盏，上一味，以水三升，煮取一升以上，烂即取粟米一大盏，煮成粥，仍空腹服。若一日两度服，即恐利多，每日服一顿即微利，不得吃生冷等。

《苏沈良方》：水气肿满法，张微之屡验。《圣济总录》名商陆豆汤。生商陆切作麻豆，赤小豆如商陆之多，鲫鱼三枚去肠存鳞，上二物，实鱼腹中，取盈线缚之。水三升，缓煮。赤豆烂，取去鱼，只取二物，空腹食之，以鱼汁送下。不汗，利即差。甚者，二日再为之，不过三剂。微之家乳姥，病水饮，一剂愈。

《奇效简便良方》：水臌按之下陷不起者是，商陆根、葱白，捣填脐中。

2. 水臌

《普济方》：用商陆根赤者，杵烂，贴脐心，以绢系缚定，病自小水而出去。商陆有二种，白者不可用。

《验方新编》：水臌小便不通……商陆根、葱白，捣填脐中，小便利，肿自消。

三、商陆一名商牢，查《说文解字》牢："闲，养牛马圈也。从牛，冬省，取其四周帀也。"查《说文解字注》牢："闲也。也字今补……从牛，冬省，取其四周帀。从古文冬省也，冬取完固之意，亦取四周象形，引申之为牢不可破。鲁刀切。古音在三部。"可见，牢字为冬省，有完固之义，即牢不可破、坚固如石、固结不移、固密固藏之义，故商陆属水，可治疗石疽等牢固不移之病。

◎ **附方：**

《五十二病方》：雎（疽）始起，取商（商）牢渍醯中，以熨其种（肿）处。

《肘后备急方》：张文仲方，治石痈坚如石，不作脓者。生商陆根，捣擦之。燥即易，取软为度。

《肘后备急方》：孙真人食忌，主一切热毒肿。商陆根，和盐少许，敷之，日再易。

《华佗神方》：治石疽神方。此症肿不变色，漫肿疼痛，坚硬如石，捣生商陆根，加盐少许敷之，极效。

《圣济总录》：治痈疽结硬未成脓，又涂商陆根方。生商陆根半片，上烂捣，摊故帛上贴之，干即易，并治诸疮疖。

四、查《说文解字》商："从外知内也。从冏，章省声。"可见，商有从外知内之义，故商陆多外用，且外用即可起到效果，这可能与古人早已发现商陆内服有毒有关。

 # 杜仲（土、金、水）

一般的典故都认为杜仲这个药名来源于一个名叫杜仲的人。他为了治疗众人的腰痛而上山采集中药，不料摔下山崖。后来，人们发现了他的尸体，没想到他的怀里还揣着那味能治疗腰痛的中药。最后，众人服用了他采的这味药，腰痛就都好了，为了纪念他，大家把这味能治疗腰痛的药命名为杜

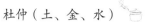

仲。那么，杜仲的命名真的就这么简单吗？下面尝试用训诂的方法来破解"杜仲"这个名字给我们的启示。

一、查《说文解字注》杜："凡实者，皆得谓之杜。"可见，杜有实之义，即充实、充塞之义，故杜仲属水。又查《说文解字注》杜："借以为杜塞之杜。"可见，杜有杜塞、闭塞之义，故杜仲属水。

查《说文解字》仲："中也。从人、从中，中亦声。"查《说文解字》中："内也。从口丨，上下通。"可见，仲通中，通内，通入，有入内、纳入、藏纳之义，故杜仲属水。

综上，杜仲属水，可使元气内入而充实于下焦，故杜仲可治疗阳痿、早泄、虚损、脚软、胎动不安、腰痛等疾病。

◎ 附方：

1. 阳痿

《备急千金要方》：治阳不起方……蛇床子、菟丝子、杜仲各五分，五味子四分，苁蓉八分，上五味，末之，蜜丸如梧子，酒服十四丸，日二夜一。

2. 梦泄

《回生集》：用猪肚雄者一个，洗净，杜仲半斤，用线缝固，煮烂去药，连汤食尽即愈。此方又能治腰疼神效。

3. 虚损

《肘后备急方·治虚损羸瘦不堪劳动方第三十三》：治男子女人五劳七伤，下元久冷，乌髭鬓，一切风病，四肢疼痛，驻颜壮气……固阳丹，菟丝子二两，酒浸十日，水淘焙干为末。更入杜仲一两，蜜炙，捣，用薯蓣末，酒煮为糊，丸如梧桐子大，空心，用酒下五十丸。

4. 脚软

《验方新编》：肾虚腰痛脚软……杜仲一两，半水半酒煎大盏服之，三日能行，七日痊愈。

5. 胎动不安

《圣济总录》：治妇人胞胎不安，杜仲丸方。上以杜仲不计多少，去粗皮，细锉，瓦上焙干，捣罗为末，煮枣肉和丸，如弹子大。每服一丸，烂嚼，以糯米汤下。

《卫生易简方》：治妊娠三两月，胎动不安，防其欲坠。用杜仲去粗皮姜汁炒去丝、川续断酒浸各二两，为末，煮枣肉，和丸如桐子大，每服七十丸，米饮下。

二、查《说文解字》杜："甘棠也。从木土声。"可见，杜通土，故杜仲属土，可治疗腰痛之属于中土之病者。

查《说文解字》要："身中也，象人要自臼之形。从臼，交省声。"可见，要与腰通，为身之中，属土。如前所述，仲通中，有中土之义，故杜仲属土，可治疗腰痛之属于中土之病者。

◎ 附方：

《肘后备急方》：腰背痛方。杜仲一斤，切，酒二斗，渍十日，服三合。

《外台秘要》：《集验》疗腰卒然痛，杜仲酒方。杜仲半斤，丹参半斤，芎䓖五两，桂心四两，细辛二两，上五味，切，以酒一斗，浸五宿，随多少饮之。《延年》《经心录》同，无桂心。忌生葱、生菜。

《外台秘要》：《经心录》杜仲酒，疗卒腰痛方。杜仲半斤，丹参半斤，芎䓖五两，上三味，切，以酒一斗，渍五宿，随性少少饮之，即差。

《验方新编》：闪挫腰痛不能屈伸……杜仲、破故纸各等分，酒煎服。

《急救良方》：治腰痛并或时挫闪，用杜仲、破故纸、胡桃仁各等分，上用酒煎服，立效。

《卫生易简方》：治风冷伤肾，腰痛不能屈伸，用杜仲一斤，姜制，炒断丝，以无灰酒三升浸十日。每服二三合，日四五服。一方为末，温酒调一钱，空心服。

《圣济总录》：治腰脚冷痹不仁，行步无力，萆薢散方。萆薢二两，桂（去粗皮）三分，杜仲（去粗皮，锉，炒）一两，上三味，捣罗为散。每服二钱匕，温酒调下，不拘时候。

《卫生易简方》：治湿伤肾经，腰重冷痛，小便自利，用附子（炮，去皮脐）、白术各一两，杜仲（去皮，炒丝去）半两。每服四钱，水一盏，姜七片，煎七分，空心温服。

《回生集》：治肾虚腰痛方。其痛悠悠缓缓，即是肾虚。杜仲酒浸炙干，捣罗为末，无灰酒调下。

《外台秘要》：《必效》寄生散，疗肾虚腰痛方。桑寄生、鹿茸炙、杜仲，上三味，各一分，作散，酒服方寸匕，日三服。

《文堂集验方》：肾虚腰痛，痛时悠悠戚戚，屡发不已，劳动即痛。杜仲、补骨脂、青盐，共为末，入猪腰子内蒸熟，好酒下，连服数次即效。

《惠直堂经验方》利腰汤：治肾虚腰痛。熟地一两，杜仲五钱，破故纸一钱，白术三钱，水煎服，四剂愈。

《惠直堂经验方》砥柱丸：治肾虚腰痛如神。破故纸（炒）四两，杜仲（去皮，锉片，用生姜二两半，捣汁，炒断丝）四两，为末，取核桃肉三十个，去皮研和，少加炼蜜，丸梧子大。用茴香汤，或酒任下三钱。一方加乳香、木香各四钱，神效。

《严氏济生方》立安散：专治腰痛。杜仲（去粗皮，锉，炒令丝断）、橘核（取仁，炒），上等分为细末，每服二钱，入盐少许，温酒调，食前服。

《是斋百一选方》：治腰痛，葛丞相方极有效验。菟丝子（酒浸）、杜仲（去皮、炒丝断），上等分为细末，以山药糊圆如梧桐子大，每服五十圆，盐酒或盐汤下亦得。

《备急千金要方》：治腰痛方。萆薢、杜仲、枸杞根各一斤，上三味，㕮咀，好酒三斗渍之，内罂中，密封头，于铜器中煮一日，服之，无节度，取醉。

《奇效良方·腰痛通治方》：治腰痛方。官桂、玄胡索、杜仲（去皮，锉，炒去丝）各等分，上为细末。每服三钱，空心用热酒调服。

《肘后备急方·治卒患腰胁痛诸方第三十二》：治反腰有血痛方。捣杜仲三升许，以苦酒和涂痛上，干复涂，并灸足踵白肉际，三壮。

三、杜仲一名思仙，查《说文解字注》思："韵会曰，自囟至心如丝相贯不绝也。"可见，思有自囟门至心如丝线相贯不绝之象也，而杜仲掰断后有丝相连不绝也，一如脊骨之间有细丝相连一般，故杜仲可治疗脊骨之丝因压迫而欲断所引起的腰腿痛。附方见前文。

四、杜仲一名思仙，查《说文解字》仙的繁体字僊："长生僊去。从人、从䙷，䙷亦声。"可见，仙的繁体字僊通䙷，通遷（迁），有变迁、变易、转变、回转之义，此与"金曰从革"同义，故杜仲属金，可收敛腠理而治疗虚汗。

◎ 附方：

《肘后备急方》：大病差后多虚汗及眼中流汗方。杜仲、牡蛎分等，暮卧水服，五匕则停，不止更作。

《外台秘要》：又疗夜卧盗汗方。左顾牡蛎、黄芪各三两，麻黄根五两，杜仲二两，上四味，捣筛为散，一服方寸匕，日三夜一，服用败蒲扇，煮取汁下药。禁蒜、面。

甘草（土、金、水）

唐代徐成的《王良百一诗·疮痍五》："肺毒若生疮，医之要肺凉。涂药先须洗，可用甘草汤。"可见，古人认为甘草单用即可治疗肺毒生疮之症。除此以外，甘草主要的功效还有哪些呢？下面尝试破解"甘草"这个名字给我们的启示。

一、查《说文解字》甘："美也，从口含一。一，道也。凡甘之属皆从甘。"可见，甘通美，有肥美、肥大、壮大、强壮之义，故甘草可治疗羸瘦不堪，可作为强壮剂来使用。

◎ 附方：

《外台秘要》：《救急》疗瘦疾方。甘草三两（炙），上每旦以小便煮甘草三数沸，顿服甚良。忌海藻、菘菜。

《备急千金要方》：治小儿羸瘦惙惙，宜常服，不妨乳方。甘草五两，末之，蜜丸。一岁儿服如小豆十丸，日三，服尽即更合。

二、有观点认为甘是指事字，甘字甲骨文中的短横表示用口、舌去品尝美味，故甘草可治疗口、舌、咽部生疮以及噎膈等不能品尝、进食之症。

◎ 附方：

1. 舌上生疮

《外台秘要》：又疗舌上疮方。猪膏一斤，蜜二升，甘草（如指节）三寸，上三味相和，煎相得，即含枣许咽之，日三，差止。

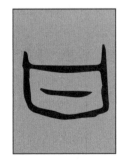

甘（甲骨文）

《奇效良方》：治舌肿及重舌。黄药、甘草（炙）各一两，上咬咀，每服三钱，水一盏，煎至七分，去滓，食后温服。

2. 口咽生疮

《肘后备急方》：《杜壬方》治上焦有热，口舌咽中生疮，嗽有脓血。桔梗一两，甘草二两。上为末，每服二钱，水一盏，煎六分，去滓，温服，食后细呷之。亦治肺痈。

3. 噎膈

《验方新编》：噎膈秘方。羊粪一两（瓦焙为末），甘草一钱，二味开水泡，澄清，逐渐饮之。俟开关，以阴糯米入麻仁、真苏子煮稀粥食之。半月后方可食饭，若遽食厚味—反难治。

三、甘字的甲骨文有人认为是用口、舌去品尝美味的意思，故甘草属土，可治疗因饮食不节导致消化不良从而造成的腹大逼满、心腹痞满、腹中急迫等症。同时，查《康熙字典》甘："又《诗·卫风》愿言思伯，甘心首疾。《传》甘，厌也。《疏》谓思之不已，乃厌足于心，用是生首疾也。凡人饮食口，甘遂至于厌足，故云：甘，厌也。"查《说文解字注》厌（yā）："笮也。竹部曰笮者，迫也。此义今人字作压，乃古今字之殊。"可见，甘通厌，通笮，通迫，有逼迫、逼窄、急迫、逼满之义，故甘草可治疗因饮食不节导致消化不良从而造成的腹大逼满、腹中急迫等症。

◎ **附方：**

《医心方》：《病源论》云小儿大腹丁奚病者，由哺食过度，而脾胃尚弱，不能磨消故也。其病腹大、颈小、黄瘦是也。《录验方》：甘草十八分，一物下筛，蜜和为丸，一岁儿服如小豆粒二十丸，日二三，不妨食及乳，服尽更合。

《医心方》：《养生要集》云凡治一切果物食不消化方。甘草、贝齿、粉，凡三物，分等作末，以水服，良。

《伤寒论》：伤寒中风，医反下之，其人下利，日数十行，谷不化，腹中雷鸣，心下痞硬而满，干呕心烦不得安。医见心下痞，谓病不尽，复下之，其痞益甚。此非结热，但以胃中虚，客气上逆，故使硬也，甘草泻心汤主之。甘草四两（炙），黄芩三两，干姜三两，半夏半升（洗），大枣十二枚（擘），黄连一两，上六味，以水一斗，煮取六升，去滓，再煎取三升。温服一升，日三服。

四、如前所述，甘草属土，故可治疗下利、霍乱等水谷不藏之症。查《说文解字》甘："美也。从口含一。一，道也。凡甘之属皆从甘。"查《说文解字》含："嗛也。从口今声。"查《说文解字注》嗛："嗛者，颊里也。广韵曰嗛猴藏食处也。嗛鼠食积于颊，人食似之，故颊车或曰嗛车。假借为衔字。"可见，甘有含之义，通嗛，为猿猴等动物用于储藏食物的颊部之义，故甘有包含、包容、包裹、裹藏、储藏食物之义，此与"土爰稼穑"之"穑"的意思相同，故甘草属土，可治疗下利、霍乱等水谷不藏之症。

◎ **附方：**

1. 下利

《外台秘要》：《近效》疗赤白痢日数十行，无问老小方。甘草二两（炙），上一味切，以浆水四升，煮取一升，去滓，顿服之。

《伤寒论》：脉浮而迟，表热里寒，下利清谷者，四逆汤主之。甘草二两（炙），干姜一两半，附子一枚（生用，去皮，破八片），上三味，以水三升，煮取一升二合，去滓，分温二服。强人可大附子一枚、干姜三两。

《伤寒论》：大汗出，热不去，内拘急，四肢疼，又下利厥逆而恶寒者，四逆汤主之。甘草二两（炙），干姜一两半，附子一枚（生用，去皮，破八片），上三味，以水三升，煮取一升二合，去滓，分温再服。若强人，可用大附子一枚、干姜三两。大汗，若大下，利而厥冷者，四逆汤主之。

《金匮要略》：呕而脉弱，小便复利，身有微热，见厥者，难治，四逆汤主之……附子一枚（生用），干姜一两半，甘草二两（炙），上三味，以水三升，煮取一升二合，去滓，分温再服。强人可大附子一枚、干姜三两。

《伤寒论》：少阴病，下利清谷，里寒外热，手足厥逆，脉微欲绝，身反不恶寒，其人面色赤，或腹痛，或干呕，或咽痛，或利止脉不出者，通脉四逆汤主之……甘草二两（炙），附子大者一枚（生用，去皮，破八片），干姜三两（强人可四两），上三味，以水三升，煮取一升二合，去滓，分温再服，其脉即出者愈。面色赤者，加葱九茎；腹中痛者，去葱，加芍药二两；呕者，加生姜二两；咽痛者，去芍药，加桔梗一两；利止脉不出者，去桔梗，加人参二两。病皆与方相应者，乃服之。

《伤寒论》：下利清谷，里寒外热，汗出而厥者，通脉四逆汤主之。

《伤寒论》：恶寒脉微（一作缓）而复利，利止亡血也，四逆加人参汤主之。甘草二两（炙），附子一枚（生，去皮，破八片），干姜一两半，人参一两，上四味，以水三升，煮取一升二合，去滓，分温再服。

《外台秘要》温脾汤：主脾气不足，虚弱下痢，上入下出方。干姜、大黄各三两，人参、附子（炮）、甘草（炙）各二两，上五味切，以水八升，煮取二升半，去滓，分为三服。忌海藻、菘菜、猪肉、冷水。

2. 霍乱

《肘后备急方》：治霍乱心腹胀痛，烦满短气，未得吐下方……干姜二两，甘草二两，附子一两，水三升，煮取一升，内猪胆一合，相和，分为三服。

《备急千金要方》：治吐下而汗出，小便复利，或下利清谷，里寒外热，脉微欲绝，或发热恶寒，四肢拘急，手足厥冷，四逆汤主之。方：甘草二两，干姜一两半，附子一枚，上三味，㕮咀，以水三升，煮取一升二合，温分再服，强人可与大附子一枚，干姜至三两。

《备急千金要方》：治吐利已断，汗出而厥，四肢拘急不解，脉微欲绝，通脉四逆汤主之。方：大附子一枚，甘草一两半，干姜三两（强人四两），上三味，㕮咀，以水三升，煮取一升二合，分二服，脉出即愈。若面色赤者，加葱白九茎。

《肘后备急方》四顺汤：治吐下腹干呕，手足冷不止。干姜、甘草、人参、附子各二两，水六升，煮取三升半，分为三服。若下不止，加龙骨一两；腹痛甚，加当归二两。胡洽用附子一枚，桂一两。人霍乱亦不吐痢，但四肢脉沉，肉冷汗出渴者，即差。

《备急千金要方》：治霍乱转筋，内冷汗出，呕哕者，四顺汤方。人参、干姜、甘草各三两，附子一枚，上四味，㕮咀，以水六升，煮取二升，分三服。

《千金翼方》：主霍乱吐下腹痛、手足逆冷方。大附子一枚（去皮，破八片），干姜三两，人参、甘草（炙）各一两，上四味，㕮咀三味。以水五升，煮取一升半。分三服。

五、如前所述，甘有含之象，而含从今，从人，通集，有集聚、集聚、汇聚、聚合、敛聚之义，故甘草属金、属水，可治疗咽痛、肺痿、咳喘、遗尿、尿血等症。

◎ 附方：

1. 咽痛

《伤寒论》：少阴病二三日，咽痛者，可与甘草汤；不差，与桔梗汤。甘草二两，上一味，以水三升，煮取一升半，去滓，温服七合，日二服。

2. 肺痈

《金匮要略》：咳而胸满，振寒脉数，咽干不渴，时出浊唾腥臭，久久吐脓如米粥者，为肺痈，桔梗汤主之。桔梗一两，甘草二两，上二味，以水三升，煮取一升，分温再服，则吐脓血也。

3. 肺痿

《肘后备急方》：治肺痿咳嗽，吐涎沫，心中温温液液，咽燥而不渴者……甘草二两，以水三升，煮取一升半，分再服。

《金匮要略》：肺痿，吐涎沫而不咳者，其人不渴，必遗尿，小便数，所以然者，以上虚不能制下故也。此为肺中冷，必眩，多涎唾，甘草干姜汤以温之。若服汤已渴者，属消渴。甘草四两（炙），干姜二两（炮），上㕮咀，以水三升，煮取一升五合，去滓，分温再服。

4. 上气

《外台秘要》：《备急》葛氏疗卒上气，鸣息便欲绝方……麻黄（去节）、甘草（炙）各二两，上二味切，以水三升，煮取一升半，分三服。

《外台秘要》：又疗久上气咳，亦疗伤寒后咳嗽方。甘草二两（炙），大枣二十枚，上二味，以水七升，煮取二升，分再服，数用验。忌海藻、菘菜等。

5. 热嗽喘甚

《卫生易简方》：治热嗽喘甚者，用石膏二两，甘草五钱（炙），为末，每服三钱，新汲水下或生姜汁蜜调下。

6. 食饱而咳

《备急千金要方》：食饱而咳，温脾汤主之。方：甘草四两，枣二十枚，上二味，㕮咀，以水五升，煮取二升。分三服，温服之。若咽中痛声鸣者，加干姜二两。

7. 小儿遗尿

《奇效简便良方》：故纸末五分，大甘草煎水送服。

8. 小儿尿血

《华佗神方·华佗治小儿尿血神方》：鹊巢灰井花水送下，服之自愈。或以甘草煎汁服之，亦效。

甘遂（土、金、水）

本品为大戟科植物甘遂的干燥块根，笔者爷爷在世的时候专门告诫过这个药物不能直接用手接触，要不然会引起手肿、脸肿等，可在春季开花前或秋末茎叶枯萎后采挖其根，然后先把它与石头一起放在竹筐里，接着再把竹筐放在溪水里摇晃，待甘遂的外皮被石头撞去后再晒干。那甘遂最主要的功效是什么呢？下面尝试破解"甘遂"这个名字给我们的启示。

一、甘字的甲骨文有观点认为是用口、舌去品尝美味的意思，故甘遂属土，可治疗因饮食不节导致消化不良从而造成的腹大逼满、心腹痞满等症。同时，查《康熙字典》甘："又《诗·卫风》愿言思伯，甘心首疾。《传》甘，厌也。《疏》谓思之不已，乃厌足于心，用是生首疾也。凡人饮食口，甘遂至于厌足，故云甘，厌也。"查《说文解字注》厌（yā）："笮也。竹部曰笮者，迫也。此义今人字作压，乃古今字之殊。"可见，甘通厌，通笮，通迫，有逼迫、逼窄、急迫、逼满之义，故甘遂可治疗因饮食不节导致消化不良从而造成的腹大逼满、腹中急迫等症。

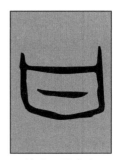

甘（甲骨文）

◎ 附方：

1. 臌胀

《世医得效方》：治腹紧硬如石，或阴囊肿大，先用热水嚼甘草，后用大戟、芫花、甘遂、海藻各等分，上为末，醋调涂。或用白面和药，调一片覆肚上。

《验方新编》：水臌小便不通，小便通者亦可治……甘遂末，水调，涂肚腹周围。另煎生甘草汤服之，其肿自消。

《外治寿世方》：治实臌方。甘遂、巴霜、木香各等分，研细末，填脐中。

《华佗神方·华佗治水肿臌胀神方》：葶苈子七两（熬），甘遂五两，茯苓、椒目各三两，吴茱萸二两，上捣末，蜜和丸，如梧子大，以饮服五丸，日三服，不知稍加丸，以利为度。

2. 留饮

《金匮要略》：病者脉伏，其人欲自利，利反快，虽利，心下续坚满，此为留饮欲去故也，甘遂半夏汤主之……甘遂（大者）三枚，半夏十二枚（以水一升，煮取半升，去滓），芍药五枚，甘草如指大一枚（炙），上四味，以水二升，煮取半升，去滓，以蜜半升，和药汁煎取八合，顿服之。

3. 悬饮

《金匮要略》：病悬饮者，十枣汤主之。芫花（熬）、甘遂、大戟各等分，上三味，捣筛，以水一升半五合，先煮肥大枣十枚，取九合，去滓，内药末，强人服一钱匕，羸人服半钱，平旦温服之；不下者，明日更加半钱，得快下后，糜粥自养。

《伤寒论》：太阳中风，下利呕逆，表解者，乃可攻之。其人漐漐汗出，发作有时，头痛，心下痞硬满，引胁下痛，干呕短气，汗出不恶寒者，此表解里未和也，十枣汤主之。芫花（熬）、甘遂、大戟，上三味，等分，各别捣为散。以水一升半，先煮大枣肥者十枚，取八合，去滓，内药末。强人服一钱匕，羸人服半钱，温服之，平旦服。若下少病不除者，明日更服，加半钱；得快下利后，糜粥自养。

4. 癖饮

《外台秘要》：《深师》朱雀汤，疗久病癖饮，停痰不消，在胸膈上，液液时头眩痛，苦挛，眼睛身体手足十指甲尽黄，亦疗胁下支满饮，辄引胁下痛方。甘遂、芫花各一分，大戟三分，上三味为散，以大枣十二枚（擘破），以水六升，先煎枣，取二升，内药三方寸匕，更煎取一升一合，分再服，以吐下为知，未知重服，其良无比。

二、查《说文解字注》遂："亡也。广韵达也，进也，成也，安也，止也，往也，从志也。按皆引申之义也。"可见，遂通亡，有匿亡、藏匿、隐藏、闭藏之义，故甘遂属水，可治疗水肿、臌胀、悬饮、支饮、留饮、结胸等症。

◎ **附方：**

1. 水肿

《肘后备急方》：治卒肿满，身面皆洪大方……猪肾一枚，分为七脔，甘遂一分，以粉之。火炙令熟，一日一食，至四五，当觉腹胁鸣，小便利，不尔，更进。尽热剥去皮食之，须尽为佳，不尔，再之。勿食盐。

《外台秘要》：《范汪》疗水肿方。葶苈子一两（熬黑），甘遂一两（熬），吴茱萸四两，上三味，别捣异下筛，和以蜜丸如梧子，服可至五丸，经心录云服三丸，日三服，余同。

《卫生易简方》：治水气，四肢浮肿，上气喘急，大小便不通，用甘遂、大戟、芫花等分为末，枣肉丸如桐子大。空心热汤送下四十九，以利去黄水为度，否则次早再服。

《串雅内外编》：水肿脚气，未全消者，甘遂末涂腹，绕脐令满。内服甘草水，其肿便去。

2. 支饮

《金匮要略》：夫有支饮家，咳烦，胸中痛者，不卒死，至一百日或一岁，宜十枣汤。芫花（熬）、甘遂、大戟各等分，上三味，捣筛，以水一升五合，先煮肥大枣十枚，取九合，去滓，内药末，强人服一钱匕，羸人服半钱，平旦温服之；不下者，明日更加半钱，得快下后，糜粥自养。

3. 结胸

《伤寒论》：太阳病，脉浮而动数，浮则为风，数则为热，动则为痛，数则为虚，头痛发热，微盗汗出，而反恶寒者，表未解也。医反下之，动数变迟，膈内拒痛，一云头痛即眩。胃中空虚，客气动膈，短气躁烦，心中懊憹，阳气内陷，心下因硬，则为结胸，大陷胸汤主之。若不结胸，但头汗出，余处无汗，剂颈而还，小便不利，身必发黄，大陷胸汤。大黄六两（去皮），芒硝一升，甘遂一钱匕，上三味，以水六升，先煮大黄，取二升，去滓；内芒硝，煮一两沸；内甘遂末。温服一升。得快利，止后服。

《伤寒论》：伤寒六七日，结胸热实，脉沉而紧，心下痛，按之石硬者，大陷胸汤主之。

《伤寒论》：伤寒十余日，热结在里，复往来寒热者，与大柴胡汤；但结胸，无大热者，此为水结在胸胁也，但头微汗出者，大陷胸汤主之。

《伤寒论》：太阳病，重发汗而复下之，不大便五六日，舌上燥而渴，日晡所小有潮热，一云日晡所发，心胸大烦，从心下至少腹硬满而痛不可近者，大陷胸汤主之。

《伤寒论》：病发于阳，而反下之，热入因作结胸；病发于阴，而反下之一作汗出，因作痞也。所以成结胸者，以下之太早故也。结胸者，项亦强，如柔痉状，下之则和，宜大陷胸丸。大黄半斤，葶苈子半升（熬），芒硝半升，杏仁半升（去皮尖，熬黑），上四味，捣筛二味，内杏仁、芒硝，合研如脂，和散。取如弹丸一枚，别捣甘遂末一钱匕，白蜜二合，水二升，煮取一升。温顿服之，一宿乃下；如不下，更服，取下为效。禁如药法。

《备急千金要方》：陷胸汤方，治胸中心下结积，食饮不消。大黄、栝楼实、黄连各二两，甘遂一两，上四味，㕮咀，以水五升，煮取二升五合，分三服。

三、遂通㒸（suì），查《说文解字注》㒸："从意也。从，相听也。㒸者，听从之意……随从字当作㒸。后世皆以遂心为㒸矣。从八，有所从则有所背，故从八……"可见，遂有听从、随从、屈从、屈服之义，此与"金曰从革"之义相符，故甘遂属金，可治疗咳喘等症。

◎ 附方：

《金匮要略》：咳家，其脉弦，为有水，十枣汤主之。芫花（熬）、甘遂、大戟各等分，上三味，捣筛，以水一升五合，先煮肥大枣十枚，取九合，去滓，内药末，强人服一钱匕，羸人服半钱，平旦温服之；不下者，明日更加半钱，得快下后，糜粥自养。

《外台秘要》：《深师》疗咳逆唾脓血，鸡子汤方。鸡子一枚，甘草二分（炙），甘遂一分，大黄二分，黄芩二分，上五味切，以水六升，煮取二升，去滓，内鸡子搅令调。尽饮之，良。忌海藻、菘菜。

四、如前所述，甘遂属金，又癥从徵，而徵的籀文表示手持武器，明取强夺，故癥具有金象，故甘遂可疗癥。

◎ 附方：

《备急千金要方·坚癥积聚第五》甘遂汤：治暴坚久瘕，腹有坚。甘遂、黄芩、芒硝、桂心、细辛各一两，大黄三两，上六味，㕮咀，以水八升，煮取二升半，分三服。

五、查《说文解字》㒸："从意也。从八㒸声。"查《说文解字注》㒸："从意也……随从字当作㒸。后世皆以遂心为㒸矣。"可见，遂通㒸，有从意、遂意、遂心之义，故甘遂可入心而治疗癫痫、失心疯等症。

◎ 附方：

1. 癫痫及妇女心风血邪

《世医得效方》甘遂散：治癫痫及妇女心风血邪。上以甘遂一钱为末，用猪心取三管血三条和甘遂，多少和之，将心批作两片，入在内，再合线缚定，外用皮纸裹湿，慢火煨熟，不可焦过。

2. 颠狂

《仁术便览》控痰丹：治痰迷心窍，时时颠狂，如有所见。甘遂（去心）、紫大戟（去皮）、白芥子各等，上末，煮面糊丸梧子大，晒干，临卧姜汤下，或热水下三十九，利去痰饮为愈。

3. 小儿急慢惊风

《卫生易简方》：用乳香、甘遂等分，为末。每服半钱，乳香汤调下，或童便调亦妙。

附子（土、金、水）

宋代贾似道《养法十二条》云："养到天寒霜降时，附子煎汤冷浴伊。常把盆中围得密，此时方用水窝儿。"可见，附子适合在霜降天寒以后养生用，以顾护人体的阳气。除此以外，附子最主要的功效是什么呢？下面尝试破解"附子"这个名字给我们的启示。

一、附字的金文表示割让土地，弱国向强国臣服，故附子属金，可治疗跌打损伤等症。附子一名侧子，查《说文解字》侧："旁也。从人则声。"侧通则，查《说文解字》则："等画物也。从刀从贝。贝，古之物货也。"可见，则从刀，为杀戮、杀伐之工具，故附子属金，可治疗跌打损伤等症。

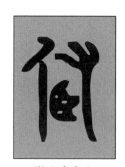

附（金文）

◎ 附方：

1. 折腕

《外台秘要·折腕方一首》：《深师》卓氏膏。大附子四枚生用去皮，上一味，切，苦酒渍三宿，以脂膏一斤煎之，三上三下，膏成敷之。亦疗卒中风口噤颈项强。

2. 从高堕下，有瘀血

《备急千金要方》蒲黄散：蒲黄八两，附子一两，上二味，为末，酒服方寸匕，日三。不知增之，以意消息。

二、如前所述，附子属金，故可入肺而治疗咳喘等症。同时，附子一名侧子，侧通则，从贝，为交换、交易的货币，此与"金曰从革"之义相符，故附子属金，可治疗咳嗽。

◎ 附方：

《外台秘要》小紫菀丸：疗上气，夜咳逆，多唾浊方。干姜、甘皮（一作甘草）、细辛、款冬花各三分，紫菀三分，附子二枚（炮），上六味捣筛，以蜜和为丸如梧子。先食服三丸，日再，以知为度。忌冷水、猪肉、生菜等物。

三、如前所述，附子属金，故可治疗具有白虎之象的疟疾、白虎风等症。

◎ 附方：

1. 疟疾

《肘后备急方》：临发时，捣大附子下筛，以苦酒和之，涂背上。

《肘后备急方》：老疟久不断者，常山三两，鳖甲一两（炙），升麻一两，附子一两，乌贼骨一两。以酒六升，渍之，小令近火，一宿成。服一合，比发可数作。

《肘后备急方》：治瘴疟。常山、黄连、豉（熬）各三两，附子二两（炮）。捣，筛，蜜丸。空腹服四丸，欲发三丸，饮下之，服药后至过发时，勿吃食。

2. 白虎风

《肘后备急方》：《经验后方》治白虎风，走注疼痛，两膝热肿。虎胫骨（涂酥，炙黑）、附子（炮裂，去皮脐）各一两，为末，每服温酒调下二钱匕，日再服。

四、如前所述，附子属金，而金有收敛、收缩之象，故附子可治疗鼻息肉等增生性疾病。

◎ 附方：

《备急千金要方》：治齆鼻、鼻中息肉不得息方。矾石六铢，藜芦六铢，瓜蒂二七枚，附子十一铢，上四味，各捣筛，合和。以小竹管吹药如小豆许于鼻孔中，以绵絮塞鼻中，日再，以愈为度。

《外台秘要》：《必效》疗鼻中清涕生塞肉方。细辛六分，附子五分（炮），甘遂六分，通草五分，干姜四分，吴茱萸三合，桂心四分，上七味捣筛末，蜜丸如杏仁，绵裹塞鼻，卧时著，即涕出，日三，避风，以差为度，或以帛裹头，甚良妙。

五、如前所述，附子属金，而金具有破败、凋敝、颓废之义，故附子可治疗黑发变白、须发秃落等症。

◎ 附方：

1. 白发令黑

《外台秘要》：白发令黑方。八角附子一枚，大酢半升，上二味于铜器中煎两沸，内好矾石大如碁子许一枚，消尽，内香脂三两，和令相得，搅至凝，内竹筒内，拔白发，以膏涂拔根，即生黑发也。

2. 头发秃落

《肘后备急方》：疗人须鬓秃落，不生长方……蔓荆子三分，附子二枚（碎），酒七升，合和器中，封二七日，泽沐，十日长一尺，勿近面上，恐有毛生。

《千金翼方》：长发方。蔓荆子三升，大附子三枚，上二味，㕮咀，以酒一斗二升渍之，盛磁瓶中，封头二十日。取鸡肪煎以涂之，泽以汁栉发。十日长一尺，勿逼面涂。

《外台秘要》：又疗发堕落方。生柏叶一升，附子四枚（炮），猪膏三斤，上三味末，以膏三斤，和为三十丸，用布裹一丸，内煎沐头汁中令发长不复落也。

六、如前所述，附子属金，而金具有破败、破裂、裂隙之象，故附子可治疗因有罅隙而导致的崩漏。

◎ 附方：

《备急千金要方》：治女人产后漏下及痔病下血方。矾石一两，附子一枚，上二味，为末，蜜丸如梧子大。空心酒下二丸，日三，稍加至五丸，数日差，能百日服之，永断。

七、如前所述，附子属金，而金有约束、拘束、拘急之象，故附子可治疗痹病等四肢拘急症。

◎ **附方：**

《千金翼方》：主大风冷痰澼，胀满诸痹，附子酒方。大附子一枚，重二两者，亦云二枚，去皮，破，上一味，用酒五升，渍之，春五日，一服一合，以差为度，日再服，无所不治，勿用蛀者，陈者，非者，不差病。

《备急千金要方》：治风痹肿，筋急展转易常处，白蔹散方。白蔹半两，附子六铢，上二味，治下筛。酒服半刀圭，日三，不知增至一刀圭，身中热行为候，十日便觉。

《外台秘要》白蔹散：疗风痹肿，筋急展转，易无常处方。白蔹二分，附子一分（炮），上二味捣下筛，酒服半刀圭，日三不知，增至一刀圭，身中热行为候，十日便觉。忌猪肉、冷水。

《伤寒论》：发汗病不解，反恶寒者，虚故也，芍药甘草附子汤主之。芍药、甘草各三两（炙），附子一枚（炮，去皮，破八片），上三味，以水五升，煮取一升五合，去滓，分温三服。疑非仲景方。

《金匮要略》：风湿相搏，骨节疼烦，掣痛不得屈伸，近之则痛剧，汗出短气，小便不利，恶风不欲去衣，或身微肿者，甘草附子汤主之。甘草二两（炙），白术二两，附子二枚（炮，去皮），桂枝四两（去皮），上四味，以水六升，煮取三升，去滓。温服一升，日三服。初服得微汗则解，能食，汗出复烦者，服五合。恐一升多者，服六七合为妙。

《伤寒论》：太阳病，发汗，遂漏不止，其人恶风，小便难，四肢微急，难以屈伸者，桂枝加附子汤主之。桂枝三两（去皮），芍药三两，甘草三两（炙），生姜三两（切），大枣十二枚（擘），附子一枚（炮，去皮，破八片），上六味，以水七升，煮取三升，去滓，温服一升。本云桂枝汤，今加附子。将息如前法。

《金匮要略》：伤寒八九日，风湿相搏，身体疼烦，不能自转侧，不呕不渴，脉浮虚而涩者，桂枝附子汤主之……桂枝四两（去皮），生姜三两（切），附子三枚（炮，去皮，破八片），甘草二两（炙），大枣十二枚（擘），上五味，以水六升，煮取二升，去滓，分温三服。

《金匮要略》：伤寒八九日，风湿相搏，身体疼烦，不能自转侧，不呕不渴，脉浮虚而涩者，桂枝附子汤主之。若大便坚，小便自利者，去桂加白术汤主之……白术附子汤方：白术二两，附子一枚半（炮，去皮），甘草一两（炙），生姜一两半（切），大枣六枚，上五味，以水三升，煮取一升，去滓，分温三服。一服觉身痹，半日许再服，三服都尽，其人如冒状，勿怪，即是术、附并走皮中逐水气，未得除故耳。

《伤寒论》：少阴病，身体痛，手足寒，骨节痛，脉沉者，附子汤主之。附子二枚（炮，去皮，破八片），茯苓三两，人参二两，白术四两，芍药三两，上五味，以水八升，煮取三升，去滓，温服一升，日三服。

《伤寒论》：病发热头痛，脉反沉，若不差，身体疼痛，当救其里。四逆汤方：甘草二两（炙），干姜一两半，附子一枚（生用，去皮，破八片），上三味，以水三升，煮取一升二合，去滓，分温再服。强人可大附子一枚、干姜三两。

《备急千金要方》白蔹薏苡汤：治风拘挛不可屈伸方。白蔹、薏苡仁、芍药、桂心、牛膝、酸枣仁、干姜、甘草各一升，附子三枚，上九味，㕮咀，以淳酒二斗，渍一宿，微火煎三沸，服一升，日三，扶杖起行。不耐酒，服五合。《千金翼》有车前子。

八、如前所述，附子属金，故可通调水道而治疗水肿。查《说文解字》附："附娄，小土山也。从阜付声。《春秋传》曰：附娄无松栢。"可见，附从阜，为小土山之义，故附子属土，土可克水，故附子可治疗水肿或小便不利。

又附通付，通府，查《说文解字》府："文书藏也。从广付声。"可见，府有收藏、收纳之义，故附子属水，可治疗水肿或小便不利之症。

◎ 附方：

1. 水肿

《外台秘要》千金麻子汤：主遍身流肿方。麻子五升，商陆一斤（切），防风三两（切），附子一两（炮破），赤小豆三升，上五味，先捣麻子，令熟，以水三斗，煮麻子取一斗三升，去滓，内药及豆，合煮取四升，去滓，食豆饮汁，日再。忌猪肉及冷水、犬肉。

《普济本事方》实脾散：治脾元虚浮肿。大附子一个（炮，去皮脐），草果子（去皮）、干姜（炮）各二两，甘草一两（炙），大腹皮连皮六个，木瓜一个（去穰，切片），上用水于砂器内同煮，至水存一半，擘开干姜，心内不白为度，不得全令水干，恐近底焦，取出锉焙为末，每服空心日午，用沸汤点服。

2. 小便不利

《伤寒论》：少阴病，二三日不已，至四五日，腹痛，小便不利，四肢沉重疼痛，自下利者，此为有水气，其人或咳，或小便利，或下利，或呕者，真武汤主之……茯苓三两，芍药三两，白术二两，生姜三两（切），附子一枚（炮，去皮，破八片），上五味，以水八升，煮取三升，去滓，温服七合，日三服。若咳者，加五味子半升、细辛一两、干姜一两；若小便利者，去茯苓；若下利者，去芍药，加干姜二两；若呕者，去附子，加生姜，足前为半斤。

《辅行诀脏腑用药法要》小玄武汤：治天行病，肾气不足，内生虚寒，小便不利，腹中痛，四肢冷者方。茯苓三两，芍药三两，术二两，干姜三两，附子一枚（炮，去皮），上五味，以水八升，煮取三升，去滓，温服七合，日三服。

《金匮要略》：小便不利者，有水气，其人若渴，栝楼瞿麦丸主之。栝楼根二两，茯苓三两，薯蓣三两，附子一枚（炮），瞿麦一两，上五味，末之，炼蜜丸如梧子大，饮服三丸，日三服。不知，增至七八丸，以小便利，腹中温为知。

九、如前所述，附子属金。又藏从臧，而臧的籀文表示手持武器，明取强夺，故藏具有金象，故附子可治疗藏。

◎ 附方：

《外台秘要》：《范汪》疗藏病丸方。射茵二两（熬），蜀椒三百粒（汗），上二味捣末下细筛，以鸡子白和丸，半如麻子，半如赤小豆，先服如麻子，渐服如赤小豆二丸，不知稍增之，以知为度。

十、如前所述，附通付，通府，故附子属水，可使阳气隐藏、收藏、收纳于下焦，从而治疗阳气上逆、外散而不藏之症。

◎ 附方：

1. 卒头痛如破

《肘后备急方》：治卒头痛如破，非中冷，又非中风方。釜月下墨四分，附子三分，桂一分，捣，筛，以冷水服方寸匕。当吐。一方无桂。

《世医得效方》：治产后败血作梗，头痛，诸药不效者。大附子一枚，酽醋一碗，用火四面炙透，蘸醋令尽，去皮脐，川芎一两同为末。每服二钱，茶清调下。虚人最效。

2. 头不能转动

《验方新编》：肾气上攻头顶不能转动，大熟附子二钱，川椒二十粒（用面塞满椒口内），生姜七片，水煎，加盐少许服。

3. 口咽生疮

《卫生易简方》：治大小人口疮久不效，用附子为末醋调，男左女右，贴脚心自愈。

《备急千金要方》：治热病，口烂，咽喉生疮，水浆不得入，膏方。当归、射干、升麻各一两，附子半两，白蜜四两，上五味，㕮咀，以猪脂四两先煎之，令成膏，下著地，勿令大热，内诸药，微火煎，令附子色黄药成，绞去滓，内蜜，复上火一两沸，令相得，置器中令凝。取如杏仁大含之，日四五遍，辄咽之。

4. 喉痹

《备急千金要方》：治喉痹及毒气方……附子一枚，破作大片，蜜涂，炙令黄。含咽汁，甘尽更涂，炙如前法。

《外台秘要》：《近效》疗喉痹方。大附子一个（刮去皮，作四片），上一味，以蜜涂火上炙稍热，即含咽汁，甜尽又取一片，准前含，如已作头即脓出，如未作头，立消神验。忌猪肉、冷水。又若肿全盛语声不出者方。大附子一枚（炮裂，削去皮，切如豆），上一味，含一块咽汁，半食间即差，乌头亦得。忌猪肉、冷水。

《奇效简便良方》：喉蛾、喉闭、缠喉风皆曰喉痹，生附子切片涂白蜜，火炙透黑收存，临用取如绿豆大一粒，含口内，咽津。此林屋山人秘法，虽暑天亦宜用，切勿迟疑自误。

《外台秘要》：《范汪》疗咽喉不利，下气丸方。射干、附子（炮）、人参、杏仁各一分，上四味合捣下筛，蜜丸如梧子，含一丸咽汁，日三夜一。忌猪肉、冷水。

5. 阴虚牙痛

《验方新编》：阴虚牙痛，缓痛者是……生附子研末，口水调敷两脚心，极效。

6. 背热如火

《验方新编》：背热如火，此虚火也。生附子，研末，口水调敷两足心。

7. 里寒外热

《伤寒论》：少阴病，下利清谷，里寒外热，手足厥逆，脉微欲绝，身反不恶寒，其人面色赤，或腹痛，或干呕，或咽痛，或利止脉不出者，通脉四逆汤主之……甘草二两（炙），附子大者一枚（生用，去皮，破八片），干姜三两（强人可四两），上三味，以水三升，煮取一升二合，去滓，分温再服，其脉即出者愈。面色赤者，加葱九茎；腹中痛者，去葱，加芍药二两；呕者，加生姜二两；咽痛者，去芍药，加桔梗一两；利止脉不出者，去桔梗，加人参二两。病皆与方相应者，乃服之。

《伤寒论》：下利清谷，里寒外热，汗出而厥者，通脉四逆汤主之。

8. 脚冷如冰

《外治寿世方》：生附子二钱，好酒曲三钱，共为末，烧酒调敷足心，甚妙。

十一、如前所述，附子属土，而且还有藏纳、敛藏之义，故附子可入脾土而治疗腹胀、呕逆、下利不止、霍乱等水谷不藏之症。

◎ 附方：

1. 腹胀

《严氏济生方》：治老人虚人中寒下虚，心腹膨胀，不喜饮食，脉来浮迟而弱，此名寒胀。附子（炮，去皮）、厚朴（姜制，炒），上二味等分，㕮咀，每服四钱，水二盏，姜七片，枣子二枚，煎至八分，去滓，温服，不拘时候。少加木香尤佳。

2. 呕逆反胃

《肘后备急方》：《斗门方》治翻胃。用附子一个，最大者，坐于砖上，四面着火渐逼碎，入生姜自然汁中，又依前火逼干。复淬之，约生姜汁尽，尽半碗许，捣罗为末，用粟米饮下一钱，不过三服，差。

《肘后备急方》：《经验方》治呕逆反胃散。大附子一个，生姜一斤，细锉，煮，研如面糊，米饮下之。

3. 下痢

《外台秘要》：文仲疗五劳及饱食房室伤胃，令人大便数，至混而不能便，日数十行，剧者，下血，并妇人产后余疾，腹绞痛方。附子一枚（炮），上一味，以猪脂如鸡子黄大，煎附子裂为候，削去上黑皮，捣筛蜜和丸，先食服如大豆三丸，日三，稍加，可至十九，当长服之，永不痢。

《伤寒论》：脉浮而迟，表热里寒，下利清谷者，四逆汤主之。甘草二两（炙），干姜一两半，附子一枚（生用，去皮，破八片），上三味，以水三升，煮取一升二合，去滓，分温二服。强人可大附子一枚、干姜三两。

《金匮要略》：呕而脉弱，小便复利，身有微热，见厥者，难治，四逆汤主之。附子一枚（生用），干姜一两半，甘草二两（炙），上三味，以水三升，煮取一升二合，去滓，分温再服。强人可大附子一枚、干姜三两。

《伤寒论》：少阴病，下利，白通汤主之。葱白四茎，干姜一两，附子一枚（生，去皮，破八片），上三味，以水三升，煮取一升，去滓，分温再服。

《伤寒论》：少阴病，下利，脉微者，与白通汤；利不止，厥逆无脉，干呕烦者，白通加猪胆汁汤主之。服汤，脉暴出者死，微续者生。白通加猪胆汤方：葱白四茎，干姜一两，附子一枚（生，去皮，破八片），人尿五合，猪胆汁一合，上五味，以水三升，煮取一升，去滓，内胆汁、人尿，和令相得，分温再服；若无胆，亦可用。

《伤寒论》：恶寒脉微（一作缓）而复利，利止亡血也，四逆加人参汤主之。甘草二两（炙），附子一枚（生，去皮，破八片），干姜一两半，人参一两，上四味，以水三升，煮取一升二合，去滓，分温再服。

《外台秘要》温脾汤：主脾气不足，虚弱下痢，上入下出方。干姜、大黄各三两，人参、附子（炮）、甘草（炙）各二两，上五味切，以水八升，煮取二升半，去滓，分为三服。忌海藻、菘菜、猪肉、冷水。

《外台秘要》：肘后疗休息痢方……干地榆一斤，附子一两（炮），上二味，以酒一斗渍五宿，饮一升日三服，尽更作。

《外台秘要》：肘后疗伤寒若下脓血者，赤石脂汤方。赤石脂二两（碎），干姜二两（切），附子一两（炮破），上三味，以水五升，煮取三升，去滓，温分三服，后脐下痛者，加当归一两，芍药二两，用水六升煮。忌猪肉。

《外台秘要》：又疗纯下白如鼻涕者方。龙骨、干姜、附子（炮），上三味等分，捣筛，蜜和丸如梧子大，饮下五丸，渐至十丸，日一服。

4. 霍乱

《肘后备急方》：孙用和，治大泻霍乱不止。附子一枚，重七钱，炮，去皮脐，为末，每服四钱，水两盏，盐半钱，煎取一盏，温服，立止。

《肘后备急方》：治霍乱心腹胀痛，烦满短气，未得吐下方……干姜二两，甘草二两，附子一两，水三升，煮取一升，内猪胆一合，相和，分为三服。

《备急千金要方》：治吐下而汗出，小便复利，或下利清谷，里寒外热，脉微欲绝，或发热恶寒，四肢拘急，手足厥冷，四逆汤主之。方：甘草二两，干姜一两半，附子一枚，上三味，㕮咀，以水三升，煮取一升二合，温分再服，强人可与大附子一枚，干姜至三两。

《肘后备急方》四顺汤：治吐下腹干呕，手足冷不止。干姜、甘草、人参、附子各二两，水六升，煮取三升半，分为三服。若下不止，加龙骨一两；腹痛甚，加当归二两。胡洽用附子一枚，桂一两。人霍乱亦不吐痢，但四肢脉沉，肉冷汗出渴者，即差。

《备急千金要方》：治霍乱转筋，内冷汗出，呕哕者，四顺汤方。人参、干姜、甘草各三两，附子一枚，上四味，㕮咀，以水六升，煮取二升，分三服。

《千金翼方》：主霍乱吐下腹痛、手足逆冷方。大附子一枚（去皮，破八片），干姜三两，人参、甘草（炙）各一两，上四味，㕮咀三味。以水五升，煮取一升半。分三服。

5. 醋心

《肘后备急方》：治人食毕噫醋及醋心方……干姜六分，附子四分，炮，捣，苦酒丸如梧子，服三丸，日三效。

《备急千金要方》：治痰饮辟气吞酸，半夏汤方。半夏、吴茱萸各三两，生姜六两，附子一枚，上四味，㕮咀，以水五升，煮取二升半。分三服，老小各半，日三。

6. 卒心痛

《肘后备急方·治卒心痛方第八》：附子二两（炮），干姜一两，捣，蜜丸。服四丸如梧子大，日三。

《验方新编》：治九种心胃疼痛，服过诸药不效用此方。附子、黄连各一钱，白芍五钱，水煎服即愈。

《肘后备急方·治卒心痛方第八》：治久患常痛，不能饮食，头中疼重方……半夏五分，细辛五分，干姜二分，人参三分，附子一分，捣末，苦酒和丸如梧子大，酒服五丸，日三服。

《金匮要略》：心痛彻背，背痛彻心，乌头赤石脂丸主之。乌头一分（炮），蜀椒、干姜各一两，附子半两，赤石脂一两，上五味，末之，蜜丸如桐子大，先食服一丸，日三服。不知，稍加服。

7. 饥而心痛

《肘后备急方·治卒心痛方第八》：饥而心痛者，名曰饥疝。龙胆、附子、黄连分等，捣筛，服一钱匕，日三度服之。

8. 心腹相连常胀痛

《肘后备急方》：野狼毒二两，附子半两，捣，筛，蜜丸如梧子大，日一服一丸，二日二丸，三日后服三丸，再一丸，至六日，服三丸，自一至三，以常服，即差。

9. 寒疝

《世医得效方》仓卒散：治寒疝入腹，心腹卒痛，及小肠膀胱气疠刺，脾肾气攻，挛急，极痛不可忍，屈伸不能，腹中冷，重如石，白汗出。山栀子四十九个（烧半过），附子一枚（炮），上锉散，每服二钱，水一盏，酒半盏，煎至七分，入盐一捻，温服即愈。

《金匮要略》：腹中寒气，雷鸣切痛，胸胁逆满，呕吐，附子粳米汤主之。附子一枚（炮），半夏半升，甘草一两，大枣十枚，粳米半升，上五味，以水八升，煮米熟，汤成，去滓，温服一升，日三服。

《肘后备急方》：治寒疝，来去每发绞痛方……附子一枚，椒二百粒，干姜半两，半夏十枚，大枣三十枚，粳米一升，水七升，煮米熟，去滓，一服一升，令尽。

十二、附子一名侧子，侧通旁，通膀，查《说文解字》膀："胁也。从肉旁声。"可见，侧通胁，故推测附子可治疗胁部胀满、疼痛等症。

◎ 附方：

《肘后备急方》：治两胁下有气结者。野狼毒二两，旋覆花一两，附子二两（炮之），捣，筛，蜜和丸服，如梧子大二九，稍加至三丸，服之。

《肘后备急方》：治腹中冷癖，水谷阴结，心下停痰，两胁痞满，按之鸣转，逆害饮食……野狼毒三两，附子一两，旋覆花三两，捣，蜜丸服，如梧子大，食前三丸，日三服。

《金匮要略》：胁下偏痛，发热，其脉紧弦，此寒也，以温药下之，宜大黄附子汤。大黄三两，附子三枚（炮），细辛二两，上三味，以水五升，煮取二升，分温三服；若强人煮取二升半，分温三服。服后如人行四五里，进一服。

《外台秘要》：《范汪》疗腹中寒气胀，雷鸣切痛，胸胁逆满，附子粳米汤方。附子一枚（炮），半夏半升（洗），甘草一两（炙），大枣十枚，粳米半升，上五味切，以水八升煮米取熟，去米内药，煮取三升，绞去滓，适寒温，饮一升，日三。忌海藻、菘菜、猪羊肉、饧。

白头翁（金）

唐代李白《见野草中有曰白头翁者》云："醉入田家去，行歌荒野中。如何青草里，亦有白头翁？折取对明镜，宛将衰鬓同。微芳似相诮，留恨向东风。"大多数人第一眼看到白头翁这个名字，首先想到的是满头白发的老爷爷，而白头翁的花上的确有一层白色的长柔毛，或许这就是白头翁名字的由来吧。然而，这个名字真的就这么简单吗？它到底有什么内涵呢？下面尝试用训诂的方法来破解"白头翁"这个名字给我们的启示。

一、查《康熙字典》头："又与兜通。"可见，头通兜。查《说文解字》兜："兜鍪，首铠也。"可见，兜鍪为古代作战时戴的头盔，故白头翁属金，可入大肠而治热毒痢。

◎ 附方：

1. 热毒痢

《卫生易简方》：治一切恶毒痢，用白头翁（一名野丈人），煎汤服之，立愈。

《伤寒论》：热利下重者，白头翁汤主之。下利欲饮水者，为有热故也，白头翁汤主之。白头翁二两，黄柏三两，黄连三两，秦皮三两，上四味，以水七升，煮取二升，去滓。温服一升，不愈，更服一升。

二、查《说文解字》翁："颈毛也。从羽公声。"可见，翁字为鸟颈部之毛的意思。又查《说文解字》瘿（yǐng）："颈瘤也。从疒婴声。"查《说文解字》婴："颈饰也。从女、賏。賏，其连也。"可见，瘿从婴，意思是像用贝壳串连起来做的项链一样缠绕在颈部的肿物。参考"毛所饰画之文成彡"之说，颈部的毛的作用也可为装饰，可见翁字与婴字在此处的意思是相通的，故初步推测古人当初拟定"白头翁"这个名字的时候，主要是因为它能治疗瘿病。

同时，翁通滃，通盎或瓷，查《说文解字注》盎："盆也……周礼盎齐注曰，盎犹翁也，成而翁翁然，葱白色，如今酇白矣。按翁者，滃之假借。滃滃犹泱泱也……凡言盎然者，皆谓盛，以音假借也……盎或从瓦。《庄子》：瓮瓷大瘿。"可见，盎为盛之义，古时用"瓮瓷大瘿"形容瘿之大者，所以翁即"瘿之大者"。结合上条，更加支持古人拟定"白头翁"这个名字主要是因为它能治疗瘿病。

最后，翁字从公，通瓮，查《说文解字》瓮："罂也。从瓦公声。"可见，瓮通罂，从賏，通瘿，再次确定白头翁可治疗瘿病之大者。

◎ 附方：

《外台秘要》：《必效》主气瘿方。白头翁半两，昆布十分（洗），海藻七分（洗），通草七分，玄参、连翘各八分，桂心三分，白蔹六分，上八味捣筛，蜜丸如梧子五丸。若冷用酒服，禁蒜、面、猪、鱼、生葱。

《圣济总录》：治气瘤，白头翁丸方。白头翁、玄参、连翘（微炒）、海藻（洗去咸，炙）各一两，桂（去粗皮）、白蔹、木通（锉）各三分，昆布（洗去咸，炙）一分，上八味，捣罗为末，炼蜜丸如梧子大。每服十五丸，食后米饮下，日三，加至三十丸，酒服亦得。

《本草汇言》：治瘰疬延生，身发寒热。用白头翁二两，当归尾、牡丹皮、半夏各一两（炒），为末，每服三钱，白汤调下。

三、白头翁一名野丈人，丈通杖，故白头翁可治疗因白虎风等疾病所引起的四肢百节疼痛而需要拄拐杖者。

◎ 附方：

《圣济总录》白头翁酒：治诸风痛攻四肢百节。白头翁草一握，上一味，烂研，以醇酒投之，顿服。

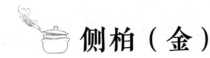

侧柏（金）

《论语·子罕》曰："岁寒，然后知松柏之后凋也。"柏树的生长极为缓慢，推测其生发之气不旺，内敛之气较盛，所以能耐霜寒。相反，杨柳的生长则非常快速，推测其生发之气太旺，内敛之气不足，所以不耐霜寒。那么，侧柏（侧柏叶）的主要功效是什么呢？下面尝试用训诂的方法来破解"侧柏"这个名字给我们的启示。

一、查《说文解字注》侧："旁也。不正曰仄，不中曰侧。二义有别，而经传多通用，如反侧当为反仄。仄者，未全反也。从人则声。阻力切。一部。"可见，侧多通作仄，如《世医得效方》即有把侧柏称为仄柏者，仄有反仄、反转、返回、内返之义，此与"金曰从革"之义相符，故侧柏叶属金，可治疗咳嗽等症。

侧通则，查《说文解字》则："等画物也。从刀从贝。贝，古之物货也。"可见，则从刀，为兵器，具有杀戮、杀伐之象，故侧柏叶属金，可治疗咳嗽等症。

又柏通白，查《说文解字》白："西方色也。阴用事，物色白。从入合二。二，阴数。凡白之属皆从白。"查《说文解字》入："内也，象从上俱下也。凡入之属皆从入。"可见，白为西方金色，从入，有从上俱下、自外入内之义，此与"金曰从革"之义相符，故侧柏叶属金，可治疗咳嗽等症。

◎ 附方：

1. 咽喉痛

《种福堂公选良方》：治一切喉症属火者，用鲜扁柏捣汁，加生白蜜调和。忌见火。以茶匙时时挑咽之，消肿退火神效。

2. 热咳

《验方新编》：真柿饼煎水服，或用扁柏叶煮豆腐食，极效。

3. 年久咳嗽

《验方新编》：扁柏叶阴干，加红枣七枚，煎浓汤代茶，时时饮之。忌食荤腥煎炒。

二、如前所述，侧柏叶属金，故可治疗具有破裂、剥裂之象的病症。

◎ 附方：

《医心方》：治阴囊下湿痒皮剥方……，柏叶、盐各一升，合煎，以洗之，毕，取蒲黄敷之。

三、侧通则，查《说文解字》则："等画物也。从刀从贝。贝，古之物货也。"查《说文解字注》货："财也。广韵引蔡氏化清经曰货者，化也。变化反易之物，故字从化从贝化声。形声包会意。"可见，则通贝，为钱币之义，用于交换、转换、转化、变化、回转之用，此与"金曰从革"之义相符，故侧柏叶属金，而金有内入、内敛之功，故侧柏叶可治疗出血、血红外露、血肉外露等症。

同时，查《说文解字注》柏："古多假借为伯仲之伯、促迫之迫。"可见，柏通白，可假借为迫，有促迫、逼迫之义，故侧柏叶可治疗各种迫血妄行之症。

◎ 附方：

1. 鼻衄

《备急千金要方》：主衄，生地黄汤方。生地黄八两，黄芩一两，阿胶二两，柏叶一把，甘草二两，上五味，㕮咀，以水七升，煮取三升，去滓，内胶，煎取二升半，分三服。

2. 咯血

《卫生易简方》：治咯血、吐血……用侧柏叶瓦上焙干，为末，每服三钱，食后米饮调下，三五服即效。

3. 吐血

《备急千金要方》：柏叶一升，以水六升，煮取三升，分三服。

《世医得效方》：侧柏叶焙干，如仓卒难干，新瓦焙为末，每服三钱，米饮调，食后服。一方，柏叶加赤土拌匀，炼蜜为饼子服。

《种福堂公选良方》：吐血者，偶吐一二口，或不时吐之，侧柏叶浓煎，和童便常服之。

《备急千金要方》：治吐血内崩，上气，面色如土，柏叶汤方。干姜、阿胶、柏叶各二两，艾一把，上四味，㕮咀，以水五升，煮取一升，内马通汁一升，煮取一升，顿服。

《外台秘要》：仲景伤寒论吐血不止者，柏叶汤主之。方：青柏叶三两，干姜二两（切），艾三把，上三味，以水五升，煮取一升，去滓，别绞取新出马通汁一升相和，合煎取一升，绵滤之，温分再服。

4. 肠风脏毒便血

《奇效良方》：治肠风脏毒，下血不止。侧柏烧存性，春采东，夏采南，秋采西，冬采北，上为细末，每服二钱，糯米饮送下。一方用叶一斤，洗，炙为末，每服二钱，食前枳壳汤调下。

《种福堂公选良方·肠风》：扁柏叶一斤（蜜浸一宿，晒干，为末），青州柿饼一斤（炭火煅过，为末），上二味拌匀，每服五钱，空心，陈酒送下，极重者，五六服可除根。

《卫生易简方》：治便红……用黄连、柏叶（焙），为末，每服三钱，空心酒调下。

《惠直堂经验方》：酒毒下血方。扁柏叶（九蒸九晒）二两，槐花（生地汁拌、炒黑）二两，为末蜜丸，酒下，或米汤下二钱。去槐花，常服延年。

《卫生易简方》治肠风下血：用炒槐花、柏叶、荆芥穗、枳壳，为末，每服二钱，空心，米饮调下。

5. 血痢

《卫生易简方》：用柏叶四两，芍药一两半，二味微炒，为末。每服二钱匕，水一盏，煎五分，温服无时，日三服。

6. 尿血

《备急千金要方》：生地黄八两，柏叶一把，黄芩、阿胶各二两，上四味，咬咀，以水八升，煮取三升，去滓，下胶，分三服。

7. 崩漏

《卫生易简方》：治崩中血凝注……用柏叶一握，水煎服无时。

《文堂集验方》：血崩小腹痛，下血不止，兼小腹痛者，白芍（酒炒）一两，侧柏叶（微炒）三两，为细末，每服二钱，酒调下。

《圣济总录》：治室女月水不断。侧柏散方：侧柏（去枝）、木贼（锉，炒微焦）各一两，上二味，捣罗为散，每服二钱匕，温酒调下，米饮亦得。

8. 赤白带下

《卫生易简方》：用赤石脂（煅）、海螵蛸、侧柏叶等分为末。每服二钱，米泔调下，日三服，极效。

9. 小儿赤白滞下

《备急千金要方》：柏叶一升、麻子末一升，上二味，以水五升煮取三沸，百日儿每服三合。

10. 鹅掌风

《验方新编·鹅掌风癣》：手掌脱皮，血肉外露……艾叶、侧柏叶，煎汤熏洗，一月即愈。

《外治寿世方》：鹅掌风癣，薪艾和侧柏叶煎汤，乘热熏洗，一月愈。又豆腐泔水洗手，一月即愈。

11. 诸疮烂不肯燥

《医心方·治诸疮烂不肯燥方第十六》：《救急单验方》洗百疮方。取槐白皮、柏叶各一大握，锉，以水三升，煮取一升，洗百疮并差。

12. 烧烫伤

《卫生易简方》：治汤火伤……用柏叶捣烂，敷伤处。

《世医得效方》：汤泼火烧……侧柏叶烧灰存性，为末，鸡子清调敷，如干再上。

《杨氏家藏方》换肌散：治汤火伤疼痛不可忍。洗麸脚三两（炒黄色），柏叶一两（炒黄色），上件为细末，用清麻油调稀，翎毛揾药拂伤处，疼痛立止。

13. 火丹

《绛囊撮要》花叶膏：治火丹。鲜侧柏叶、瓦花共打烂，加大黄末和匀，醋调敷愈。

14. 痈肿

《肘后备急方》：《痈肿杂效方》疗热肿，以家芥子，并柏叶，捣敷之，无不愈，大验。得山芥更妙。

15. 鼠肿核痛

《备急千金要方》：治鼠瘘肿核痛，未成脓者方。以柏叶敷著肿上，熬盐著叶上熨之，令热气下即消。

四、如前所述，侧柏叶属金，有下降、敛降之功，故可治疗中风、大头瘟等具有上逆之象者。

◎ 附方：

1. 中风

《世医得效方》神柏散：治中风，不省人事，涎潮口噤，语言不出，手足軃曳。得病之日，便进此药，可使风退气和，不成废人。卒有此症，无药去处，用之得力。柏叶一握（去枝），葱白一握（同根），上细研如泥，用无灰酒一升，同煎一二十沸，去滓，温服，不拘时。如不饮酒，须分作四五次，方进他药。

《验方新编》柏叶饮：中风不省人事，得病之日即服此，免成废人。侧柏叶一把，葱白连须一把，共捣如泥，用无灰酒一大碗，煎一二十沸去渣，候温灌服，不善饮者，分数次服。中风脱证忌服。

2. 大头瘟

《仁术便览》：又方治大头病，侧柏叶、软枣各五钱，上水煎服，蜜丸嚼化，尤妙。

《种福堂公选良方》：治抱头火丹，即大头瘟。将扁柏叶捣烂，用鸡子清调敷。神效。

3. 鸬鹚瘟（流行性腮腺炎）

《种福堂公选良方》：治鸬鹚瘟方，两腮肿胀，憎寒恶热者。外用赤豆半升，为末，水调敷；或用侧柏叶捣烂敷之。内用薄荷浓汤热服。

4. 虾蟆瘟

《回生集》：侧柏叶捣自然汁，调蚓泥，烧研敷。

小蓟、大蓟（金）

在笔者小时候的农村，即使是一帮成天疯玩的小孩子，也知道在受伤后可以用小蓟茎叶捣烂后外敷伤口来止血。我们当地把小蓟叫刺蓟，因为它的叶子上长着许多刺，容易扎到手。那么，小蓟、大蓟除了止血的功效以外，还有哪些功效呢？下面尝试用训诂的方法来破解"蓟"这个名字给我们的启示。

一、蓟通劀（jié），查《说文解字》劀："楚人谓治鱼也。从刀从鱼。读若锲。"可见，劀从刀，为杀戮、杀伐之工具，故大蓟、小蓟属金，可治疗跌打损伤以及金疮。

◎ 附方：

1. 跌打损伤

《医心方·治被打伤方第二十》：治瘀血在腹内，服大小蓟汁五六合。

2. 金疮血不止

《卫生易简方》：用小蓟叶捼烂封之。

二、如前所述，小蓟属金，故可入肺而治疗鼻塞不通者。

◎ 附方：

《备急千金要方》：治鼻窒，气息不通方。小蓟一把，㕮咀，以水三升，煮取一升，分二服。

三、如前所述，大蓟、小蓟属金，而金有变革、转变、反转、转入、内入之象，所以大蓟、小蓟可治疗各种出血症。

◎ 附方：

1. 鼻衄

《备急千金要方》：治鼻衄方……，饮小蓟汁。

《严氏济生方》生葛散：治鼻衄不止。生葛根、小蓟根，上二件洗净，捣取汁，每服一盏，荡温服，不拘时候。

《苏沈良方》：治鼻衄，刺蓟散。大蓟根一两，相思子半两，上每服十钱，水一盏，煎至七分，去滓，放冷服。王朝散女子，大衄一日，已昏不识人，举家发哭，用药皆无效，人有传此方，一服止。

2. 吐血

《奇效良方》：治内损吐血。右用大蓟捣汁半盏，调飞罗面二钱服，神效。

《严氏济生方》大蓟汁饮：治吐血呕血。大蓟汁、生地黄汁各一合，上件和匀，入姜汁少许，生蜜少许，搅均冷服，不拘时候。

《卫生易简方》：治吐血、唾血、鼻血、腹中聚血……用生藕汁、生地黄汁、大蓟汁各三合，蜜一匙调匀。每服一小盏，不拘时服。

3. 尿血

《世医得效方》小蓟饮子：治下焦结热，尿血成淋。生地黄（洗）四两，小蓟根、滑石、通草、蒲黄（炒）、淡竹叶、藕节、当归、山栀子仁、甘草各半两，上锉散。每服四钱，水煎，空心服。

4. 崩中

《卫生易简方》：治月候伤过及崩中。用小蓟根捣取汁，半升服之。

《回生集》：崩中下血，大蓟根叶捣汁，服半升。

《千金翼方》：治妇人暴崩中，去血不止蓟根酒方。大、小蓟根各一斤（切），上二味，以酒一斗渍五宿，服之，随意多少。

《备急千金要方》：治崩中方。白茅根三斤，小蓟根五斤，上二味，㕮咀，以水五斗，煎取四斗，稍稍服之。

《全生指迷方》：小蓟汤治经候过多，遂至崩漏，色鲜明如水下，得温则烦，至于昏闷，其脉数疾微小为顺，大者逆，由阴虚阳搏，为热所乘，伤于冲任，血得热则流散，冲任不能收也。小蓟茎叶（洗、切、研，服汁）一盏，生地黄汁一盏，白术半两（细锉），上以水一盏，同煎，取一半，去滓，分二服。

5. 九窍出血

《卫生易简方》：用小蓟一握捣汁，水半盏和顿服。如无青者，以干蓟末，冷水调三钱匕服。

《文堂集验方》：黄荆叶捣汁，和酒服之。墙上青苔揉匀塞之。生大蓟一握，捣汁和酒服。如无生者，以干者为末，冷水调下三钱。或以冷水浸足，或以冷水喷面，皆可救止。

续断（金）

北宋黄庭坚《再和元礼春怀十首·首一》："回肠无奈别愁煎，待得鸾胶续断弦。最忆钱塘风物苦，西湖月落采菱船。"古人把丧妻称为断弦，再娶称为续弦，续断有补肾的作用，那么，续断有没有可能多为中年男子续弦之后所用呢？下面尝试用训诂的方法来破解"续断"这个名字给我们的启示。

一、查《说文解字》续："连也。从糸卖声。赓，古文续，从庚贝。"可见，续从贝，而贝就是古代的货币，它具有变化、变革、转化、反转、返回、内返之性，此与"金曰从革"之义相符，故续断属金，可治疗咳喘。正如《滇南本草》所言："止咳嗽，咳血。"

◎ 附方：

《医心方》：《录验方》治唾中有脓血，牵胸胁痛方。干地黄五两，桔梗三两，紫菀三两，竹茹三两，五味三两，赤小豆一升，续断三两，桑根白皮五两，甘草二两（炙），凡九物，切，以水九升，煮取二升七合，分三服。

《备急千金要方》泻肺散：治酒客劳倦，或出当风，喜怒气舍于肺，面目黄肿，起即头眩，咳逆上气，时忽忽欲绝，心下弦急，不能饮食，或吐脓血，胸痛引背，支满欲呕方。百部、五味子各二两半，茯苓、附子、苁蓉、当归、石斛、远志、续断各一两，细辛、甘草各七分，防风、蜀椒、紫菀、桂心、款冬花、干姜各一两半，桃仁六十枚，杏仁三十枚，上十九味，治下筛，酒服方寸匕，日三，稍加至二匕。

二、查《说文解字》续："连也。从糸卖声。赓，古文续，从庚贝。"查《说文解字注》庚："月令注曰，庚之言更也。"可见，续从庚，通更，有更改、变更、变革、变易、转变、反转、回转、周转之义，此与"通调水道"的"调"字同义，故续断属金，可通调水道而治疗水肿。

◎ 附方：

《史载之方》：人有病腹大，胫肿，喘咳，寝汗出，憎风，胸中满，食不消化，食减，体重，六脉沉重而浊，浑浑革至，如物制之，此为肾寒大过，宜暖其肾。续断、牛膝、细辛、五味子、巴戟、附子、当归、菟丝子、补骨脂各一分，大芎、草薢各半两，木香三铢，上炼蜜丸如梧子大，空心，盐米汤五七十丸，以神和散并进。

三、如前所述，续断属金，可使元气内返并聚蓄于下而养胎，治疗阳痿、不育症等。

◎ 附方：

1. 胎动不安

《卫生易简方》：治妊娠三两月，胎动不安，防其欲坠，用杜仲（去粗皮，姜汁炒去丝）、川续断（酒浸）各二两，为末，煮枣肉，和丸如桐子大，每服七十丸，米饮下。

《串雅内外编》钉胎丸：治频惯堕胎，每三四月即堕者，于受孕两月后服之。杜仲八两（糯米煎汤浸透，炒去丝），续断二两（酒浸，焙干为末），以山药五六两为末，作糊丸如梧子大，每服五十丸，空心米饮下。

《奇方类编》安胎散：砂仁连壳一两，川续断一两，白术二两（土炒），黄芩二两，共为末，水调下。倘见血，益母汤下；若腹痛，加白芍粉、甘草同煎服。

2. 阳痿

《医心方》：蛇床、远志、续断、苁蓉，上四物，分等为散，日三，服方寸匕。

《医心方》远志丸：治男子七伤，阴痿不起方。续断四两，薯蓣二两，远志二两，蛇床子二两，肉苁蓉三两，凡五物，下筛，和雀卵丸如豆，且服五丸，日二百日长一寸，二百日三寸。

《医心方》：治痿而不起，起而不大，大而不长，长而不热，热而不坚，坚而不久，久而无精，精薄而冷方。苁蓉、钟乳、蛇床、远志、续断、薯蓣、鹿茸，上七味，各三两，酒服方寸匕，日二。欲多房，倍蛇床；欲坚，倍远志；欲大，倍鹿茸；欲多精，倍钟乳。

3. 不育症

《小品方》：治腰痛少气，阴弱寒冷，小便清冷沥滴，阴下湿痒，少腹急，无子息方。甘草十四分（炙），续断三分，麦门冬三分，薯蓣三分，附子三分（炮），干姜二分，棘刺四分，上七味，捣筛，酒服方寸匕，日三。忌猪肉、冷水、海藻、菘菜。

四、查《说文解字》斷（断）："截也。从斤从㡭。㡭，古文绝。"可见，断通截，有截断、折断、断裂之义。断从斤，为斧斤之义，有杀伐、杀戮之象，故续断属金，可治疗跌打、骨折等症。

◎ **附方：**

《急救广生集》：折伤闪䐃骨接，续断、接骨草叶，捣烂罨之，立效。

《验方新编》：跌打伤，骨碎补、五加皮、川续断、威灵仙各三钱，酒煎服。

《古方汇精》：接骨入骱方。骨碎补、川续断、威灵仙各一两，用陈酒二斤，煎数沸滤清，随量热饮之，以尽醉为度。并将药渣捣烂，熨揉伤处，扎三日愈。

五、如前所述，断通截，有截断、断裂、裂隙之义，故续断属金，可治疗因罅隙所导致的崩漏一症。

◎ **附方：**

《外台秘要》：《广济》疗崩中去血，日数升方。龙骨（研）、赤石脂（研）各六分，乌贼鱼骨、牡蛎粉、肉苁蓉各五两，龟甲（炙）、芍药、续断各八分，上八味，捣散，饮服方寸匕，日三，渐加之，加干地黄十分佳。

《鸡峰普济方》续断元：治妇人月水不断，口干心烦，四肢体瘦，吃食少味，渐加乏弱。乌贼鱼骨、续断、当归、牛角䚡、五味子、熟干地黄、黄芪、赤石脂、甘草、龙骨各一两，附子、艾叶、干姜、芎䓖各三分，白术半两，上为细末，炼蜜和元如梧桐子大，每服二十元，食前温酒下。

《鸡峰普济方》柏叶散：治妇人崩中漏下，不问年月远近。柏叶、生地黄、续断、鳖甲、当归、芎䓖各二两半，牡蛎、赤石脂、阿胶、艾叶、鹿茸、地榆各一两，禹余粮二两半，上捣罗为细末，每于食前以粥饮调下二钱。

细辛（金）

唐代徐成《王良百一歌·眼病四》："有瘴多须泪，无令冷药多。细辛并地骨，犀角决明和。"《王良百一歌·筋骨十》："筋胀用猪脑，冷药用蛇床。细辛并藁木，米醋及生姜。"可见，细辛可以治疗目障、筋胀等疾病，但细辛最主要的功效是什么呢？下面尝试破解"细辛"这个名字给我们的启示。

一、查《说文解字》细："微也。从糸囟声。"可见，细通囟，象小儿头脑未闭合之形，故细辛可治疗小儿囟门不合以及头痛、头风等症。

◎ 附方：

1. 小儿解颅

《备急千金要方》：治小儿解颅，三物细辛敷方。细辛、桂心各半两，干姜十八铢，上末之，以浮汁和，敷颅上，干复敷之，儿面赤，即愈。

2. 偏头疼

《肘后备急方》：《博济方》治偏头疼，至灵散。雄黄、细辛等分，研令细，每用一字已下。左边疼，吹入右鼻；右边疼，吹入左鼻。立效。

《卫生易简方》：治偏正头风及一切头疼……用草乌、细辛等分，黄丹少许，为末，吹入鼻中。

《奇方类编》：偏正头风，细辛、白芷等分为末，热痛水调，风痛酒浆调。笔涂痛处，立效。

《肘后备急方》：治久患常痛，不能饮食，头中疼重方……半夏五分，细辛五分，干姜二分，人参三分，附子一分，捣末，苦酒和丸如梧子大，酒服五丸，日三服。

3. 头风脑寒

《急救广生集》：细辛三茎，瓜蒂七枚，丁香三粒，糯米七粒，脑子、麝香各豆大一粒，共为末，随左右头风搐鼻内，良久出涎升许，即愈。

4. 头目风

《卫生易简方》：治头目风，用荆芥穗、细辛、川芎等分，为末，食后汤点二钱服。

二、查《说文解字》糸（mì）："细丝也，象束丝之形。凡糸之属皆从糸。读若覛。"可见，细从糸，故有细丝束缚之义，主要起连续、联系之作用，而脊骨之间也正好有细丝相连，故推测细辛可治疗脊骨病变所引起的细丝之束缚断绝者，如截瘫、腰椎间盘突出、椎管狭窄等所引起的腰脊疼痛。

◎ **附方：**

《肘后备急方》：治肾气虚衰，腰脊疼痛，或当风卧湿，为冷所中，不速治，流入腿膝，为偏枯冷痹缓弱，宜速治之。方：独活四分，附子一枚（大者，炮），杜仲、茯苓、桂心各八分，牛膝、秦艽、防风、芎䓖、芍药六分，细辛五分，干地黄十分，切，水九升，煮取三升，空腹分三服，如行八九里进一服，忌如前，顿服三剂。

《外台秘要》：《集验》疗腰卒然痛，杜仲酒方。杜仲半斤，丹参半斤，芎䓖五两，桂心四两，细辛二两，上五味切，以酒一斗浸五宿，随多少饮之。《延年》忌生葱、生菜。

三、辛字在甲骨文中像平头錾类的一种刑刀或进攻的武器，故细辛属金，可治疗金疮及跌打损伤。

◎ **附方：**

《外台秘要》：《千金》疗金疮去血多，虚竭内补方。当归三两，芍药、细辛各五分，干姜三分，甘草二分（炙），上五味为散，以酒服方寸匕，日三夜一。

《外台秘要》：《范汪》蹉跌膏兼疗金疮方。当归、续断、附子（去皮）、细辛、甘草（炙）、通草、芎䓖、白芷、牛膝各二两，蜀椒二合，上十味㕮咀，以猪膏二斤煎，以白芷色黄膏成，绞去滓，日再以摩损处。

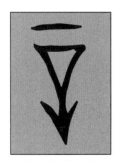

辛（甲骨文）

四、如前所述，细辛属金，故可治疗咳喘。同时，查《说文解字注》辛："秋时万物成而熟。律书曰，辛者，言万物之新生，故曰辛。律历志曰，悉新于辛。释名曰，辛，新也，物初新者，皆收成也。"可见，辛通新，有更新、变更、变革之义，此与"金曰从革"之义相符，也说明细辛属金，可治疗咳喘等症。

◎ **附方：**

《伤寒论》：伤寒，表不解，心下有水气，干呕发热而咳，或渴，或利，或噎，或小便不利、少腹满，或喘者，小青龙汤主之……麻黄（去节）、芍药、细辛、干姜、甘草（炙）、桂枝（去皮）各三两，五味子半升，半夏（洗）半升，上八味，以水一斗，先煮麻黄，减二升，去上沫，内诸药，煮取三升，去滓，温服一升。若渴，去半夏，加栝楼根三两；若微利，去麻黄，加荛花如一鸡子，熬令赤色；若噎者，去麻黄，加附子一枚，炮；若小便不利、少腹满者，去麻黄，加茯苓四两；若喘，去麻黄，加杏仁半升，去皮尖。且荛花不治利，麻黄主喘，今此语反之，疑非仲景意。

五、如前所述，细辛属金，故可治疗漏下、齿龈出血等具有破漏之象者。辛通新，查《说文解字》新："取木也。从斤亲声。"可见，新从斤，有斫伤、砍削、砍伐、伤残、破损、破漏之义，也说明细辛属金，可治疗漏下、齿龈出血等具有破漏之象者。

◎ **附方：**

1. 崩中漏下

《备急千金要方》：治崩中漏下，日去数升方。生地黄一斤，细辛三两，上二味，㕮咀，以水一斗，煮取六升，服七合，久服佳。

2. 齿龈出血

《备急千金要方》：治齿龈间津液血出不止方……细辛二两，甘草一两，上二味，咬咀，以醋二升，煎取一升，日夜旋含之。

六、如前所述，细辛属金，而金有收敛、收缩、缩减之象，故细辛可治疗鼻息肉等增生性疾病，而且辛通新，而物初新者，皆收成也，故辛有收成、收敛、收缩、缩减之义，可治疗鼻息肉等增生性疾病。

◎ **附方：**

《医心方》：《博济安众方》疗鼻塞息肉不通方。上，以细辛末少许，吹入鼻中，自通。

《备急千金要方》：治小儿鼻塞生息肉方。通草、细辛各一两，上二味，捣末，取药如豆，著绵缠头，内鼻中，日二。

《备急千金要方》：治齆鼻有息肉，不闻香臭方。瓜丁、细辛，上二味，各等分，末之，以绵裹如豆大许，塞鼻中，须臾即通。

辛夷（金）

唐代白居易《代春赠》："山吐晴岚水放光，辛夷花白柳梢黄。但知莫作江西意，风景何曾异帝乡？"从这首诗当中我们可以知道，辛夷花是白色的，属西方之色。那么，辛夷花的功效是否也与西方、白色有关呢？下面尝试通过训诂的方法来破解"辛夷"这个名字给我们的启示。

一、查《说文解字》夷："平也。从大、从弓，东方之人也。"可见，夷通平，此与"秋三月，此谓容平"之义相符，故辛夷属金，可治疗金疮。同时，辛的甲骨文像平头錾类的一种刑刀或进攻的武器，夷的甲骨文像带绳索的箭矢，故辛夷属金，可治疗金疮。

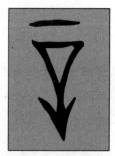

辛（甲骨文）

◎ **附方：**

《刘涓子鬼遗方》：治金疮烦满，疼痛不得眠睡，白薇散方。白薇、栝楼、枳实（炒）、辛夷（去毛）、甘草（炙）、石膏，以上各一两，厚朴二分（炙），酸枣二分（炙），上八味为末，调温酒，服方寸匕，日三服，夜一服。

《刘涓子鬼遗方》：治金疮去血多，虚竭，内补，当归散方。当归三分，芍

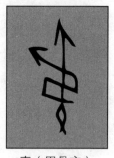

夷（甲骨文）

药五分，干姜三分，辛夷（去毛）二分，甘草三分（炙），上五味，捣筛，理令匀，调温酒服方寸匕，日三服，夜一服。

《肘后备急方》：又疗人面无光润，黑黯及皱，常敷面脂方。细辛、葳蕤、黄芪、薯蓣、白附子、辛夷、芎䓖、白芷各一两，栝楼、木兰皮各一分，成炼猪脂二升，十一物切之，以绵裹，用少酒渍之一宿，内猪脂煎之七上七下，别出一片白芷内煎，候白芷黄色成，去滓，绞，用汁以敷面，千金不传，此膏亦疗金疮，并吐血。

二、如前所述，辛夷属金，故可入肺之窍鼻而治疗鼻渊等症。

◎ 附方：

1. 鼻塞，清涕出

《备急千金要方》：治鼻塞，脑冷，清涕出方。通草、辛夷各半两，细辛、甘遂（一作甘草）、桂心、芎䓖、附子各一两，上七味，末之，蜜丸。绵裹内鼻中，密封塞，勿令气泄。丸如大麻子，稍加，微觉小痛，捣姜为丸即愈，用白狗胆汁和之，更佳。

《备急千金要方》：治鼻寒窒，香膏方。白芷、芎䓖、通草各十八铢，当归、细辛、莽草（《小品》并《翼》作薰草）、辛夷各三十铢，上七味，㕮咀，以苦酒渍一宿，以不中水猪肪一升，煎三上三下，以白芷色黄膏成，去滓，绵沾如枣核大，内鼻中，日三。

《外台秘要》：《古今录验》疗小儿鼻塞不通，细辛膏方。细辛、通草各一分，辛夷仁一分半，杏仁二分（去皮），上四味，切，以羊髓三合、猪脂三合，缓火煎之，膏成绞去滓，取一米粒许大，以纳鼻孔中，频易，佳。

2. 鼻塞

《惠直堂经验方》：鼻塞不知香臭方。皂草、辛夷、石菖蒲等分，为末，绵裹塞鼻中。

3. 鼻渊

《卫生易简方》：治鼻流浊涕不止，名曰鼻渊。用辛夷仁半两，苍耳子（炒）二钱半，白芷一两，薄荷叶半钱，日干为末，每服二钱，用葱、茶清食后调服。

《惠直堂经验方》：鼻渊方。辛夷五钱，苍耳子二钱五分，甘草一两（生），薄荷一钱，共为末，葱茶汤下，每服一钱。

4. 脑漏

《奇效简便良方》：辛夷末一两，拌入烟吸之（或艾叶当烟吸，妙）。

《验方新编》：苍耳子、辛夷花各三钱，水煎服。

《惠直堂经验方》辛夷散：治脑漏如神。辛夷、川芎、防风、木通（去节）、细辛、藁本、升麻、白芷、甘草各一钱，共为末，清茶调下三钱。

二、如前所述，辛夷属金，而金有收敛、收缩之象，故辛夷可治疗鼻息肉。

◎ 附方：

《外治寿世方》：凡鼻渊、鼻痔、鼻中肉块、鼻塞、鼻疮等症，用辛夷花苞（又名木笔花）去赤肉毛，以芭蕉煎水，泡一夜，焙干为末，加麝香三厘，葱白蘸入鼻孔，数次极效。

荆芥（金）

元代方回《杂书近况·今年春夏极穷忙》："今年春夏极穷忙，日检医书校药方。甫得木瓜治膝肿，又须荆芥沐头疡。一生辛苦身多病，四至平和脉尚强。寿及龟堂老睦守，不难万首富诗囊。"可见，荆芥熬汤外洗可治疗头疡，这在一般的书籍中是不载的。那么，荆芥的主要功效是什么呢？下面尝试通过训诂的方法来破解"荆芥"这个名字给我们的启示。

一、荆的金文表示山野里那些容易刺伤人的手脚从而可以束缚、限制人或使人屈服的棘丛灌木，后表示在陷阱里放置棘刺以抓捕猎物，故荆芥属金，有收敛、内敛之象，可治疗各种出血症。同时，芥通介，介的甲骨文表示作战时裹在士卒身上的护革，故荆芥属金，有收敛、内敛之象，可治疗各种出血症。

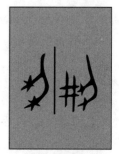

荆（金文）

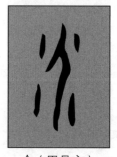

介（甲骨文）

◎ 附方：

1. 衄血

《华佗神方·华佗治产后衄血神方》：荆芥穗三钱（炒黑），研末，童子小便下，极效。

2. 吐血

《卫生易简方·吐血》：治酒色伤心肺，口鼻俱出血。用荆芥烧灰，置地上出火毒，为末，每服三钱，陈米饮调下。

3. 血痢

《世医得效方》荆芥汤：治白痢、血痢，或妇人血崩。荆芥、楮树皮，上等分，锉散。治血崩，每服二钱，水一盏，煎至七分，去滓，放温服。如血痢，则为末，冷醋调，徐徐呷服；白痢，热醋调下。神效，不可具述。

4. 泻血不止

《卫生易简方》：治泻血不止……用槐花、荆芥等分为末，酒调二钱匕服。

5. 肠风下血

《世医得效方》：治肠风下血，百药不效……荆芥穗、缩砂仁各等分，为末，糯米饮下。

《急救良方》：治肠风下血，用炒槐花、荆芥穗等分，酒调服。亦治泄泻。

6. 尿血

《验方新编》：小便撒血，荆芥、砂仁，等分为末，旱莲汤调下。

《杨氏家藏方》归血散：治男子、妇人、老幼小便溺血……荆芥锉碎一合，大麦一合（生），黑豆一合（生），甘草二钱（生），上件拌匀，用水一盏半，煎至一盏，去滓，作两次温服，食后、临卧。

7. 血崩

《卫生易简方》：治崩中……用荆芥穗就灯头上烧焦，为末，每服三钱，童便调下。

《华佗神方·华佗治产后崩中神方》：荆芥穗五钱（炒黑），煎服，立止。

《验方新编》：血崩不止……榖树皮（又名楮树，又名构树）、荆芥各二钱，煎服。

《惠直堂经验方》：血崩不止方。莲蓬壳、荆芥穗烧存性，各半，为末，每服二钱，米饮汤下。

8. 七孔出血

《奇效简便良方》七孔出血：荆芥一两烧灰，分三次米汤调服。

二、如前所述，荆芥属金，而金有收敛、收缩之象，故推测荆芥可治疗肠息肉等增生性疾病。附方见前文"肠风下血"部分。

三、如前所述，荆芥属金，而金有收敛、收缩之象，故荆芥可治疗脱肛、子宫脱垂等症。

◎ 附方：

1. 脱肛

《世医得效方》香荆散：治肛门脱出，大人小儿悉皆治之。香附子一两半（炒，去毛），荆芥穗二两，上为末，每服三匙，水一大碗，煎热淋洗。

《外治寿世方》：产后脱肛，荆芥末、鳖头灰，蜜调涂肛上，以陈年草鞋一只烘热，缓托上，数次可愈。

2. 妇人阴脱

《急救广生集》：产后子宫不收阴门突出，荆芥穗、藿香叶、臭椿皮，三味煎汤熏洗，子宫即收。或用蓖麻子涂顶之法亦妙。

四、查《说文解字》荆："楚木也。从草刑声。"查《说文解字》刑："到也。从刀开声。"可见，荆通刑，从刀，有杀伐、杀戮之象，故荆芥属金，推测可治疗咳嗽。

◎ 附方：

《医学心悟》止嗽散：治诸般咳嗽。桔梗（炒）、荆芥、紫菀（蒸）、百部（蒸）、白前（蒸）各二斤，甘草（炒）十二两，陈皮（水洗，去白）一斤，共为末，每服三钱，开水调下，食后、临卧服，初感风寒，生姜汤调下。

《世医得效方》人参荆芥散：治肺感风邪，上壅咳嗽，头目不清，言语不出，咽干项强，鼻流清涕。荆芥穗、麻黄（去根节）、细辛（去土，洗）、桔梗（去芦，炒）、陈皮（去白）、半夏（汤洗七次）、杏仁（去皮尖）、人参、通草、甘草（炙）各半两，上锉散，每服四钱，水一盏半，姜五片，煎八分，食后温服。

五、如前所述，荆芥属金，故可通调水道而治疗小便不通。

◎ 附方：

《卫生易简方》：治小便不通……，用荆芥九钱，大黄一钱，煎服。

六、如前所述，荆芥属金，故推测荆芥可治疗具有白虎之象的疟疾。

◎ 附方：

《文堂集验方》止疟方：归身、制首乌、荆芥、山楂（炒）各三钱，酒水各一碗，慢火煎至一碗，露一宿，次日早晨温服。不论一日二日三日及久病体虚者，皆可服，小儿减半。

白芥子（金）

宋代刘子翚《园蔬十咏·芥》："叶实抱芳辛，气烈消烦滞。登俎效微劳，乍食惊频嚏。"可见，芥菜自古以来就是我们中国人菜园中种植的常见品种，其气味浓烈，古人认为其有消食导滞的作用。那么，芥菜的种子白芥子又有什么功效呢？下面尝试用训诂的方法来破解"白芥子"这个名字给我们的启示。

芥通介，介的甲骨文表示作战时裹在士卒身上的护革，故白芥子属金，可入肺而治疗咳喘。

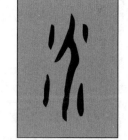

介（甲骨文）

◎ 附方：

《卫生易简方》：治反胃吐食上气，用白芥子，日干为末，酒调方寸匕服。

《仁术便览》三子养亲汤：凡人年老形衰，苦于痰气，喘嗽，胸满，艰食，不可作病治，妄投汤剂，及耗真气，此二方随试随效。紫苏子主气喘咳嗽，白芥子主痰下气宽中，白萝菔子主食痞、理气，上各洗净纸上，微炒捣碎，视何证多以所为主，余次之。每服三钱，用生绢作一囊盛之，水钟半煎沸即服。如煎久，则苦辣，口苦。若大便实，加熟蜜一匙；如大便秘甚，去紫子，减芥子，加小麻子。

《回生集》三子养亲汤：治老人痰喘咳嗽、气急胸满，极能调和胸胃。紫苏子、萝卜子、白芥子等分，晒干，纸上微炒，研细煮汤，随饮食啜下。

白蒺藜（金）

　　《诗经·楚茨》："楚楚者茨，言抽其棘。自昔何为？我艺黍稷。"这里的"茨"指的即是白蒺藜，且一般认为"楚楚"就是茨棘之貌，但这个貌具体是什么貌却语焉不详。查《说文解字》楚："丛木，一名荆也。从林疋声。"查《说文解字》丛："聚也。从丵取声。"再结合本品的果实由五个分果瓣呈放射状聚合而成，那么，"楚楚"二字应是形容蒺藜的分果瓣像灌木一样积聚在一起从而形成整体果实的样子。下面尝试用训诂的方法来破解"蒺藜"这个名字给我们的启示。

　　一、蒺通疾，而疾的甲骨文表示一个人被箭矢射中受伤后卧床休养的样子；同时，藜通黎，而黎的甲骨文表示用刀收割穗子低垂的庄稼。刀箭都有攻伐、征战之象，故蒺藜属金，可治疗跌打损伤引起的牙齿松动。

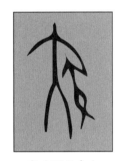

疾（甲骨文）

◎ 附方：

《外治寿世方》：打动牙疼，蒺藜子或根为末，日日揩之。

《证治准绳·类方》土蒺藜散：治牙齿疼痛，龈肿摇动，及打动牙齿。上用土蒺藜去角生用，不以多少，为粗末，每服五钱，以淡浆水半碗，煎七八沸，去滓，入盐末一捻，带热时时漱之，别无所忌。或用根烧灰，贴动牙即牢。

《华佗神方》：华佗治牙宣神方。先用白蒺藜一两，为末，煎汤，入食盐一撮漱之。次用生玄胡索，为末，敷患处。

　　二、如前所述，蒺藜属金，故可治疗咳喘等症，正如《名医别录》所言主"咳逆，伤肺，肺痿，止烦，下气"，可惜未搜集到相关方剂。

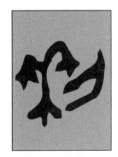

黎（甲骨文）

　　三、如前所述，蒺藜属金，而金有破裂、破败、破损之象，所以白蒺藜可治疗因肌肉筋膜薄弱或先天腹壁缺损而形成的疝气。

◎ 附方：

《集验方》：治痰饮积聚、呕逆，兼风、虚劳、阴疝方。霜后蒺藜苗子，捣汁一石，先以武火煎减半，即以文火煎，搅勿停手，候可丸止，空腹酒下梧子大三十丸，煎服亦得。

四、如前所述，蒺藜属金，而金有收敛、收缩之性，所以蒺藜可治疗乳腺增生、鼻息肉等增生性疾病。

◎ 附方：

1. 乳胀乳岩

《方龙潭家秘》：治乳胀不行，或乳岩作块肿痛。刺蒺藜二三斤，带刺炒，为末。每早、午、晚，不拘时，白汤作糊调服。

2. 鼻息肉

《备急千金要方》：治鼻塞多年，不闻香臭，清水出不止方。取当道车辗过蒺藜一把，捣，以水三升，煎取熟。先仰卧，使人满口含，取一合汁，灌鼻中使入，不过再度，大嚏，必出一两个息肉，似赤蛹。一方有黄连等分同煎。

五、白蒺藜又名茨，查《康熙字典》茨："又《博雅》积也，聚也。《诗·小雅》曾孙之稼，如茨如梁。"可见，茨有积、聚之义，故白蒺藜可治疗积聚。

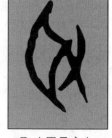

取（甲骨文）

◎ 附方：

《备急千金要方》：治万病积聚方。七八月收蒺藜子，不限多少，以水煮过熟，取滓，曝令干，捣筛，蜜丸，酒服如梧子七丸，以知为度，其汁煎如饴服之。

《外台秘要》：《集验》痰饮积聚呕逆，兼风虚劳阴疝方。霜后蒺藜苗子，捣汁一石，先以武火煎减半，即以文火煎，搅勿停手，候可丸止，空腹酒下梧子大三十丸，煎服亦得。

六、如前所述，白蒺藜可治疗积聚。又查《说文解字注》脊："背吕也。释名曰，脊，积也。积续骨节脉络上下也。"可见，脊有积之义，故白蒺藜可治疗腰脊疼痛。

◎ 附方：

《普济方》：白蒺藜散出御药院方，治腰痛。白蒺藜，上不拘多少为细末，每服三钱，温酒调下，空心，食前服。

《卫生易简方》：治卒患腰脊疼痛，不得俯仰。用蒺藜子去刺（生）为末，炼蜜丸如豌豆大，每服五七丸，温酒下无时，日三服，勿令间断，三日可愈。

七、白蒺藜一名茨，茨从次，从欠，查《说文解字》欠："张口气悟也，象气从人上出之形。凡欠之属皆从欠。"查《康熙字典》欠："《说文》作欠，张口气悟也，象气从儿上出形。《徐曰》人欠去也，悟解也。气壅滞，欠去而解也。"可见，欠有解散气之壅滞、积聚于胸者之义，故白蒺藜具有疏肝理气止欠之功。同时，次的甲骨文象跪坐之人长长叹息之状，故白蒺藜可治疗因气壅滞、积聚于胸不得舒发而叹息等症。正如《植物名实图考》所说："蒺藜，近时《临证指南》一书用以开郁，凡胁上、乳间横闷滞气、痛胀难忍者，炒香入气药服之，极效。余屡试之，兼以治人，皆愈。盖其气香，可以通郁；而体有刺横生，故能横行排荡，非他

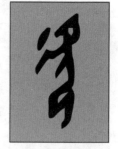

次（甲骨文）

药直达不留者可比。"

◎ 附方：

《方龙潭家秘》：治胸痹，膈中胀闷不通或作痛。刺蒺藜一斤，带刺炒，磨为细末。每早、午、晚各服四钱，白汤调服。

鬼箭羽（金）

鬼箭羽（卫矛）为卫矛科植物卫矛的具翅状物的枝条或翅状附属物，一般认为这种翅状附属物长得与安装在箭杆末尾、在箭的飞行中起到平衡和保持方向作用的羽毛相似。但古人起"鬼箭羽"这个名字就只是因为这个简单的理由吗？"鬼箭羽"这个名字还有哪些不为人知的内涵呢？下面尝试用训诂的方法来破解"鬼箭羽""卫矛"这些名字给我们的启示。

一、首先，箭是进攻、杀伐、杀戮的一种武器，故鬼箭羽属金，可治疗具有白虎之象的疟疾，尤其是鬼疟。同时，查《说文解字》卫："宿卫也。从韦、帀，从行。行，列卫也。"可见，卫从韦，而韦的甲骨文代表士兵围绕城邑巡逻警戒，故卫矛属金，可治疗具有白虎之象的疟疾。最后，查《说文解字》矛："酋矛也。建于兵车，长二丈。象形。凡矛之属皆从矛。古文矛从戈。"查《说文解字注》戈："戈，句兵也。"可见，矛为用于杀伐、杀戮之兵器，故卫矛属金，可治疗具有白虎之象的疟疾。

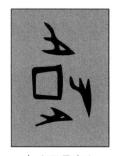

韦（甲骨文）

◎ 附方：

《圣济总录》：治鬼疟，一字散方。鬼箭羽、鲮鲤甲（烧存性）各一分，上二味，捣罗为细散，每服一字，嗜在鼻中，临发时用。

《圣济总录》：治鬼疟寒热日发，鬼箭羽散方。鬼箭羽一分为细末，砒霜研一钱，五灵脂研一两，上三味，再同研为细散，每服半钱匕，临发时冷茶清调下。

二、如前所述，卫矛属金。又查《说文解字》瘀："积血也。从疒於声。"可见，瘀为积血之义，即积聚、聚集、敛聚、聚合之血，故瘀血属金，故卫矛可治疗瘀血所引起的各种病症。

◎ 附方：

1. 妇人血脉不通

《鸡峰普济方》鬼箭丸：治妇人血脉不通，欲变成劳，寒热不调，不思饮食，肌肤消瘦，心腹刺痛，手足沉重。鬼箭羽、赤芍药、乌梅肉、牛膝、白薇、白术各三分，当归、桂心、甘草各二分，牡丹皮、干地黄、人参各三分，川大黄四分，虻虫、蒲黄各一分，朴硝五分，上为细末，炼蜜和丸，如梧桐子大，初服十九，加至二十九，酒下。

2. 产后余血不散，结成癥块，疼痛

《妇人大全良方》桃仁散：桃仁、当归、鬼箭羽、大黄、鳖甲各一两，赤芍药、延胡索、琥珀各三分，川芎、桂心各半两，上为粗末。每服三大钱，水一盏，姜三片，煎至七分，去滓，温服。

3. 产后恶露不下，腹中疼痛，心神烦闷

《证治准绳》荷叶散：干荷叶二两，鬼箭羽、桃仁、刘寄奴、蒲黄各一两，上为粗末，每服三钱，以童便一大盏，姜二片，生地黄一分，捶碎同煎至六分，去滓，无时热服。

4. 产后血运欲绝

《圣济总录》当归饮：当归（微酒）一两，鬼箭羽二两，上二味，粗捣筛，每服三钱匕，酒一盏，煎至六分，去滓，温服，相次再服。

三、如前所述，卫矛属金，而金有拘禁、拘束、拘急之象，故卫矛可治疗腹中拘急。

◎ 附方：

《外台秘要》：《千金》疗贼风所中，腹内挛急方。麻黄四两（去节），甘草一两（炙，切），石膏如鸡子大（碎之，绵裹），鬼箭羽（削围）如鸡子大，上四味，以东流水二杯，煮取一杯，顿服之。忌海藻、菘菜。

四、如前所述，卫矛属金，故可通调水道而治疗转胞（又叫胞转）。

◎ 附方：

《备急千金要方》：治胞转方。石韦一两，葵子、通草、甘草各二两，鬼箭羽二两，滑石四两，榆白皮一升，上七味，哎咀，以水一斗，煮取三升，分三服。

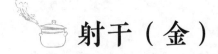

射干（金）

下面尝试用训诂的方法来破解"射干"（又名乌扇、夜干、乌翣）这个名字给我们的启示。

一、首先，查《说文解字》射："弓弩发于身而中于远也。从矢从身。"可见，射为用弓箭远射之义，故射干属金，可治疗咳喘、喉痹等症。其次，查《说文解字》干："犯也。从反入，从一。凡干之属皆从干。"可见，干有侵犯之义，故射干属金，可治疗咳喘、喉痹等症。最后，射的甲骨文像箭矢正从弓上发出以攻击远处目标，故射干属金；干的甲骨文表示手握树杈作为武器，有的字形是在树杈的两端各加一块尖利的石块，表示以尖硬石块加强"干"的攻击力，故射干属金，可治疗咳喘、喉痹等症。

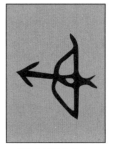

射（甲骨文）

◎ **附方：**

1. 咳而上气，喉中水鸡声

《金匮要略》：咳而上气，喉中水鸡声，射干麻黄汤主之……射干十三枚（一法三两），麻黄、生姜各四两，细辛、紫菀、款冬花各三两，大枣七枚，半夏（大者洗）八枚（一法半升），五味子半升，上九味，以水一斗二升，先煮麻黄两沸，去上沫，内诸药，煮取三升，分温三服。

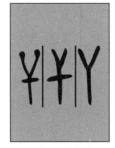

干（甲骨文）

《外台秘要》：又疗上气，脉浮咳逆，咽喉中水鸡鸣，喘息不通，呼吸欲死，麻黄汤方。麻黄八两（去节），射干二两，甘草四两（炙），大枣三十颗，上四味切，以水一斗，先煮麻黄三沸，去上沫，内诸药，煮取三升，分三服，已用甚良。忌海藻、菘菜等。

《备急千金要方》：射干汤，治小儿咳逆，喘息如水鸡声方。射干一两，半夏五枚，桂心五寸，麻黄、紫菀、甘草、生姜各一两，大枣二十枚，上八味，㕮咀，以水七升，煮取一升五合，去滓，内蜜五合，煎一沸。分温服二合，日三。

《小品方》：射干汤，主春冬伤寒，秋夏中冷，咳嗽曲拘，不得气息，喉鸣哑失声，干嗽无唾，喉中如哽者方。射干二两，半夏五两（洗），杏仁二两（去皮尖、两仁），干姜二两（炮），甘草二两（炙），紫菀二两，肉桂二两，吴茱萸二两，当归二两，橘皮二两，麻黄二两（去节），独活二两，上十二味，切，以水一斗，煮取三升，去滓，温分三服。始病一二日者，可服此汤，汗后重服勿汗也。病久者，初服可用大黄二两。初秋夏月暴雨冷，及天行暴寒，热喜伏于内，宜生姜四两代干姜，除茱萸，用枳实二两（炙）。忌羊肉、海藻、菘菜、饧、生葱。

2. 喉痹

《外台秘要》：又疗喉痹方。射干一片，含咽汁。

《医心方·治小儿喉痹方第六十》：取乌扇烧灰，以水服，大良。

《医心方》：《新录方》治喉痹方。煮夜干，含其汁，吐出。

《回生集》：咽喉肿痛，射干根、山豆根共为末，吹之立消，止痛如神。

《集验方》：治伤寒热病，喉中痛，闭塞不通，乌扇膏方。生乌扇一斤（切），猪脂一斤，上二味，合煎，药成去滓，取如半鸡子，薄绵裹之，内口中，稍稍咽之，取差。忌酒、蒜等物。

《备急千金要方》：治小儿卒毒肿著喉颈，壮热妨乳方。升麻、射干、大黄各一两，上三味，㕮咀，以水一升五合，煮取八合。一岁儿分三服，以滓薄肿上，冷更暖以薄，大儿以意加之。

《备急千金要方》：升麻汤，治小儿喉痛，若毒气盛，便咽塞，并主大人咽喉不利方。升麻、生姜、射干各二两，橘皮一两，上四味，㕮咀，以水六升，煮取二升，去滓，分三服。

《普济本事方》：玄参散，治悬痈肿痛不下食。玄参一两，升麻、射干、大黄湿纸裹，甑上蒸各半两，甘草一分（炙），上细末，每服三钱，水一盏，煎至七分，放温，时时含咽良验。

2. 喉闭

《急救良方》：治喉闭逡巡不救……用射干即扁竹叶根也，旋取新者，不拘多少，擂烂取汁吞下。

3. 风火喉癣

《外治寿世方》：风火喉癣，秋蝴蝶花根二两（即射干，秋间开黄花者是），洗净捣烂。甜酒煎汁，含口中漱三五次，吐出再换再漱，可以除根。

二、如前所述，射干属金，故推测可治疗具有白虎之象的疟疾。

附方：

《金匮要略》：病疟以月一日发，当十五日愈，设不差，当月尽解；如其不差，当云何？师曰：此结为癥瘕，名曰疟母，急治之下，宜鳖甲煎丸。鳖甲十二分（炙），乌扇三分（烧），黄芩三分，柴胡六分，鼠妇三分（熬），干姜三分，大黄三分，芍药五分，桂枝三分，葶苈一分，石韦三分（去毛），厚朴三分，牡丹五分（去心），瞿麦二分，紫葳三分，半夏一分，人参一分，䗪虫五分（熬），阿胶三分（炙），蜂窠四分（热），赤硝十二分，蜣螂六分（熬），桃仁二分，上二十三味为末，取煅灶下灰一斗，清酒一斛五斗，浸灰，候酒尽一半，着鳖甲于中，煮令泛烂加胶漆，绞取汁，内诸药，煎为丸，如梧子大，空心服七丸，日三服。

三、如前所述，射干属金，而金有破败、破裂、裂隙、间隙之象，故射干可治疗具有间歇性发作特征的癫痫。

◎ 附方：

《经验丹方汇编》：久痫，用不落水猪心一个，去内心血，入射干三钱，泥封固煨，待红取出，存性研末，每服三钱。

四、如前所述，射干属金，故推测射干可通调水道而治疗水肿。

◎ 附方：

《医心方》：治肿入腹，苦满急，害饮食方……大戟、乌扇、术各二两，捣筛，蜜丸如梧子，旦服二九，当下。

《备急千金要方》：治膀胱石水，四肢瘦，腹肿方。桑白皮、穀白皮、泽漆叶各三升，大豆五升，防己、射干、白术各四两，上七味，吹咀，以水一斗五升，煮取六升，去滓，内好酒三升，更煮取五升，每日二服，夜一服，余者，明日更服。

五、查《说文解字注》射："《诗》《礼记》以射为斁鏆之鏆。"查《说文解字》鏆（yì）："解也。从支睪声。《诗》云：'服之无鏆。'鏆，猒也。一曰终也。"可见，射通鏆，通解，有解释、稀释、解散、缓解之义，故射干可解肿毒、阳毒、射工毒。

◎ 附方：

1. 肿毒

《医心方》：《葛氏方》治恶核肿结，不肯散者方。乌翣根、升麻各二两，以水三升，煮取半

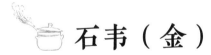

升，分再服，以滓熨上。

《医心方》：《刘涓子方》治恶脉肿毒方。乌扇二两，升麻二两（生者用一两），栀子十四枚（擘破），上三物，切，以酒三升，煮取一升半，分为再服，以滓敷肿上。

《奇效良方》：治项上恶核燉肿。连翘、射干、独活、川升麻、木香、沉香、木通（锉）各一两，桑寄生、丁香各半两，川大黄二两（锉碎，微炒），上为细末，每服二钱，清粥饮调下，日三服。

《肘后备急方》：五香连翘汤，疗恶肉，恶脉，恶核瘰疬，风结肿气痛。木香、沉香、鸡舌香各二两，麝香半两，章陆一两，夜干、紫葛、升麻、独活、寄生、甘草（炙）、连翘各二两，大黄三两，淡竹沥三升，十三物以水九升，煮减半，内竹沥，取三升，分三服，大良。

《集验方》：治风热毒肿结赤，夜干膏方。夜干二两，常陆（切）一升，防己四两，升麻三两，上四物，切，以猪膏三升。微火煎常陆小焦黄，绞去滓，以摩病上。

2. 阳毒

《世医得效方》：升麻汤，治阳毒。伤寒一二日便成阳毒，或服药吐下后变成阳毒。腰背痛，烦闷不安，面赤狂言，或走，或见鬼，或下利，面赤斑斑如锦纹，咽喉痛，下脓血，脉浮大数，五日可治，七日不可治，大抵宜早发汗。升麻二两，犀角屑、射干、黄芩、人参、甘草（炙）各一分，上锉散，每服五钱，水一盏，煎至七分，热服，并进三四服，温覆汗出为度。

3. 射工毒

《外台秘要》：又疗射工中人。疮有三种：一种疮正黑如黶子，皮周遍悉赤，或衣犯之如有刺痛；一种作疮，疮久则穿，或睛间寒热；一种如火灼熛起，此者最急，数日杀人，此病令人寒热方。乌翣根二两，升麻二两，上二味，切，以水三升，煮取一升，适寒温顿服之，滓敷疮上。

《备急千金要方》：治射工中人寒热，或发疮在一处，有异于常方……犀角二两，升麻三两，乌扇根二两，上三味，㕮咀，以水四升，煮取一升半，去滓，分再服，相去如一炊顷，尽更作。

石韦（金）

石韦又名刀口药，在野外，如果受伤出血，而伤口不是特别大，可刮取其叶背上面的绒毛敷在伤口上，能很快止血，这或许也应了那句俗语，即"带毛的都止血"。那么，除此之外，石韦还有哪些功效呢？下面尝试用训诂的方法来破解"石韦"这个名字给我们的启示。

一、苇从韦，而韦的甲骨文代表士兵围绕城邑巡逻警戒，故石韦属金，可治疗外伤出血，同时，又可入肺而治疗咳喘等症。同时，查《说文解字》韦："相背也。从舛口声。兽皮之韦，可以束枉戾相韦背，故借以为皮韦。凡韦之属皆从韦。"可见，韦有违背、背离、离去之义，即违背、背离、离去其表转而入内之义，此与"金曰从革"之义相符，且韦通口，通回，有回匝、周匝、通调之义，故石韦属金，可治疗外伤出血，同时又可入肺而治疗咳喘等症。

韦（甲骨文）

◎ 附方：

1. 咳嗽

《普济方》石韦散：治咳嗽。石韦（去毛）、槟榔（锉）等分，上为细散，生姜汤调下二钱。

2. 水肿上气

《外台秘要·水肿咳逆上气方三首》：又防己煮散，疗水肿上气，方出许谏议。汉防己三两，泽漆叶三两，石韦三两（去毛），泽泻三两，郁李仁五两，白术三两，丹参三两，赤茯苓三两，桑白皮三两，橘皮二两，生姜十两，通草二两，上十二味，粗筛为散，以水一斗七合，内四方寸匕散，煮取八合，去滓，一服令尽，日三。大便利者，一服，取小便利为度，许澄秘方。忌桃李、雀肉、大酢。

二、如前所述，石韦属金，故可通调水道而治疗小便不利、淋证等。

◎ 附方：

1. 诸淋

《鸡峰普济方》石韦汤：治小便淋沥疼痛。石韦、车前子等分，上为粗末，每服五钱，水二盏，煎至一盏，去滓，温服。

《外台秘要》：又石淋，石韦散方。石韦（去毛）、滑石各三分，上二味，捣筛为散，用米汁，若蜜服一刀圭，日二服。

《外台秘要》：又疗淋，小便不利，阴痛，石韦散方。石韦二两（去毛），瞿麦一两，滑石五两，车前子三两，葵子二两，上五味，捣筛为散，服方寸匕，日三。

《备急千金要方》：治百种淋，寒淋、热淋、劳淋，小便涩，胞中满，腹急痛方……栝楼根、滑石、石韦各二两，上三味，治下筛，大麦饮服方寸匕，日三。

《备急千金要方》：治血淋，石韦散方。石韦、当归、蒲黄、芍药各等分，上四味，治下筛，酒服方寸匕，日三服。

2. 关格不通

《圣济总录》：治气壅，关格不通，小便淋结，脐下妨闷，石韦汤方。石韦（拭去毛，炙）三分，徐长卿（炙）半两，茅根三分，木通（锉，炒）、冬葵子各一两，滑石二两，瞿麦穗半两，槟榔一分，上八味，㕮咀如麻豆大，每服五钱匕，水一盏半，煎至八分，去滓，下朴消末一钱匕，温服，空心食前，日二。

3. 小便不通

《圣济总录》治小便不利，石韦散方。石韦（去毛）、瞿麦穗、冬葵子各二两，滑石碎五两，上四味，捣罗为散。每服三钱匕，温水调下，食前服。

《太平圣惠方》治热病小便不通，宜服石韦散方。石韦一两（去毛），木通半两（锉），蘧麦一两，甘草半两（炙微赤，铿），葵子三合，子芩半两，上件药捣筛为散，每服四钱，以水一中盏，煎至六分，去滓，不计时候，温服。

三、如前所述，石韦属金，而金有收敛、内敛之象，故石韦可治疗崩漏、尿精等症。

◎ 附方：

1. 崩中漏下

《本草纲目》：崩中漏下，石韦为末，每服三钱，温酒服，甚效。

2. 小便利多而或白精从尿后出

《医心方》：《范汪方》治小便利多而或白精从尿后出方。瓜蒌三分，滑石二分，石韦一分，三物，为散，麦粥服方寸匕，日三。

百部（金）

百部为百部科植物蔓生百部、直立百部或对叶百部等的块根，一般认为因一株百部下面的块根数目众多，所以才有"百"之称。那古人把这种植物命名为"百部"还有什么原因呢？下面尝试用训诂的方法来破解"百部"这个名字给我们的启示。

一、部的金文表示统领聚落的武装力量用以作战，故百部属金，可入肺而治疗咳喘等症。同时，查《说文解字注》部："按广韵曰，部，署也。许最目曰，分别部居，不相杂厕。"可见，部通署，从网，为抓捕、捕杀、收容、网罗鱼虫鸟兽之工具，此与"秋三月，此谓容平"之义相符，故百部属金，可入肺而治疗咳喘、肺痈等症。

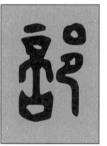

部（金文）

◎ 附方：

1. 咳嗽

《肘后备急方》：治卒得咳嗽方……百部根四两，以酒一斗，渍，再宿，火暖，服一升，日再服。

《备急千金要方》：治三十年嗽方。百部根二十斤，捣取汁，煎如饴，服一方寸匕，日三服。

《外台秘要》：又疗三十年咳方。百部根二十斤，上一味，捣取汁，煎之如饴，以温粥饮服方寸匕，日三服。

《惠直堂经验方》：久嗽不止方。治三十年久嗽不止，诸药不效，服此神验。百部一味，熬膏入蜜，不时服。

《卫生易简方》：治久嗽不差。用紫菀（去芦头）、款冬花各一两，百部半两，为末，每服三钱，生姜三片，乌梅一个，煎汤调下，食后、临卧各一服。

2. 实哮

《回生集》：实哮方。百部二钱，炙草二钱，桔梗三钱，半夏一钱，陈皮一钱，茯苓一钱五分，水煎服，二帖即愈。

3. 肺痈

《惠直堂经验方》：鲜百部根捣汁一盏，入酒浆一盏，灌下两时辰即效。三服吐白痰。或口渴饮水，不妨。忌饮茶。

4. 劳症发热喘嗽

《文堂集验方》：鲜百部二斤，切细，用无灰酒浸坛内，灰火煨熟，每日五更温饮一杯，以好为止。

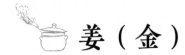

姜（金）

宋代刘克庄《甲寅元月二首》："七裒骎骎病鲜欢，君恩犹许备祠官。婢传稚子屠苏酒，奴笑先生苜蓿槃。自叹管君今老秃，更悲庞嫂不团栾。新年辜负如筛饼，炮附煨姜胃尚寒。"可见，古人一般认为姜是暖胃回阳之品，其与附子同用，可以协同增效。但即便如此，有些病人的胃寒仍然无法解决，或许，这种情况需要服食硫黄方可。下面尝试用训诂的方法来破解"姜"这个名字给我们的启示。

一、姜的繁体字薑通畺（jiāng），而畺的甲骨文和金文表示双方交战的疆场，故姜属金，可治疗跌打损伤。

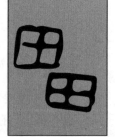

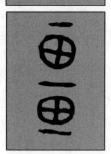

畺（金文）

◎ 附方：

《急救便方》：跌打损伤效方。扑压跌打，从高坠下及竹木所磕，落马覆车者，皆瘀血凝滞。大小便通者轻，不通者重。以淡豆豉一合，煎汤饮之，或用生姜自然汁和麻油温服之，再将净土五升蒸热以旧布重裹作两包，更换熨之，不可太热。

二、如前所述，姜属金，故可治疗咳喘、肺痿、肺胀等症。

◎ 附方：

1. 咳嗽上气喘息

《集验方》：治咳嗽冷气，结胀方。干姜为末，热酒调半钱服。兼治头旋眼眩，立效。

《备急千金要方》：治上气咳嗽……干姜三两（末之），胶饴一升，上二味，和令调，蒸五升米下，冷，以枣大含化，稍稍咽之，日五夜二。

《肘后备急方》：治卒乏气，气不复，报肩息方。干姜三两，㕮咀，以酒一升，渍之，每服三合，日三服。

《肘后备急方》：治卒上气，鸣息便欲绝方……茱萸二升，生姜三两，以水七升，煮取二升，分为三服。

《肘后备急方》：治卒上气，鸣息便欲绝方……细切桑根白皮三升，生姜三两，吴茱萸半升，水七升，酒五升，煮三沸，去滓，尽服之，一升入口则气下。千金不传方。

《金匮要略》：咳而脉浮者，厚朴麻黄汤主之。厚朴麻黄汤方：厚朴五两，麻黄四两，石膏如鸡子大，杏仁半升，半夏六升，干姜二两，细辛二两，小麦一升，五味子半升，上九味，以水一斗二升，先煮小麦熟，去滓，内诸药，煮取三升，温服一升，日三服。

《伤寒论》：伤寒表不解，心下有水气，干呕，发热而咳，或渴，或利，或噎，或小便不利、少腹满，或喘者，小青龙汤主之。麻黄（去节）、芍药、细辛、干姜、甘草（炙）、桂枝各三两（去皮），五味子半升，半夏半升（洗），上八味，以水一斗，先煮麻黄，减二升，去上沫，内诸药，煮取三升，去滓，温服一升。若渴，去半夏，加栝楼根三两；若微利，去麻黄，加荛花，如一鸡子，熬令赤色；若噎者，去麻黄，加附子一枚，炮；若小便不利、少腹满者，去麻黄，加茯苓四两；若喘，去麻黄，加杏仁半升，去皮尖。且荛花不治利，麻黄主喘，今此语反之，疑非仲景意。

2. 肺痿

《肘后备急方》：治肺痿咳嗽，吐涎沫，心中温温，咽燥而不渴者……甘草二两，干姜三两，枣十二枚，水三升，煮取一升半，分为再服。

3. 肺胀

《金匮要略》：肺胀，咳而上气，烦躁而喘，脉浮者，心下有水，小青龙加石膏汤主之。小青龙加石膏汤方：麻黄、芍药、桂枝、细辛、干姜、甘草各三两，五味子、半夏各半升，石膏二两，上九味，以水一斗，先煮麻黄，去上沫，内诸药，煮取三升。强人服一升，羸者减之，日三服。小儿服四合。

三、如前所述，姜属金，故可治疗具有白虎之象的疟疾。

◎ 附方：

《肘后备急方》：《外台秘要》治疟不瘥。干姜、高良姜等分，为末，每服一钱，水一中盏，煎至七分服。

《是斋百一选方》：治寒疟，干姜（半炒半生）、高良姜（半炒半生）各二两，上为末，每服一钱半，以酒调之。獭猪胆以针刺破，滴入酒中七滴，调匀温服，少顷，以温酒半盏投之，于当发日早服。吴内翰政和丁酉居全椒，岁疟大作，施人，所救愈者，以百计。张大亨左司病甚欲致仕，服之立愈。疟之为苦，异于诸疾，世人治之不过用常山、砒霜之类，发吐取涎而已，虽安，所损和气多矣。夔州谭逸病疟半年，前人方术用之略尽，皆不能效。邂逅故人窦藏叟先生，口授此方遂愈。

《金匮要略》柴胡桂姜汤：治疟寒多微有热，或但寒不热，服一剂如神。柴胡半斤，桂枝三两（去皮），干姜二两，栝楼根四两，黄芩三两，牡蛎三两（熬），甘草二两（炙），上七味，以水一斗二升，煮取六升，去滓，再煎取三升，温服一升，日三服。初服微烦，复服汗出，便愈。

《外台秘要》：又疟发渴者，与小柴胡去半夏加栝楼根汤方。柴胡八两，黄芩三两，人参三两，大枣十二枚（擘），甘草三两（炙），生姜三两，栝楼根四两，上七味，切，以水一斗二升，煮取六升，去滓，更煎取三升，温服一升，日三。忌海藻、菘菜。

四、如前所述，姜属金，而金有收敛、内敛、入内之象，所以姜可治疗各种出血、出汗证。

◎ 附方：

1. 鼻衄

《小品方》：治鼻衄血出数斗，眩冒，剧者，不知人方。干姜屑、龙骨末，吹之即止。

2. 吐血内崩

《金匮要略》：吐血不止者，柏叶汤主之。柏叶汤方，柏叶、干姜各三两，艾三把，上三味，以水五升，取马通汁一升，合煮，取一升，分温再服。

《备急千金要方》：治吐血内崩，上气，面色如土方。干姜、阿胶、柏叶各二两，艾一把，上四味，㕮咀，以水五升，煮取一升，内马通汁一升，煮取一升，顿服。

《医心方》：《录验方》治吐血，生姜汤方。生姜五两，人参二两，甘草三两，大枣十枚，凡四物，㕮咀，以水三升，煮取一升半，分再服。

3. 下血

《小品方》：诸下血者，先见血后见便，此为远血，宜服黄土汤；若先见便后见血，此是近血，宜服赤小豆散。黄土汤方：灶中黄土半升（绵裹），甘草三两（炙），干姜二两，黄芩一两，阿胶三两（炙），干地黄五两（一方三两），凡六物，以水一斗，煮取三升，分三服。

《集验方》：治下血如刺猪方。灶中黄土半升（绵裹），甘草三两（炙），干姜二两，阿胶三两（炙），芎䓖三两，熟艾三两，凡六物，以水一斗，煮取三升，分三服。

4. 血痢、脓血痢

《集验方》：治血痢神妙方。干姜急于火内烧黑，令成灰，瓷碗合放冷为末，每服一钱，米饮调下。

《伤寒论》：少阴病，下利，便脓血者，桃花汤主之。赤石脂一斤（一半全用，一半筛末），干姜一两，粳米一升，上三味，以水七升，煮米令熟，去滓，温服七合，内赤石脂末方寸匕，日三服。若一服愈，余勿服。

《金匮要略》：下利便脓血者，桃花汤主之。桃花汤方：赤石脂一斤（一半锉，一半筛末），干姜一两，粳米一升，上三味，以水七升，煮米令熟，去滓，温服七合，内赤石脂末方寸匕，日三服。若一服愈，余勿服。

5. 妊娠漏胞

《外台秘要》：干地黄四两，干姜二两，上二味，捣筛，酒服方寸匕，日再服。

6. 汗证

《外台秘要》：《古今录验》疗盗汗，又以干姜三分，粉三分，捣合，以粉粉之，大善。

五、如前所述，故姜属金，而金有破败、破裂、裂隙、空隙、空虚之象，所以姜可治疗虚劳、虚损以及太阳表虚证。

◎ 附方：

1. 虚劳

《备急千金要方》：治虚劳不得眠方……干姜四两，末，汤和顿服，覆取汗病愈。

《金匮要略》：虚劳里急，悸，衄，腹中痛，梦失精，四肢酸疼，手足烦热，咽干口燥，小建中汤主之。小建中汤方：桂枝三两（去皮），甘草三两（炙），大枣十二枚，芍药六两，生姜二两，胶饴一升，上六味，以水七升，煮取三升，去滓，内胶饴，更上微火消解，温服一升，日三服。呕家不可用建中汤，以甜故也。

《金匮要略》：虚劳里急，诸不足，黄芪建中汤主之。于小建中汤内加黄芪一两半，余依上法。气短胸满者，加生姜；腹满者，去枣加茯苓一两半，及疗肺虚损不足，补气加半夏三两。

《备急千金要方》：治虚劳里急诸不足，黄芪建中汤方。黄芪、桂心各三两，甘草二两，芍药六两，生姜三两，大枣十二枚，饴糖一升，上七味，㕮咀，以水一斗，煮取二升，去滓，内饴令消。温服一升，口二，间日可作。呕者，倍生姜；腹满者，去枣，加茯苓四两佳。

《金匮要略》：夫失精家少腹弦急，阴头寒，目眩，发落，脉极虚芤迟，为清谷，亡血，失精。脉得诸芤动微紧，男子失精，女子梦交，桂枝加龙骨牡蛎汤主之。桂枝加龙骨牡蛎汤方：桂枝、芍药、生姜各三两，甘草二两，大枣十二枚，龙骨、牡蛎各三两，上七味，以水七升，煮取三升，分温三服。

2. 太阳表虚证

《伤寒论》：太阳中风，阳浮而阴弱，阳浮者，热自发，阴弱者，汗自出，啬啬恶寒，淅淅恶风，翕翕发热，鼻鸣干呕者，桂枝汤主之。桂枝三两（去皮），芍药三两，甘草二两（炙），生姜三两（切），大枣十二枚（擘），上五味，㕮咀三味，以水七升，微火煮取三升，去滓，适寒温，服一升。服已须臾，啜热稀粥一升余，以助药力。温覆令一时许，遍身漐漐微似有汗者益佳，不可令如水流漓，病必不除。若一服汗出病差，停后服，不必尽剂。若不汗，更服依前法。又不汗，服后小促其间。半日许，令三服尽。若病重者，一日一夜服，周时观之。服一剂尽，病证犹在者，更作服。若汗不出，乃服至二三剂。禁生冷、黏滑、肉面、五辛、酒酪、臭恶等物。

六、姜的古体字薑或蘁，都从畺字，查《说文解字注》畺："信南山，我疆我理。传曰，疆，画经界也。理，分地理也。绵曰，乃疆乃理。江汉曰，于疆于理。其义皆同。"可见，薑通畺，通理，有分理之义，故干姜的作用部位倾向于小肠而有分理之功，它有助于小肠分清泌浊功能的恢复而治疗霍乱、腹泻等症；同时，理中汤应当也是因干姜、白术（山姜）而得名的。

◎ 附方：

《肘后备急方》：治霍乱心腹胀痛，烦满短气，未得吐下方……生姜若干姜一二升，㕮咀，以水六升，煮三沸，顿服。若不即愈，更可作，无新药，煮滓亦得。

《肘后备急方》：治霍乱心腹胀痛，烦满短气，未得吐下方……服干姜屑三方寸匕。

《肘后备急方》：《兵部手集》，救人霍乱颇有神效。浆水稍酸味者，煎干姜屑呷之，夏月腹肚不调，煎呷之，差。

《伤寒论》：霍乱，头痛发热，身疼痛，热多欲饮水者，五苓散主之。寒多不用水者，理中丸主之。理中丸方下有作汤加减法。人参、干姜、甘草（炙）、白术各三两，上四味，捣筛，蜜和为丸，如鸡子黄许大。以沸汤数合，和一丸，研碎，温服之，日三四，夜二服。腹中未热，益至三四丸，然不及汤，汤法：以四物依两数切，用水八升，煮取三升，去滓，温服一升，日三服。若脐上筑者，肾气动也，去术，加桂四两；吐多者，去术，加生姜三两；下多者，还用术；悸者，加茯苓二两；渴欲得水者，加术，足前成四两半；腹中痛者，加人参，足前成四两半；寒者，加干姜，足前成四两半；腹满者，去术，加附子一枚。服汤后如食顷，饮热粥一升许，微自温，勿发揭衣被。

《伤寒论》：少阴病，下利清谷，里寒外热，手足厥逆，脉微欲绝，身反不恶寒，其人面色赤，或腹痛，或干呕，或咽痛，或利止脉不出者，通脉四逆汤主之……甘草二两（炙），附子大者一枚（生用，去皮，破八片），干姜三两（强人可四两），上三味，以水三升，煮取一升二合，去滓，分温再服。其脉即出者愈。面色赤者，加葱九茎；腹中痛者，去葱，加芍药二两；呕者，加生姜二两；咽痛者，去芍药，加桔梗一两；利止脉不出者，去桔梗，加人参二两。病皆与方相应者，乃服之。

七、如前所述，疆通理，而理字引申之则有分理、分开、开通之义，故干姜也具有使中焦浑沌之象得以分理、分开、开通之功，即干姜可以治疗中焦上下闭塞不通所引起的痞症、呕吐、反酸等症。

◎ 附方：

1. 痞症

《伤寒论》：伤寒五六日，呕而发热者，柴胡汤证具，而以他药下之，柴胡证仍在者，复与柴胡汤。此虽已下之，不为逆，必蒸蒸而振，却发热汗出而解。若心下满而硬痛者，此为结胸也，大陷胸汤主之。但满而不痛者，此为痞，柴胡不中与之，宜半夏泻心汤。半夏半升（洗），黄芩、干姜、人参、甘草（炙）各三两，黄连一两，大枣十二枚（擘），上七味，以水一斗，煮取六升，去滓，再煎取三升，温服一升，日三服。

《金匮要略》：呕而肠鸣，心下痞者，半夏泻心汤主之。半夏泻心汤方：半夏半升（洗），黄芩三两，干姜三两，人参三两，黄连一两，大枣十二枚，甘草三两（炙），上七味，以水一斗，煮取六升，去滓，再煮，取三升，温服一升，日三服。

《伤寒论》：伤寒，汗出解之后，胃中不和，心下痞硬，干噫食臭，胁下有水气，腹中雷鸣，下利者，生姜泻心汤主之。生姜四两（切），甘草三两（炙），人参三两，干姜一两，黄芩三两，半夏半升（洗），黄连一两，大枣十二枚（擘），上八味，以水一斗，煮取六升，去滓，再煎取三升，温服一升，日三服。附子泻心汤，本云加附子，半夏泻心汤，甘草泻心汤，同体别名耳。生姜泻心汤，本云理中人参黄芩汤，去桂枝、术，加黄连，并泻肝法。

《伤寒论》：伤寒中风，医反下之，其人下利日数十行，谷不化，腹中雷鸣，心下痞硬而满，干呕，心烦不得安，医见心下痞，谓病不尽，复下之，其痞益甚，此非结热，但以胃中虚，客气上逆，故使硬也，甘草泻心汤主之。甘草四两（炙），黄芩三两，干姜三两，半夏半升（洗），大枣十二枚（擘），黄连一两，上六味，以水一斗，煮取六升，去滓，再煎取三升，温服一升，日三服。

《伤寒论》：太阳病，外证未除，而数下之，遂协热而利，利下不止，心下痞硬，表里不解者，桂枝人参汤主之。桂枝四两（别切），甘草四两（炙），白术三两，人参三两，干姜三两，上五味，以水九升，先煮四味，取五升，内桂，更煮取三升，去滓，温服一升，日再、夜一服。

2. 呕吐

《金匮要略》：干呕，吐逆，吐涎沫，半夏干姜散主之。半夏干姜散方：半夏、干姜各等分，上二味，杵为散，取方寸匕，浆水一升半，煮取七合，顿服之。

《金匮要略》：妊娠呕吐不止，干姜人参半夏丸主之。干姜人参半夏丸方：干姜、人参各一两，半夏二两，上三味，末之，以生姜汁糊为丸，如梧子大，饮服十丸，日三服。

《外台秘要》：《备急》疗吐逆，水米不下，干姜甘草汤方。干姜二分（炮），甘草一分（炙），上二味，切，以水二合，煎取一合，去滓，顿服则定，少间与粥则不呕，神验。忌海藻、菘菜。

《金匮要略》：呕而脉弱，小便复利，身有微热，见厥者，难治，四逆汤主之。四逆汤方：附子一枚（生用），干姜一两半，甘草二两（炙），上三味，以水三升，煮取一升二合，去滓，分温再服。强人可大附子一枚，干姜三两。

《伤寒论》：伤寒，本自寒下，医复吐下之，寒格，更逆吐下，若食入口即吐，干姜黄芩黄连人参汤主之。干姜、黄芩、黄连、人参各三两，上四味，以水六升，煮取二升，去滓，分温再服。

3. 反酸

《备急千金要方》：食后吐酸水，治中散方。干姜、食茱萸各二两，上二味，治下筛，酒服方寸匕，日二。胃冷服之，立验。

《外台秘要》：《必效》理中散，主食后吐酸水，食羹粥酪剧方。干姜二两，吴茱萸二两，上二味作散，酒服方寸匕，日三服，勿冷服之，当醋水差。

八、查《说文解字》畺："界也。从畕，三其界画也。"可见，畺通界或其古体字畍；再查《说文解字注》介："介畍古今字。分介则必有间。故介又训间。"可见，薑通畺，通界或畍或介，有分介之义，而分介则有间隙、间歇、缝隙、空隙、空虚之义，故姜可治疗往来寒热、癫痫、疟疾、时腹自痛等有间歇性发作特征的病症，也可以治疗腠理孔隙过大的太阳表虚证，还可以治疗气血空虚的虚劳。

◎ 附方：

1. 往来寒热，发作有时

《伤寒论》：伤寒五六日中风，往来寒热，胸胁苦满，嘿嘿不欲饮食，心烦喜呕，或胸中烦而不呕，或渴，或腹中痛，或胁下痞硬，或心下悸、小便不利，或不渴、身有微热，或咳者，小柴胡汤主之。柴胡半斤，黄芩三两，人参三两，半夏半升（洗），甘草（炙）、生姜各三两（切），大枣十二枚（擘），上七味，以水一斗二升，煮取六升，去滓，再煎取三升，温服一升，日三服。若胸中烦而不呕者，去半夏、人参，加栝楼实一枚；若渴，去半夏，加人参，合前成四两半，栝楼根四两；若腹中痛者，去黄芩，加芍药三两；若胁下痞硬，去大枣，加牡蛎四两；若心下悸、小便不利者，去黄芩，加茯苓四两；若不渴，外有微热者，去人参，加桂枝三两，温覆微汗愈；若咳者，去人参、大

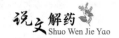

枣、生姜，加五味子半升，干姜二两。

《伤寒论》：妇人中风，七八日续得寒热，发作有时，经水适断者，此为热入血室，其血必结，故使如疟状，发作有时，小柴胡汤主之。柴胡半斤，黄芩三两，人参三两，半夏半升（洗），甘草（炙）、生姜三两（切），大枣十二枚（擘），上七味，以水一斗二升，煮取六升，去滓，再煎取三升，温服一升，日三服。

2. 痫病

《金匮要略》：风引汤，除热瘫痫。大黄、干姜、龙骨各四两，桂枝三两，甘草、牡蛎各二两，寒水石、滑石、赤石脂、白石脂、紫石英、石膏各六两，上十二味，杵，粗筛，以韦囊盛之，取三指撮，井花水三升，煮三沸，温服一升。治大人风引，少小惊痫瘛疭，日数十发，医所不疗，除热方。巢氏云，脚气宜风引汤。

《外台秘要》：又疗大人风引，少小惊痫瘛疭，日数十发，医所不能疗，除热镇心，紫石汤方。紫石英、滑石、白石脂、寒水石、石膏、赤石脂各八两，大黄、龙骨、干姜各四两，甘草（炙）、桂心、牡蛎（熬）各三两，上十二味，捣筛，盛以韦囊，置于高凉处。大人欲服，乃取水二升，先煮两沸，便内药方寸匕；又煮取一升二合，滤去滓，顿服之。少小未满百日，服一合。热多者，日二三服，每以意消息之。紫石汤一本无紫石英，紫石英贵者，可除之。永嘉二年，大人小儿频行风痫之病，得发例不能言，或发热，半身掣缩，或五六日，或七八日死。张思惟合此散，所疗皆愈。忌海藻、菘菜、生葱。

九、姜的繁体字为薑，通畺，通僵或彊，故推测姜可治疗身体僵硬、强直之症，尤其是痉病。

◎ **附方：**

1. 身体强直

《奇效良方》姜附汤：治中寒，四肢厥冷强直，失音，口噤吐沫。附子（炮）三钱，干姜（炮）五钱，上作一服，水二钟，煎至八分，不拘时服。

《卫生易简方》：治五脏中寒，口禁失音，四肢强直。用人参、干姜、甘草、白术等分，共四钱，水一盏，煎七分，去渣，温服。兼治胃脘停痰，冷气刺痛。

《世医得效方·中寒》附子理中汤：治五脏中寒，口噤，四肢强直，失音不语。大附子（炮，去皮脐）、人参、干姜（炮）、甘草（炙）、白术各等分，上为锉散，每服四大钱，水一盏半，煎七分，去渣，不以时服，口噤则斡开灌之。

《仁斋直指方论》附子散：伤寒阴证，唇青面黑，身背强痛，四肢厥冷及诸虚沉寒。熟附子三分，官桂、当归、白术各二分，干姜（炮）、半夏曲各一分，上锉。每服三钱，姜五片，枣二枚，食前煎服。

《外台秘要》：又疗少小中风，脉浮发热，自汗出，项强，鼻鸣干呕方。甘草（炙）、芍药、桂心、生姜各一两，大枣四枚（擘），上五味，切，以水三升，煮取一升，去滓，分温三服。忌如常法。

《外台秘要》：又疗半身不遂，手足拘急，不得屈伸，体冷，或智或痴，身强直不语，或生或死，狂言不可名字，角弓反张，或欲得食，或不用食，大小便不利方。人参、桂心、当归、独活、黄芩、干姜各三分，甘草二分（炙），石膏六分（碎，绵裹），杏仁四十枚（去皮、两仁、尖，碎），上九味，切，以井华水九升，煮取三升，分二服，日二，覆取汗，不汗更合服之。忌海藻、菘菜、生葱等。

2. 腰痛强直

《圣济总录》：治腰痛强直，不得俯仰，楮实丸方。楮实（炒）、桂（去粗皮）、枳壳（去瓤，麸炒）、干姜（炮）各三分，槟榔（生，锉）一两一分，牛膝（去苗，酒浸，切，焙）一两半，上六味，捣罗为细末，炼蜜丸如梧桐子大，每服三十丸，温酒下，不拘时。

《圣济总录》：治腰痛强直，不得屈伸，巴戟天酒方。巴戟天（去心）、牛膝（去苗）、石斛（去根）各一两，羌活（去芦头）、当归（锉，焙）、生姜各一两半，蜀椒（去目并闭口者，炒出汗）一分，上七味，各锉如麻豆大，用酒八升浸，内瓶中密封，重汤煮，三时辰。取出放冷，旋温服一盏，不拘时。常觉有酒力为妙。

3. 痉病

《伤寒论》：太阳病，项背强几几，无汗恶风，葛根汤主之。葛根四两，麻黄三两（去节），桂枝二两（去皮），生姜三两（切），甘草二两（炙），芍药二两，大枣十二枚（擘），上七味，以水一斗，先煮麻黄、葛根，减二升，去白沫，内诸药，煮取三升，去滓，温服一升，覆取微似汗。余如桂枝法将息及禁忌。诸汤皆仿此。

《伤寒论》：太阳病，项背强几几，反汗出恶风者，桂枝加葛根汤主之。葛根四两，麻黄三两（去节），芍药二两，生姜三两（切），甘草二两（炙），大枣十二枚（擘），桂枝二两（去皮），上七味，以水一斗，先煮麻黄、葛根，减二升，去上沫，内诸药，煮取三升，去滓，温服一升，覆取微似汗，不须啜粥。余如桂枝法将息及禁忌。

《金匮要略》：太阳病，无汗而小便反少，气上冲胸，口噤不得语，欲作刚痉，葛根汤主之。葛根汤方：葛根四两，麻黄三两（去节），桂枝二两（去皮），芍药二两，甘草二两（炙），生姜三两，大枣十二枚，上七味，㕮咀，以水七升，先煮麻黄、葛根，减二升，去沫，内诸药，煮取三升，去滓，温服一升，覆取微似汗，不须啜粥。余如桂枝法将息及禁忌。

术（金）

宋代梅尧臣《采白术》："吴山雾露清，群草多秀发，白术结灵根，持锄采秋月。归来濯寒涧，香气流不歇，夜火煮石泉，朝烟遍岩窟。千岁扶玉颜，终年固玄发，曾非首阳人，敢慕食薇蕨。"可见，白术生在高山上（又名山蓟、山姜、山连），且有驻颜固发的作用。下面尝试用训诂的方法来破解"术""山姜"等名字给我们的启示。

一、术的甲骨文代表从植物茎上剥下青皮，用以绞绳或编篮，此与"金曰从革"之义相符，故白术属金，可通调水道而治疗水肿、小便不利等。

白术一名山姜，姜的繁体字薑通畺，而畺的甲骨文和金文表示双方交战的疆场，故白术属金，可通调水道而治疗水肿、小便不利等。

白术又名山蓟，而蓟通劍，从刀，刀为杀伐、杀戮的工具，故白术属金，可通调水道而治疗水肿、小便不利等。

白术又名山连，而连的金文表示古代的一种会战阵形，即战车并排而行，故白术属金，可通调水道而治疗水肿、小便不利等。

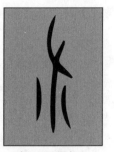

术（甲骨文）

◎ 附方：

1. 头面遍身风肿

《普济本事方》大枣汤：治四肢肿满。白术三两，㕮咀，每服半两，水一盏半，大枣三枚，拍破，同煎至九分，去滓，温服，日三四服，不拘时候。

《备急千金要方》：治头面遍身风肿，防风散方。防风二两，白芷一两，白术三两，上三味，治下筛，酒服方寸匕，日三。

《备急千金要方》：治水肿利小便方。大黄、白术（一作葶苈）、木防己各等分，上三味，末之，蜜丸，饮下如梧子十九，利小便利度，不知加之。

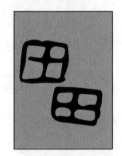

畺（甲骨文）

2. 小便不利

《金匮要略》：小便不利，蒲灰散主之，滑石白鱼散、茯苓戎盐汤并主之。茯苓戎盐汤方：茯苓半斤，白术二两，戎盐弹丸大一枚，上三味，先将茯苓、白术煎成，入戎盐再煎，分温三服。

《伤寒论》：太阳病，发汗后，大汗出，胃中干，烦躁不得眠，欲得饮水者，少少与饮之，令胃气和则愈。若脉浮，小便不利，微热消渴者，五苓散主之（即猪苓散是）。猪苓十八铢（去皮），泽泻一两六铢，白术十八铢，茯苓十八铢，桂枝半两（去皮），上五味，捣为散，以白饮和服方寸匕，日三服。多饮暖水，汗出愈。如法将息。

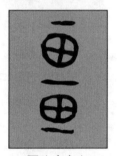

畺（金文）

二、如前所述，白术属金，故可治疗具有白虎之象的疟疾。

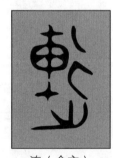

连（金文）

◎ 附方：

《时方妙用》：久疟不愈，及三阴疟，三日一发者，诸药不效，惟以白术一两或二两，加生姜五七钱，水煎一杯，于寅时服之，渣再煎，于上午再服，如热多者，以当归一两余，代白术。如脾肾两虚，诸药不效者，用《近效》白术汤，一日两服，服到十日必愈。

《验方新编》：隔年疟，干姜五钱，白术三钱，煎服，愈。

《验方新编》：久疟不愈，白术土炒为末，每服二钱，酒调服，十剂除根。此脾寒疟。

《惠直堂经验方》：疟疾门……白术四两，半夏二两，为末，姜汁打米粉糊为丸，每服三钱，服完痊愈。

三、如前所述，白术属金，而金有收敛、内敛、内入之象，所以白术可治疗出汗。

◎ 附方：

《备急千金要方》：治汗不止方……白术方寸匕，以饮服之。

《备急千金要方》牡蛎散：治卧即盗汗，风虚头痛方。牡蛎、白术、防风各三两，上三味，治下筛，酒服方寸匕，日二。止汗之验，无出于此方，一切泄汗服之，三日皆愈，神验。

《奇效良方》牡蛎白术散：治风虚，多汗少气，汗多如洗，少者痿劣。牡蛎（煅）三分，白术二两一分，防风（去叉）三两半，上为细末。每服二钱匕，温水调下，不拘时服。如恶风，倍防风；少气，倍白术；汗多面肿，倍牡蛎。

《严氏济生方·自汗论治》术附汤：治中湿，脉细，自汗，体重。白术四两，附子（炮，去皮脐）一两半，甘草（炙）二两，上咬咀，每服四钱，水一盏半，姜七片，煎至七分，去滓，温服，不拘时候。

《金匮要略》：风水，脉浮身重，汗出恶风者，防己黄芪汤主之。腹痛加芍药。防己黄芪汤方：防己一两，甘草半两（炒），白术七钱半，黄芪一两一分（去芦），上锉麻豆大，每抄五钱匕，生姜四片，大枣一枚，水盏半，煎八分，去滓，温服。喘者，加麻黄半两；胃中不和者，加芍药三分；气上冲者，加桂枝三分；下有陈寒者，加细辛三分。服后当如虫行皮中，从腰下如冰，后坐被上，又以一被绕腰以下，温令微汗，差。

《是斋百一选方》：治脾虚人盗汗，华宫使传。白术三两，白茯苓二两，上为粗末，每服五钱，水一盏半，生姜三片，枣二枚，煎至八分，去滓，通口服，空心，食前三服。

四、白术一名山姜（薑），薑通畺，查《说文解字》畺："界也。从畕，三其界画也。"再查《说文解字注》介："介畍古今字。分介则必有间。故介又训间。"可见，畺通界或畍或介，有分介之义，而分介有间隙、间歇、缝隙、空隙、空虚之义，故白术属金，可治疗疟疾、惊痫等具有间歇性发作特征的病症，当然也可以治疗腠理孔隙过大的汗证，还可以治疗气血空虚的虚劳、虚损。

◎ 附方：

1. 小儿因吐泻胃虚生风，作惊痫状

《是斋百一选方》：治小儿因吐泻胃虚生风，作惊痫状，曾用极妙。上白术二分，蜜煮至焦，须木炭火，取出，水净洗，切片，焙之，入蝎梢三七个，天麻、附子各一分，共为末，米饮汤调下。

2. 虚损羸瘦

《外台秘要》：张文仲羊胃汤，久病羸瘦，不生肌肉，水气在胁下，不能食，四肢烦热方。羊胃一枚（切），白术一升（切），上二味，以水二斗，煮取九升，服一升，日三，三日尽，更作两剂，乃差。忌桃李、雀肉等。

《肘后备急方》：凡男女因积劳虚损，或大病后不复常，若四体沉滞，骨肉疼酸。吸吸少气，行动喘惙，或小腹拘急，腰背强痛，心中虚悸，咽干唇燥，面体少色，或饮食无味，阴阳废弱，悲忧惨戚，多卧少起。久者积年，轻者才百日，渐至瘦削，五脏气竭，则难可复振，治之汤方……甘草一两，白术四两，麦门冬四两，牡蛎二两，大枣二十枚，胶三两，水八升，煮取二升，再服。

五、白术一名山姜，姜的古体字薑或薑都从畺，查《说文解字注》畺："信南山，我疆我理。传曰，疆，画经界也。理，分地理也。绵曰，乃疆乃理。江汉曰，于疆于理。其义皆同。"可见，畺与理"其义皆同"，即畺与理都有分理之义，故白术作用部位倾向于小肠而有分理之功，有助于小肠分清泌浊功能的恢复而治疗霍乱、腹泻等症；同时，理中汤应当也是因白术（山姜）、干姜而得名的。

◎ 附方：

1. 霍乱

《伤寒论》：霍乱，头痛发热，身疼痛，热多欲饮水者，五苓散主之。寒多不用水者，理中丸主之。理中丸方下有作汤加减法。人参、干姜、甘草（炙）、白术各三两，上四味，捣筛，蜜和为丸，如鸡子黄许大。以沸汤数合，和一丸，研碎，温服之，日三四，夜二服。腹中未热，益至三四丸。然不及汤，汤法：以四物依两数切，用水八升，煮取三升，去滓，温服一升，日三服。若脐上筑者，肾气动也，去术，加桂四两；吐多者，去术，加生姜三两；下多者，还用术；悸者，加茯苓二两；渴欲得水者，加术，足前成四两半；腹中痛者，加人参，足前成四两半；寒者，加干姜，足前成四两半；腹满者，去术，加附子一枚。服汤后如食顷，饮热粥一升许，微自温，勿发揭衣被。

《备急千金要方》治中汤：主霍乱吐下胀满，食不消化，心腹痛方。人参、干姜、白术、甘草各三两，上四味，㕮咀，以水八升，煮取三升，分三服。不差，频服三两剂。远行防霍乱，依前作丸如梧子，服三十丸。如作散，服方寸匕，酒服亦得。若转筋者，加石膏三两。

2. 下利

《验方新编》：久泄不止……白术一两，车前子五钱，煎服，立止，此分水神方也。或车前子一味煎服亦可。脾胃虚寒者，忌服。

《华佗神方·华佗治暑泄神方》：暑泄，一名伏暑泄泻。治用白术一两，车前子五钱，上二味，姜水煎服，神效。

《伤寒论》：太阳病，外证未除，而数下之，遂协热而利，利下不止，心下痞硬，表里不解者，桂枝人参汤主之。桂枝四两（别切），甘草四两（炙），白术三两，人参三两，干姜三两，上五味，以水九升，先煮四味，取五升，内桂，更煮取三升，去滓，温服一升，日再、夜一服。

六、白术一名山姜，姜的繁体字为薑，通畺，通僵或殭，故白术可治疗身体僵硬、强直之症。

◎ 附方：

1. 通身冷直

《备急千金要方》：治中风口噤不知人方。白术四两，以酒三升，煮取一升，顿服。

《外台秘要》：又疗产后中寒风，通身冷直，口噤，不知人方。白术四两，酒二升，煮取一升，去滓，顿服。忌桃李、雀肉等。

《世医得效方》白术酒：治中湿，口噤，不知人。白术半两（去芦），上酒三盏，煎一盏，顿服。不能饮酒，以水代，日三服，夜一服。

2. 四肢强直

《奇效良方》理中汤：治五脏中寒，口噤失言，四肢强直，兼治胃脘停痰，冷气刺痛。人参、干姜（炮）、甘草（炙）、白术各二钱，上作一服，水二钟，煎至一钟，不拘时服。

《世医得效方·中寒》附子理中汤：治五脏中寒，口噤，四肢强直，失音不语。大附子（炮，去皮脐）、人参、干姜（炮）、甘草（炙）、白术各等分，上为锉散。每服四大钱，水一盏半，煎七分，去渣，不以时服，口噤则斡开灌之。

《仁斋直指方论》附子散：伤寒阴证，唇青面黑，身背强痛，四肢厥冷，及诸虚沉寒。熟附子三分，官桂、当归、白术各二分，干姜（炮）、半夏曲各一分，上锉，每服三钱，姜五片，枣二枚，食前煎服。

七、白术一名山连，而连的繁体字连从车，通运（运），所以白术有促进脾胃运化、运转之功。

◎ 附方：

1. 脾不运转

《备急千金要方·脾虚实第二》：治腹胀善噫，食则欲呕，泄澼溏下，口干，四肢重，好怒，不欲闻人声，忘误，喉痹，补之方。黄连一两，禹余粮二两，白术三两，大麻子五两，干姜三两，桑白皮八两，大枣二十枚，上七味，㕮咀，以水一斗二升，煮取二升，分四次服。

《千金翼方·补五脏第四》补脾汤：主不欲食，留腹中，或上或下，烦闷，得食辄呕欲吐，吐已即胀满不消，噫腥臭发热，四肢肿而苦下身重，不能自胜方。麻子仁三合，禹余粮二两，桑根白皮一斤，大枣一百枚（擘），黄连、干姜、白术、甘草（炙）各三两，上八味，㕮咀，以水一斗煮取半，去滓，得二升九合，日一服，三日令尽。老小任意加减。

2. 呕吐

《金匮要略》：呕吐而病在膈上，后思水者解，急与之。思水者，猪苓散主之。猪苓散方：猪苓、茯苓、白术各等分，上三味，杵为散，饮服方寸匕，日三服。

3. 胃反

《金匮要略》：胃反，吐而渴欲饮水者，茯苓泽泻汤主之。茯苓泽泻汤方：茯苓半斤，泽泻四两，甘草二两，桂枝二两，白术三两，生姜四两，上六味，以水一斗，煮取三升，内泽泻，再煮取二升半，温服八合，日三服。

4. 心下有水

《肘后备急方》：白术三两，泽泻五两，锉，以水三升，煎取一升半，分服。

5. 痰饮、支饮

《金匮要略》：病痰饮者，当以温药和之。心下有痰饮，胸胁支满，目眩，苓桂术甘汤主之。苓桂术甘汤方：茯苓四两，桂枝三两，白术三两，甘草二两，上四味，以水六升，煮取三升，分温三服，小便则利。

《金匮要略》：夫短气有微饮，当从小便去之，苓桂术甘汤主之。肾气丸亦主之。

《备急千金要方》：心下痰饮，胸胁支满，目眩，甘草汤主之。方：甘草二两，桂心、白术各三两，茯苓四两，上四味，㕮咀，以水六升宿渍，煮取三升，去滓，服一升，日三。小便当利。

《金匮要略》：假令瘦人脐下有悸，吐涎沫而癫眩，此水也，五苓散主之。五苓散方：泽泻一两一分，猪苓三分（去皮），茯苓三分，白术三分，桂枝二分（去皮），上五味，为末，白饮服方寸匕，日三服，多服暖水，汗出愈。

《金匮要略》：心下有支饮，其人苦冒眩，泽泻汤主之。泽泻汤方：泽泻五两，白术二两，上二味，以水二升，煮取一升，分温再服。

6. 气分

《金匮要略》：心下坚，大如盘，边如旋盘，水饮所作，枳术汤主之。枳术汤方：枳实七枚，白术二两，上二味，以水五升，煮取三升，分温三服，腹中软，即当散也。

7. 癖

《外台秘要》：《千金翼》江宁衍法师破癖方。白术三两，枳实三两（炙），柴胡三两，上三味，切，以水五升，煮取二升，分温三服，服三十剂永差。忌桃李、雀肉。

《世医得效方》倍术散：治酒癖五饮，停水在心下，或两胁、胃中、膈上、肠间，动摇有声。皆由饮酒冒寒，饮水过多。白术二两，附子（炮，去皮脐）一两，上锉散，分三服。水一大盏，姜十片煎，空腹服。脏腑微动即安。

8. 中湿骨节疼痛

《卫生易简方》：治中湿骨节疼痛，用白术一两，酒三盏，煎一盏，顿服。不能饮酒，以水代之。

《济世神验良方》：治中湿通身疼痛，白术（去芦）二两，酒一碗半，煎至一碗，温服。

《金匮要略》：湿家身烦疼，可与麻黄加术汤发其汗为宜，慎不可以火攻之。麻黄加术汤方：麻黄三两（去节），桂枝二两（去皮），甘草二两（炙），杏仁七十个（去皮尖），白术四两，上五味，以水九升，先煮麻黄，减二升，去上沫，内诸药，煮取二升半，去滓，温服八合，覆取微似汗。

《金匮要略》：风水，脉浮身重，汗出恶风者，防己黄芪汤主之。腹痛加芍药。防己黄芪汤方：防己一两，甘草半两（炒），白术七钱半，黄芪一两一分（去芦），上锉麻豆大，每抄五钱匕，生姜四片，大枣一枚，水盏半，煎八分，去滓，温服。喘者，加麻黄半两；胃中不和治者，加芍药三分；气上冲者，加桂枝三分；下有陈寒者，加细辛三分。服后当如虫行皮中，从腰下如冰，后坐被上，又以一被绕腰以下，温令微汗，差。

《金匮要略》：伤寒八九日，风湿相搏，身体疼烦，不能自转侧，不呕不渴，脉浮虚而涩者，桂枝附子汤主之。若大便坚，小便自利者，去桂枝加白术汤主之。白术附子汤方：白术一两，附子一枚半（炮，去皮），甘草一两（炙），生姜一两半（切），大枣六枚，上五味，以水三升，煮取一升，去滓，分温三服。一服觉身痹，半日许再服，三服都尽，其人如冒状，勿怪，即是术、附并走皮中，逐水气未得除故耳。

《金匮要略》：风湿相搏，骨节疼烦，掣痛不得屈伸，近之则痛剧，汗出短气，小便不利，恶风不欲去衣，或身微肿者，甘草附子汤主之。甘草附子汤方：甘草二两（炙），白术二两，附子二枚（炮，去皮），桂枝四两（去皮），上四味，以水六升，煮取三升，去滓。温服一升，日三服。初服得微汗则解，能食，汗出复烦者，服五合。恐一升多者，宜服六七合为妙。

八、白术一名山连，查《说文解字注》辇（niǎn）："挽车也，谓人挽以行之车也。小司徒辇辇注曰，辇，人挽行。所以载任器也……连辇古今字……又诗，我任我辇。《毛传》曰，任者，辇者。"可见，连与辇乃古今字，通任，与任脉、怀妊同义，故白术入"主胞胎"之任脉，有治疗胎动不安之功。

◎ 附方：

《卫生易简方》：治胎不安。用白术、黄芩等分为末，每服三钱，入当归一钱，水二盏，煎一盏温服。

《苏沈良方》白术散：治妇人妊娠伤寒。白术、黄芩等分新瓦上同炒香，上为散，每服三钱，水一中盏，生姜三片，大枣一个（擘破），同煎至七分，温服。但觉头痛发热，便可服，二三服即差。惟四肢厥冷阴症者，未可服。此方本常州一土人卖此药，医皆论斤售去，行医用之如神，无人得其方。予自得此，治疾无有不效者，仍安胎益母子。

《奇效良方》保安白术散：治妊娠伤寒，头痛发热，此药安胎。白术、黄芩新瓦上炒令香各半两，上作一服，水二钟，生姜五片，红枣三枚，煎一钟，不拘时服。

《金匮要略》：妇人妊娠，宜常服当归散主之。当归散方：当归、黄芩、芍药、川芎各一斤，白术半斤，上五味，杵为散，酒服方寸匕，日再服。妊娠常服即易产，胎无疾苦，产后百病悉主之。

《世医得效方》黄芩汤：治胎孕不安。黄芩、白术、缩砂、当归各等分，上锉散，每服三钱，水一盏半煎，温服。

《卫生易简方》：治胎漏下血及因事下血。用枳壳（炒）、黄芩各半两，白术一两，为末，水煎，食前温服。妊娠下血名曰胎漏，胞胎干者，儿亡。

《金匮要略》：妊娠养胎，白术散主之。白术散方：白术四分，川芎四分，蜀椒三分（去汗），牡蛎二分，上四味，杵为散，酒服一钱匕，日三服，夜一服。但苦痛，加芍药；心下毒痛，倍加川芎；心烦吐痛，不能食饮，加细辛一两，半夏大者二十枚。服之后，更以醋浆水服之；若呕，以醋浆水服之；复不解者，小麦汁服之；已后渴者，大麦粥服之。病虽愈，服之勿置。

葛根（金）

《诗经·葛藟》："绵绵葛藟，在河之浒。终远兄弟，谓他人父。谓他人父，亦莫我顾。绵绵葛藟，在河之涘。终远兄弟，谓他人母。谓他人母，亦莫我有。绵绵葛藟，在河之漘。终远兄弟，谓他人昆。谓他人昆，亦莫我闻。"可见，古人认为葛藟之类的蔓生植物既有绵延无尽之象，又有纠缠、纠结、拘挛之象，所以可治疗消渴、肢体拘急等症。那么，葛根是否有类似的功效呢？下面尝试用训诂的方法来破解"葛根"这个名字给我们的启示。

一、葛从曷（hé），通渴或澥（kě），查《说文解字》渴："尽也。渴竭古今字，古水竭字多用渴，今则用渴为澥字矣。"查《说文解字注》澥："渴者，水尽也。音同竭。水渴则欲水，人澥则欲饮，其意一也。今则用竭为水渴字，用渴为饥澥字，而澥字废矣，渴之本义废矣。"又查《说文解字》消："尽也。从水肖声。"可见，消渴有竭尽、衰竭、衰败之象，故葛根可治疗口渴、消渴等症。最后，葛从曷，通竭，有衰竭、衰败、破败之义，此与"秋三月，此谓容平"之义相符，故葛根属金，可治疗人体水分快要耗尽之口渴、消渴等症。

◎ 附方：

《医心方》：《经心方》治口干方。以水三升，煮石膏末五合，取二升，内蜜二升，煎取二升，去滓，含枣核大，咽汁，尽复含……生葛根汁服二升，亦差。

《千金翼方》：葛根丸，主消渴方。葛根、栝楼各三两，铅丹二两，附子一两（炮，去皮），上四味，捣筛为末，炼蜜和丸如梧子，饮服十九，日三服，治日饮一石水者，春夏减附子。

二、葛从曷，而曷字的金文表示关卡值勤人员对外流人口进行盘问，故葛根属金，而金有拘捕、拘禁、拘急之象，所以葛根可治疗痉病。查《说文解字》痉："强急也。从疒至声。"可见，痉为强急、拘急之义，故痉病属金。同时，葛从曷，通歇，有止歇、暂歇、暂停之义，故葛根可治疗痉病等具有间歇性发病特征的疾病。

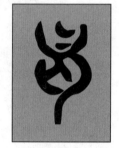

曷（金文）

◎ 附方：

1. 痉病

《伤寒论》：太阳病，项背强几几，无汗恶风，葛根汤主之。葛根四两，麻黄三两（去节），桂枝二两（去皮），生姜三两（切），甘草二两（炙），芍药二两，大枣十二枚（擘），上七味，以水一斗，先煮麻黄、葛根，减二升，去白沫，内诸药，煮取三升，去滓，温服一升，覆取微似汗。余如桂枝法将息及禁忌，诸汤皆仿此。

《伤寒论》：太阳病，项背强几几，反汗出恶风者，宜桂枝加葛根汤。葛根四两，麻黄三两（去节），甘草二两（炙），芍药三两，桂枝二两，生姜三两，大枣十二枚（擘），上七味，以水一斗，煮麻黄、葛根，减二升，去上沫，内诸药，煮取三升，去滓，温服一升，覆取微似汗，不须啜粥助药力。余将息依桂枝法。

《金匮要略》：太阳病，无汗而小便反少，气上冲胸，口噤不得语，欲作刚痉，葛根汤主之。葛根四两，麻黄三两（去节），桂枝二两（去皮），芍药二两，甘草二两（炙），生姜三两，大枣十二枚，上七味，咬咀，以水七斗，先煮麻黄、葛根，减二升，去沫，内诸药，煮取三升，去滓，温服一升，覆取微似汗，不须啜粥。余如桂枝汤法将息及禁忌。

2. 破伤风

《奇效良方》：又方治金疮中风痉欲死者及诸大脉皆血出，多不可止，血冷则杀人。上用生葛根一斤，锉碎，以水五升，煮取三升，去滓，每服热饮一小盏，日三四服。若干者，捣为末，每服二钱，温酒调服；若口噤不开，但多服竹沥即止。

《文堂集验方》：头面身体因破伤风顷刻肿胀，急用草二两酒煎服，少顷即可，迟则不救。……生葛根四两，水六碗，煮取两碗，去渣分服，口噤者，灌之。若干者，捣末，滚水调服五钱，及竹沥多服取效。

3. 狂犬病

《千金翼方》：葛根末主狂犬伤人，并饮其汁，烧葛烧灰，水服方寸匕，止喉痹。

三、葛通曷，查《说文解字注》曷："害者，曷之假借字。诗书多以害为曷。"可见，曷可假借为害，有伤害之义，故葛根属金，可治疗金疮等症。

◎ 附方：

1. 金疮、伤筋

《太平圣惠方》：治金疮止血，除疼痛，辟风，续筋骨，生肌肉……五月五日预取葛根，捣末令极细，密器收之，旋取敷疮上，止血止痛立效。

《圣济总录》：治金疮中风水，痉欲死，兼治一切金刃箭镞等疮，葛根汤方。生葛根一斤，上一味，锉捣，以水一斗，煮取五升，去滓，每服一盏，空腹日午夜卧各一服。无生葛，即用干者，捣为散，温酒调下二钱匕。若口噤，强开之，更宜以竹沥三合灌之。

《外台秘要》：《千金》疗被伤筋绝。又方捣葛根汁饮之，葛白屑熬令黄，敷疮止血。

《圣济总录》：治被伤筋绝，蟹髓方。蟹髓取甲中并足中者，不拘多少，上一味，略熬，内筋断处，外以物帛系缚，即捣葛根汁饮之。

2. 箭镞不出、箭毒

《圣济总录》：治箭镞不出，葛根饮方。生葛根三斤（锉），上一味，细研，绞取自然汁。每服半盏，不拘时候，日三。治一切金疮，无不效者。

《集验方》：治卒被毒箭方。但多食生葛根自愈，或捣生葛绞取汁饮之，干者，煮饮之。

四、如前所述，葛根属金，而金有收敛、内敛、入内之象，所以葛根可治疗鼻衄等各种出血症。

◎ 附方：

1. 鼻衄

《太平圣惠方》：治鼻衄终日不止，心神烦闷……上取生葛根捣取汁，每服一小盏，三服即止。

《严氏济生方》：生葛散，治鼻衄不止。生葛根、小蓟根，上二件洗净，捣取汁，每服一盏，荡温服，不拘时候。

2. 吐血

《太平圣惠方》：治吐血及鼻衄不止方……上以生葛根捣绞取汁，每服一小盏，宜频服，以止为度。

3. 下血

《医心方》：《新录方》治卒下血兼血痔方。栀子及皮一升，以水三升，煮取一升三合，分二服。又云：食热物下血方，捣生葛根，取七八合汁，饮之。

五、如前所述，葛根属金，而金有收敛、内敛、入内之象，所以葛根可治疗子宫脱垂等具有外脱之象者。

◎ 附方：

《外台秘要》：《古今录验》疗产后阴下脱方……鳖头（阴干）二枚，葛根一斤，上二味捣散，酒服方寸匕，日三。

紫苏（金）

宋代章甫《紫苏》："吾家大江南，生长惯卑湿。早衰坐辛勤，寒气得相袭。每愁春夏交，两脚难行立。贫穷医药少，未易办艺术。人言常食饮，蔬茹不可忽。紫苏品之中，功具神农述。为汤益广庭，调度宜同橘。结子最甘香，要待秋霜实。作腐䉽粟然，加点须姜蜜。由兹颇知殊，每就畦丁乞。飘流无定居，借屋少容膝。何当广种艺，岁晚愈吾疾。"从这首诗中我们可以看出，紫苏可治疗江南卑湿之地的人因寒气侵袭而于春夏之交所出现的"两脚难行立"之症。那紫苏最主要的功效是什么呢？下面尝试用训诂的方法来破解"紫苏"这个名字给我们的启示。

一、苏的繁体字蘇字从稣，稣字的金文和篆文表示用稻草穿鳃绑尾的一种束缚、拘禁方式，这种方式可使鱼在重新入水后复活，故紫苏属金，可以治疗咳喘、哕逆、梅核气等上逆之症。

同时，查《说文解字注》稣（sū）："杷取禾若也。杷各本作把，今正。禾若散乱，杷而取之，不当言把也。《离骚》苏粪壤以充帏兮，谓申椒其不芳。王逸曰，苏，取也。韩信传曰，樵苏后爨，师不宿饱。汉书音义曰，樵，取薪也。苏，取草也。"可见，稣通取，通聚，有积聚、敛聚、内敛、聚会、聚合之义，此与"金正曰蓐收"之义相符，故紫苏属金，可以治疗咳喘、哕逆、梅核气等上逆之症。

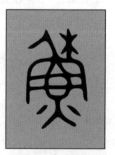

稣（金文）

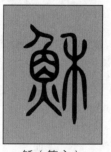

稣（篆文）

◎ 附方：

1. 上气咳嗽

《卫生易简方》：治上气咳逆及冷气、腰脚中湿风结气，用紫苏子研汁，煮粥食甚良。

《华佗神方·华佗治伤寒气喘神方》：紫苏一把，水煮稍稍饮之，其喘立止。或以防己、人参等分，为末，桑白皮煎水，服二钱。

《肘后备急方》：卒得寒冷上气方。干苏叶三两，陈橘皮四两，酒四升，煮取一升半，分为再服。

《时方妙用》：紫苏汤，治卒气短，方用紫苏四钱，陈皮一钱，枣二枚，水酒各半煎服。

《外台秘要》：《崔氏》疗上气暴咳方。紫苏茎叶二升，大豆一升，上二味，以水四升，煮大豆，次下紫苏，煮取一升五合，分为三服，昼二夜一。忌醋、咸、酸、油腻等。

《外台秘要》：肘后卒短气方……紫苏茎叶切一升，大枣二七枚，上二味，以酒三升，煮取一升半，分再服。水亦得。又方加橘皮半两。

《奇方类编》：产后咳嗽不止，五味子五粒，苏叶三片，煎酒下。

《回生集》：三子养亲汤，治老人痰喘咳嗽、气急胸满，极能调和胸胃。紫苏子、萝卜子、白芥子等分，晒干，纸上微炒，研细，煮汤随饮食啜下。

2. 哕逆

《千金翼方·霍乱第一》：主哕，竹茹汤方。竹茹一升，橘皮、半夏（洗）各三两，生姜四两（切），紫苏一两，甘草一两（炙），上六味，㕮咀，以水六升，煮取二升半，分三服。

《华佗神方·华佗治呃逆神方》：黄连一钱，紫苏叶八分，水煎服。

3. 梅核气

《金匮要略》：妇人咽中如有炙脔，半夏厚朴汤主之。半夏一升，厚朴三两，茯苓四两，生姜五两，干苏叶二两，上五味，以水一斗，煮取四升，分温四服，日三夜一服。

《备急千金要方》：治妇人胸满心下坚，咽中帖帖，如有炙肉脔，吐之不出，咽之不下，半夏厚朴汤方。半夏一升，厚朴三两，茯苓四两，生姜五两，苏叶二两，上五味，㕮咀，以水七升，煮取四升，分四服，日三夜一，不差频服。

4. 心胁下虚气胀满

《卫生易简方》：用紫苏子为末，随食服之，气亦散。

二、如前所述，紫苏属金，而金有返回、反转、旋转、周回之象，故紫苏可通调水道而治疗小便不通、水肿等症。

◎ **附方：**

《验方新编·小儿科杂治》：苏叶一斤，煎浓汤一盆，抱小儿向盆中熏之，冷则再换热汤。外用炒熨脐上及遍身肿处，即愈。

三、如前所述，紫苏属金，有使阳气屈从、屈服、蛰伏于下之象，故紫苏可治疗失眠、宫冷不孕等症。

◎ **附方：**

1. 不得眠

《外台秘要》：《延年》酸枣饮，主虚烦不得眠，并下气方。酸枣二升，茯苓三两，人参三两，生姜一两半，麦门冬一两（去心），橘皮二两（陈者），杏仁二两（去皮尖，碎），紫苏二两，上八味切，以水七升，煮取一升半，分再服。忌大酢。

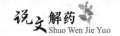

《范文甫专辑·不寐》：黄振声，苦不寐，百药不能治，召余处方。以百合一两（30克），紫苏叶三钱（9克），二味煎服，三帖而安。问曰：此治不寐而效，本何书？余曰：我尝种百合花，见其朝开暮合，又种紫苏，见其叶朝仰暮垂，取其意而用之，不意其得效之速也。

2. 宫冷不孕

《奇方类编》：治妇人子宫冷久不生育及脐腹疼痛，蕲艾三钱，苏叶三钱，黄酒煎服。

四、如前所述，紫苏属金，而金有约束、拘束、拘禁之象，故紫苏可治疗关节拘急疼痛等症。

◎ 附方：

《验方新编》：生紫苏一把（如无鲜者，即干的亦可），葱头连须一把，生老姜一大块，陈皮二钱，共捣融烂。

五、查《说文解字注》苏："方言曰，苏亦荏也。关之东西或谓之苏，或谓之荏。郭朴曰，苏，荏类。是则析言之则苏荏二物，统言则不别也。桂荏今之紫苏。"可见，苏一名荏，通任，通妊，故紫苏可入主胞胎之任脉而暖宫、安胎、调月经。同时，紫通此，通雌，为交配时被踩在脚下的鸟，故紫苏可治疗雌性第一性征之疾病，如月经不调、不孕、胎动不安等。

◎ 附方：

1. 胎动不安

《卫生易简方》：治妊娠误有失坠，胎动不安，腹中痛楚……用缩砂、紫苏、艾叶、葱白，以酒盅半，煎一盅服。

2. 经候不调

《医方简义》：四七汤，治七情郁结，经候不调。姜半夏、厚朴、茯苓、苏叶各一钱半，水煎。

4. 经前腹痛

《外治寿世方》：紫苏（阴干）四两，候经期，如肚腹胀痛，煎汤熏洗下部，摩运小腹，每经摩洗三四日，则经正痛止。

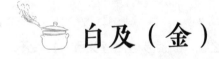

白及（金）

清代张杰《白及》："碧如蕉叶倚雕栏，细穗枝枝茁紫兰。纫佩何须滋九畹，移来幽谷共君看。"可见，白及与其他兰科的植物一样，多生长在深山幽谷之中，都具有极高的观赏价值。那么，除此以外，白及还有哪些药用价值呢？下面尝试用训诂的方法来破解"白及"这个名字给我们的启示。

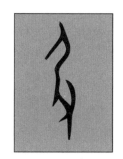

一、及的甲骨文像一只手从背后抓住、抓捕前面的人，故白及属金，可治疗金疮、杖疮等症。同时，查《说文解字》及："逮也。从又、从人。"可见，及通逮，有逮捕、抓捕、拘捕、收捕、捕取等使人屈服之义，故白及属金，可治疗金疮、杖疮等症。

及（甲骨文）

◎ 附方：

1. 金疮

《卫生易简方》：治金疮……，用白及为末涂之。

《文堂集验方》：金疮久不收口。白及末、石膏（煅）各等分，研细掺入疮口，即能见效。

2. 杖疮（钝挫伤）

《文堂集验方》：凡杖后日服白及末一二钱，米饮下最效。

二、如前所述，白及属金，而金有破裂、破败之象，所以白及可治疗因肺部破裂、破损所导致的咯血等症。同时，及通急之本字㤺，故推测白及可治疗肺痈、咯血等症引起的喘急。

◎ 附方：

1. 肺痈

《验方新编》：鼻出臭气或鼻脓腥臭，用秤星树根常煎水服之。若成肺痈者，再用白及研末，米汤调下。

《奇效简便良方》：肺痈吐脓血。白及末三钱，调真藕粉内，代点心食至三五两，愈。或白及炖蛋糕，或入粥中吃俱可。

2. 鼻衄、呕血、咯血

《世医得效方》白及散：治鼻衄，呕血，咯血，肺损，或食饱负重得者，服之愈。白及不拘多少，上为末，米饮调，或用井水调一匕，用纸花贴鼻窍中。

《卫生易简方》：治鼻衄……用白及末，津调，涂山根上立止。

3. 肺破咯血、嗽血

《奇效良方》阿胶散：治肺破，嗽血唾血。阿胶（酥炙）、白及各二分，天门冬（去心）、北五味子、生地黄、人参、茯苓以上各一分，上除白及别为细末，余药锉散。每服三钱，水一大盏，入蜜二匙，秫米百粒，生姜五片，同煎，临熟入白及末少许，食后温服。

《验方新编》独圣散：治多年咳嗽，肺萎咯血，红痰。用白及三两为末，每服二钱，临卧糯米汤下。台州狱吏悯一重囚，囚感之云：吾七犯死罪，遭刑拷，肺皆伤损，得一方，用白及末，米饮调服，其效如神。后日凌迟，剖其胸，见肺间窍穴数十，皆白及填补，色犹未变也。

《验方新编》：伤肺吐血、呕血。白及数两炒黄色为细末，每服一二钱，晨早米汤送下。

4. 肺伤咳嗽吐脓

《文堂集验方》：咳嗽吐脓，乃肺伤也，知母、贝母、白及、枯矾各等分，为末，每服三钱，生姜三片，泡汤，嚼服三五次愈。

三、如前所述，白及属金，而金有破裂、破败之象，所以白及可治疗具有破裂、皲裂之象的病症。

◎ 附方：

1. 手足皲裂

《卫生易简方》：治手足裂，用白及不拘多少为末，水调涂裂处。

《验方新编》：脚底开裂……白及刮取细末，用口水调敷。有挑夫脚底破一宽缝，寸步难移。此药敷之，立刻止痛能行，神妙无比。

2. 小儿囟开不合

《备急千金要方》：防风一两半，柏子仁、白及各一两，上三味，末之，以乳汁和敷囟上，十日知，二十日即愈，日一。

四、如前所述，白及属金，可治疗子宫脱垂等具有散脱之象的病症。

◎ 附方：

《外台秘要》：《广济》疗妇人子脏挺出数痛洗方……乌头（炮）、白及各四分，上二味，捣散，取方寸匕，以绵裹纳阴中，令入三寸，腹内热即止，日一度著，明晨仍须更著，以止为度。

《备急千金要方》：治阴下挺出方。蜀椒、乌头、白及各半两，上三味，治末，以方寸匕，绵裹纳阴中入三寸。腹中热，易之，日一度，明旦乃复着，七日愈。

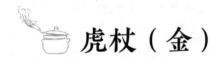

虎杖（金）

唐代刘禹锡《潇湘神》："斑竹枝，斑竹枝，泪痕点点寄相思。楚客欲听瑶瑟怨，潇湘深夜月明时。"这里的斑竹即虎杖（又名苦杖），虎杖绿色茎枝上有明显的如泪珠般大小的红褐色不规则斑点。

刘禹锡的《潇湘神》把虎杖茎枝上的斑点比作相思之泪，但笔者却未曾搜集到有关虎杖治疗与相思有关疾病的方剂。相思入心，为疾难医。下面尝试用训诂的方法来破解"虎杖"这个名字给我们的启示。

一、虎杖这个名字本身就具有西方白虎之象，故虎杖属金，可治疗跌打损伤、骨折等。

◎ 附方：

《圣济总录》：治伤折，血瘀不散，虎杖散方。虎杖（锉）二两，赤芍药（锉）一两，上二味，捣罗为散，每服三钱匕，温酒调下，不拘时候。

《圣济总录》：治损伤后，瘀血腹中不行，虎杖散方。虎杖三两，赤芍药二两，上二味，捣罗为散，每服二钱匕，温酒调下，不拘时。

二、如前所述，虎杖属金，故推测可治疗咳嗽，但未搜集到相关的方剂。

三、如前所述，虎杖属金，又癥从徵，而徵的籀文表示手持武器，明取强夺，故癥具有金象，故推测虎杖可治疗暴癥。

◎ 附方：

1. 癥瘕

《备急千金要方·月水不通》虎杖煎：治腹内积聚，虚胀雷鸣，四肢沉重，月经不通，亦治丈夫病方。取高地虎杖根，细锉二斛，以水二石五斗，煮取一大斗半，去滓，澄滤令净，取好醇酒五升和煎，令如饧，每服一合，消息为度，不知则加之。

《新修本草》：虎杖根，微温。主通利月水，破留血癥结。田野甚多此，状如大马蓼，茎斑而叶圆。极主暴瘕，酒渍根服之也。

《医心方·治积聚方》：治久寒积聚方。虎杖根一升许，捣之，以酒渍，日二，饮一升。

《卫生易简方》：治癥，腹中有物硬如石，刺痛。用虎杖根一斗，干捣，酒渍饮之，日三服。

《太平圣惠方》：治妇人月水滞涩不通，结成癥块，腹肋胀大欲死，虎杖煎方。虎杖五斤（锉），土瓜根汁二斤，牛膝汁二斤，上件药以水二大斗，渍虎杖一宿，明旦煎取汁二升，内土瓜根、牛膝汁中搅令调，以重汤煮如稀饧，每日空心及晚食前以温酒调下一合。

四、如前所述，虎杖属金，故可通调水道而治疗淋证。

◎ 附方：

《集验方》：治五淋方。苦杖不计多少，为末，每服二钱，用饭饮下，不拘时候。

《普济本事方》：治妇人诸般淋方，苦杖根，俗呼为杜牛膝，多取净洗，碎之，以一合用水五盏，煎一盏，去滓，用麝香、乳香少许，研调下。鄞县武尉耿梦得，其内人患砂石淋者十三年矣，每漩痛楚不可忍，溺器中小便下砂石，剥剥有声，百方不效。偶得此方啜之，一夕而愈，目所见也。

五、如前所述，虎杖属金，故可入大肠而治疗便秘、痔疮等。

◎ 附方：

1. 便秘

《文堂集验方》：大小便日久不通欲死者，用虎杖树皮向南者浓煎汁调服，诸药不效，用此即通。

2. 肠痔

《本草图经》：虎杖取根，洗去皱皮，锉，焙，捣筛，蜜丸如赤豆，陈米饮下，治肠痔下血甚佳。

六、虎杖的虎，有白虎之义，可清解暑热；同时，虎又通琥珀之琥，用以形容其熬出来的汤色如血珀一般鲜红。

◎ 附方：

《药性论》：虎杖，使，一名大虫杖也，味甘，平，无毒。主治大热烦躁，止渴，利小便，压一切热毒。暑月和甘草煎，色如琥珀可爱，堪看，尝之甘美，瓶置井中令冷澈如冰，白瓷器及银器中盛，似茶啜之，时人呼为冷饮子，又且尊于茗。能破女子经候不通，捣以酒浸常服。有孕人勿服，破血。

七、有一个成语叫"龙盘虎踞"，查《康熙字典》虎："《六书正讹》象虎踞而回顾之形。"可见，虎字有踞而回顾之象，而踞从居，居有积聚、敛蓄之义，故虎杖可以治疗具有积聚、敛蓄之象的病症，如瘀血所致月经不通等。

◎ 附方：

《药性论》：虎杖……能破女子经候不通，捣以酒浸常服。有孕人勿服，破血。

《备急千金要方·月水不通》虎杖煎：治腹内积聚，虚胀雷鸣，四肢沉重，月经不通，亦治丈夫病方。取高地虎杖根，细锉二斛，以水二石五斗，煮取一大斗半，去滓，澄滤令净，取好醇酒五升和煎，令如饧，每服一合，消息为度，不知则加之。

《千金翼方》：治妇人月水不利，腹中满，时自减，并男子膀胱满急，抵当汤方。大黄二两，桃仁三十枚（去皮、尖、两仁，炙），水蛭二十枚（熬），虎杖（炙）二两（一云虎掌），上四味，㕮咀，以水三升，煮取一升。顿服之，当即下血。

八、虎杖之杖乃扶行之杖，故虎杖可治疗因"风在骨节间"等疾病所引起的四肢百节疼痛而需要拄拐杖者。

◎ 附方：

1. 手足肿痛

《备急千金要方·伤寒杂治第十》：治毒热攻手足，赤肿焮热，疼痛欲脱方……浓煮虎杖根，适寒温，以渍手足，令至踝上一尺止。

2. 风在骨节间

《普济方》：主风在骨节间及血瘀（出本草）。以虎杖煮汁，作酒服之。

九、虎杖既名斑竹，那它可否治疗人体的斑疹呢？经查，颜德馨老中医的经验方以虎杖配升麻，可以很好地消除血热引起的瘀斑，对血小板减少性紫癜有很好的疗效。

地肤子（金）

地肤子其实就是扫帚苗的种子，而古代从事洒扫工作的主要是妇女，所以笔者一直怀疑地肤子可以治疗与妇女有关的疾病。那么，地肤子主要的功效到底是什么呢？下面尝试用训诂的方法来破解"地肤子"这个名字给我们的启示。

一、查《说文解字》地："元气初分，轻清阳为天，重浊阴为地。万物所陈列也。从土也声。"查《说文解字》也："女阴也。象形。"可见，地通也，也字的本义为女性的外阴，故地肤子可治疗各种妇科疾病。

◎ 附方：

《卫生易简方》：治阴溃。用地肤子煎汤洗。

二、查《说文解字》肤之繁体字膚的本字臚（lú）："皮也。从肉卢声。"可见，肤通皮，故地肤子可治疗多种皮肤疾病。

◎ 附方：

1. 疣瘊

《是斋百一选方》：治瘊子，陈郎中方。独扫子（本草名地肤子）、白矾，二味等分，为末，煎汤洗。不数次即尽去。亲曾用之果然。

2. 腿疮流黄水，瘙痒不止

《文堂集验方》：两腿血风疮，如腿疮流黄水，搔痒不止。用地肤草四两，花椒三钱，煎汤洗之，再用房内倒挂屋龙灰敷之，二三次立效。

3. 疠风恶疮

《绛囊撮要》：洗疠风恶疮便方。浮萍草或地肤子，煎汤，日洗俱效。

4. 遍身恶疮癫痒

《奇效简便良方·疮起肉翻花》：地肤子半升，煎汤频洗。

三、肤之繁体字膚从虍（hū），查《说文解字》虍："虎文也。象形。凡虍之属皆从虍。"可见，肤有虎文之义，故地肤子属金，有白虎之象，可通调水道而治疗五淋。

◎ 附方：

《小品方》：治妊娠患子淋，小便数，出少，或热痛酸疼及足烦，地肤饮方。地肤草三两，以水四升，煮取二升半，分三服，日三，日一剂。

《卫生易简方》：治妊娠患淋，小便数，热痛，手足烦疼。用地肤子或茎叶五两，水四升，煮取二升半，分温三服。兼治男子。

四、肤之繁体字膚从虍，查《说文解字注》虍："虎文也。象形。小徐曰，象其文章屈曲也。"可见，肤有虎皮的条纹屈曲、屈服、委曲、敛曲之象，故地肤子属金，可使元气敛聚于下焦而治疗阳痿。

◎ 附方：

《卫生易简方》：治阴痿……，用地肤子、阳起石等分为末。每服方寸匕，酒调服。

五、如前所述，地肤子有白虎之象，属金，故可治疗具有破裂、破损、缺损之象的疝气、阴癞等症。

◎ 附方：

1. 疝气

《验方新编》：疝气疼痛危急，地肤子（即扫帚子），炒研，空心酒送下二钱。

《备急千金要方》：治小儿狐疝，伤损生癞方。桂心十八铢，地肤子二两半，白术一两十八铢，上三味，末之，以蜜和丸。白酒服如小豆七丸，日三。亦治大人。

2. 阴癞

《奇效良方》：疗超越举重卒得阴癞方。地肤子十分，白术五分，桂心三分，上为细末，以饮服一刀圭，日三。忌生葱、桃、李、雀肉等物。一方用温酒调下。

六、地肤子一名落帚子，查《说文解字》帚："粪也。从又持巾埽门内。古者，少康初作箕帚秫酒。少康，杜康也，葬长垣。"查《说文解字注》覆："宀者，覆也。"可见，帚从巾，从宀，有下垂、垂覆、蔽覆、蔽翳、障翳之义，此与"秋三月，此谓容平"之义相符，故地肤子属金，可治疗各种目翳内障。

◎ 附方：

1. 男子五劳七伤目不明

《备急千金要方》补肝散：治男子五劳七伤明目方。地肤子一斗（阴干，末之）、生地黄十斤（捣取汁），上二味，以地黄汁和散，曝干，更为末，以酒服方寸匕，日二服。

2. 雀盲

《外治寿世方》：目热雀盲，地肤苗叶煎水洗。

《备急千金要方》：治雀盲方。地肤子五两，决明子一升，上二味，末之，以米饮汁和丸，食后服二十九至三十九，日二，尽即更合，差止。

3. 目痛及眯伤

《卫生易简方》：治目痛及眯伤有热瞙者，用地肤子白汁，注目中。

《小品方》：治目为物所中伤，有热痛而暗方。断生地肤草汁注之，冬日煮干取汁注也。

葎草（金）

下面尝试用训诂的方法来破解"葎草"这个名字给我们的启示。

一、葎从律，查《说文解字》律："均布也。从彳 聿声。"查《说文解字》均："平徧也。从土、从匀，匀亦声。"可见，律有均布、平均、平遍、平舒之义，此与"秋三月，此谓容平"之义相符，故葎草属金，可入肺而治疗肺结核等引起的低热、咳嗽等，正如《朱良春用药经验集》所载："民间经验，以本品作丸，可治愈瘰疬，朱老因而将本品移用于治疗肺结核之低热，效佳。""根据本品散结、除蒸、利水多种功用，朱老常用其治疗渗出性胸膜炎。"可惜未搜集到相关方剂。

二、如前所述，葎草属金，故可治疗具有白虎之象的疟疾。

◎ 附方：

《本草纲目》：新久疟疾，用葛葎草一握，一名勒蔓，去两头，秋冬用干者，恒山末等分，以淡浆水二大盏，浸药，星月下露一宿，五更煎一盏，分二服。当吐痰愈。

三、如前所述，葎草属金，故可通调水道而治疗膏淋等淋证。正如《新修本草》所言"主五淋，利小便"。

◎ 附方：

《备急千金要方》：治膏淋方。捣葎草汁二升，醋二合，和，空腹顿服之，当尿如小豆汁也。又浓煮汁饮，亦治淋沥。苏澄用疗尿血。

四、如前所述，葎草属金，有敛藏、返入、内返之象，《安徽药材》言其"治失眠"，故推测葎草可促进恢复睡眠之节律，可惜未搜集到相关方剂。

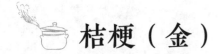

桔梗（金）

宋代晁补之《春雪监中即事二首一》："愁云欲雪纷来族，微霰铮鏦先入竹。舞空蛱蝶殊未下，迸瓦明珠正相逐。仆夫无事困薪苏，乌鸟不鸣依室屋。肺病恶寒望劝酬，桔梗作汤良可沃。"可见，在宋代，桔梗可以治疗"肺病恶寒"之症是广为人知的，那么，作为中药，桔梗最主要的功效是什么呢？下面尝试破解"桔梗"这个名字给我们的启示。

一、桔从吉，吉的甲骨文像兵器置于专器中，表示偃戈息战，会吉善之意，故桔梗属金，可治疗咳喘、肺痈、胸满等症。同时，查《说文解字》吉："善也。从士、口。"查《说文解字注》臧："凡物善者，必隐于内也。"可见，桔通善，有隐藏于内之义，故桔梗属金，可治疗咳喘、肺痈、胸满等症。

梗通更，查《说文解字》更："改也。从攴丙声。"可见，更通改，有更改、改变、改革、变革、转变、更新之义，此与"金曰从革"之义相符，故桔梗属金，可治疗咳喘、肺痈、胸满等症。

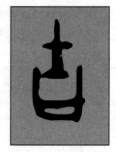

吉（甲骨文）

◎ 附方：

1. 喉痹

《备急千金要方》：治喉痹及毒气方。桔梗二两，水三升，煮取一升，顿服之。

《卫生易简方》：治咽喉干痛，用桔梗一寸，含之咽津。

《伤寒论》：少阴病二三日，咽痛者，可与甘草汤；不差，与桔梗汤……桔梗一两，甘草二两，上二味，以水三升，煮取一升，去滓，温分再服。

2. 咳嗽、喘急

《肘后备急方》：治痰嗽喘急不定。桔梗一两半，捣罗为散，用童子小便半升，煎取四合，去滓，温服。

《神仙济世良方》：小儿咳嗽方。苏叶五分，桔梗一钱，甘草一钱，水一酒盅，煎五分，热服，二剂痊愈。

3. 肺痈、疮痈

《金匮要略》：咳而胸满，振寒脉数，咽干不渴，时出浊唾腥臭，久久吐脓如米粥者，为肺痈，桔梗汤主之……桔梗一两，甘草二两，上二味，以水三升，煮取一升，分温再服，则吐脓血也。

《肘后备急方》：《杜壬方》治上焦有热，口舌咽中生疮，嗽有脓血。桔梗一两，甘草二两，上为末，每服二钱，水一盏，煎六分，去滓，温服，食后细呷之。亦治肺痈。

《金匮要略》：《外台》桔梗白散，治咳而胸满，振寒脉数，咽干不渴，时出浊唾腥臭，久久吐脓如米粥者，为肺痈。桔梗、贝母各三分，巴豆一分（去皮，熬，研如脂），上三味，为散，强人饮服半钱匕，羸者减之。病在膈上者，吐脓；在膈下者，泻出，若下多不止，饮冷水一杯则定。

《金匮要略》：排脓散方。枳实十六枚，芍药六分，桔梗二分，上三味，杵为散，取鸡子黄一枚，以药散与鸡黄相等，揉和令相得，饮和服之，日一服。

《金匮要略》：排脓汤方。甘草二两，桔梗三两，生姜一两，大枣十枚，上四味，以水三升，煮取一升，温服五合，日再服。

4. 伤寒痞气，胸满欲死

《苏沈良方》：桔梗、枳壳（炙，去穰）各一两，上细锉如米豆大，用水一升半，煎减半，去滓，分二服。

《华佗神方·华佗治痞积神方》：桔梗、枳壳等分，水煎温服。

二、桔通吉，通结，查《康熙字典》结："结，谓收敛之也。"可见，结有收敛之义，故桔梗属金，有收敛、敛藏之功，可使腠理疏松而畏风者得以固密，故可治疗身体不亲仁、不亲密、不固密之血痹。

◎ 附方：

《金匮要略》：咳而胸满，振寒脉数，咽干不渴，时出浊唾腥臭，久久吐脓如米粥者，为肺痈，桔梗汤主之，亦主血痹。桔梗一两，甘草二两，上二味，以水三升，煮取一升，分温再服，则吐脓血也。

三、桔通吉，通结，有结缔、集结、积结之义，故桔梗可治疗结胸、积血、瘀血。

◎ 附方：

1. 寒实结胸

《伤寒论》：寒实结胸，无热证者，与三物小陷胸汤，白散亦可服。桔梗三分，巴豆一分（去皮心，熬黑，研如脂），贝母三分，上三味为散，内巴豆，更于臼中杵之，以白饮和服。强人半钱匕，羸者减之。病在膈上必吐，在膈下必利；不利，进热粥一杯，利过不止，进冷粥一杯。身热，皮粟不解，欲引衣自覆；若以水潠之洗之，益令热劫不得出，当汗而不汗则烦。假令汗出已，腹中痛，与芍药三两，如上法。

2. 妇人月节来腹痛

《医心方》：《耆婆方》治妇人月节来腹痛血气方。防风二两，生姜六两，厚朴三两（炙），甘草二两，术二两，枳实二两（炙），桔梗一两，七味，切，以水六升，煮取一升半，去滓，分为三服。

3. 中蛊

《肘后备急方》：姚氏疗中蛊下血如鸡肝，出石余，四脏悉坏，唯心未毁，或鼻破，待死方。末桔梗，酒服一匕，日一二，葛氏方也。

《鸡峰普济方》：下血如肝，昼夜不绝，脏腑不坏。桔梗，上取生者，捣汁，服七合。

《卫生易简方》：治蛇及虾蟆等蛊……用桔梗为末，每服方寸匕，温酒调服，或取生汁服五六合。

四、桔通吉，吉的甲骨文也有认为上士下口，代表男性、女性结合之喜庆吉利，故桔有结合、交合之义，故桔梗可治疗绞痛。又桔通结，有结交、纠结、纠绞之义，故桔梗可治疗绞痛。

◎ 附方：

《备急千金要方》：治下血状如鸡肝，腹中绞痛难忍者方……桔梗、犀角，上二味，各等分，为末，酒服方寸匕，日三。不能自服，绞口与之，药下心中当烦，须臾自静，有顷下，服至七日止，可食猪脾脏自补养。治蛊下血如鸡肝，日夜不解欲死者，皆可用之。

 # 松节（金）

唐代李白《于五松山赠南陵常赞府》："为草当作兰，为木当作松。兰秋香风远，松寒不改容。松兰相因依，萧艾徒丰茸。鸡与鸡并食，鸾与鸾同枝。拣珠去沙砾，但有珠相随。远客投名贤，真堪写怀抱。"可见，在遇到突然而至的严酷环境时，松树依然不改青翠。那么，作为松树身上长出的瘤状物之松节又会有什么功效呢？下面尝试用训诂的方法来破解"松节"这个名字给我们的启示。

一、查《说文解字》节："竹约也。从竹即声。"可见，节有约之义，即节约、俭约、节俭、收敛、收缩、节制、制约之义，此与"金正曰蓐收"之义相符，故松节属金，可治疗跌打损伤。

◎ 附方：

《奇效良方》：打扑伤损，炒松节无灰酒下。

《华佗神方·华佗救击死神方》：取松节一二升捣碎，入铁锅内炒之，以发青烟为度，用陈酒二三升，四围冲入，去滓，令温服，即活。

《太平圣惠方》：治从高坠损，恶血攻心，胸膈烦闷，宜服松节散方。黄松木节五两细锉，上用童子小便五合，醋五合，于砂盆内，以慢火炒，旋滴小便并醋，以尽为度，炒令干，捣细罗为散。每服，以童子热小便调下二钱，日三四服。

二、如前所述，松节属金，而金有拘禁、拘束之象，所以松节可治疗筋脉拘挛、拘急疼痛等症。

◎ 附方：

1. 霍乱转筋

《肘后备急方·治卒霍乱诸急方第十二》：孙尚药治脚转筋疼痛挛急者。松节一两（细锉如米粒），乳香一钱，上件药用银石器纳，慢火炒令焦，只留三分性，出火毒，研细，每服一钱至二钱，热木瓜酒调下，应时筋病皆治之。

2. 历节风

《肘后备急方》：松节酒，主历节风，四肢疼痛如解落。松节二十斤，酒五斗，渍二七日，服一合，日五六服。

《经验丹方汇编》：痛风，遍身骨节走痛者是。油松节、晚蚕沙蒸酒，每日常服愈。

《奇方类编》：历节风痛，独活、羌活、松节各等分，将酒煮一炷香，每日空心服一杯。

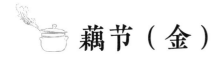

藕节（金）

既然松节属金，那么藕节是否也属金呢？藕节的功效和松节又会有哪些异同点呢？下面尝试用训诂的方法来破解"藕节"这个名字给我们的启示。

一、查《说文解字》节："竹约也。从竹即声。"可见，节有约之义，即节约、俭约、节俭、收敛、收缩、节制、制约之义，此与"金正曰蓐收"之义相符，故藕节属金，可治疗跌打损伤。

◎ 附方：

《本草汇言》：治坠马血瘀，积在胸腹，唾血无数者。用生藕节捣烂，和酒绞汁，饮随量用。

《普济本事方》：芸苔散，治从高堕下坠损，恶血在骨节间，疼痛。荆芥穗、藕节各二两（阴干），芸苔子、川芒硝、马齿苋各一两（阴干），上细末，用苏枋木半两，酒一大盏，煎至七分，调下二钱服，不拘时候。

二、如前所述，藕节属金，有收敛、收缩之性，故可治疗鼻息肉等增生性疾病。

◎ 附方：

《验方新编》：鼻中肉块，名曰息肉。生藕节连须，瓦上焙枯，研末吹入，其肉渐渐自落，屡试如神。并治鼻中生疮。

三、如前所述，藕节属金，有约束、收敛之性，故可治疗各种出血性疾病。

◎ 附方：

1. 吐血、咯血、鼻衄

《急救良方》：治吐血并鼻中出血，用藕节捣汁饮之。

《验方新编》：凡劳伤咳嗽吐血……莲藕藕节更妙，日日煎汤饮之，不可间断，轻则三月，重则半年断根。无鲜藕时，用藕粉亦可，藕粉以自制为真，买者多假，无益有损。

《奇效良方》：治卒吐血。藕节七个，荷叶顶七个，上以蜜少许擂细，用水二盏，煎至八分，去滓，温服，或为细末调服亦可。

《种福堂公选良方》：治吐血方。吐血者，偶吐一二日，或不时吐之……又用藕节为末，入炒蒲黄、血余灰等分，调服之，奇效。

2. 血淋

《文堂集验方》：血淋痛不可忍。侧柏叶、藕节、车前子，煎浓温服。如重者，调益元散三钱，服下即效。

3. 大便下血

《全幼心鉴》：藕节晒干为极细末，用人参（去芦）、白蜜同煎汤调化，食远服，能消瘀血。

《普济方》：治大肠风毒下血……益母草（端午日采）、藕节（六月六日采，并阴干）各二两，上件药，捣罗为末，炼蜜和丸，如梧桐子大。每于食前，以温粥饮下二十九。

四、如前所述，藕节属金，有收敛、内敛之性，故可治疗各种白带等具有外脱之象的疾病。

◎ **附方**：

《惠直堂经验方》：白带丸方。藕节八两，芡实二两，白茯苓一两，白茯神一两，山药三两，莲须一两五钱，莲子二两，金樱膏十八两，上药为末，膏丸。服药完病愈。

竹叶、竹茹（金）

草的古体字为"艸"，它象征着郁郁葱葱的草尖自下而上穿过地面，而竹的古体字"竹"基本上是把草的叶子颠倒过来而已。正如清代扬州八怪之一的郑板桥所留的对联所说"虚心竹有低头叶，傲骨梅无仰面花"，可见竹叶都有下垂之象。下面尝试用训诂的方法来破解"竹叶""竹茹"等名字给我们的启示。

一、查《说文解字》竹："冬生草也。象形。下垂者，箁箬也。凡竹之属皆从竹。"可见，竹字乃象形字，有下垂之象，此与"秋三月，此谓容平"之义相符，故竹叶、竹茹属金，可治疗跌打损伤。

◎ **附方**：

《医心方》：若为人所打、举身尽有瘀血者方。刮青竹皮二升，乱发如鸡子大四枚，火炙令焦，与竹皮合捣末，以一合内酒一升中，煮三沸，顿服之，日四五过。又内蒲黄三两。

《太平圣惠方》：治或为兵杖所加、木石所伤，血在胸背及腹胁中痛，气息出入有妨，宜服此方。青竹茹鸡子大二枚（炒令焦），乱发鸡子大二枚（烧灰），上件药捣细罗为散，以酒一中盏煮三沸，放温和滓服，日三服。

二、如前所述，竹叶属金，故可治疗上气、咳喘等症。

◎ 附方：

《肘后备急方》：治大走马及奔趁喘乏，便饮冷水，因得上气发热方。用竹叶三斤，橘皮三两。以水一斗，煮取三升，去滓，分为三服，三日一剂，良。

三、如前所述，竹叶属金，推测可治疗具有白虎之象的疟疾。

◎ 附方：

《外台秘要》：又鸡子常山丸，疗诸疟，并经服诸药法术不断，发无复定时不可复断者，宜服此丸，忌食勿劳即断方。常山三两，上一味，捣筛为散，以鸡子白和并手为丸，如梧桐子大，令圆调丸讫，分置铜钖子中，以汤煮铜令热，杀得鸡子腥气即止，以竹叶清饮服三十丸，欲吐但吐，比至发时令得三服，时早可食者断，若晚不可断食者，当作竹叶汁糜食之。忌生葱、生菜。

《外台秘要》：《救急》疗一切疟，常山汤方。常山三两（精上者），石膏八两（打破，绵裹），白秫米一百二十粒，淡竹叶一握，上四味，以水八升，渍一宿，煮取二升五合，去滓，分温三服，清旦一服，欲发一服，正发时一服，三服讫，静室中卧，莫共人语，过时后洗手面与食。七日禁劳、生葱、生菜、酒及热面、毒鱼。久疟不过再剂。一方加乌梅二七枚熬之。

《肘后备急方》：治温疟不下食。知母、鳖甲（炙）、常山各二两，地骨皮三两（切），竹叶一升（切），石膏四两。以水七升，煮二升五合。分温三服，忌蒜、热面、猪、鱼。

四、如前所述，竹叶属金，故可通调水道而治疗小便不通。

◎ 附方：

《外台秘要》：又疗大小便不通方……葵子一升，竹叶青者一把，上二味，以水一升，煮一沸，顿服之。

五、如前所述，竹茹、竹叶属金，而金有破败、破裂、裂隙、空隙、间隙之象，故可治疗癫痫等有间歇性发作特征的疾病。

◎ 附方：

《太平圣惠方》：治风邪癫痫，心烦惊悸，宜吃苦竹叶粥方。苦竹叶二握，粟米二合，上先以水二大盏半，煮苦竹叶，取汁一盏五分，去滓，用米煮作粥，空腹食之。

《外台秘要》：《救急》疗痫，少老增减之方。竹茹一握，衣中白鱼七头，上二味，以酒一升，煎取二合，顿服之。

六、如前所述，竹茹、竹叶属金，而金有收敛、内收、入内之象，故可治疗各种出血症。

◎ 附方：

1. 齿龈出血不止

《备急千金要方》：治齿间血出方。以苦竹叶浓煮之，与盐少许，寒温得所，含之，冷吐。

《备急千金要方》：治齿龈间津液血出不止方。生竹茹二两，醋煮含之。

《卫生易简方》：治齿缝血出不止。用生竹茹四两，醋浸一宿，少少含之，不过三度血止。

2. 尿血、吐血、汗血、下血、衄血

《世医得效方》：治小便出血。竹茹一大块，水煎服，妙。

《备急千金要方·妊娠诸病第四》：治妇人无故尿血方……取故船上竹茹，曝干，捣末。酒服方寸匕，日三。亦主遗尿。

《圣济总录》：治妇人月水不断，竹茹汤方。青竹茹微炒三两，上一味，为粗末，每服三钱匕，水一盏，煎至七分，去滓，温服。

《千金翼方》竹茹汤：主吐血、汗血、大小便出血方。淡竹茹二升，当归、黄芩、芎䓖、甘草（炙）各半两，人参、芍药、桂心、白术各一两，上九味，㕮咀，以水一斗，煮取三升，分四服，日三夜一。

七、如前所述，竹叶属金，而金有衰败、衰弱、虚衰、虚羸之象，所以竹叶可治疗虚羸、虚损之症。同时，查《说文解字》筋："肉之力也。从力、从肉、从竹。竹物之多筋者。凡筋之属皆从筋。"可见，有无气力的关键是筋，筋即是肉之力，筋多则肉之力多，筋少则肉之力少，而竹乃物中最多筋者，故竹叶可治疗虚羸且少气力者。

◎ 附方：

《伤寒论》：伤寒解后，虚羸少气，气逆欲吐，竹叶石膏汤主之……竹叶二把，石膏一斤，半夏半升（洗），麦门冬一升（去心），人参二两，甘草二两（炙），粳米半升，上七味，以水一斗，煮取六升，去滓，内粳米，煮米熟汤成，去米，温服一升，日三服。

《备急千金要方》：治产后虚渴，少气力，竹叶汤方。竹叶三升、甘草一两、茯苓一两、人参一两、小麦五合、生姜三两、大枣十四枚、半夏三两、麦门冬五两，上九味，㕮咀，以水九升煮竹叶、小麦，取七升，去滓，内诸药更煎，取二升半，一服五合，日三夜一。

《千金翼方》竹叶汤：治产后虚弱少气力。竹叶、人参、茯苓、甘草（炙）各一两，大枣十四枚（擘），麦门冬五两（去心），小麦五合，生姜（切）、半夏（洗）各三两，上九味，㕮咀，以水九升，煮竹叶、小麦，取七升，去滓，内药，更煮，取二升半，服五合，日三夜一服。

《外台秘要》：《深师》竹叶汤，疗天行后虚热牵劳食不腹，四肢沉重，或一卧一起，气力吸吸羸弱方。竹叶一把，小麦一升，甘草一两（炙），石膏二两（碎），茯苓二两，半夏一升（洗去滑），前胡二两，知母二两，黄芩二两，人参二两，生姜四两，大枣三十枚（擘），上十二味，切，以水一斗二升，煮竹叶、小麦，减四升，去滓，内药，煮取三升，分三服。忌海藻、菘菜、醋物、羊肉、饧等物。

八、查《说文解字注》劳："勮也。勮各本从刀、作剧，今订从力……恐是许书本作勮。用力甚也……用力者，劳……烧宀，谓烧屋也。斯时用力者，最劳矣……"查《说文解字》筋："肉之力也。从力、从肉、从竹。竹物之多筋者。凡筋之属皆从筋。"可见，劳为用肉之力过甚所致，而肉之力为筋，故用力过甚致劳的原因为伤筋；又因竹乃"物之多筋者"，故竹叶、竹茹皆可通过"溢筋"而治疗劳复。

◎ 附方：

《肘后备急方》：治交接劳复，阴卵肿，或缩入腹，腹中绞痛或便绝方……刮青竹茹二升，以水三升，煮令五六沸，然后绞去滓，以竹茹汤温服之，此方亦通治劳复。

《外台秘要》：《范汪》疗伤寒病差，语言、书疏、坐起、行步劳复方。创青竹皮多多煮之，令厚浓，服三升汁则愈。

《世医得效方》青竹茹汤：妇人病未平复，因有所动，致热气上冲胸，手足拘急搐搦，如中风状。瓜蒌根（无黄根者）二两，青竹茹刮半斤（淡竹者），上水二升，煮取一升二合，去滓。温温作二三服吃，立效。

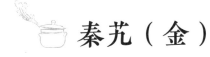 秦艽（金）

本品为龙胆科植物秦艽、麻花秦艽、粗茎秦艽或小秦艽的干燥根，一般认为秦艽具有祛风湿、清湿热、止痹痛的功效而多用于治疗痹病，那么，秦艽还有哪些功效呢？下面尝试用训诂的方法来破解"秦艽"这个名字给我们的启示。

一、艽通九，而九的甲骨文表示伸手从外往洞里掏摸、探究，力求确定内部情况，即九有从外入内之象，此与"金曰从革"之义相符，故秦艽属金，可治疗伤折。

秦艽一名秦胶，查《说文解字》胶："昵也，作之以皮。从肉翏声。"可见，胶都是以兽皮熬制而成的，此与"金曰从革"之义相符，故秦艽属金，可治疗伤折。

秦艽又名秦纠，而纠通丩，通收，有收敛、俭约之义，故秦艽属金，可治疗伤折。

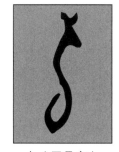

九（甲骨文）

◎ 附方：

《鸡峰普济方》：治伤折。药疽草、秦艽并生等分，约重四两，上同杵烂，以砖末半升，用童子小便调为膏，摊毡子上，卷伤处。

二、如前所述，秦艽属金，故可治疗肺痿咳嗽。

◎ 附方：

《博济方》：秦艽散，治肺痿痨，咳嗽不止，时觉寒热，涕唾稠浊。秦艽（炙）、柴胡（去芦）、贝母（炮）、桔梗、麻黄各一两，陈皮一两（去白），甘草三分（炙），诃子一两半（煨，去核用肉，秤），上八味，同为末，每服二钱，空心晚食前用小便一盏，乌梅一个，同煎三五沸，温服。

《杨氏家藏方》：秦艽扶羸汤，治肺痿、骨蒸、痨嗽，或寒或热，声嗄羸瘦，自汗，四肢怠堕，不美饮食。柴胡（去苗）二两，人参（去芦头）、鳖甲（米醋炙）、秦艽、地骨皮以上四味各一两半，半夏（汤洗七遍）、紫菀茸、甘草（炙）以上三味各一两，当归（洗，焙）一两一分，上件咬咀，每服五钱，水一盏半，生姜五片，乌梅、大枣各一枚，煎至八分去滓，通口服，食后。

三、如前所述，秦艽属金，故可通调水道而治疗小便不通及其所致的小腹胀满。

◎ 附方：

1. 小便不通

《外台秘要·小便难及不利方九首》：秦艽二分，冬瓜子二两，上二味，捣为末，酒服一匕，日三服，神良。

《圣济总录》：治小便不通，秦艽散方。秦艽（去苗）一分，冬葵子一两，上二味，捣罗为散，每服三钱匕，温酒调下，未通再服。

2. 转胞

《圣济总录》：治胞转不得小便，秦艽汤方。秦艽不拘多少（去苗土），上一味，粗捣筛，每服五钱匕，水一盏半，煎至一盏，去滓，温服并服，以差为度。

3. 小腹胀满

《卫生易简方》：治小腹胀满。用秦艽三两，水二升，煎一升，分三服，无时温服即通。

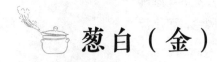

葱白（金）

葱白为百合科植物葱的鳞茎，葱是我们日常生活中经常使用的蔬菜之一，它能有什么特殊功效呢？下面尝试通过训诂的方法来破解"葱白"这个名字给我们的启示。

一、葱通恩（cōng），查《说文解字》恩："多遽恩恩也。从心、囱，囱亦声。"查《说文解字》囱（chuāng）："在墙曰牖，在屋曰囱。象形。凡囱之属皆从囱。"可见，囱与牖的意义、功效相同，都有使屋内通明之义，即穿通、通达、开通之义，故葱白可治疗阴阳气不交通之尸厥、大小便不通，以及上下不交通之痞症等。

恩的甲骨文就是在一个"心"的形象之上加一个丨而成，而丨有通彻之义，所以葱有通彻之象，可治疗阴阳气不交通之尸厥、大小便不通者，以及上下不交通之痞症等。

恩（甲骨文）

◎ 附方：

1. 尸厥

《医心方》：《新录方》治尸厥方。取葱白一升，水二升，煮取一升，顿服之。

2. 大便不通

《备急千金要方》：治大便难方……好胶三寸，葱白一把，上二味，以水四升，煮取一升半，顿服之即下。

《外台秘要》：《必效》疗大便不通方。牛胶一条（广二寸，长四寸），葱白一握，上二味，用水二升和，煮消尽，去滓，顿服之。

《备急千金要方》：治大便难方……酱清三升，麻油二升，葱白三寸，上三味，合煮令黑，去滓，待冷顿服之。

3. 小便不通

《回生集》：小便闭胀不治杀人。葱白三斤，切炒，帕盛二个，更换熨小腹上，气通即便。

《医心方》：疗小便不通、小腹满闷，不急疗杀人方。葱白（切）一合，盐少许，捣绞取汁，灌三五豆粒许入水道中，水便出，极效。

《外台秘要》：又疗胞转不得小便方。真琥珀一两，葱白十四茎，上二味，以水四升，煮取三升，去葱白，末琥珀细筛下汤中，温服一升，日三服佳。

《验方新编》：水臌小便不通……商陆根、葱白，捣填脐中，小便利，肿自消。

《外台秘要·小儿小便不通方五首》：刘氏疗小儿忽不得小便，急闷方。葱白一握，通草一两，冬葵子一合，上三味切，以水二升，煮取一升去滓，量服。

4. 小儿初生不小便

《外台秘要》：又小儿初生不小便方。人乳四合，葱白一寸，上二味相和煎，分为四服，即小便利，神效。

《回生集》：小儿不尿，胎热也。大葱白一茎，切四片，乳汁煎，顷刻作四服。

5. 二便不通

《惠直堂经验方》：二便闭胀方。葱白捣炒热，帕包熨小腹上，气透即通。

《急救广生集》：二便不通，经三五日危急者，葱白杵填脐中，艾火灸七壮立下。

6. 痞块

《文堂集验方》：痞块熨法。葱白同蜜二味捣烂，浓涂患处上，以布盖，用熨斗微火熨之，痞即消。

《奇方类编》：治痞膏方。用葱白汁四两，姜汁四两，水胶八钱，上黄酒二盅同熬，滴水成珠，摊狗皮上，贴患处，待痞化尽去膏。

7. 米癥

《外台秘要》：又疗米癥久不疗，羸瘦以至死方。葱白两虎口（切），乌梅三十枚（碎），上二味，以水三升，宿渍乌梅，使得极浓。清晨啖葱白随饮乌梅汁令尽，顷之心腹烦，欲吐，即令出之。三晨疗之，当吐去米癥，差。无所忌。

二、葱通恩，从心，且恩的甲骨文有心之象，故葱白可治疗心腹疼痛等症。

◎ 附方：

1. 急心气疼

《医心方》：《鉴真方》治心痛方，大验。醋半升，切葱白一茎，和煎顿服，立愈。

《瑞竹堂经验方·治急心气疼》：海上方急救男子妇人心疼，禁了牙关欲死者，可急救之。来年老葱白，上将老葱白三五根，去皮须叶，擂为膏，将病患口斡开，用银铜匙将葱膏送入咽喉中，用香油四两灌送膏，油不可少用，但得葱膏下喉中其人即苏，少时将腹中所停虫病等物化为黄水，微利为佳，除根永不再发，累曾救得人效。

《验方新编》：心胃虫疾作痛，或滴水入口即吐，或口渴饮水不止，或吐清水者，皆是。用葱白汁一杯饮下，随饮真小磨麻油一杯，少顷即愈。虫当化水，除根。虽痛至牙闭欲死者，亦效。

2. 脾元气发歇，痛不可忍

《肘后备急方》：《经验方》治脾元气发歇，痛不可忍者。吴茱萸一两，桃仁一两，和炒，令茱萸焦黑，后去茱萸，取桃仁，去皮尖，研细，葱白三茎煨热，以酒浸，温分二服。

3. 腹痛至死

《仁术便览》：治阴寒证，腹痛至死。用葱白一大握如茶盅大，纸卷紧，却以快刀切齐一指厚片，安于脐上，以热熨斗熨之，待汗出为度。一片未效，再换一片。后服药。或将葱捣成饼掩脐，以艾灸亦好，吾用之得生。

三、葱通恩，从心，且恩的甲骨文有心之象，故葱白可治疗胎转抢心等症。

◎ 附方：

《医心方》：妊身卒胎动不安，或胎转抢心，或下血不止方。葱白一把，以水三升煮令葱熟，饮其汁。

四、葱通恩，从心，且恩的甲骨文有心之象，故葱白可入心脉而治疗脉微等症。

◎ 附方：

《伤寒论》：少阴病，下利，脉微者，与白通汤；利不止，厥逆无脉，干呕烦者，白通加猪胆汁汤主之。服汤，脉暴出者死，微续者生。白通加猪胆汤方：葱白四茎，干姜一两，附子一枚（生，去皮，破八片），人尿五合，猪胆汁一合，上五味，以水三升，煮取一升，去滓，内胆汁、人尿，和令相得，分温再服；若无胆，亦可用。

五、葱通悤，悤的甲骨文有心之象，故葱白可入心治疗因有精神压力而心急、着急、急躁、烦躁、心跳得厉害、烦闷等症。

◎ 附方：

1. 虚劳烦闷不得眠

《备急千金要方》：治虚劳烦闷不得眠方。大枣二七枚，葱白七茎，上二味，以水三升，煮取一升，去滓，顿服。

2. 霍乱后烦躁卧不安

《肘后备急方》：治霍乱烦躁，卧不安稳方。葱白二十茎，大枣二十枚，水三升，煮取二升，顿服之。

六、葱通悤，查《说文解字注》总（總）："聚束也，谓聚而缚之也。悤有散意，糸以束之。礼经之总，束发也。禹贡之总，禾束也。引申之为凡兼综之称。"可见，悤有散之义，即分散、解散之义，故葱白可解散疫气、伤寒。

◎ 附方：

《肘后备急方》：又伤寒有数种，人不能别，令一药尽治之者。若初觉头痛，肉热，脉洪，起一二日，便作葱豉汤。用葱白一虎口，豉一升，以水三升，煮取一升，顿服取汗。不汗复更作，加葛根二两，升麻三两，五升水，煎取二升，分再服，必得汗。若不汗，更加麻黄二两，又用葱汤研米二合，水一升，煮之，少时下盐、豉，后内葱白四物，令火煎取三升，分服取汗也。

七、葱通悤，通聪，查《康熙字典》聪："《管子·宙合篇》耳司听，听必顺闻，闻审谓之聪。《注》耳之所闻，既顺且审，故谓之聪。"可见，聪有听得分明之义，故葱可治疗失聪（耳聋）等症。

◎ 附方：

《景岳全书》：蚯蚓入葱管化汁，可治耳聋及蚰蜒入耳。

《奇效简便良方》：耳痛……或葱白汁滴入，痛甚者，磨铁刀水滴入。

八、查《说文解字》白："西方色也。阴用事，物色白。从入合二。二，阴数。凡白之属皆从白。"查《说文解字》入："内也，象从上俱下也。凡入之属皆从入。"可见，白为西方金之色，白从入，有从上俱下、自外入内之义，此与"金曰从革"之义相符，故葱白属金，可治疗金疮、跌打损伤、白虎风等症。

◎ 附方：

1. 金疮

《外台秘要》：《千金》凡金疮若刺疮，痛不可忍者方。葱白一把，水三升，煮数沸，渍洗疮上，痛即止。

《千金翼方》：金疮腹中有瘀血，二物汤方。大麻仁三升，葱白二七枚，上药使数人各捣令熟，着九升水中，煮取一升半，顿服之。若血去不尽，腹中有脓血，更令服之，当吐脓血耳。

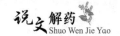

《经验丹方汇编》：金创出血。葱白连根叶煨熟，捣烂敷之，冷即易而愈。

2. 打扑肭损痛不可忍

《验方新编》：治磕损跌扑肿痛或出血不止。葱白，细切杵烂炒热敷患处，冷即再换。

《卫生易简方》：治打扑肭损痛不可忍……用葱白、砂糖等分烂研敷之，痛立止，仍无瘢痕。

《外治寿世方》：脑破骨折，蜜和葱白捣匀厚敷，立效。此药切忌入口。

《文堂集验方》：凡闪挫打伤腰胁痛，或不出血，皮肉青紫色者，先用葱白炒热，捣烂罨伤处擦遍，再用生大黄研末，以生姜汁调敷，内服陈酒，以醉为度。即半年不愈者，立验。

《急救广生集》：诸闪，凡闪腰、打伤、闪肭，并手足损伤，不出血，但有青紫内伤者，先以葱白捣烂炒热，将痛处擦遍，随用生大黄研末，姜汁调敷，尽量饮以好酒。即三月、半年不愈者，神效。

3. 白虎风

《华佗神方·华佗治白虎风神方》：日夜走注，百节如啮。以陈醋五升，葱白三升（切），待陈醋煎数沸，内葱白煎一沸，滤出，以布蘸汁，乘热裹之。

九、如前所述，葱白属金，而金有内敛、入内之象，故葱白可治疗各种出血症。

◎ 附方：

1. 鼻衄

《千金翼方》：治鼻口沥血三升，气欲绝方……细切葱白，捣绞取汁，沥鼻中一枣许，即断。慎酒、肉、五辛、热面、生冷等。

2. 小便出血

《卫生易简方》：用郁金一两为末，葱白一握，水一升，煎二合，去渣，温服，日三服。

3. 血痔

《医心方·治大便下血方第十六》：《新录方》治卒下血兼血痔方……以水三升，煮葱白一升半，取一升二合汁，分三服。

《卫生易简方》：治肠痔大便常血，用葱白三五斤煮汤，盆中坐立差。

4. 胎漏

《急救良方》：治妇人胎漏，用葱白一把，浓煮汁饮之，甚效。

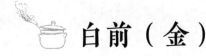

白前（金）

传说白前之所以得名，是因为华佗当年在白家庄一个老板的门前挖到了它，并用它治好了当地一个小孩的咳嗽，后人为了纪念华佗，才把这种药物命名为白前。但白前这个名字的内涵就只有这些吗？白前还有哪些功效呢？下面尝试用训诂的方法来破解"白前"这个名字给我们的启示。

一、首先，查《说文解字》白："西方色也。阴用事，物色白。从入合二。二，阴数。凡白之属皆从白。"查《说文解字》入："内也，象从上俱下也。凡入之属皆从入。"可见，白为西方金之色，白从入，有从上俱下、自外入内之义，此与"金曰从革"之义相符，故白前属金，可治疗咳喘。

其次，查《说文解字》前的繁体字歬："不行而进谓之歬。从止在舟上。"查《说文解字注》船："舟之言周旋也。"可见，前从舟，有周旋、旋转、回转、返回之义，此与"金曰从革"之义相符，故白前属金，可治疗咳喘。

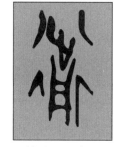

前（甲骨文）

最后，前字的甲骨文代表人坐在船上，不用脚走，而是随着舟船沿着一定的路线前行。笔者推测这种"前行"有顺流而下之义，引申之则有顺从、顺降、下降之义，此与"金曰从革"之义相符，故白前属金，可治疗咳喘等症。

◎ 附方：

《肘后备急方》：《梅师方》治久患呷呷咳嗽，喉中作声，不得眠。取白前捣为末，温酒调二钱匕服。

《肘后备急方》：《深师方》疗久咳逆上气，体肿短气胀满，昼夜倚壁不得卧，常作水鸡声者，白前汤主之。白前二两，紫菀、半夏（洗）各三两，大戟七合（切）。四物以水一斗，渍一宿，明日煮取三升，分三服。禁食羊肉、饧，大佳。

《备急千金要方》白前汤：治水咳逆上气，身体肿，短气胀满，昼夜倚壁不得卧，咽中作水鸡鸣。方：白前、紫菀、半夏、大戟各二两，上四味，㕮咀，以水一斗浸一宿，明旦煮，取三升，分三服。

《外台秘要》：《近效》疗久咳兼唾血方。白前三两，桑白皮、桔梗各二两，甘草一两（炙），上四味，切，以水二大升，煮取半大升，空腹顿服。若重者，十数剂。忌猪肉、海藻、菘菜。

二、如前所述，白前属金，故可治疗具有白虎之象的疟母。

◎ 附方：

《福建中草药》：治疟母（脾肿大）。白前5钱，水煎服。

三、如前所述，白前属金，故可治疗跌打损伤。

◎ 附方：

《福建中草药》：跌打胁痛。白前5钱，香附3钱，青皮1钱，水煎服。

前胡（金）

前胡为白花前胡或紫花前胡的根，它与防风一样都是伞形科的，不过，防风一般多生在前山，前胡一般生在后山或深山，防风的叶子小点，前胡的叶子大点。那么，前胡有哪些功效呢？下面尝试用训诂的方法来破解"前胡"这个名字给我们的启示。

一、查《说文解字》前的繁体字歬："不行而进谓之歬。从止在舟上。"查《说文解字注》船："舟之言周旋也。"可见，前从舟，有周旋、旋转、回转、返回之义，此与"金曰从革"之义相符，故前胡属金，可治疗咳喘。

前字的甲骨文代表人坐在船上，不用脚走，而是随着舟船沿着一定的路线前行。笔者推测这种"前行"有顺流而下之义，引申之则有顺从、顺降、下降之义，此与"金曰从革"之义相符，故前胡属金，可治疗咳喘等症。

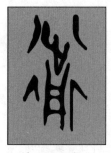

前（甲骨文）

◎ 附方：

1. 咳嗽

《广济方》：疗天行壮热咳嗽，头痛心闷，前胡汤方。前胡、升麻各八分，贝母、紫菀各六分，石膏十二分（碎，绵裹），麦门冬八分（去心），杏仁三十枚（去尖、皮、两仁），竹叶（切）一升，甘草二分（炙），上九味切，以水八升，煮取二升五合，绞去滓，分温三服，相去如人行六七里进一服，不吐利，差。忌海藻、菘菜、油腻、猪、鱼等。

《圣济总录》：治肺热咳嗽痰壅，气喘不安，前胡饮方。前胡（去芦头）一两半，贝母（去心）、白前各一两，麦门冬（去心，焙）一两半，枳壳（去瓤，麸炒）一两，芍药（赤者）、麻黄（去根节）各一两半，大黄（蒸）一两，上八味，咬咀如麻豆，每服三钱匕，以水一盏，煎取七分，去滓，食后温服，日二。

《仁斋直指方论》：金沸草散《和剂方》，治肺经受风，头目昏痛，咳嗽声重，涕唾稠黏，及治时行寒疫，壮热恶风。旋覆花（去梗）二两，荆芥穗四两，麻黄（去节）、前胡（去芦）各三两，甘草（炙）、赤芍药、半夏（汤洗七次，姜汁浸）各一两，上咬咀，每服五钱，水一盏，姜三片，枣一枚，煎八分，温服。

2. 喘

《重订瑞竹堂经验方》：前胡枳壳汤。疮疹方治疮疹，痰实壮热，胸中烦闷，大便壮实，卧则喘急，用之屡效。前胡一两，枳壳、赤茯苓、大黄、甘草（炙），以上各半两，上为粗散，每服三钱，水一大盏，煎至六分，去滓，温服，不拘时候，量大小加减。如身温、脉微并泻者，不可服。

二、如前所述，前从舟，有周旋、旋转、旋运、眩晕之义，故前胡可治疗眩晕，即《名医别录》所言主"风头痛"。

◎ 附方：

《太平圣惠方》：治头风目眩，痰逆头痛，水浆不下，宜服前胡散方。前胡一两半（去芦头），旋覆花三分，防风一两（去芦头），甘草半两（炙微赤，锉），飞廉半两，黄芩半两，杜若半两，防己半两，赤茯苓一两，石膏二两，芎䓖半两，上件药捣粗罗为散，每服三钱，以水一中盏，入甜竹茹一分，煎至六分，去滓，不计时候温服。

《圣济总录》：治风头眩，饮食不下，前胡汤方。前胡（去芦头）、旋覆花、黄芪（薄切）、防己、桂（去粗皮）、竹茹、防风（去叉）各三分，甘草（炙，锉）半两，赤茯苓（去黑皮）、石膏（研碎）一两，上一十味，粗捣筛。每服五钱匕，水一盏半，煎至一盏，去滓，早晚食后临卧温服。

《奇效良方》汉防己散：治上焦风痰攻注，头目旋运，心神烦乱。汉防己、麦门冬（去心，焙）、前胡，以上各一两，半夏（汤泡）、旋覆花、防风、细辛、甘草（炙），以上各半两，赤茯苓、人参、芎䓖、羚羊角屑、枳实（麸炒）、荆芥，以上各三分，上㕮咀，每服三钱，水一中盏，生姜半分，煎至六分，去滓，不拘时温服。忌饧糖、羊肉。

三、如前所述，前胡属金，故可治疗具有白虎之象的疟疾。

◎ 附方：

《备急千金要方》乌梅丸：治寒热劳疟久不瘥，形体羸瘦，痰结胸堂，食欲减少，或因行远，久经劳疲，患之积年不差，服之神效方。乌梅肉、豆豉各一合，升麻、地骨皮、柴胡、鳖甲、恒山、前胡各一两，肉苁蓉、玄参、百合、蜀漆、桂心、人参、知母各半两，桃仁八十一枚，上十六味，为末，蜜丸。空心煎细茶下三十九，日二服，老少孩童量力，通用无所忌。

《圣济总录》：治伤寒后变成疟，寒热躁渴，升麻前胡汤方。升麻、前胡（去芦头）各一两半，知母（焙）、芍药各三分，朴硝、山栀子仁、木通（锉）、乌梅（去核）各半两，甘草（炙，锉）一分，上九味，粗捣筛，每服五钱匕，水一盏半，入生姜一枣大，拍碎，同煎至七分，去滓，入生地黄汁二合，更煎一沸，食后温服。

四、如前所述，前胡属金，而金有下降、垂降、垂覆之义，故前胡可治疗翳障。

◎ 附方：

《圣济总录》：治目暴肿生翳，前胡汤方。前胡（去芦头）、赤芍药、青葙子各一两半，山栀子仁、细辛（去苗叶）、车前子各一两，淡竹叶（洗）、朴硝（汤成下）、柴胡（去苗）一两半，甘草（微炙，锉）三分，上一十味，除硝、竹叶外粗捣筛，每服四钱匕，水一盏半，竹叶五片，煎至八分，去滓，入硝一钱匕，放温，食后临卧服。

苎麻（金）

《诗经·东门之池》："东门之池，可以沤麻。彼美淑姬，可与晤歌。东门之池，可以沤纻。彼美淑姬，可与晤语。东门之池，可以沤菅。彼美淑姬，可与晤言。"

这里的纻又作苎，为苎麻的意思。可见，在棉花传入我国之前，传统的服饰主要还是用麻、苎麻、菅草等纤维原料制作的，当然，少数的贵族可以选择穿更加艳丽的绫罗绸缎。其中，苎麻多用来做夏衣，因为苎麻纤维构造中的空隙大，透气性好，传热快，吸水多而散湿快，穿上后有凉爽舒适的感觉。这个特性与中医认为苎麻性凉的观点也不冲突。

目前在临床上苎麻的应用范围多局限在妇科的胎动不安上，不能充分发挥苎麻的功效。那么，苎麻还有哪些功效呢？下面尝试用训诂的方法来破解"苎麻"这个名字给我们的启示。

一、苎又作纻，通宁（zhù），查《说文解字》宁："辨积物也。象形。凡宁之属皆从宁。"查《说文解字注》宁："辨，具也，分别而具之，故其字从刀。"可见，宁有辨积物之义，而辨则通具，有用刀分别之义，故苎麻属金，可治疗刀箭伤。

宁的甲骨文表示收纳或贮藏玉器、贝壳等贵重物品的抽屉，作用类似于现在的收纳盒，故苎麻属金，可治疗刀箭伤。

查《说文解字》麻："与枲同。人所治，在屋下。从广、从枼。凡麻之属皆从麻。"查《说文解字注》枼（pài）："今俗语缉麻析其丝曰劈。即枼也……枼麻古盖同字……木谓析其皮于茎。枼谓取其皮而细析之也。"可见麻通枼，为从茎上剥取其皮并精细地劈开、剖析之意，此与"金曰从革"之义相符，故苎麻属金，可治疗刀箭伤。

麻的金文表示将一种富含韧皮纤维植物的韧皮从茎秆上剥离下来，此与"金曰从革"之义相符，故苎麻属金，可治疗刀箭伤。

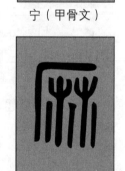

宁（甲骨文）

麻（金文）

◎ 附方：

《卫生易简方》：用端午日午时采苎麻叶晒干，为末，贴损处大效。

二、如前所述，苎麻属金，故可治疗咳喘。

◎ 附方：

《文堂集验方》：痰哮，苎麻根，火烧存性，研细，用生豆腐蘸食三五钱，或以猪肉二三片，蘸食即效。

《经验良方全集》：治哮嗽。苎麻根煅存性，为末，生豆腐蘸食三五钱，效。未愈，以肥猪肉蘸食，甚妙。

《医学正传》：治远年喘急……治哮顺，苎麻根和沙糖烂煮，时时嚼咽下，永绝病根，神效。

三、如前所述，苎麻属金，故可通调水道而治疗淋证。

◎ 附方：

《外台秘要》：《备急》、陶氏疗淋，下血二升者方。取苎麻根十枝，以水五升，煮取二升，一服血止，神验。

《普济方》：治五种淋及淋下血二升者，用苎麻根两茎切碎，以水一碗半，煎取半碗，频服即通，大妙。一方用砂石水调下。

《文堂集验方》：小便血。尿血不痛，如溺管中痛者，以淋证同治。苎麻根一两，煎汤服。

《验方新编》：五淋……白扁豆根同苎麻根煎水服，均极神效。如梦遗失精，则不可服。

《普济方》：分清饮（出《简易方》），专治五淋如神。苎麻根、白茯苓、赤藤，上为末，每服一大钱，百沸汤调下。

四、如前所述，苎麻属金，而金有下降、敛降之象，故苎麻可治疗胞衣不下。

◎ 附方：

《洪氏集验方》：乡人万应之秘校传。凡产，有产后胎衣不合，诸血奔入，久而血上冲心，遂致不救者，有产前失血过多，胎衣干涩不下者。庸医不晓，例以破血药治之，不知血尽转涩，遂终不救。旧有产妇胎衣不下，呻吟痛楚，声不可闻，忽有人教之，用苎麻浸水两大碗，服之，即时呕吐，胎衣便下，遂得更生。

五、如前所述，苎麻属金，故可使元气收纳、潜伏于下而治疗胎动不安。查《说文解字注》麻："枲也。麻与枲互训。皆兼苴麻、牡麻言之。"查《说文解字》枲："麻也。从木台声。"可见，麻通枲，通台，通胎，故苎麻有安胎的作用。

◎ 附方：

《普济方》苎麻汤：治漏胎，无故下血，腹痛不可忍，或下黄汁，稠如漆，如小豆汁。野苎麻根二两（锉，炒），上以酒一碗，水一碗，加金银花，无则休用，煎一碗服。家种亦可用。

《文堂集验方》：胎动不安。苎麻根如足大趾粗者一尺，水煎去渣服。

《验方新编》：胎动不安各方。苎根汤，治妊妇受胎数月后，胎动、漏胎及子悬症。野苎麻根，孕一月者用一寸，加金银器煎汤服之，立安。

阿胶（金）

《诗经·菁菁者莪》："菁菁者莪，在彼中阿。既见君子，乐且有仪。菁菁者莪，在彼中沚。既见君子，我心则喜。"这里的"阿"指的是凹陷下去的一个山坳。另外，在洛、濮二水的弯曲处形成的大陵称为"阿"。其中在赵地的为西阿，在齐地的为东阿。

那么，阿胶的命名除了产自山东东阿以外，是否还有凹陷、弯曲之义呢？下面尝试用训诂的方法来破解"阿胶"这个名字给我们的启示。

一、查《说文解字注》阿："《大雅》，有卷者阿。传曰：卷，曲也，然则此阿谓曲阜也，引申之，凡曲处皆得称阿。"可见，阿可引申为曲，有卷曲、屈曲、屈服之象，此与"金曰从革"之义相符，故阿胶属金，可治疗咳嗽等症。查《说文解字》胶："昵也，作之以皮。从肉翏声。"可见，胶是以兽皮熬制而成的，此与"金曰从革"之义相符，故阿胶属金，可治疗咳嗽等症。

◎ 附方：

《圣济总录》：治久咳嗽，阿胶饮方。阿胶（炙燥）一两，人参二两，上二味，捣罗为散，每服三钱匕，豉汤一盏，入葱白少许，同煎三沸放温。遇嗽时呷三五呷，依前温暖，备嗽时再呷之。

《鸡峰普济方》润肺散：治肺虚咳嗽。阿胶、杏仁各一两，糯米五合，上为细末，每服一钱，白汤调下，不以时。

《世医得效方》：治咳嗽。阿胶二片，生姜十片，大乌梅二个，甘草一钱，紫苏十叶，杏仁（去皮尖）七个，大半夏三个（炮），罂粟壳三个（炙），上锉散。水一碗，煎至六分，去滓，临卧服。

《伤寒论》：少阴病，下利六七日，咳而呕渴，心烦不得眠者，猪苓汤主之。猪苓（去皮）、茯苓、阿胶、泽泻、滑石各一两，上五味，以水四升，先煮四物，取二升，去滓，内阿胶烊尽，温服七合，日三服。

二、如前所述，阿胶属金，可使元气屈曲潜藏于下，故而可以治疗下元虚弱、月信不调等症。

◎ 附方：

1. 下元虚弱

《瑞竹堂经验方》滋补丸：治下元虚弱。白芍药三两，人参一两，白茯苓（去皮）、阿胶（锉碎，面炒）、当归、地黄（生熟皆可）、半夏（生用）、鹿茸（盐炙）、黄芪（盐炙）、五味子，以上各一两，上为细末，酒糊为丸，如梧桐子大，每服七十九，空心，温酒送下，宜常服。

2. 月信不调

《卫生易简方》：治月信不调。用阿胶炒成珠，为末，酒调一钱服。

三、如前所述，阿胶属金，可使元气屈曲潜藏于下，故而可以治疗"瘫缓"一症，即《黄帝内经》所谓"四肢酸疼"、《名医别录》所谓"脚酸不能久立"。

◎ 附方：

《广济方》：治瘫缓风及诸风手足不遂，腰脚无力者。驴皮胶炙令微起，先煮葱豉粥一升别贮；又以水一升，煮香豉二合，去滓，内胶更煮六七沸，胶烊如饧，顿服之。及暖，吃前葱豉粥任意多少。如冷吃，令人呕逆。

四、如前所述，阿胶属金，可使元气屈曲潜藏于下，故而可以治疗胎动不安等症。

◎ 附方：

《卫生易简方》：妊娠下血名曰胎漏，胞胎干者，儿亡……用阿胶炒黄，为末。每服二钱匕，食前粥饮调下。

《卫生易简方》：治妊娠卒下血……用阿胶三两，炙，捣为末。酒一升半，煎令消，一服愈。

《外台秘要》：《删繁》疗女人怀妊，胎动不安，葱豉安胎汤方。香豉一升（熬），葱白（切）一升，阿胶二两（炙），上三味，切，以水三升，煮二物，取一升，去滓，下阿胶，更煎胶烊服，一日一夕可服三四剂。

《备急千金要方》：治妊娠胎动不安，腹痛，葱白汤方。葱白（切）一升，阿胶二两，当归、续断、芎劳各三两，上五味，㕮咀，以水一斗，先煮银六七两，取七升，去银内药，煎取二升半，下胶令烊。分三服，不差重作。

《备急千金要方》：治妊娠胎动去血，腰腹痛方。当归、芎劳、青竹茹各三两，阿胶二两，上四味，㕮咀，以水一斗半，煮银二斤，取六升，去银内药，煎取二升半，内胶令烊。分三服，不差重作。

五、如前所述，阿胶属金，而金有顺从之象，所以阿胶可治疗难产等具有上逆而不顺之象者。

◎ 附方：

1. 难产

《急救良方》：治难产久气力乏不能生，兼恶露尽出干不能产者。用赤小豆二升，以水九升，煮熟取汁，入泡过明阿胶一两，同煎少时，一服。如未效，再服。不过三四服，即产。

2. 胎死腹中

《备急千金要方》：治胎死腹中，干燥着背方。葵子一升，阿胶五两，上二味，以水五升，煮取二升，顿服之，未出再煮服。

《外台秘要》：又疗子死腹中，又妊两儿，一儿活一儿死，令腹中死者出，生者安。此方神验，万不失一。蟹爪一升，甘草二尺（炙，切），阿胶三两（炙），上三味，以东流水一斗，先煮二味，取三升，去滓，内胶令烊，顿服。不能顿服，分再服。若人困，拗口下，药入即活。煎药宜东向灶，以茅苇薪煮之。

3. 滑胎令易产

《备急千金要方》：车前子一升，阿胶八两，滑石二两，上三味，治下筛。饮服方寸匕，日再。至生月乃服。药利九窍，不可先服。

六、如前所述，阿胶属金，而金有收敛、内敛、入内之象，所以阿胶可治疗各种出血症。

◎ 附方：

1. 鼻衄

《太平圣惠方》：治大衄，口耳皆出血不止，阿胶散方。阿胶半两（捣碎，炒令黄燥），蒲黄一两，上件药捣细罗为散，每服二钱，以水一中盏，入生地黄汁二合，煎至六分，不计时候温服。

《备急千金要方》生地黄汤：主衄方。生地黄八两，黄芩一两，阿胶二两，柏叶一把，甘草二两，上五味，㕮咀，以水七升，煮取三升，去滓内胶，煎取二升半，分三服。

2. 小便血

《外台秘要》：生地黄八两，柏叶一把，黄芩三两，阿胶二两（炙），上四味，切，以水七升，煮取三升，去滓，内胶，分三服。

3. 吐血崩漏

《备急千金要方》：治吐血内崩，上气，面色如土方。干姜、阿胶、柏叶各二两，艾一把，上四味，㕮咀，以水五升，煮取一升，内马通汁一升，煮取一升，顿服。

《千金翼方》：治妇人下血阿胶散方。阿胶八两（炙），乌贼鱼骨二两，芍药四两，当归一两，上四味，捣筛为散，以蜜溲如麦饭。先食，以葱羹汁服方寸匕，日三夜一服。

4. 下血

《金匮要略》：下血，先便后血，此远血也，黄土汤主之。黄土汤方：甘草、干地黄、白术、附子（炮）、阿胶、黄芩各三两，灶中黄土半斤，上七味，以水八升，煮取三升，分温二服。

《集验方》：治下血如刺猪方。灶中黄土半升（绵裹），甘草三两（炙），干姜二两，阿胶三两（炙），芎劳三两，熟艾三两，凡六物，以水一斗，煮取三升，分三服。

5. 血崩不止

《绛囊撮要》二陈摄本散：治血崩不止。陈棕榈（烧灰存性）、陈阿胶等分，为末，每服三钱，酒下即止。

6. 妊妇胎堕血不止

《医心方·治妊妇胎堕血不止方第九》：阿胶五两（炙），干地黄五两，以酒五升，煮取一升半，空腹分再服。

《文堂集验方》：胎漏下血不止，生地五六两，淡酒煎浓服。无故下血，用真陈阿胶一两，炒为末，酒煎化匀二次服。如血热者，加生地二两，煎汁和匀服。

七、阿通屙（ē），查《康熙字典》屙："《玉篇》《字汇》并乌何切，音阿，上厕也。"可见，屙为上厕所之义，所以阿胶可治疗下利、便秘、小便不利、胞转等屙屎、屙尿异常之症，正如《本草纲目》所言，阿胶可"利小便，调大肠"。

◎ **附方：**

1. 下利

《外台秘要》：《近效》疗痢，无问冷热，神验，黄连丸方。黄连一两，茯苓二两，阿胶一两（炙），上三味，先捣黄连、茯苓为末，以少许水溶阿胶和为丸，仍众手丸之，曝干，量患轻重空腹以饮下三四十丸，渐渐加至六十丸，不过五六服必差，常用之极效。

《外台秘要》：文仲治无问冷热及五色痢，入口即定方。黄连四分，黄柏、当归、黄芩各二两，阿胶二两（炙），熟艾一两，上六味，捣筛为散，以酽醋二升，煮胶烊下药煮，令可丸，如大豆，饮服七八十丸，日二夜一服。特宜老人，若产妇痢加蒲黄一两，蜜和为丸。大神验收。

2. 赤白下利

《外台秘要》：《必效》主赤白痢方。黄连二两，阿胶四片，上二味，以好酒二大升，合黄连煎十五沸，漉出滓，然后内胶令烊，温分三服。

《外台秘要》：《深师》疗赤白下者，黄连汤方。黄连、黄柏、干姜、石榴皮、阿胶（炙）各三两，甘草一两（炙），上六味，切，以水七升，煮取二升，分为三服，日再。

《外台秘要》：《延年》驻车丸，主赤白冷热痢，腹痛方。黄连六两（去毛），干姜二两，当归三两，阿胶（炙）三两，上四味，捣筛，三年酢八合，消胶令溶和，并手丸如大豆，以饮服三十丸，日再。

3. 热病久下痢脓血

《外台秘要》：《肘后》疗热病久下痢脓血，柏皮汤方。黄柏二两，栀子二七枚（擘），黄连四两，阿胶（炙）二两，上四味，切，以水六升，煮取二升，分为三服。又一方加乌梅二十枚。

《辅行诀脏腑用药法要》：大朱鸟汤治天行热病。重下恶毒痢，痢下纯血，日数十行，羸瘦如柴，心中不安，腹中绞痛，痛如刀刺者方。鸡子黄二枚，阿胶三锭，黄连四两，黄芩、芍药各二两，人参二两，干姜二两，上七味，以水一斗，先煮连、参、姜等五味，得四升饸，内醇苦酒二升，再煮取四升饸，去滓。次内胶于内，更上火，令烊。取下，待小冷，内鸡子黄，搅令相得即成。每服一升，日三夜一服。

4. 热水谷下利

《外台秘要》：《古今录验》疗热水谷下利方。黄连、阿胶各二两，栀子二十枚，上三味，切，以水七升，煮取二升，分为三服。忌猪肉、冷水。

《外台秘要》：又疗热水谷下利，黄连阿胶汤方。黄连、阿胶炙各二两，栀子三十枚（擘），乌梅二十枚（碎），黄柏一两，上五味，切，以水七升，煮取二升半，分为再服，神良。

5. 寒下

《外台秘要》：又疗绝下白如鼻涕者方……黄连末、腊、阿胶各一两，上三味，先以酒半升令沸，下胶、腊合烊，乃内黄连末，顿服之。忌猪肉、冷水。

《外台秘要》：《肘后》疗水下痢色白，食不消者，为寒下方……黄连二两，甘草（炙）半两，附子（炮）半两，阿胶半两（炙），上四味，切，以水三升，煮取一升半，分再服之。忌猪肉、冷水、海藻、菘菜。

6. 妊娠血痢

《卫生易简方》：用阿胶二两，酒一升半，煮一升，顿服。

《惠直堂经验方》阿胶酒：孕妇血痢，并下血皆妙。阿胶（炒）二两，酒一斤半，煮化服。或黄明胶服亦可。

7. 老人大便不通

《是斋百一选方》：治风秘，钱知阁传，王嗣康方。阿胶麸炒，研为细末，煎服三钱，气实者，加木香，最宜老人。

《世医得效方》葱白散：治老人大便不通。葱白二茎，阿胶一片，上以水煎葱，候熟不用，却入阿胶溶开，温服。

《是斋百一选方》：治老人、虚人大便不通。葱白三寸，水煎，候葱熟不用，入阿胶一片，溶开温服。吴内翰母夫人曾服得效。

8. 小便不利

《伤寒论》：若脉浮发热，渴欲饮水，小便不利者，猪苓汤主之。猪苓（去皮）、茯苓、泽泻、阿胶、滑石（碎）各一两，上五味，以水四升，先煮四味，取二升，去滓，内阿胶烊消，温服七合，日三服。

9. 胞转小便不得

《备急千金要方》：阿胶三两，水二升，煮取七合，顿服之。

《备急千金要方》：葱白四七茎，阿胶一两，琥珀二两，车前子一升，上四味，㕮咀，以水一斗，煮取三升，分三服。

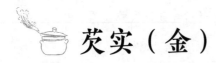

芡实（金）

清代郑板桥《由兴化迂曲至高邮七截句》："一塘蒲过一塘莲，荇叶菱丝满稻田。最是江南秋八月，鸡头米赛蚌珠圆。"芡实又名鸡头米、鸡头实，农历八月乃秋令正旺之时，而芡实刚好在此时成熟，可见，芡实得秋气独厚，当有萧杀、肃敛之性。那么，究竟是不是如此呢？下面尝试用训诂的方法来破解"芡实"所蕴含的意义。

一、芡从欠，查《说文解字注》欠："又欠者，气不足也，故引申为欠少字，象气从儿上出之形。"可见，欠乃气不足、亏欠、亏损之义，此与"秋三月，此谓容平"之义相符，故芡实属金，可益精气而延年益寿。

◎ 附方：

《卫生易简方·颐生》：治人一切虚冷，陈百病，生精神，强志意，利耳目，轻身延年……用鸡头实三合，煮熟去壳，研如膏，入粳米一合煮粥，空心食之，频服甚益精气。

《医心方》：服莲实鸡头实方。《大清经》云：七月七日采藕华七分，八月八日采藕根八分，九月九日采藕实九分，治合，服方寸匕，日别五度。以八月直戌日取莲实，九月直戌日取鸡头实，阴干百日，捣，分等，直戌以井花水服方寸匕，满百日，壮者不老，老者复壮，益气力，养神，不饥，除百病，轻身延年不老，神仙，身色如莲花。

二、芡又名葰，通役，查《说文解字注》役："戍也，依韵会订。戍，守边也……殳所以守也，故其字从殳。引申之义凡事劳皆曰役。"可见，役从殳，通守，有守卫、守护之义，故芡实属金，而金有收藏、收敛之象，所以芡实可治疗久泻、白带、白浊等具有外脱之象者。

◎ 附方：

1. 久泻不止

《验方新编》：芡实、淮药各二两，交猪肚蒸服，即愈。

2. 带下虚脱

《种福堂公选良方》：治妇人女子带下虚脱症极效方。芡实粉二两，白茯苓二两，赤石脂一两（煅），牡蛎一两（醋煅），禹余粮一两（煅），牛角腮一两（炙黄），共为末，好醋一杯，拌和前药，晒干，再捣末打糊为丸。每服二钱。

《奇方类编》秘验带下丸：治妇人白带下。芡实粉二两，白茯苓二两，青石脂（煅）、牡蛎（煅，醋淬）、禹余粮（煅）各一两，千年石灰（风化）八钱，好醋一盏，拌和前药，晒干，再捣为丸，桐子大。每服三钱，滚白汤下。

3. 白浊

《证治准绳》水陆二仙丹：治白浊。金樱子去子洗净，甑中蒸熟，用汤淋之，取汁入银铫内，慢火熬稀膏，和芡粉、芡实肉研为粉各等分，上以前膏同酒糊为丸，如桐子大。每服三十丸，食前温酒下。一方，用乳汁丸，盐汤下。

三、芡从欠，查《说文解字注》欠："《正义》云志疲则欠，体疲则伸。"查《康熙字典》欠："又欠伸，疲乏之貌。人气乏则欠，体疲则伸。"可见，欠乃志疲之象，根据《神农本草经》和《新修本草》之记载芡实可"强志"，故芡实可治疗志疲所引起的呵欠连连、欠伸等。同时，欠的甲骨文像一个人张大嘴巴深深吸气和叹气，故推测芡实可治疗志疲所引起的呵欠连连、欠伸等。可惜，未能搜集到相关方剂。

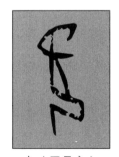

欠（甲骨文）

鳖甲（金）

宋代郭印《诸公以嵩师破戒作诗嘲咏因次韵解之》中有"有如出笼鸟，岂比缩颈鳖。万象一诗本，章句真琐屑"一句，可见，古人认为鳖有缩颈之象，引申之则有收缩、退缩、收敛之象，故鳖在五行属金。但鳖甲属金还有没有其他证据呢？下面尝试破解"鳖甲"这个名字给我们的启示。

一、鳖通敝，敝的甲骨文代表手持木棍锤至巾帛有破洞之义，引申之有破败、凋敝之义，故鳖甲属金，可治疗败伤寒、败疮等症。同时，查《说文解字》敝："帗也，一曰败衣，从攴从㡀，㡀亦声。"可见，敝有败衣、破败、破漏、衰败、凋敝、疲敝之义，此与"秋三月，此谓容平"之义相符，故鳖甲可治疗败伤寒、一切难以收口之败疮以及漏下等症。

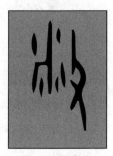

敝（甲骨文）

◎ 附方：

1. 败伤寒

《外台秘要》：又疗伤寒八九日不差，名为败伤寒，诸药不能消者方。鳖甲（炙）、蜀升麻、前胡、乌梅、枳实（炙）、犀角屑、黄芩各二两，甘草一两（炙），生地黄八合，上九味切，以水七升，煮取二升半，分五服，日三服，夜二服。忌海藻、菘菜、苋菜、芜荑。

2. 一切疮不收口

《文堂集验方》：一切肿毒，脓尽，虚不收口。鳖甲煅存性，研极细末，掺入疮口，即效。

《奇方类编》：治一切痈疽疮敛者，用鳖甲烧灰存性掺之，神效。

《验方新编》：疮不收口……鳖甲，瓦上焙枯存性，研细末掺之，即收口生肌，神效之至。

《奇效简便良方》：诸毒疮不收口。龟甲煅研末掺，永忌食龟肉，鳖甲亦妙能收口生肌。

3. 瘘管

《验方新编》：疮中生管……鳖甲炒，为末，麻油调敷，其管即出，甚效。管生年久者，其功稍迟。

4. 人咬指烂欲脱

《惠直堂经验方》：鳖甲烧灰存性，油调涂。

《急救便方》：人咬伤成疮，用龟板或鳖甲烧灰，油调敷。

二、如前所述，鳖甲属金，故可治疗咳喘上气等症。同时，鳖通敝，从㡀（bì），查《说文解字》㡀："败衣也。从巾，象衣败之形。凡㡀之属皆从㡀。"可见，㡀从巾，从冂，有覆盖、遮盖、遮蔽、蔽覆之义，此与"秋三月，此谓容平"之义相符，故鳖甲属金，可入肺而治疗上气等症。

◎ **附方：**

《肘后备急方》：杨氏《产乳》疗上气急满，坐卧不得方。鳖甲一大两，炙令黄，细捣为散，取灯心一握，水二升，煎取五合。食前服一钱匕，食后蜜水服一钱匕。

三、如前所述，鳖甲属金，故可治疗具有白虎之象的疟疾。同时，查《说文解字》鳖："甲虫也。从黾敝声。"查《说文解字注》髆（bó）："肩甲也。肉部曰，肩，髆也。单呼曰肩，絫呼曰肩甲。甲之言盖也，肩盖乎众体也。"可见，鳖为甲虫，而甲则有盖之义，即覆盖、蔽覆、遮盖之义，此与"秋三月，此谓容平"之义相符，故鳖甲属金，可治疗具有白虎之象的疟疾。

◎ **附方：**

1. 疟疾

《肘后备急方》：老疟久不断者……先炙鳖甲捣末方寸匕。至时令三服尽，用火炙，无不断。

《肘后备急方》：《圣惠方》治久患劳疟、瘴等方。用鳖甲三两涂酥炙令黄，去裙为末。临发时温酒调下二钱匕。

《备急千金要方》：治小儿温疟……烧鳖甲灰，以酒服一钱匕，至发时服三匕，并以火炙身。

《外台秘要》：肘后疗诸疟方……鳖甲三两（炙），上一味捣末，酒服方寸匕，至发时令服，三服兼用火炙，无不断者。忌苋菜。

《绛囊撮要》：三日疟方。鳖甲（炙灰）、青蒿等分，每服三钱，或酒或茶，清晨送下。

《肘后备急方》：老疟久不断者。常山三两，鳖甲一两（炙），升麻一两，附子一两，乌贼骨一两。以酒六升，渍之，小令近火，一宿成。服一合，比发可数作。

《金匮要略》：病疟以月一日发，当以十五日愈，设不差，当月尽解；如其不差，当云何？师曰：此结为癥瘕，名曰疟母，急治之下，宜鳖甲煎丸。鳖甲十二分（炙），乌扇三分（烧），黄芩三分，柴胡六分，鼠妇三分（熬），干姜三分，大黄三分，芍药五分，桂枝三分，葶苈一分，石韦三分（去毛），厚朴三分，牡丹五分（去心），瞿麦二分，紫葳三分，半夏一分，人参一分，䗪虫五分（熬），阿胶三分（炙），蜂窠四分（熬），赤硝十二分，蜣螂六分（熬），桃仁二分，上二十三味为末，取煅灶下灰一斗，清酒一斛五斗，浸灰，候酒尽一半，着鳖甲于中，煮令泛烂如胶漆，绞取汁，内诸药，煎为丸，如梧子大，空心服七丸，日三服。

2. 天行病发动如疟

《外台秘要》：又疗天行三七日至四七日劳瘖不歇，热毒不止，乍寒乍热，乍剧乍差，发动如疟，鳖甲汤方。鳖甲三两（炙），大青二两，石膏八两（碎，绵裹），牡丹皮一两，乌梅肉一两，常山三两，竹叶切一升，牛膝根三两，甘草一两，香豉一升（熬，绵裹），上十味切，以水九升，煮取三升，分温三服，日三。忌生葱、生菜、鲤鱼、海藻、菘菜、苋菜、芜荑。

四、如前所述，鳖甲属金，故可通调水道而治疗石淋。

◎ 附方：

《外台秘要》：《范汪》疗石淋方。鳖甲烧灰捣筛为散，酒服方寸匕，频服数剂，当去石也。

《卫生易简方》：治沙石淋涩者……用九肋鳖甲一个，酥炙脆，为末，每服一匙，酒调下，以效为度。

五、如前所述，鳖甲属金，故可治疗因有罅隙而漏下之崩漏。

◎ 附方：

《肘后备急方》：治妇人漏下五色，羸瘦，骨节间痛。鳖甲烧令黄，为末，酒调服方寸匕，日三。

《奇效良方》：妇人儿枕骨疮及血崩。鳖甲烧存性，为末，酒服。

六、如前所述，鳖甲属金，故可治疗具有破败、洞破、衰败、亏缺、缺损、虚损、虚疲之象的痨瘵、骨蒸诸症。

◎ 附方：

1. 痨瘵

《奇效良方》：痨瘵通治方。……羸瘦者，上以鳖甲一个，炙令黄色，为末，酒服方寸匕，日二服。

2. 骨蒸劳热

《备急千金要方》：治男女骨蒸劳瘦。鳖甲一枚，以醋炙黄，入胡黄连二钱，为末，青蒿煎汤服方寸匕。

《医心方》：《广利方》理骨节热积渐黄瘦方。鳖甲六分（炙），知母四支，大黄六分，葱白五茎，豉十二分，桑根白皮八分，甘草四分（炙、切），以童子小便一大升三合，煎取八合，去滓，食后良久分温三服，服相去如人行七八里，频服五剂。

《卫生宝鉴》：秦艽鳖甲散，治骨蒸壮热，肌肉消瘦，唇红，颊赤，气粗，四肢困倦，夜有盗汗。柴胡、鳖甲（去裙，酥炙，用九肋者）、地骨皮各一两，秦艽、当归、知母各半两，上六味为粗末，每服五钱，水一盏，青蒿五叶，乌梅一个，煎至七分，去渣温服，空心临卧各一服。

七、如前所述，鳖甲属金，而金有顺从、服从之象，所以鳖甲可治疗难产、逆产等不顺者。

◎ 附方：

《卫生易简方》：治难产。……又方，用鳖甲烧灰为末。每服三钱，温酒调下。

八、鳖通敝，通憋，故鳖甲可治疗腹部憋胀、憋闷而自觉逼仄者。

◎ 附方：

1. 鼓胀气急

《鸡峰普济方》鳖甲散：治痞气，心腹坚胀，饮食不消。鳖甲一两半，诃黎勒皮一两，上为细末，每服二钱，食前，煎生姜、橘皮汤调下。

《外台秘要》：又疗鼓胀气急，冲心硬痛，鳖甲丸方。鳖甲（炙）、芍药、枳实（炙）、人参、槟榔各八分，诃黎勒、大黄各六分，桂心四分，橘皮四分，上九味捣筛为末，蜜和为丸，空肚以酒服。如梧子大二十丸，渐加至三十丸，日二服，微利为度。忌生葱、苋菜、炙肉、蒜、面等。

《鸡峰普济方》：三神煎，治虚劳癥瘕，结块不消者。桃仁一千二百粒，京三棱、鳖甲各三两，上件药，除桃仁外，捣罗为细末，于铛中先煎桃仁，汁耗一升，下二味，以木篦不住手搅，煎良久，又下好酒。

《卫生易简方·经候不调》：治血气胀满……用鳖甲、琥珀、大黄等分为末。每服二钱匕，酒调或煎服，多下恶血，血尽住服。

2. 癖病

《肘后备急方》：《药性论》云，治癥癖病。鳖甲、诃黎勒皮、干姜末，等分为丸，空心下三十丸，再服。

龟板（金）

宋代阳枋《昆岳有佳人四章寿黄循斋》："昆岳有佳人，神龟支其床。问龟生何年，太素含混茫。问龟何所餐，沆瀣凝秋阳。问龟何所知，一理周八荒。佳人拊龟笑，我心非汝量。大化难浅测，缩首宜深藏。"可见，龟与鳖一样，都可以缩首，都有深藏不露之象，而这也正是金水之象，那么龟板（即龟甲）所治的疾病也都符合金水之象吗？下面尝试用训诂的方法来破解"龟板"这个名字给我们的启示。

一、查《说文解字注》龟的繁体字龜："旧也，此以叠韵为训，门闻、户护之例。龟古音姬，亦音鸠，旧古音曰亦音忌。旧本䳭旧字，假借为故旧，即久字也。刘向曰，蓍之言耆，龟之言久。龟千岁而灵，蓍百年而神，以其长久，故能辨吉凶。白虎通语略同。龟之大者曰鳌。敖与久音相近。"可见，龟通旧，有故旧、悠久、久远、深远之义，又查《说文解字》毒："厚也。害人之草，往往而生。从屮从毐。"可见，毒有深厚之象，故龟板可治疗具有深远、深厚之象的乳毒、肿毒等症。

◎ **附方：**

1. 妇人乳毒

《小品方》：治妇人乳毒方。败龟甲一枚，烧研，酒服四钱。

《文堂集验方》：乳上生毒，败龟板一枚烧存性，研末，酒服四钱。

《经验丹方汇编》：治乳疖及乳岩效过方。用败龟板煅存性，每服三钱，糖拌酒下，尽量饮之，即消。

《串雅内外编》：杭妇郑姓者，患此症，后得一方，服之奇验。方用龟板数枚，炙黄研细，以黑枣肉捣和成丸，每服三钱，以金橘叶煎汤下。

《验方新编》：乳头破烂，败龟板炙，研细末，加冰片研匀，以麻油调搽即愈。

2. 肿毒初起

《小品方》：治肿毒初起方。败龟板一枚，烧研，酒服四钱。

二、板本作版，查《说文解字》版："判也，从片反声。"可见，版通反，有反转、返入之象，此与"金曰从革"之义相符，故龟板属金，可治疗具有白虎之象的疟疾。

◎ **附方：**

《验方新编》：老疟经年不愈方。用龟板以醋炙酥存性，研末酒调，每服二钱，均极效。

《奇效简便良方》：疟疾不止。龟板烧存性，研末，酒服二钱。或狗毛焙灰，水冲服。

三、如前所述，龟板属金，而金有收敛、内收、入内之象，所以龟板可治疗崩中漏下等出血症。

◎ **附方：**

《备急千金要方》：治崩中漏下，赤白不止，气虚竭方。龟甲、牡蛎各三两，上二味，治下筛。酒服方寸匕，日三。

《外台秘要》：《广剂》疗崩中去血日数升方。龙骨（研）、赤石脂（研）各六分，乌贼鱼骨、牡蛎粉、肉苁蓉各五两，龟甲（炙）、芍药、续断各八分，上八味，捣散。饮服方寸匕，日三，渐加之，加干地黄十分佳。

《仁术便览》：固经丸，治经水过多，不止。黄芩、龟板、白芍各一两，樗根皮七钱半，黄柏三钱（炒），香附二钱半，生地三钱，白术（炒）五钱，上为末，酒糊丸，空心服五七十丸。

四、板本作版，查《说文解字》版："判也，从片反声。"查《说文解字》判："分也。从刀半声。"可见，版通判，有分开、分裂、开裂之义，此与"金曰从革"之义相符，故龟板属金，可治疗交骨不开引起的难产。

◎ **附方：**

《回生集》：治横生难产子母双全，即时止痛，顺生验方。龟板一具，去两边飞边，用高醋在火上扫炙十数次，以板酥为度，研细末，每服三钱，热黄酒冲服。

《验方新编》：开骨方。当归六钱，川芎三钱，败龟板三钱，白发一大丸，加酒一盏，煎服。

《奇效简便良方》：交骨不开，自死龟板（炙酥）一钱，妇人头发（烧存性）一钱，当归二钱半，川芎一钱，水煎服。

五、龟板又名神屋，故龟板可治疗神识不明者。

◎ **附方：**

《备急千金要方》：孔子大圣智枕中方。龟甲、龙骨、远志、菖蒲，上四味，等分，治下筛。

酒服方寸匕，日三，常服令人大聪。

败酱草（金）

《吴普本草》："败酱，似桔梗，其臭如败豆酱。"一般认为败酱草就是因为其经过水煮以后会散发出特殊而浓烈的脚臭味而得名。但事实真的如此简单吗？下面尝试用训诂的方法来破解"败酱"这个名字给我们的启示。

一、查《说文解字》败："毁也，从攴、贝。败、贼皆从贝，会意。"可见，败字有腐败、破败、败坏、坏死之义，此与"金曰从革"之义相符，故败酱草属金，可治疗各种痈疽之已经腐败、败坏、坏死而脓成者。脓的篆文表示肉体组织败坏或腐败而成的黏液，故《刘涓子鬼遗方》言"已发脓，纳入败酱"；相反，未成脓者，则应该遵循"疮未坏，去败酱"的原则。

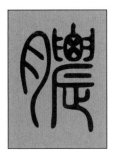

脓（篆文）

◎ 附方：

1. 咽喉中生痈疮

《太平圣惠方》：治咽喉中生痈疮，肿痛，宜服犀角散方。犀角屑一两，玄参三分，黄芪一两（锉），黄芩三分，络石三分，败酱三分，白蔹三分，川大黄一两（锉碎，微炒），甘草半两（炙微赤，锉），上件药，捣粗罗为散。每服三钱，以水一中盏，煎至六分，去滓，入川朴硝一钱，搅令匀，不计时候温服。

2. 肺痈

《外台秘要》：又疗肺痈，经时不差，桔梗汤方。桔梗三升，白术二两，当归一两，地黄二两，甘草（炙）、败酱、薏苡仁各二两，桑白皮一升（切），上八味，切，以水一斗五升，煮大豆四升，取七升汁，去豆，内清酒三升，合诸药煮之，取三升，去滓，服六合，日三夜再。忌猪肉、芜荑、桃、李、雀肉、海藻、菘菜等。

《医心方》：《僧深方》治肺痈经时不差，桔梗汤主之。方：桔梗三两，甘草、薏苡仁、败酱、干地黄、术各二两，当归一两，桑根皮一升，凡八物，切，以水一斗五升，煮大豆四升，取七升汁，去豆内清酒三升，合药煮三升半，去滓，服七合，日三夜再。禁生菜。

3. 肠痈败坏化脓者

《金匮要略》：肠痈之为病，其身甲错，腹皮急，按之濡，如肿状，腹无积聚，身无热，脉数，此为肠内有痈脓，薏苡附子败酱散主之。薏苡仁十分，附子二分，败酱五分，上三味，杵为末，取方寸匕，以水二升，煎减半，顿服，小便当下。

《世医得效方》：治脉数身无热，腹无积聚，按之濡，此为肠痈，久积阴冷所成。宜服薏苡仁二两半，附子（炮）半两，败酱一两一分，上锉散，每服四钱，水一盏半煎，空心服。小便利为效。

《验方新编》：薏苡附子汤，治肠痈已成。炮附子、败酱草、炒苡仁等分，研末。每用三钱，空心白汤调服。小水当利下。

4. 乳痈

《备急千金要方》：妇人乳肿痛，除热方。蒺藜子、大黄各一两，败酱一分，桂心、人参、附子、薏苡仁、黄连、黄芪、鸡骨、当归、枳实、芍药、通草各三分，上十四味，末之，蜜丸。未食以饮服如梧子三丸，不知，益至五丸，日三。无所忌。

《圣济总录》：治产后乳痈，脓溃未溃，热痛不已，栝楼散方。栝楼实二两，败酱、细辛（去苗叶）、干姜（炮）、浓朴（去粗皮，生姜汁炙）、桔梗（炒）、人参、防风（去叉）各半两，上八味，捣罗为散。每服三钱匕，温酒调下，水一盏，煎至八分，温服亦得，不拘时。

5. 痈疽

《刘涓子鬼遗方》：治痈消脓，木占斯散方。木占斯、桂心、人参、细辛、败酱、干姜、厚朴、甘草（炙）、防风、桔梗以上各一两，上十味，捣筛酒服方寸匕，入咽，觉流入疮中。若痈及疽之不能发坏者，可服之。疮未坏，去败酱。已发脓，内入败酱。此药时有化痈疽成水者，方正桂为异，故两存焉。

6. 附骨疽

《圣济总录》：治附骨疽，败酱汤方。败酱二两，大黄（锉、炒）一两，桃仁二两，上三味，粗捣筛，每服五钱匕，先取皂荚刺一两锉碎，以水二盏，煎至一盏半漉出，下药及朴硝一钱，同煎至八分，去滓，空心温服。

7. 阴头肿溃败坏

《医心方》：《龙华方》治阴头肿溃败坏方。甘草一分，乌头（附子一名）一分，芍药一分，败酱二分，四物，切，以水四升，煮取三升，洗之，日三。

二、如前所述，败酱草属金，可治疗痈疽之已经腐败坏死而化脓者，故推测其可治化脓性感染引起的产后刺痛如锥者。

◎ 附方：

《千金翼方·卷第六·妇人二·腹痛第六》：主产后疾痛引腰腹，如锥刀刺，败酱汤方。败酱三两，上一味，切，以水四升，酒二升，微火煎取二升，适寒温，服七合，日三，食前服之，大良。

《备急千金要方·卷三妇人方中·心腹痛第四》：治产后疼痛引腰，腹中如锥刀所刺，败酱汤方。败酱三两，桂心、芎䓖各一两半，当归一两，上四味，㕮咀，以清酒二升，水四升，微火煮取二升，去滓。适寒温服七合，日三服，食前服之。

《华佗神方·华佗治产后腰痛神方》：败酱、当归各八分，川芎、白芍、桂心各六分，水煎分二次服之。忌葱。

蒲颓叶（金）

胡颓子属于我国南方的本地物种，它的果实成熟后是可以吃的，它的叶片可以入药，药名为蒲颓叶。那么蒲颓叶的主要功效是什么呢？ 下面尝试用训诂的方法来破解"蒲颓"这个名字给我们的启示。

查《康熙字典》颓："又顺也，《礼·檀弓》拜而后稽颡，颓乎其顺也。《注》颓，顺也，《疏》颓然不逆之意也。又坠也。《礼·檀弓》泰山其颓乎，又《广雅》怀也。《司马相如·长门赋》无面目之可显兮，遂颓思而就床。《注》言怀其思虑而就床也，又水下流也。《史记·河渠书》水颓以绝商颜，《注》下流曰颓，商颜，山名。"可见，颓有顺从、下坠、颓败、败坏、衰败之义，此与"金曰从革"之义相符，故蒲颓叶属金，可治疗咳喘等症。

◎ 附方：

《苏沈良方》：治肺喘方。蒲颓叶（微似海棠叶，尤柔厚，背白似熟羊皮，经冬不凋。花正如丁香，蒂极细，如丝倒悬之，风吹则摇摇然。冬末生花，至春乃敷实，一如山茱萸，味酸可啖。与麦齐熟，其木甚大。吴人名半舍，江南名棠，京师名纸钱球，襄汉名黄婆奶），上一物，为末。每服二钱，水煎或温水调下，发时服。有患喘三十年者，服之皆愈；疾甚者，服后胸上生小隐疹痒者，其疾即差。一方用人参等分。

《普济方》：治喘嗽上气（华佗《中藏经》方），蒲颓叶治一切肺喘剧甚者，效如神。焙碾为末，米饮调服二钱匕，并服取差。气味清香，其实酸涩，夏红可食，核如枣核，类山茱萸，拣叶背白者用，江西谓之卢都子。

《华佗神方·华佗治喘嗽神方》：蒲颓叶（焙干），碾为细末，米饮调服，二钱取差。

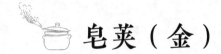

皂荚（金）

宋代张耒《东宅杂咏·皂荚》："畿县尘埃不可论，故山乔木尚能存。不缘去垢须青荚，自爱苍鳞百岁根。"在过去肥皂、洗衣液等尚不普及的年代，老百姓洗衣服就是用的皂荚。

那么，皂荚除了能"去垢"洗衣服以外，还有哪些功效呢？下面尝试用训诂的方法来破解"皂荚"这个名字给我们的启示。

一、查《康熙字典》皂（皂）："《博雅》皂隶，臣也。"可见，皂通臣，有臣服、屈服之义，此与"金曰从革"之义相符，故皂荚属金，可治疗咳喘等症。

◎ 附方：

1. 鼻窒塞不得喘息

《外台秘要》：又疗鼻窒塞不得喘息，皂荚散方。皂荚（去皮、子，炙）、菖蒲各等分……以末绵裹塞鼻中，暮卧之时乃着，甚良。

2. 咳嗽

《肘后备急方》：孙真人方治咳嗽。皂荚烧，研碎二钱匕，豉汤下之。

《备急千金要方》：治咳嗽，胸胁支满，多唾，上气方……白糖五合，皂荚末方寸匕，上二味，先微暖，糖令消，内皂荚末，合和相得。先食服如小豆二丸。

《外台秘要》：又疗咳逆上气，时时唾浊，但坐不得卧，皂荚丸方。长大皂荚一挺去皮、子，炙，上一味，捣筛，蜜和，服如梧子一丸，日三夜一，以大枣膏和汤下之。

《肘后备急方》：又华佗五嗽丸。炙皂荚、干姜、桂等分，捣，蜜丸如桐子。服三丸，日三。

《肘后备急方》：治卒得咳嗽方……锉取松屑一分，桂二分，皂荚二两（炙，去皮、子），捣，蜜丸如桐子大。服十五丸，小儿五丸，日一二服。

3. 喘证

《外台秘要》：《必效》疗病喘息气急，喉中如水鸡声者，无问年月远近方。肥皂荚两挺，好酥一两，上二味，于火上炙，去火高一尺许，以酥细细涂之，数翻覆，令得所，酥尽止，以刀轻刮去黑皮，然后破之，去子、皮、筋脉，捣筛，蜜和为丸。每日食后服一丸如熟豆，日一服讫，取一行微利，如不利时，细细量加，以微利为度，日止一服。忌如药法。

4. 肺痈

《千金方》：治肺痈初起，咳逆上气，时时浊唾，但坐不得卧方。皂荚八两为末，蜜丸如梧子大，以大枣膏和汤，服三丸，日三服，夜一服。

二、如前所述，皂荚属金，故可治疗具有白虎之象的疟疾。

◎ 附方：

《肘后备急方》：治疟病方。……皂荚三两（去皮，炙），巴豆一两（去心、皮），捣，丸如大豆大，一服一枚。

三、如前所述，皂荚属金，故可通调水道而治疗水肿。

◎ 附方：

《肘后备急方》：治肿入腹苦满急害饮食方……皂荚，剥，炙令黄，锉三升，酒一斗渍，石器煮令沸，服一升，日三服，尽更作。

四、如前所述，皂荚属金，故可治疗难产、胞衣不出等具有不顺之象者。

◎ 附方：

1. 难产

《备急千金要方》：治产难方……吞皂荚子二枚。

2. 胞衣不出

《外台秘要》：《小品方》疗胞衣不出方。取皂荚捣末，着鼻孔中，嚏，即出。

蝼蛄（金）

《诗经·硕鼠》："硕鼠硕鼠，无食我黍！三岁贯女，莫我肯顾。逝将去女，适彼乐土。乐土乐土，爰得我所。硕鼠硕鼠，无食我麦！三岁贯女，莫我肯德。逝将去女，适彼乐国。乐国乐国，爰得我直。硕鼠硕鼠，无食我苗！三岁贯女，莫我肯劳。逝将去女，适彼乐郊。乐郊乐郊，谁之永号？"以前大多数学者认为这里的"硕鼠"指的是大老鼠，也有观点认为是蝼蛄。2019年，安徽大学公布了对其所藏战国竹简的初步研究结果，确定了这个竹简的"硕鼠"为"石鼠"，即"鼫鼠"，而《神农本草经》认为鼫鼠即为蝼蛄。可见，不仅蝗虫可以祸害庄稼，蝼蛄也是可以祸害庄稼的，尤其是在其数量突然增多之时。

那么，蝼蛄又有哪些功效是我们可以利用的呢？下面尝试用训诂的方法来破解"蝼蛄"这个名字给我们的启示。

一、蝼通娄，查《说文解字》娄："空也，从母、中、女，空之意也。一曰娄，务也。"可见，娄有刻镂、镂空、空隙、裂隙、破裂、破败之义，此与"秋三月，此谓容平"之义相符，故蝼蛄属金，可治疗刀箭伤、针刺入肉以及骨鲠等。

◎ 附方：

1. 刀箭伤、针刺入肉

《医心方》：《葛氏方》治箭镝及诸刀刃在喉咽胸膈诸隐处不出方。以蝼蛄脑涂之。

《奇效良方》：治箭镞中伤在咽喉胸膈不出及针刺不出者。上用蝼蛄，即土狗虫，干者，浓煎汁滴上三五度，箭头自出。一方以蝼蛄脑十枚，细研涂疮上，亦出。

2. 针刺入肉

《急救广生集》：蝼蛄虫一个，捣烂，敷刺处即出。

《急救便方》：又蝼蛄脑同硫黄末研敷，觉痒自出。

3. 骨鲠

《外台秘要》：蝼蛄脑，上一物，吞即下，亦疗刺不出，涂刺疮上。

二、如前所述，蝼蛄属金，故可通调水道而治疗水肿、小便不通、石淋等症。

◎ 附方：

1. 水肿

《肘后备急方》：治十种水病，肿满喘促，不得卧。以蝼蛄五枚，干为末，食前汤调半钱匕至一钱，小便通，效。

《奇效简便良方》：水肿腹大遍身浮肿，仙方也。土狗（即蝼蛄），焙干末，温酒吞下。用上半截即消上身之水，用下半截即消下体之水，左可消左，右可消右。

2. 小便不通

《奇效简便良方》：百药不效者，蝼蛄（即土狗），烧灰酒服。

3. 石淋

《急救良方》：用蝼蛄七个，盐二两，同铺于新瓦上，以火焙干，研为末，温酒调下二钱即愈。

 # 贯众（金）

贯众其实是粗茎鳞毛蕨、蛾眉蕨、荚果蕨、乌毛蕨、苏铁蕨、狗脊蕨、紫萁等多种蕨类植物的根茎。贯众的药材来源虽然很多，但它们的功效几乎一致。那么，它们都有哪些具体的功效呢？下面尝试用训诂的方法来破解"贯众"这个名字给我们的启示。

一、查《说文解字》贯（貫）："钱贝之贯。从毌贝。"查《说文解字》实（實）："富也，从宀、从贯。贯，货贝也。"查《说文解字注》货："财也。《广韵》引蔡氏《化清经》曰，货者，化也，变化反易之物，故字从化、从贝。"可见，贯从贝，贝通货，有变化反易之性，即变易、变革、转化、反转、内入、回转之象，此与"金曰从革"之义相符，故推测贯众（一名凤尾草）属金，可入肺而治疗咳嗽。

◎ 附方：

《太平圣惠方》：治久咳渐成劳瘵。凤尾草为末，用鱼鲊蘸食之。

二、如前所述，贯众属金，可使血液外出者得以转变方向而内入，故贯众可治疗各种出血。

贯从毌（guàn）贝，查《说文解字》毌："穿物持之也，从一横贯，象宝货之形。凡毌之属皆从毌，读若冠。"查《说文解字注》冠："絭也，叠韵为训，所以絭发。絭者，攘臂绳之名，所以约束袖者也。冠以约束发，故曰絭发。"可见，贯从毌，通冠，为约束头发之头饰，此与"秋三月，此谓容平"之义相符，故贯众属金，可约束、收敛血液或白带之外溢者。

◎ 附方：

1. 鼻大衄

《普济方》：治鼻大衄有效。上用贯众根为末，调服一钱匕，止鼻血有效。

2. 年深咳嗽唾脓血

《圣济总录》：贯众汤方。贯众（锉）、苏枋木（锉）各一两，上二味，粗捣筛。每服三钱匕，水一盏，入生姜二片，同煎至七分，去滓，温服，日三。

3. 暴吐血嗽血

《圣济总录》：贯众散方。贯众一两，黄连（去须）年老者半两、年少者三分，上二味，捣罗为细散。每服二钱匕，浓煎糯米饮调下，立止。

4. 肠风下血

《鸡峰普济方》贯众散：治肠风下血。贯众一两（火煅存性），五倍子半两（火煅存性），白矾二铢（枯），上同研为细末。每服三钱，米饮下。

《卫生易简方》：用威灵仙、葳仁各二钱，贯众一两，为末。每服二钱，麝香少许，酒调服。

5. 血痢不止

《杨氏家藏方》贯众散：治血痢不止，或如鸡鸭肝片，或如小豆汁者，悉能治之。黄连（去须）半两，贯众（去土，细锉）二钱半，上件同炒令变色，地上出火毒，碾为细末。每服三钱，米饮调下，空心服。

6. 崩中

《普济方》：一方治血崩（出《神效方》），以贯众去须锉碎，用酒醋三钱煎至七分，去滓，温服，一服立止。

《卫生易简方》：治崩中血凝注……用贯众炒为末，每服三钱，醋调服或煎服，立止。

《验方新编·血崩不止》：制贯众末二钱（制法见后赤白带下第一方），酒冲服。因湿热而崩者，极效。

《回生集》：血崩，贯众一味，好黄酒一碗煎至半碗，服至发汗立止。

7. 白带年久不愈

《文堂集验方》：赤白带下，诸药不能疗者，贯众一个全用（抹去毛及花萼），以米醋蘸湿，慢火炙熟为末，空心米饮下。每服二钱，累试甚验，能不再发。

三、如前所述，贯众属金，故可入大肠而治疗痔疮，又可治疗诸骨鲠。

◎ 附方：

1. 痔疮

《卫生易简方》：治痔漏。用萆薢、贯众等分为末。每服二钱，空心食前温酒调服。

《杨氏家藏方》胜金圆：治诸般痔疾。贯众、萆薢，上件各等分为细末，醋煮面糊为圆如梧桐子大。每服四十圆，空心食前，熟水送下。或入麝香少许作散子，每服二钱，煎阿胶汤调下，或酒调亦得。出秽脓血、生肌为效。

2. 诸骨鲠

《文堂集验方》：鱼骨鲠，诸药不效者，用贯众不拘多少，煎浓汁一钟，二次服，以好为度。

《验方新编·诸骨卡喉》：贯众，焙枯研末，每服一二钱，神效。或煎浓汤含口中，缓缓咽下亦可。

四、查《说文解字注》虫的繁体字蟲："从三虫。人三为众，虫三为蟲。蟲犹众也。"可见，虫的繁体字蟲与众之义有相通之处，故贯众可杀虫。

◎ 附方：

《备急千金要方》藜芦丸：治少小有蛔虫，结在腹中，数发腹痛，微下白汁，吐闷，寒热，饮食不生肌，皮肉痿黄，四肢不相胜举方。藜芦、贯众、雷丸、山茱萸、天门冬、狼牙各八分，藿芦、甘菊花各四分，上八味，末之，蜜丸如大豆。三岁饮服五丸，五岁以上，以意加之，渐至十丸。加藿芦六分，名藿芦丸，治老小及妇人等万病，腹内冷热不通，急满痛，胸膈坚满，手足烦热，上气不得饮食，身体气肿，腰脚不遂，腹内状如水鸡鸣，妇人月经不调，无所不治。

《医心方》：《承祖方》云，九虫丸治百虫方。牙子、贯众、蜀漆、芜荑、雷丸、橘皮，凡六物，分等，捣筛，蜜丸如大豆，浆服卅丸，日二，令虫下。

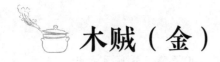

木贼（金）

明代李时珍曰："此草（木贼）有节，面糙涩。治木骨者，用之磋擦则光净，犹云木之贼也。"可见，在砂纸出现之前，古人对珍贵的红木家具进行打磨、抛光的工具正是木贼。木贼每一节的表面都分布有均匀、细密的丝纹，外披绒状锐利物，就像细砂纸一样可以起到贼伤木料的作用，所以叫木贼，俗名锉刀草。那么，古人把这种植物命名为木贼仅仅是这一个原因吗？下面尝试通过训诂的方法来破解"木贼"这个名字给我们的启示。

一、查《说文解字》贼："败也。从戈则声。"可见，贼从戈，为兵器，有杀戮、杀伐、杀伤之象，故木贼属金，可治疗金疮、舌伤出血等。查《说文解字》则："等画物也，从刀、从贝。贝，古之物货也。"可见，则从刀，为兵器，有杀戮、杀伐、杀伤之象，故木贼属金，可治疗金疮、舌伤出血等。最后，贼的金文的本义为杀人越货、抢劫财宝的意思，故木贼属金，可治疗金疮、舌伤出血等。

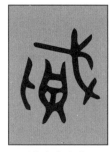

贼（金文）

◎ 附方：

1. 金疮

《普济方》：木贼三两，麻黄（去节）一两，甘草七钱半，上为末，每服五钱，热酒调下。先整骨了，夹定饮之令醉。

2. 人咬舌断

《惠直堂经验方》：蟹一只，烧存性，没药和匀，先用木贼草煎汤洗，后将药敷，即长如旧。

二、如前所述，木贼属金，故可治疗具有破裂、破败、缺损之象的疝气。

◎ 附方：

《瑞竹堂经验方》木贼散：治小肠疝气。木贼不拘多少，去节，先将锅子烧热，取离火炒，上碾为细末，空心，热酒调下。

《卫生易简方》：治膀胱气……用木贼末，汤调二钱空心服。

三、查《说文解字》贼："败也。从戈则声。"可见，贼通败，有覆败、覆灭、垂覆、覆障、障蔽之义，此与"秋三月，此谓容平"之义相符，故木贼属金，可治疗翳障。

◎ 附方：

1. 内外障眼

《肘后备急方》：苍术四两（米泔浸七日，逐日换水后，刮去黑皮，细切，入青盐一两，同炒，黄色为度，去盐不用），木贼二两（以童子小便浸一宿，水淘，焙干），同捣为末，每日不计时候，但饮食菜蔬内调下一钱匕，服甚验。

《卫生易简方》：治眼目昏暗。用水银草，每服三钱，入木贼少许，水一盏，煎八分，去滓，通口服不拘时。

《严氏济生方》决明子散：治风热毒气上攻，眼目肿痛，或卒生翳膜，或赤脉弩肉，或痒或涩，羞明多泪，或始则昏花，渐成内障，但是一切暴风客热，皆宜服之。黄芩、甘菊花（去枝梗）、木贼、决明子、石膏、赤芍药、川芎、川羌活（去芦）、甘草、蔓荆子、石决明各一两，上为细末。每服三钱，水一中盏，生姜五片，煎至六分，食后服。

2. 冷泪

《文堂集验方》：菊花、密蒙花、石决明、白芍、甘草、木贼、白蒺藜（去刺），各等分为末。每服自一钱二分起，渐加至二钱止，茶调下，即效。

3. 小儿青盲眼

《回生集》：木贼草、白蒺藜各等分，末，炒猪肝食。

四、如前所述，木贼属金，金有收敛之功，故木贼可以治疗脱肛。

◎ **附方：**

《卫生易简方》：用木贼烧存性，为末，掺肛门上，按入即愈。

《绛囊撮要》：五倍子末三钱，白矾一块，水一碗煎汤洗之。再用木贼草烧灰，搭肛上即收。

《奇效良方》缩砂汤：治大肠虚而挟热，脱肛红肿。缩砂、黄连、木贼各等分，上为细末。每服二钱，空心用米饮调下。

《文堂集验方》：大肠伏热脱肛红肿。砂仁、黄连、木贼各等分，为细末，空心米饮下。外用五倍子、荆芥煎浓洗之，再以木贼烧灰存性，研细掺上托入。

五、如前所述，木贼属金，有收敛之功，故可治疗肠息肉（肠风下血）等增生性疾病。

◎ **附方：**

《太平圣惠方》：治积年肠风下血不止，神效方。酸石榴皮二两（慢火焙令黄），侧柏叶二两（慢火煨焙令黄），上件药捣细罗为散，每于食前以木贼汤调下二钱。

《圣济总录》：治肠风多年不差，下血不止，木贼散方。木贼（锉）、枳壳（去瓤，麸炒，锉）各二两，干姜（炮，锉）一两，大黄（锉）一分，上四味，同于铫子内炒黑色，存三分性，捣罗为散。每服二钱匕，温粟米饮调下，食前服。

六、如前所述，木贼属金，有收敛、内敛、内入之象，故可治疗各种血液之外溢者。

◎ **附方：**

1. 鼻衄

《奇效良方》千针散：治鼻衄不止。刺蓟、木贼各一分，白面一钱，上为细末。每服一钱，研青蒿心七枚，新汲水调下，并二服。

2. 舌硬出血

《验方新编》：舌上出血如簪孔者，又舌硬出血，木贼煎水漱之。

《外治寿世方》：木贼四钱，煎水漱口，即止。

3. 便血

《普济方》：治泻血不止。用木贼草十二茎，切，水一升八合，煎八合，去滓，空心温服，分二服，如人行五里又服。

《奇效良方》猪脏丸：治大人小儿大便下血，日久多食易饥，腹不痛，里不急。先用海螵蛸炙黄，去皮，白者为末，以木贼草煎汤调下，服之三日后效。

《鸡峰普济方》蒲黄散：若纯下清血者，多因忧思之气不散，而乘于血，或怒气伤肝，逆气上行，血溢流散，或饮酒过多，热入于阴而伤于血，其脉或散或涩者，下血久不止也。先与蒲黄散，不差，与王瓜散。方在后：木贼一两，蒲黄二两，上研匀。每服二钱，米饮调下，不以时。

《普济方》：蒲黄散（出《指南》方），治纯下青血。蒲黄三两（微炒），木贼末一两，上为细末。每服二三钱，米饮调下。

《普济方》：治血痢……上用木贼十二分，切，以水一升八合，取八合，去滓，空心，温分三服，如人行五里再服。

4. 崩漏

《圣济总录》：治妇人月水日夜不断，木贼汤方。木贼一握（锉，炒），上一味，粗捣筛。每服三钱匕，水一盏，煎至七分，去滓，温服，日三。

《杨氏家藏方》螺蛸散：治血崩漏下，脐腹疼痛，久而不止。乌贼鱼骨不以多少，烧灰留性，上件研令极细。每服二钱，煎木贼汤调下，不拘时候。

《圣济总录》：治室女月水不断，侧柏散方。侧柏（去枝）、木贼（锉，炒微焦）各一两，上二味，捣罗为散。每服二钱匕，温酒调下，米饮亦得。

七、查《说文解字》贼："败也，从戈则声。"查《康熙字典》败："《尔雅·释言》覆也。"可见，贼通败，通覆，有反复、垂覆、下垂、下降之义，此与"秋三月，此谓容平"之义相符，故木贼属金。又查《说文解字》不："鸟飞上翔不下来也，从一，一犹天也，象形。凡不之属皆从不。"同时，痞从否，从不，可见痞为气血等盘旋在上而不下所引起，故木贼可使气血顺降而治疗痞症。

◎ 附方：

《文堂集验方》：食积成痞。木贼草为末，每服三五分，白汤空心服即消，年远不过两服。

《验方新编》：食积痞块。木贼草五钱，研细末，每服五分，开水空心调服。年近者，一料即消；年远者，不过两料，痞愈，屡试如神。

《奇效简便良方》：食积血痞。木贼研末四分，空心开水服。年久者，连服十日愈；重者，每服五分，或葱白和蜜摊布上贴患处，熨斗熨之。

乌贼骨（金）

《南越志》："乌贼鱼，一名河伯度事小史，常自浮水上，乌见以为死，便往啄之，乃卷取乌，故谓之乌贼。"宋代陈昉《颍川语小》卷下："鲗鱼，本草从鱼从则。世俗见其能吐黑沫，且则贼之音通，遂呼为乌贼。"可见，乌贼的命名有不同的说法，现已无从考证。那么乌贼骨（即海螵蛸）的主要功效是什么呢？下面尝试通过训诂的方法来破解"乌贼骨"这个名字给我们的启示。

一、查《说文解字》贼："败也，从戈则声。"可见，贼通败，有覆败、覆灭、垂覆、覆障、障蔽之义，此与"秋三月，此谓容平"之义相符，故木贼属金，可治疗翳障。同时，贼的金文的本义为杀人越货、抢劫财宝的意思，故乌贼骨属金，可治疗翳障。

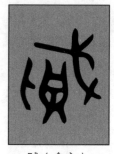

贼（金文）

◎ 附方：

《验方新编》：目中生障翳……乌贼骨，研细末，和白蜜点之，亦效。

二、查《说文解字注》贼："败也。败者，毁也。毁者，缺也。"可见，贼通败，通毁，通缺，有亏缺、亏损、缺损、亏蚀、亏减、缩减、收缩之义，此与"秋三月，此谓容平"相符，故乌贼骨属金，可治疗咳喘以及具有白虎之象的疟疾。

◎ 附方：

1. 哮喘

《验方新编》：治哮吼妙法……海螵蛸瓦上焙枯为末，大人五钱，小人二钱，红砂糖拌匀调服，数次断根。

《回生集》：断根方。用海螵蛸火为末，大人五钱，小儿二钱，黑砂糖拌匀调服，一帖即除根。若不服上煎药，止可得半也。上煎药如热哮加元参三钱，冷哮加干姜一钱，盐哮加饴糖三钱，酒哮加柞木三钱。

2. 疟疾

《备急千金要方·温疟第六》：治老疟久不断者方。恒山三两，鳖甲、升麻、附子、乌贼骨各一两，上五味，㕮咀，绢袋盛，以酒六升渍之，小令近火，转之一宿成。一服一合，比发可数服，或吐下。

《备急千金要方·温疟第六》：治疟方。鳖甲方寸，乌贼骨二方寸，附子、甘草各一两，恒山二两，上五味，㕮咀，以酒二升半渍之，露一宿，明日涂五心手足，过发时疟断。若不断，可饮一合许，差。

三、如前所述，乌贼骨属金，有收敛、敛湿之功，故可以治疗子宫脱垂以及各种湿疮不干者。

◎ 附方：

1. 妇人阴脱

《备急千金要方》：治妇人阴脱，硫黄散方。硫黄、乌贼骨各半两，五味子三铢，上三味，治下筛，以粉其上，良。日再三粉之。

《奇方类编》：妇人茄病，硫黄五分，海螵蛸二钱，共为末，鸭蛋清调揸。

2. 玉门不关

《验方新编》硫黄散：治产后阳气虚寒，玉门不关。硫黄、乌贼骨各五钱，五味子一钱，上为末，掺患处，日三易。

3. 阴生疮不干

《奇效良方》：用乌贼骨为细末，干贴疮患处。

《文堂集验方》：下疳阴痒，生甘草煎浓洗，用海螵蛸末敷之。

4. 小儿肥疮

《文堂集验方·儿科》：耳后项间湿烂，如体肥耳后腋下阴囊湿痒者，用海螵蛸研末，炒微黄，敷之甚妙。

《种福堂公选良方》：治小儿体肥，耳后腋下阴间湿痒者。用海螵蛸研末，炒微黄敷之甚良。其次用宫粉敷之亦好。

5. 阴囊湿痒

《奇效简便良方》：乌贼骨、蒲黄末扑之，干者，油核桃油搽之。

6. 疬疡

《备急千金要方》：以三年醋磨乌贼骨，先以布摩肉赤敷之。

7. 灸疮脓坏不差

《备急千金要方》：白蜜一两，乌贼骨二枚（一方作一两），上二味，相和涂之。

8. 黏疮

《瑞竹堂经验方》螵蛸散：治头上疮，俗曰黏疮，绝妙方。海螵蛸二钱，白胶香二钱，轻粉五分，上将海螵蛸、白胶香同研细罗过，却入轻粉，再于乳钵内然研极细。敷贴疮时，先用清油将疮润了，然后将药末干掺疮上，只一上，甚者，二上。

9. 耳出脓汁

《小品方》：治聤耳出脓汁散方。矾石三两烧汁令尽，黄连一两，乌贼骨一两，上三物，捣治下筛，如枣核大，绵裹塞耳，日二。

《种福堂公选良方》：治耳中脓水不止方。龙骨、枯矾、干胭脂（要产山东济宁府如银朱样紫色者，非绵胭脂，亦非油胭脂）、海螵蛸各等分，麝香少许，上为末。先以棉纸捻干，轻吹耳内。

四、查《说文解字》贼："败也，从戈则声。"可见，贼从戈，为兵器，有杀戮、杀伐之象，故乌贼骨属金，可治疗刀伤等症。同时，查《说文解字》则："等画物也，从刀、从贝。贝，古之物货也。"可见，则从刀，为兵器，有杀戮、杀伐之象，故乌贼骨属金，可治疗刀伤等症。

◎ 附方：

《急救便方》：三七末、海螵蛸（去硬壳）、龙眼核（剥去外光皮），各研末，敷之俱效。

《是斋百一选方》：治打扑伤损，或刃伤血不止及破伤风。海螵蛸，即生乌贼骨，不经盐腌者，为细末，干敷即止。破伤风，用鱼胶烧灰存二三分性，为末，酒调服，童子小便尤妙。《救急》疗坠马落车，被打伤腕折臂，呼叫不绝，服此散，呼吸之间不复大痛，三日筋骨相连。

五、查《说文解字》贼："败也，从戈则声。"查《说文解字》则："等画物也，从刀、从贝。贝，古之物货也。"查《说文解字注》货："财也。《广韵》引蔡氏《化清经》曰，货者，化也。变化反易之物，故字从化、从贝，化声。形声包会意，韵会无声字。呼卧切，十七部。"可见，贼通则，通贝，为钱币之义，用于交换、转换、转化、变化、回转，此与"金曰从革"之义相符，故乌贼骨属金，有收敛之性，可治疗各种血液之外溢者。

◎ 附方：

1. 鼻衄

《华佗神方·华佗治鼻衄神方》：生地黄八两，黄芩一两，阿胶、甘草各二两，柏叶一把，上以水七升，煮取三升，去滓，内胶，煎取二升半，分三服。外用：蜗牛焙干一枚，乌鲗骨五分，共研细末，吹入鼻中，神效。

2. 吐血

《验方新编》：海螵蛸研末，米饮下一钱，又藕节、蒲黄、血余（烧灰），等分研匀，开水调服。

3. 便血

《奇效良方》猪脏丸：治大人小儿大便下血，日久多食易饥，腹不痛，里不急。先用海螵蛸炙黄，去皮，白者为末，以木贼草煎汤调下，服之三日后效。

4. 崩漏

《杨氏家藏方》螵蛸散：治血崩漏下，脐腹疼痛，久而不止。乌贼鱼骨不以多少，烧灰留性，上件研令极细。每服二钱，煎木贼汤调下，不拘时候。

《备急千金要方》：治妇人漏下不止，散方。鹿茸、阿胶各三两，乌贼骨、当归各二两，蒲黄一两，上五味，治下筛。空心酒服方寸匕，日三夜再服。

《世医得效方》滋荣丸：治劳伤过度，致伤脏腑，冲任气虚，不能约制，或暴下崩中，或下鲜血，或瘀血连止，淋沥不断，形羸气劣，倦怠困之，并皆治之。赤石脂、海螵蛸（去壳）、侧柏（去梗）各五两，上为末，醋糊丸梧桐子大。每服三十九，饭饮送下，空心，日三服，神效。

5. 赤白带下

《卫生易简方》：用赤石脂（煅）、海螵蛸、侧柏叶等分为末。每服二钱，米泔调下，日三服，极效。

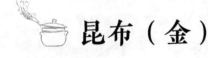

昆布（金）

昆布为海带科植物海带或翅藻科植物昆布（鹅掌菜）的干燥叶状体，一般情况下可作为食物应用，但它同时又是一味中药，那昆布具有哪些功效呢？下面尝试用训诂的方法来破解"昆布"这个名字给我们的启示。

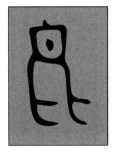

一、有观点认为昆的金文是表示被迫在烈日下一起劳动的奴隶们，可见，昆有迫使、使屈服之象，故昆布属金，可治疗咳喘等症。查《说文解字注》布："外府注曰，布，泉也。其藏曰泉，其行曰布。泉者，今之钱也。《卫风》抱布贸丝，传曰，布，币也。笺云，币者，所以贸买物也。此币为凡货之称，布帛金钱皆是也。"可见，布与帛、金、钱、贝等一样都为流通、交易所用的货币，故昆布属金，可治疗咳喘等症。

昆（金文）

◎ 附方：

《备急千金要方》：治咳逆上气方。蜀椒、桂心、海蛤各四分，昆布、海藻、干姜、细辛各六分，麦门冬十分，上八味，为末，蜜丸如梧子大。饮服十丸，加至二十丸，日三服。有人风虚中冷，胸中满，上气，喉中如吹管声，吸吸气上欲咳，服此方得差。

《外台秘要》：又疗三十年咳，气奔上欲死，医所不疗，海藻丸，褚仲堪方。海藻三分，麦门冬五分（去心），昆布、干姜、细辛、文蛤、桂心、蜀椒（汗）各二分，上八味，捣筛，蜜和。服如杏仁许，夜卧一丸，着舌上，稍稍咽汁尽，更着一丸。忌生葱、生菜等。

二、如前所述，昆布属金，故可通调水道而治疗水肿。

◎ 附方：

《备急千金要方》：治大腹水肿，气息不通，命在旦夕者方。牛黄二分，昆布、海藻各十分，牵牛子、桂心各八分，葶苈子六分，椒目三分，上七味，末之，别捣葶苈如膏，合和丸之如梧子，饮十丸，日二，稍加，小便利为度，大良。贞观九年，汉阳王患水，医所不治，余处此方，日夜尿一二斗，五六日即差。

三、如前所述，昆布属金，故具有收敛、收缩之性，可治疗瘿瘤、瘰疬等增生性疾病。

◎ 附方：

1. 瘿瘤

《备急千金要方》：治石瘿、气瘿、劳瘿、土瘿、忧瘿等方……昆布二两，洗，切如指大，醋渍含咽，汁尽愈。

《卫生易简方》：治瘿气。用海藻、昆布等分为末，蜜丸如杏核大，含咽津；或作散，绵裹一线，醋浸含之。

《集验方》：小麦三升，上以三年米酢三升，渍麦暴干，干更浸，使酢尽，又暴干，捣筛为散，别捣昆布为散。每服取麦散二匕，昆布散一匕，旦饱食讫，清酒和服之，若不能饮酒者，以水和服亦得，服尽即差，多服弥善，无所禁，但不用举重及悲啼、烦恼等事。

2. 瘰疬

《外台秘要》：昆布四分，海藻四分，上二味，各洗去咸，捣末，蜜和丸如杏核许大，含之，日三度，良差。

四、如前所述，昆布属金，而金有天地之气开始阻隔而不交通之象，所以昆布可以治疗噎膈。

◎ 附方：

《鸡峰普济方》：昆布煎，治胸膈滞气，食药不下。椿杵头细糠一合，昆布一两半末，上二味，用老牛涎一合，生姜汁一合，二味以慢火煎，入少蜜搅成膏，搜前二药，丸如鸡实大，不计时候含。

《外台秘要》：《救急》疗喉中气噎方。半夏（洗）、柴胡、生姜各三两，羚羊角屑（一法三两）、犀角屑、桔梗、昆布、通草、甘草（炙）各二两，上九味，切，以水八升，煮取三升，分三服。忌羊肉、饧、猪肉、海藻、菘菜等。

 # 贝母（金）

《诗经·载驰》："陟彼阿丘，言采其蝱。女子善怀，亦各有行。许人尤之，众稚且狂。"这里的"蝱"，即为贝母。为什么采"蝱"？因为它可治忧思、忧郁、相思，这就是后世认为浙贝母、川贝母有解郁功效的由来。下面尝试用训诂的方法来破解"贝母"这个名字给我们的启示。

一、查《说文解字》贝："海介虫也，居陆名猋，在水名蜬。象形。古者，货贝而宝龟，周而有泉，至秦废贝行钱，凡贝之属皆从贝。"查《说文解字注》货："财也。《广韵》引蔡氏《化清经》曰，货者，化也。变化反易之物，故字从化、从贝，化声。形声包会意。"可见，贝就是古代的货币，它具有交易、变易、变化、变革之性，此与"金曰从革"之义相符，故贝母属金，可入肺治疗咳喘、肺痈等症。

◎ 附方：

1. 咳嗽、上气

《卫生易简方》：治痰嗽，用贝母为末，沙糖丸含化。

《世医得效方》：治妊娠咳嗽方……贝母，去心，锉，麸炒令黄，上为末，研沙糖拌和令匀，丸如鸡头大。含化一丸，神效。

《外台秘要》：又疗少小咳嗽方。紫菀六分，贝母三分，款冬花一分，上三味，捣为散，取豆许着乳头令儿饮之，日三。奶母忌如常法。

《小品方》：治咳嗽上气，呼吸攀绳，肩息欲死，覆杯汤方。麻黄四两，甘草二两，干姜二两，桂肉二两，贝母二两，凡五物，以水八升，煮取二升，再服即愈。

2. 风痰

《华佗神方·华佗治风痰神方》：知母、贝母各一两，为末，每服一钱，用姜三片，二面蘸末，细嚼咽下，即卧，其嗽立止。

3. 肺痈

《金匮要略》：《外台》桔梗白散，治咳而胸满，振寒脉数，咽干不渴，时出浊唾腥臭，久久吐脓如米粥者，为肺痈。桔梗、贝母各三分，巴豆一分（去皮，熬，研如脂），上三味，为散，强人饮服半钱匕，羸者减之。病在膈上者吐脓，膈下者泻出，若下多不止，饮冷水一杯则定。

二、如前所述，贝母属金，故推测其可治疗具有白虎之象的疟疾。

◎ 附方：

《卫生易简方》：治诸疟……用知母、贝母、常山、槟榔等分。水、酒各一盏，煎至一盏，去渣，绵覆露一宿，五更面东服之即效。但不可令妇人煎。

三、如前所述，贝母属金，故可通调水道而治疗小便难。

◎ 附方：

《金匮要略》：妊娠，小便难，饮食如故，当归贝母苦参丸主之。当归、贝母、苦参各四两，上三味，末之，炼蜜丸如小豆大，饮服三丸，加至十丸。

四、查《说文解字》婴："颈饰也，从女、賏。賏，其连也。"查《说文解字》賏（yīng）："颈饰也，从二贝。"可见，瘿从婴，从賏，从贝，意思是像用贝壳等做的项链一样缠绕在颈部的肿瘤或肿物，故贝母可治疗瘿病。

◎ 附方：

《外台秘要》：《崔氏》海藻散，疗瘿方。海藻八两（洗去咸汁），贝母二两，土瓜根二分，小麦曲二分（炒），上四味，作散，酒服方寸匕，日三。

《医心方》：《玉箱方》治三十年瘿及瘰疬方。海藻八两，贝母二两，土瓜根二两，麦面二分，四味，作散，酒服方寸匕，日三。

《种福堂公选良方》海带丸：治瘿气久不消。海带、海藻、贝母、青皮、陈皮各等分，上共为末，蜜丸如弹子大。食后嚼一丸。

五、查《说文解字注》母："一曰象乳子也。《广韵》引《仓颉篇》云，其中有两点者，象人乳形。"可见，母有乳子之义。同时，母的甲骨文是在"女"的胸部位置加两点，本义为妇女因生育而发达的两乳，表示母亲是婴儿的生育、哺乳者，故贝母可治疗乳汁不通而不能哺乳者。

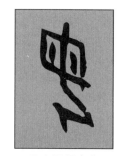

母（甲骨文）

◎ 附方：

1. 妇人乳汁不通

《验方新编》：贝母、知母、牡蛎粉各等分，为末，用猪蹄汤调服二钱，即通，此秘方也。

2. 吹乳

《验方新编》：香白芷二钱，川贝母三钱，共为细末，以黄滚酒调服出汗，频以手擦患处，已成未成俱治。

《验方新编》：白芷二钱，贝母二钱，青皮一钱，防风一钱，炒麦芽三钱，水二茶钟煎，乘热服之，极效。

六、查《说文解字》母："牧也，从女，象怀子形，一曰象乳子也。"查《说文解字》乳："人及鸟生子曰乳，兽曰产。"可见，母有乳子之义，而人生子曰乳，故贝母有治疗难产、胎死腹中之功。

◎ 附方：

1. 难产

《卫生易简方》：治难产及胞衣不下，用贝母七枚为末，调酒服。

2. 胎死腹中、胞衣不下

《惠直堂经验方》：胞衣不下方……小贝母七个，去心，煎服，立下。

《卫生易简方》：治胎死腹不下，妇人口中屎臭，唇青口出冷气，指甲青……用蒺藜子、贝母等分为末。每服三钱，米饮调下，难产胎水不下并宜服。

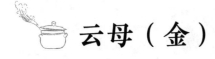

云母（金）

下面尝试用训诂的方法来破解"云母"这个名字给我们的启示。

一、查《说文解字》云（雲）："山川气也，从雨，云象云回转形，凡云之属皆从云。"再查《说文解字注》云："传曰，云，旋也。"可见，云有旋转、周旋、回转、返回之义，此与"金曰从革"之义相符，故云母属金，可治疗具有白虎之象的疟疾。

◎ 附方：

《金匮要略》：疟多寒者，名曰牡疟，蜀漆散主之。蜀漆（洗去腥）、云母（烧二日夜）、龙骨等分，上三味，杵为散，未发前以浆水服半钱。

二、如前所述，云有旋转、回转之义，故云母可治疗旋运或眩晕一症，正如《神农本草经》所载："云母，味甘，平。主……如在车船上。"惜未查到相关方剂。

三、查《说文解字注》母："一曰象乳子也。《广韵》引《仓颉篇》云，其

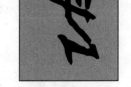

母（甲骨文）

中有两点者，象人乳形。"母有乳子之义，同时，母的甲骨文在"女"的胸部位置加两点，表示妇女因生育而变发达的两乳，故云母可治疗乳汁不通而不能哺乳者。

◎ **附方：**

《备急千金要方》：治妇人乳无汁，甘草散方。甘草一两，通草三十铢，石钟乳三十铢，云母二两半，屋上散草二把（烧成灰），上五味，治下筛。食后，温漏芦汤服方寸匕，日三，乳下止。

四、查《说文解字》母："牧也，从女，象怀子形。一曰象乳子也。"查《说文解字》乳："人及鸟生子曰乳，兽曰产。"可见，母有乳子之义，而人生子曰乳，故云母有治疗难产之功。

◎ **附方：**

《世医得效方》：救产难，经日不生。上用云母粉半两，温酒调服，入口当产，不顺者即产，神效。

狗脊（金）

狗脊是蚌壳蕨科植物金毛狗脊的干燥根茎，一般认为其因在挖出来晒干后长得像狗脊而得名，但古人的命名真的如此简单吗？下面尝试用训诂的方法来破解"狗脊"这个名字给我们的启示。

一、狗通苟通句，查《说文解字》句："曲也，从口丩声，凡句之属皆从句。"可见，句通丩，通收，有收敛、收束、俭约之象，故狗脊属金。查《释名疏证补》腰："约也，在体之中约结而小也。"可见，腰通约，有俭约、简要、约束、收束之象，故狗脊可治疗腰痛。

◎ **附方：**

《圣济总录》：治五种积冷，腰痛脚膝酸痿，狗脊丸方。狗脊（去毛，锉）、萆薢（锉、焙）、菟丝子（酒浸三宿，焙干），上三味各等分，捣罗为细末，炼蜜和丸，梧桐子大，别用新萆薢三五两，酒浸三日，空心旋暖萆薢酒，下三十丸，服经年之后，行及奔马，久立不倦。

《圣济总录》：治腰痛强直，不能舒展，狗脊酒方。狗脊（去毛）、丹参、黄芪、萆薢、牛膝（去苗）、芎䓖、独活（去芦头）各一两，附子（炮裂，去皮脐）一枚，上八味，各锉如麻豆大，用酒一斗浸，内瓶中密封，重汤煮三时辰，取出放冷，旋温服一盏不拘时。

《外台秘要》：《古今录验》寄生汤，疗腰痛方。桑寄生四两，附子三两（炮），独活四两，狗脊五两（黑者），桂心四两，杜仲五两，芎䓖一两，甘草二两（炙），芍药三两，石斛三两，牛膝三两，白术三两，人参二两，上十三味，切，以水一斗，煮取三升，分三服。忌海藻、菘菜、生葱、猪肉、冷水、桃、李、雀肉等。

二、如前所述，狗脊属金，故可治疗漏下去白之带脉失束而具有下脱之象者。

◎ 附方：

《备急千金要方》：治漏下去白方。鹿茸一两，白蔹十八铢，狗脊半两，上三味，治下筛。空心米饮服方寸匕，日三。

《卫生易简方》：治室女虚寒，带下纯白。用鹿茸（酒蒸，焙）二两，白蔹、金毛狗脊（燎去毛）各一两，为末，以艾煎醋，打糯米糊丸如桐子大。每服五十丸，空心温酒送下。

三、查《说文解字》脊："背吕也，从𠨌从肉。"可见，脊代表的是人体的脊椎骨，故狗脊可治疗脊椎骨中神经病变所引起的瘫痪。

◎ 附方：

《奇效简便良方》：十余年不能行动者，俱可治。金毛狗脊，全身者用黄酒洗去毛净，咀片，用黄酒三斤，煮三柱香时，埋土中七日，空心日服三次，数日能行走。

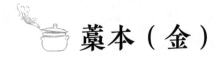

藁本（金）

《楚辞·九叹·怨思》："犯颜色而触谏兮，反蒙辜而被疑。菀蘼芜与菌若兮，渐藁本于洿渎。"可见，藁本与蘼芜（芎䓖苗）在古人看来像都是君子一样的香草，是不应该与菌若混杂在一起的，更不应该被抛弃在臭水沟里。

芎䓖因为"头痛不离川芎"这么一句话，在头痛的治疗中可谓风头无两，这几乎湮没了藁本治疗头痛的价值。那么，除了头痛，藁本还能治疗哪些疾病呢？下面尝试用训诂的方法来破解"藁本"这个名字给我们的启示。

一、查《说文解字注》藁："凡润其枯槀曰藁，如慰其劳苦曰劳，以膏润物曰膏。"藁字本作槀，有使枯槁者得以润泽之义，故藁本可治疗肌肤枯槁而不悦泽者。

◎ 附方：

《外台秘要》：《延年》泽兰丸，主产后风虚损瘦，不能食，令肥悦方。泽兰七分、当归十分、甘草七分（炙）、藁本三分、厚朴三分（炙）、食茱萸三分、芜荑三分、白芷三分、干姜三分、芍药三分、石膏八分、人参四分、柏子仁四分、桂心四分、白术五分，上十五味，捣筛，蜜和，丸如梧桐子大，酒服十五丸，日二，加至二十五丸。忌如常法。

《备急千金要方》：令人面白净悦泽方。白蔹、白附子、白术、白芷各二两，藁本三两，猪胰三具（水渍去赤汁尽，研），上六味，末之，先以芜菁子半升，酒、水各半升，相和，煎数沸，研如泥，合诸药，内酒、水中，以瓷器贮，封三日。每夜敷面，旦以浆水洗之。

《外台秘要》：《古今录验》手膏方。白芷四两，芎䓖、藁本、葳蕤、冬瓜仁、楝仁各三两，桃仁一升（去皮），枣肉二十枚，猪胰四具，冬瓜瓤汁一升，橘肉十枚，栝楼子十枚，上十二味，以水六升，煮取二升，酒三升，将猪胰取汁，桃仁研入，以洗手面。

二、查《释名疏证补》头："独也，于体高而独也。"藁字本作槁，从高，而头部在人体的最高处，故藁本可治疗头痛、眩晕等头部疾病。

◎ 附方：

1. 头痛

《急救广生集》：用藁本、牙皂各一个，共为末，绢卷烧烟，附鼻孔闻之，效。

《奇效良方》：川芎、细辛、蔓荆子、藁本各二两，羌活二两半，防风一两半，白芷半两，上㕮咀。每服二两，水煎去滓，临卧旋服。

2. 头风

《验方新编》：偏正头风，半边或两边俱痛。甘松、山奈、白芷、川芎、藁本、菊花、防风、荆芥各一钱，细辛五分，水煎，临卧服，盖被出汗，即愈。

《杨氏家藏方》：消风化痰，治头目旋运。川芎、独活（去芦头）、防风（去芦头）、藁本（去土）、旋覆花、蔓荆子、细辛（去叶、土），七味各一两，石膏（研）、甘草（炙），二味各半两，上件为细末。每服二钱，水一大盏，生姜三片，煎至七分，热服，食后。

《回生集》：治偏正头风熏鼻方。藁本五分、细辛五分、香白芷一钱、辛夷八分，共研细末，分为四分。用纸四条卷实，将火点着，以烟熏鼻，日熏二次即愈。

3. 头晕

《鸡峰普济方》川芎散：治妇人头眩痛久不差。川芎、羌活、防风、细辛、旋覆花、藁本、蔓荆子各五两，石膏、甘草各半两，上为粗末。每服二钱，水一盏，生姜三片，同煎至六分，去滓，食后热服。

《全生指迷方》：头眩之状，谓目眩旋转，不能俯仰，头重不能举，目不能开，闭则不能视物（史氏《指南方》云：观物如反，或如浮水），或身如在车船上，是谓徇蒙招尤，目瞑耳聋，下实上虚，过在足少阳厥阴，由肝虚血弱，则风邪乃生，盖风气通于肝。又曰：诸风掉眩，皆属于肝。左手关脉虚弦，谓之风眩，香芎散、桃红散主之。香芎散，芎䓖、独活、旋覆花、藁本（去苗）、细辛（去苗）、蔓荆子各一两，石膏（研）、甘草（炙）、荆芥穗各半两，上为末。每服五钱，水一盏，姜三片，同煎至七分，去滓，温服，不拘时。

三、藁字本作槁，从高，而头部在人体的最高处，故藁本可治疗风癫之头部疾病。同时，槁通高，而高的甲骨文表示瞭望预警的多层楼台，故藁本属金，而金有破败、破裂、裂隙、间隙之象，所以藁本可治疗具有间歇性发病特征的风癫。

◎ 附方：

《备急千金要方》芎䓖汤：治风癫引胁牵痛，发作则吐，耳如蝉鸣。方：芎

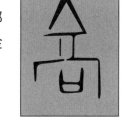
高（甲骨文）

劳、藁本、蔄茹各五两，上三味，咬咀，内酒一斗，煮取三升。顿服之，赢者，分再服，取大汗。

四、藁本之本字有根本、根底、底下之义，在下，故推测藁本可治疗下焦之病变。

◎ 附方：

《备急千金要方》：承泽丸，治妇人下焦三十六疾，不孕绝产方。梅核仁、辛夷各一升，葛上亭长七枚，泽兰子五合，溲疏二两，藁本一两，上六味，末之，蜜和丸。先食服如大豆二丸，日三，不知稍增。若腹中无坚癖积聚者，去亭长，加通草一两；恶甘者，和药先以苦酒搜散，乃内少蜜和为丸。

橘皮（金）

下面尝试用训诂的方法来破解"橘皮（陈皮）"这个名字给我们的启示。

一、橘从矞（jué，yù），查《说文解字》矞："以锥有所穿也，从矛、从冏。一曰满有所出也。"可见，矞有"满有所出"之义，即中满而有所上出之义，故橘皮可以治疗呕、哕、噫等具有中满而上逆之象者。

同时，查《说文解字》冏（nèi，nè）："言之讷也，从口、从内，凡冏之属皆从冏。"查《说文解字注》入："内也，自外而中也，象从上俱下也，上下者，外中之象。人汁切。七部。"可见，冏从内、从入，有入内、内敛、下降之义，故橘皮属金，可治疗呕、哕、噫等具有中满而上出、上逆之象者。

◎ 附方：

1. 干呕、哕

《医心方》：《新录方》治哕方……橘皮五两，以水三升，煮取一升，二三服。

《肘后备急方》：孙尚药方，治诸吃噫。橘皮二两，汤浸去瓤，锉，以水一升，煎之五合，通热顿服，更加枳壳一两，去瓤，炒，同煎之，服，效。

《千金翼方》：伤寒哕而满者，宜视其前后，知在何部不利，利之愈，哕而不利……橘皮一升，甘草一尺，上二味，咬咀，以水五升，煮取一升，顿服之。

《金匮要略》：干呕，哕，若手足厥者，橘皮汤主之。橘皮汤方：橘皮四两，生姜半斤，上二味，以水七升，煮取三升，温服一升，下咽即愈。

2. 胃脘痞闷疼痛

《急救良方》：治心痛……用橘皮去白，煎饮之。

《急救良方·诸气第十三》：治诸气攻刺，及感受风寒暑湿，饮食所伤，中脘痞闷，呕吐吞酸，用陈皮洗净，新汲水煎服。

《种福堂公选良方》：治感气或饮食伤脾作痛方。橘皮一把，煎浓汁一碗，打入盐姜少许，吃下神效。

《验方新编》：胃脘大痛……红枣七枚（去核捣烂），橘皮三钱，生姜三片，水煎服。

3. 胸满

《验方新编》：脾家冷积食后胸满兼治一切痰气。橘皮一斤（柑橙皮勿用），甘草、食盐各四两，水五碗，慢火煮干，焙为末。每服二三钱，白滚水冲服。有人得此疾，百药不效，偶食橘皮散，似属相宜，遂连日服之，一日忽觉一物坠下，大惊，自汗如雨，须臾腹痛，遗下数块如铁弹子，臭不可闻，从此胸次廓然，其疾顿愈，盖脾之冷积也。

4. 脾胃虚弱，食不消化

《验方新编》：脾胃虚弱食不消化汤饮不下……真橘皮去白研末，五更安五分于掌心，恬之即睡，三日必愈。

二、如前所述，橘皮属金，故可治疗咳嗽、上气等症。

◎ 附方：

1. 咳嗽

《卫生易简方》：治痰壅涎，嗽久不已。用橘皮半两（去白），半夏二钱半（汤洗七次），为末，分作二服，每服水一盏半，生姜十片，煎七分，去渣，温服。

《奇效良方·咳逆门》：咳逆通治方，治诸吃噫方。橘皮三两（汤浸，去瓤，锉），枳壳一两（去瓤，麸炒），上锉碎，以水一升，煎至五合，去滓，通热顿服。

2. 上气

《外台秘要》：《肘后》疗大走马奔走喘乏，便饮冷水冷饮，因得上气发热方。竹叶三斤，橘皮三两（切），上二味，以水一斗半，煮取三升，去滓，分为三服，三日服一剂良。

三、橘从矞，矞的小篆表示飞枪中靶，故橘皮属金，可通调水道而治疗尿闭。

◎ 附方：

《奇效简便良方》：陈皮（去白）一两，为末，空心温酒下，每服二钱。

矞（小篆）

四、如前所述，橘从矞，而矞有穿通之义，可使障塞、隔塞、壅塞闭塞者得以开通。又查《说文解字注》匈："膺也。肉部曰，膺，匈也。二篆为转注……今字胷行而匈废矣。"查《释名疏证补》膺："壅也，气所壅塞也。"胸同胷，本作匈，通膺，乃气壅塞的场所也，故橘皮可以治疗胸痹、胸满等胸中气塞之症，以及噎塞不通之症。

◎ 附方：

1. 胸痹

《金匮要略》：胸痹，胸中气塞，短气，茯苓杏仁甘草汤主之，橘枳姜汤亦主之。橘枳姜汤方：橘皮一斤，枳实三两，生姜半斤，上三味，以水五升，煮取二升，分温再服。

《备急千金要方·胸痹第七》：胸痹之候，胸中愊愊如满，噎塞，习习如痒，喉中涩燥唾沫，宜此方。橘皮一斤，枳实五枚，生姜半斤，上三味，㕮咀，以水五升，煮取二升，去滓，分再服。

《肘后备急方》：胸痹之病，令人心中坚痞忽痛，肌中苦痹。绞急如刺，不得俯仰，其胸前皮皆痛，不得手犯，胸满短气，咳嗽引痛，烦闷自汗出，或彻引背膂，不即治之。数日害人，治之方……橘皮半斤，枳实四枚，生姜半斤，水四升，煮取二升，分再服。

《外台秘要·气满胸急方》：《古今录验》疗气忽发满胸急者方。茯苓四两，杏仁四两，橘皮二两，上三味，切，以水六升，煮取二升，分作三服，日三，随小便下愈，饮尽更作。忌酢物。

2. 痰饮胸满

《外台秘要》：疗心腹虚冷，游痰气上，胸胁满，不下食，呕逆，胸中冷，半夏汤方。半夏一升（洗），生姜一斤，橘皮四两，上三味，切，以水一斗，煮取三升，分三服。若心中急及心痛，内桂心四两；若腹痛，内当归四两。羸瘦老小者服之佳。忌羊肉、饧。

《医心方》：《拯要方》疗痰气方。橘皮二两，上，以水三升，煮取一升二合，为一服，间日服之。

3. 声嗄不出

《肘后备急方》：治卒失声，声嗄不出方。橘皮五两，水三升，煮取一升，去滓，顿服，倾合服之。

《验方新编》：咽喉声哑，或用橘皮煎浓汁，俟冷饮之。

《奇效简便良方·喉舌齿牙》：无故声哑，广陈皮四两，煎汤频饮。

4. 食噎不下

《外台秘要》：《肘后》疗卒食噎方。橘皮三两，上一味，切，以水三升，煮取一升，顿服之。

《医心方》：《葛氏方》治食卒噎方……生姜五两，橘皮三两，水六升，煮取二升，再服。

5. 噎塞

《备急千金要方·胸痹第七》：治胸满短气噎塞，通气汤方。半夏八两，生姜六两，橘皮三两，吴茱萸四十枚，上四味，㕮咀，以水八升，煮取三升，分三服。一方用桂二两，无橘皮。

蟹（金）

下面尝试通过训诂的方法来破解"蟹"这个名字给我们的启示。

一、蟹从解，查《说文解字》解："判也，从刀判牛角。一曰解廌，兽也。"可见，解通判，有分解、破解、裂解、判断、离断、断裂、折断之义，此与"金曰从革"之义相符，故蟹属金，可以治疗解颅、筋断、骨折、跌打损伤、人咬舌断等症。

◎ 附方：

1. 解颅

《圣济总录》：治小儿解颅不合，蟹足散方。生蟹足骨（焙干）、白蔹各半两，上二味，捣罗为散。乳汁和，涂囟上，以差为度。

2. 筋断

《备急千金要方》：治筋绝方。熬蟹脑足髓，内疮中，筋即续。

《圣济总录》：治被伤筋绝，蟹髓方。蟹髓取甲中并足中者不拘多少，上一味略熬，内筋断处，外以物帛系缚，即捣葛根汁饮之。

《华佗神方》：取蟹头中脑及足中髓熬之，内疮中，筋即续生。或取旋覆草根洗净，去土捣之，量疮大小，取多少敷之。日一易，以差为度。

3. 骨折及跌打损伤

《验方新编》：接骨法……活螃蟹一二只，生捣烂，滚酒冲服。

《种福堂公选良方·跌打损伤》：骨节跌损脱者，将生蟹一只，打极烂，用滚热酒倾入，连饮数碗，即以蟹渣涂患处，半日间瑟瑟有声，脱处自合。不能饮者，数杯为率。

《文堂集验方》：不论折伤骨碎脱臼，白凤仙根酒磨服半寸，伤处不知痛至重者，服一寸，多服伤人，以一寸为极。或茉莉花根捣烂罨上，立能定痛（此根不可吃）。急将骨断处理好，脱臼者，揉托而上。外用公鸡一只，地骨皮、五加皮各四两，鲜者佳，如无鲜者用干者，研细末，同鸡乘活连毛同捣烂，厚敷伤处。再用杉木皮活树上剥下者佳，树脂能补皮肉缚好，然后用生蟹一二斤捣烂，以好陈酒煮熟，去渣取汁，连服数碗渣亦可敷患处，如不饮酒者，随量缓饮，半日后，其伤骨处瑟瑟有声自合，一周时全接合矣。

《验方新编》：接骨简便神效方。蟹壳，炙存性，研末，用酒调服，尽醉，其骨自合，生蟹更好。

《惠直堂经验方》：折伤，大活蟹一只，甜瓜子八九钱，同捣极烂，酒送下，三服愈。如无瓜子，将蟹捣烂，热酒冲服，渣罨患处。

4. 粉碎性骨折

《验方新编》：骨断折碎。活蟹一只，选肥大而多膏者，连壳捣如泥，入生姜四两，入醋一杯，带糟更妙，老酒一碗，连糟亦可，捣匀挤出汁煎滚灌下。其渣炒热敷患处扎定，如只损破不曾折断者，只吃汁，不敷渣。凡骨断折碎，俱极神效，能令骨节归完，真妙方也。

5. 周身被打

《种福堂公选良方》：治周身打伤方。用大生蟹一只，小者两三只，捣极烂。大热酒冲服极醉，一夜即安。

6. 人咬舌断

《惠直堂经验方》：蟹一只，烧存性，没药和匀，先用木贼草煎汤洗，后将药敷，即长如旧。

二、如前所述，螃蟹属金，而金有听从、顺从、顺降之性，故螃蟹可治疗难产、逆产等不顺之症。

◎ 附方：

1. 胎死腹中及难产

《外台秘要》：又疗子死腹中，又妊两儿，一儿活一儿死，令腹中死者出，生者安。此方神验，万不失一。蟹爪一升，甘草二尺（炙，切），阿胶三两（炙），上三味，以东流水一斗，先煮二味，取三升，去滓，内胶令烊，顿服，不能顿服，分再服。若人困，捩口下，药入即活。煎药宜东向灶，以茅苇薪煮之。

《圣济总录》：治难产，蟹爪饮方。蟹爪（锉）一合，甘草（微炒）半两，阿胶（炙令燥）一两，上三味，咬咀如麻豆。每服三钱匕，以东流水一盏，煎至七分，去滓，温服。如未产，更一二服。

2. 人工流产

《圣济总录》：治难产、催生……瞿麦半两、桂心二钱半、蟹爪半合、牛膝（酒浸半日，切，焙）半两，上四味，粗捣筛。每服五钱匕，水一盏半，煎至八分，去滓，温服，如未产更服。

《本草简要方》：下胎。蟹爪二合，桂心、瞿麦各一两，牛膝二两，研末，空腹温酒下一钱，治妊妇有病欲去胎。

三、蟹从解，有解散、解结之义，故蟹可以解结，从而治疗乳痈、乳吹、乳岩等症。

◎ 附方：

1. 乳痈、乳吹

《验方新编》：治乳痈、乳疖。活蟹一只，捣烂冲黄酒服，即消。

《惠直堂经验方》：内外乳吹。用不经盐蟹壳，瓦上焙干为末，酒下二三钱，立愈。

2. 乳岩

《串雅内外编》：此病乳中先生硬块，初起大如豆，渐大如鸡卵，七八年后方破烂。一破之后，即不可治矣，宜服后方。生蟹壳数十枚，放砂锅内焙焦，研细末。每服二钱，陈酒冲服，不可间断。庚生按：蟹壳方颇有效，惟不宜多服，多则每至头昏作呕，不可不知。且蟹壳及蟹爪最能堕胎，有娠者，慎勿误投！尝见吾师马培之先生治此症，每以逍遥散为主，量为加减，应手辄愈。盖乳头属肝，乳房属胃，此症之成，胥由二经致疾耳。杭妇郑姓者，患此症后，得一方，服之奇验。方：用龟板数枚炙黄，研细，以黑枣肉捣和成丸。每服三钱，以金桔叶煎汤下。

常山（金）

在笔者很小的时候，村里人就经常上山挖"常山"，长大后才知道村里人挖的其实是"山常山"，学名叫穿山龙，而不是中药课本上的常山，但二者都有治疗疟疾的功效。那么，能治疗疟疾的这两个药物，为什么都被叫作"常山"呢？下面尝试通过训诂的方法来破解"常山"这个名字给我们的启示。

一、查《说文解字》常："下帬也。从巾尚声，常或从衣。"可见，常从巾，从冂或冖，查《说文解字注》覆："冖者，覆也。"可见，巾有垂覆、下垂、下降、反复、反转、转变之义，此与"金曰从革"之义相符，故常山属金，可治疗具有白虎之象的疟疾。

常又从尚，查《说文解字注》尚："从八，亦象气之分散。"可见，尚从八，有分散、分解、散裂、分裂、破裂、破败之象，此与"秋三月，此谓容平"之义相符，故常山属金，可治疗疟疾等症。

◎ 附方：

《外台秘要》：又疗疟常山汤方。常山三两，上一味切，以浆水三升，浸经一宿，煮取一升，欲发前顿服之，后微吐差止。忌生葱、生菜。

《卫生易简方》：治诸疟……不问新久，用常山一两（锉碎），以好酒浸一宿，瓦器内煮干为末。每服二钱，水一盏去渣，停冷，五更初服之，不吐不泻大效。

二、常从尚，查《说文解字注》尚："上也，皆积累加高之意，义亦相通也。"可见，尚通上，有上、高之义。又查《释名疏证补》头："独也，于体高而独也。"可见，头于体为高，故常山可治疗头痛。

◎ 附方：

《肘后备急方》：治胸中多痰，头痛不欲食及饮酒则癖阻痰方……常山四两，甘草半两，水七升，煮取二升，内半升蜜，服一升，不吐，更服，无蜜亦可。

《外台秘要》：《备急》葛氏主卒头痛如破，非中冷又非中风，是胸膈中痰厥气上冲所致，名厥头痛，吐即差疗方……常山四分，甘草半两，上二味切，以水七升，煮取三升，服一升不吐，更服亦可。内蜜半升。忌生葱、生菜、海藻、菘菜。

《千金翼方》：治痰饮头痛，往来寒热方。常山一两，云母粉二两，上二味，捣筛为散，热汤服一方寸匕，吐之，止，吐不尽，更服。

三、如前所述，常从巾，从冂或冖，有覆盖、蔽覆、覆障、翳障之义，故推测常山可治疗目翳。

◎ 附方：

《小品方》：秦皮汤，治毒病冲眼，忽生赤翳，或白，或肿肤起，或赤痛不得视光，痛入心肝，或眼外浮肿如吹，汁出，生膜覆珠子方。秦皮二两，前胡二两，常山二两，黄芩二两，升麻二两，芍药二两，白薇二两，枳实二两（炙），大黄三两，甘草二两（炙），上十味，以水八升，煮取三升，分三服，相去二食顷更服。若盛热者，可加芒硝二两。忌海藻、菘菜、生葱、生菜。

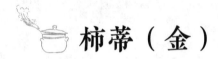

柿蒂（金）

柿蒂其实就是柿子的宿存花萼，故柿蒂又名柿萼。在丁香柿蒂汤中，柿蒂有止呃逆的功效，那么，柿蒂还有其他什么作用呢？下面尝试通过训诂的方法来破解"柿蒂"这个名字给我们的启示。

一、柿从市，查《说文解字》市："买卖所之也。市有垣，从冂、从乁。乁，古文及，象物相及也。之省声。"可见，市为买卖货物、交易、变化的场所，此与"金曰从革"之义相符，故柿属金，可治疗咳逆、呕逆、哕逆等上逆之症。

蒂通蔕，查《说文解字》蔕："瓜当也。从草带声。"查《说文解字注》巾："从冂。巾可覆物，故从冂。"可见，蔕从带，从巾，而巾可覆物，有覆盖、垂覆、下垂之义，此与"秋三月，此谓容平"之义相符，故柿蒂属金，可治疗咳逆、呕逆、哕逆等上逆之症。

◎ 附方：

1. 咳逆

《奇效良方》香饮子：治咳逆不止。上用干柿蒂十五枚为末，用水一盏，加白盐梅少许，煎至六分，不拘时温服。

《严氏济生方》柿蒂汤：治胸满，咳逆不止。柿蒂、丁香各一两，上㕮咀，每服四钱，水一盏半，姜五片，煎至七分，去滓，热服，不拘时候。

2. 哕逆、呃逆、呕哕

《卫生易简方》：治哕。用柿蒂七枚，水一盏，煎半盏服。

《验方新编》：气热呃逆。柿蒂煎水饮，即止。

《奇效简便良方》：呃逆不止。柿蒂三个，开水冲，缓饮。

《圣济总录》：治伤寒呕哕不止，柿蒂汤方。干柿蒂七枚，白梅三枚，上二味，粗捣筛。只作一服，用水一盏，煎至半盏，去滓，温服，不拘时。

二、柿从市，从冂或宀，查《说文解字注》覆："宀者，覆也。"可见，宀通覆，有覆盖、蔽覆、蔽翳之义，此与"秋三月，此谓容平"之义相符，故柿蒂属金，可治疗目翳。

◎ 附方：

《验方新编》：天丝入目，远近患眼翳目攀睛，几欲成瞽均治。鸡冠花子一钱，野菊花五钱，蔓荆子一钱，三味共煎水，先熏后洗，洗完又用陈柿蒂三个，放阴阳瓦上焙干研末，加冰片少许，水调涂搽，不旬日即愈。

三、如前所述，柿从市，从冂或宀，通覆，有垂覆、反覆、反转、返回之义，与"通调水道"的"调"字意义相符，故柿蒂属金，可通调水道而治疗血淋。同时，蒂通蔕，通带，从巾，从宀，通覆，有垂覆、反覆、反转、返回之义，与"通调水道"的"调"字意义相符，故柿蒂属金，可通调水道而治疗血淋。

◎ 附方：

《奇效良方》柿蒂散：治血淋。上用干柿蒂烧灰存性，为末。每服二钱，空心米饮调服。

巴戟天（金）

巴戟天为茜草科植物巴戟天的根，巴戟天主要生长于巴地，如四川巴郡以及下邳等地，这可能就是"巴戟天"这个名字中有"巴"字的原因之一。下面尝试用训诂的方法来破解"巴戟天"这个名字给我们的启示。

一、查《说文解字》戟（jǐ，戟）："有枝兵也，从戈倝。《周礼》：戟，长丈六尺，读若棘。"可见，戟为有枝权的兵器，有杀戮、杀伐、肃杀之象，故巴戟天属金，可治疗具有破裂、破败、缺损之象的疝气。同时，戟的金文代表矛与戈合体而成的一种武器，故巴戟天属金，可治疗具有破裂、破败、破损之象的疝气。

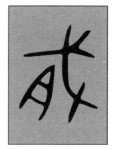

戟（金文）

◎ 附方：

《卫生易简方》：治偏坠……用巴戟（去心）、川楝（炒）、茴香（炒）等分为末。每服二钱，温酒调下。

二、如前所述，巴戟天属金，故可使阳气屈曲、敛聚于下焦而治疗阳痿、滑精、腰痛、眼目昏暗等症。

◎ 附方：

1. 阳痿

《备急千金要方》：治虚羸阳道不举，五劳七伤百病，能食下气方……巴戟天、生牛膝各三斤，上二味，㕮咀，以酒五斗浸之，服如前法。

2. 滑精

《医心方》：治男女精平常自出，或闻见所好感动便已发，此肾气乏少，不能禁制方。巴戟天、石斛、黄芪，分等，捣，酒服方寸匕，日三。

《医心方》：《录验方》淮南王枕中丸，治阴气衰，腰背痛，两胫悁疼，小便多沥，失精，精自出，囊下湿痒方。石斛、巴戟天、桑螵蛸、杜仲，凡四物，分等，合捣下筛，蜜丸如梧子，酒服十丸，日二。令强阴、气充、补诸虚，神良。

《世医得效方》秘精丸：治元气不固，遗精梦泄。大附子（炮，去皮脐）、龙骨（煅通赤）、肉苁蓉（酒浸一夕）、牛膝（酒浸一宿，焙）、巴戟（去心）各一两，上末，炼蜜丸如梧子大。每服三十丸，盐酒、盐汤空心下。

3. 口疮

《卫生易简方》：治上盛痰壅，唇口拆裂，舌上疮。用甘菊花、枸杞子、肉苁蓉、巴戟等分为末，蜜丸如桐子大。每服五十丸，米饮下。

《博济方》巴戟散：治元脏虚冷，上攻口疮。紫巴戟（穿心者）一两（以陈粟米同炒，令黄色佳），香白芷半两（锉碎，微炒），蛮姜末（炒）一钱（《总录》作高良姜），上三味同为细末。每服二钱，用猪石子一对去筋膜，每石子一个，入末一钱，用湿纸裹，煨熟，趁热去纸，先以口承石子热气，口中有涎即吐出，候冷，即可细细嚼服之。

4. 心腹疼痛，精神倦怠

《圣济总录》：治虚劳元脏虚冷，心腹疼痛，精神倦怠，白芷散方。白芷（炒）半两，巴戟天（去心）一两，高良姜一钱，上三味，捣罗为散，每服一钱匕，猪肾一对，去筋膜，入药末煨熟。细嚼，温酒下。

5. 腰腿疼痛

《瑞竹堂经验方》复春丹：治腰腿疼痛。杜仲（酥炒断丝）、破故纸（酒浸一宿，用芝麻炒黄色）、草薢（酥炙黄）、巴戟（去心）各一两，沉香五钱，胡桃五七个（去皮），上为细末，醋糊为丸，如梧桐子大。每服五七十丸，空心，每服药时，先嚼胡桃一枚，同药一处，温酒送下，干物压之。

《回生集》腰痛六合散：治腰痛伛偻不能步履。杜仲（炒断丝）、肉苁蓉（酒洗去鳞甲）、川巴戟、小茴香、补骨脂（盐汤净，浮水面者掠去不用）、净青盐各等分，共研细末听用。再用羊腰子二个，将竹刀剖开，散药末在上，仍合住，外用熟面包好，微火煨熟，好酒送下。

6. 眼目昏暗

《鸡峰普济方》枸杞丸：治眼目昏暗。苁蓉、枸杞、川椒（取红）、甘菊各等分，巴戟减半，上为细末，炼蜜和丸梧桐子大。每服二十丸，空心酒下，久服明目活血。

《洪氏集验方》苁蓉圆：暖水脏，明目。京师老李书传，寻常眼药多凉，非水脏之便。苁蓉二两（酒浸一宿，焙干），巴戟、枸杞子、菊花、川楝子各一两，上为末，炼蜜为圆，如桐子大。每服三十粒，温酒或盐汤下，空心，食前，临卧。

《杨氏家藏方》菊精圆：治眼目昏暗，视物不明，眵泪难开。久服能夜看细书。巴戟（水浸去心）一两，肉苁蓉二两（酒浸一宿，切，焙），五味子三两，枸杞子（拣净），上件为细末，炼蜜为圆如梧桐子大。每服五十圆，盐酒送下，食空。

三、如前所述，巴戟天属金，故可通调水道而治疗水肿。

◎ 附方：

《奇效良方》炮肾散：治水气肿满。巴戟（去心，麸炒）、甘遂（炒黄）、木香、苦葶苈（炒）、沉香（锉）、泽泻以上各一分，腻粉一钱，槟榔（一枚生，一枚炮）、陈皮（去白）、芫花（醋拌炒）、麦蘖，以上各半两，上为末。每服二钱，用猪腰子一枚，以竹刀割开，去筋膜，切作三片，糁药末在内，用湿纸裹，慢火煨令香熟；先煮葱白三茎，令熟细切，将葱白与粟米同煮粥一碗，先食粥一半，方食腰子，药后再食粥令尽，临卧时服，至五更大小便下赤黄恶物是效。

合欢皮（金）

唐代陆龟蒙的《庭前》："合欢能解恚，萱草信忘忧。尽向庭前种，萋萋特地愁。"可见，"合欢蠲愤，萱草忘忧"是古人确信的功效，那么合欢（合欢皮）还有哪些功效呢？下面尝试用训诂的方法来破解"合欢"这个名字给我们的启示。

一、查《说文解字》合："合口也，从亼、从口。"可见，合从亼，通敛，有收敛、敛聚、聚集之义，所以合欢属金，可治疗筋断骨折等外伤症。

◎ 附方：

《卫生易简方》：用夜合树皮去粗四两炒黑色，即合欢花树，芥菜子一两炒，为末，酒调二钱，澄清临卧服之，以滓罨疮上，扎缚定。

《外治寿世方》：被斫断筋……又，白蜡、合欢皮各五钱，研融，调敷伤处，极效。

二、如前所述，合欢属金，故可治疗肺痈。

◎ 附方：

《备急千金要方》：治咳有微热，烦满，胸心甲错，是为肺痈，黄昏汤方。黄昏手掌大一块，是合昏皮（合欢皮）也，咬咀，以水三升，煮取一升，分二服。

三、如前所述，合欢属金，故可使阳气敛聚于内而治疗失眠。

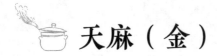 # 天麻（金）

　　唐代白居易《斋居》："香火多相对，荤腥久不尝。黄耆数匙粥，赤箭一瓯汤。厚俸将何用，闲居不可忘。明年官满后，拟买雪堆庄。"天麻又名赤箭，在古代它和黄耆（即黄芪）一样，是食疗的佳品。那么，天麻还有其他什么功效呢？下面尝试用训诂的方法来破解"天麻"这个名字给我们的启示。

　　一、查《说文解字》天："颠也。至高无上，从一大。"查《说文解字注》天："颠者，人之顶也。"可见，天通颠，为头顶之义，故天麻可治疗头部疾病所引起的抽搐等病症。

　　◎ 附方：
　　1. 小儿慢脾风，欲生风痫
　　《普济本事方》：醒脾丸，治小儿慢脾风，因吐利后虚困昏睡，欲生风痫。厚朴（去粗皮，姜汁炙）、白术、天麻（去芦）、舶上硫黄各半两，全蝎（去毒）、防风（去钗股）、人参（去芦）、官桂（去粗皮，不见火）各一分，上为末，酒浸蒸饼和丸，如鸡头大。每服一丸，捶碎，温米饮下。
　　2. 天吊风搐
　　《奇效良方》：钩藤、犀角、天麻各七分，全蝎五个，木香、甘草各五分，上作一服，水一盏，生姜三片，煎至五分，不拘时服。
　　3. 破伤风
　　《华佗神方·华佗治破伤风神方》：南星、防风、白芷、天麻、白附子、羌活，上等分为末。每服二钱，热酒一盏调服。更敷伤处。牙紧反张者，每服三钱，热童便调服。虽内有瘀血者，亦愈。若已昏死，苟心腹尚温者，连进三服，亦可保全。

　　二、如前所述，天通颠，为头顶之义，故天麻可治疗偏正头风、眩晕等症。

　　◎ 附方：
　　1. 偏正头痛
　　《奇效良方》：治新沐感风，名曰首风，旋晕昏眩，偏正头疼。川芎四两，天麻一两，上为细末，炼蜜和丸，每两作十丸。每服一丸，细嚼，茶酒任下，不拘时服。
　　《验方新编》：偏正头风……白芷三钱，天麻、防风各一钱，荆芥一钱半，共研末，煎服。此林屋山人经验方也。

2. 眩晕

《太平圣惠方》：治风头旋，忽忽如醉，痰逆，不下饮食，宜服甘菊花散方。甘菊花三分，天麻一两，石膏二两，芎䓖三分，独活三分，防风三分（去芦头），白术三分，杏仁半两（汤浸，去皮尖、双仁，麸炒微黄），茯神一两，羚羊角屑三分，杜若三分，黄芩三分，甘草半两（炙微赤，锉），上件药，捣粗罗为散。每服三钱，以水一中盏，入生姜半分，煎至六分，去滓，不计时候温服。

三、查《说文解字》示："天垂象，见吉凶，所以示人也。"可见，天可给人垂示诸象，有垂示、下垂、下降之象，此与"秋三月，此谓容平"之义相符，故推测天麻属金，可治疗咳喘。同时，天麻又名赤箭，而箭为攻伐、杀伐的武器，故天麻属金，可治疗咳喘。

◎ 附方：

《瑞竹堂经验方》：治风疾喘嗽。人参、木香、天麻、白术（煨）、茯苓、青皮（去瓤）、陈皮（去白），以上各一两，槐角子、半夏各七分半，猪牙皂角（去皮弦，酥炙）五钱，上为细末，生姜自然汁打糊为丸，如梧桐子大。每服五七十丸，食后临卧，温酒送下，姜汤亦可。

天南星（金）

一般认为天南星有剧毒，应用之时绝对不可孟浪，正如民间俗语所讲"天南星半夏，神鬼害怕"！那么，天南星具体有什么功效呢？下面尝试用训诂的方法来破解"天南星"这个名字给我们的启示。

一、查《说文解字》天："颠也。至高无上，从一大。"查《说文解字注》天："颠者，人之顶也。"可见，天通颠，为头顶之义，故天南星可治疗癫痫、风痫、破伤风等头部疾病所引起的抽搐等病症。

◎ 附方：

1. 风痫、癫痫

《仁术便览》：坠痰丸，治风痫。天南星九蒸九曝，为末，姜汁糊丸。每二十丸，人参、菖蒲、麦冬煎汤下。

《医方简义》：加减星附六君子汤，治癫痫气虚有痰者。制南星一钱，竹节白附子（酒炒）七分，人参一钱五分，白术二钱，茯苓三钱，炙甘姜五分，姜半夏一钱五分，广皮一钱，水煎服。

《杨氏家藏方》：治癫痫朝发，不问久新。天南星一两（炮），乌蛇一两（酒浸一宿，去皮骨，焙干称），朱砂一分（别研），全蝎二钱（去毒），半夏二两（汤浸七次），雄黄一钱（半研），蜈蚣半条（去头足、炙），白僵蚕一两半（炒去丝嘴），白附子半两（炮），麝香二字（别研），白矾一两，皂角四两（槌碎，用水半斤捣汁去滓，与白矾一处熬干为度，研），上件为细末，生姜汁煮面糊为丸，如梧桐子大。每服三十九，温生姜汤送下，食后。

2. 破伤风

《普济本事方》：玉真散，治破伤风及打扑伤损。天南星（汤洗七次）、防风（去钗股）各等分，上细末，如破伤以药敷贴疮口，然后以温酒调下一钱。如牙关急紧，角弓反张，用药二钱，童子小便调下。

《种福堂公选良方》：治破伤风久不愈，手背强直，牙关紧闭者。南星（姜汁制）一两，防风一两，蝉蜕五钱，上为细末。每服三钱，滚黄酒一碗调服，再吃生葱三四根，以被蒙头出汗，汗尽为止。忌烧酒。

《普济本事方》：疗危恶诸风，角弓反张，失音不语，牙关紧急，涎潮发搐，目睛直视，精神昏塞。大天南星不拘多少，上选腊辰日，以河水露星宿下浸四十九日，浸毕取出，用米泔水洗去滑，焙干为细末。每服大人用一钱，小儿一字，并生姜薄荷汤调服。如牙关紧急，口紧不开，即幹开口，先以此药末揩牙，须臾口开，即温温灌之。

二、如前所述，天通颠，为头顶之义，故天南星可治疗偏正头风等症。

◎ 附方：

《卫生易简方》：用川乌、天南星等分，为末。葱白连须捣烂调末，贴于太阳痛处。

三、查《说文解字》示："天垂象，见吉凶，所以示人也。"可见，天可给人垂示诸象，有垂示、下垂、下降之象，此与"秋三月，此谓容平"之义相符，故推测天南星属金，可治疗金疮、跌打损伤等。

◎ 附方：

《杨氏家藏方》：神助散，治金疮。天南星、防风（去芦头），上件各等分，为细末。每用少许填疮口，血即止，仍不作脓。

《世医得效方》：治棒杖刀斧伤，疼痛不可忍者。防风（去芦）、南星（汤洗），上锉散。每服三大钱，水酒各半盏，生姜捶碎同煎，通口服。甚者，不过三服，立效。

四、如前所述，天南星属金，故可治疗咳喘。

◎ 附方：

1. 咳嗽

《肘后备急方》：《十全博救方》治咳嗽。天南星一个大者，炮令裂为末。每服一大钱，水一盏，生姜三片，煎至五分，温服，空心，日午、临卧时各一服。

《卫生易简方》：治咳嗽。用南星炮裂为末。每服一钱，水一盏，生姜七片，煎至五分，温服。空心、日午、临卧各一服。大治风痰。

2. 痰喘

《外治寿世方》：痰喘上气。南星或白芥子，用姜汁调敷足心。

《杨氏家藏方》：治小儿风涎壅盛，咳嗽喘急。天南星（炮），半夏（慢火炮裂，生姜二两取汁浸一宿，焙干），白僵蚕（炒去丝嘴），三味各一两，猪牙皂角一分（去皮弦，炙黄色），上件为细末，炼蜜和丸如黍米大。每服一十九，茶清送下，乳食后服。

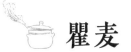

瞿麦（金）

《诗经·东方未明》："东方未明，颠倒衣裳。颠之倒之，自公召之。东方未晞，颠倒裳衣。倒之颠之，自公令之。折柳樊圃，狂夫瞿瞿。不能辰夜，不夙则莫。"这里的"狂夫瞿瞿"指的是负责监管的人瞪眼直视，所以笔者一直怀疑瞿麦（又名蘧麦）有治疗眼睛的某种作用，那到底是什么作用呢？下面尝试用训诂的方法来破解"瞿麦（蘧麦）"这个名字给我们的启示。

一、瞿从䀠，查《说文解字》䀠（jù）："左右视也，从二目，凡䀠之属皆从䀠。读若拘。又若良士瞿瞿。"可见，䀠为双眼之义，故瞿麦可治疗目翳不明者。同时，瞿的籀文表示鹰隼瞪着锐利的双眼，故瞿麦可治疗目翳不明者。

◎ 附方：

《外台秘要》：又疗眯目不出淫肤，瞿麦散方。瞿麦、干姜各二分，上二味，为散，以井花水服方寸匕，日三，不过三眯出。

《外台秘要》：《延年》疗眼热晕，白翳覆瞳子方。车前子九分，决明子、黄连各九分，黄芩、秦皮、玄参、沙参、瞿麦、地骨皮、蕤核仁各七分，蓝实九分，上十一味，捣筛，蜜和丸如梧子，食后饮服二十九，渐加至三十九，差止为度。忌猪肉。

《外台秘要》：《延年》主眼热晕翳覆瞳子方。柴胡三两，茯苓、枳实（炙）、决明子、瞿麦各三两，黄连（别渍）、甘草（炙）、蕤仁各二两，上八味，切，以水一斗，煮取二升七合，去滓，分再服。忌海藻、菘菜、猪肉、酢物。

二、首先，蘧通遽，通豦，查《说文解字》豦："鬥相丮不解也。从豕、虍。豕、虍之鬥，不解也。读若蘮蒘草之蘮。司马相如说：豦，封豕之属。一曰虎两足举。"可见，豦有虎、豕争斗相持不下之义，故瞿麦属金，有打斗、杀伐、杀戮、刺杀之象，可治疗刺在肉中不出、箭镞入腹中不出等症。

其次，查《说文解字》麦："芒谷，秋穜厚薶，故谓之麦。麦，金也。金王而生，火王而死。从来，有穗者，从夂。凡麦之属皆从麦。"可见，麦属金，故瞿麦也属金，有杀伐、杀戮、刺杀之象，可治疗刺在肉中不出、箭镞入腹中不出等症。

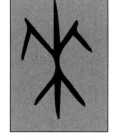

来（甲骨文）

最后，来是麦的本字，来的甲骨文表示从外域引入的外来优良作物，引申之则有从外入内之义，故瞿麦属金，有杀伐、杀戮、刺杀之象，可治疗刺在肉中不出、箭镞入腹中不出等症。

◎ 附方：

《备急千金要方》：治刺在人肉中不出方。煮山瞿麦汁饮之，日三，差止。

《备急千金要方》：治箭簇及刀刃在咽喉、胸膈诸隐处不出者方……酒服瞿麦方寸匕，日三差。

《医心方》：《录验方》治箭镞入腹中不出，瞿麦散方。末瞿麦，酒服方寸匕，日三夜再，亦可治百刺。亦和酒涂。

三、如前所述，瞿麦属金，故可通调水道而治疗小便不利、淋证等。

◎ 附方：

1. 小便不利

《金匮要略》：小便不利者，有水气，其人若渴，栝楼瞿麦丸主之。栝楼根二两，茯苓三两，薯蓣三两，附子一枚（炮），瞿麦一两，上五味，末之，炼蜜丸如梧子大，饮服三丸，日三服。不知，增至七八丸，以小便利，腹中温为知。

《外台秘要》：又疗淋，小便不利，阴痛，石韦散方。石韦二两（去毛），瞿麦一两，滑石五两，车前子三两，葵子二两，上五味，捣筛为散，服方寸匕，日三。

2. 小便数而多

《外台秘要》：《范汪》疗小便数而多方……瞿麦二两，滑石一两，葵子一升，黄芩、甘草（炙）各一两，上五味，切，以水六升，煮取三升，去滓，一服六合。

3. 淋证

《外台秘要·石淋方一十六首》：瞿麦子捣为末，酒服方寸匕，日三服，至一二日，当下石。

《外台秘要》：文仲疗小儿淋，兼石淋方……榆皮、瞿麦各六分，上二味，切，以水一升，煮取半升，去滓，分温服之。

《外台秘要》：又疗淋，小便不通六七日方。滑石五两，通草三两，瞿麦二两，冬葵子一两，茅根一升，石韦三两（去毛），芒硝二两，上七味，切，以水九升，煮取二升八合，去滓，内芒硝，分温三服，每服如人行六七里，进一服，以微利为度。忌如前。

四、如前所述，瞿麦属金，故有顺降之性，可治疗难产等具有不顺之象者。

◎ 附方：

1. 难产

《备急千金要方》：槐枝（切）二升，瞿麦、通草各五两，牛膝四两，榆白皮（切）、大麻仁各一升，上六味，咬咀，以水一斗二升，煮取三升半，分五服。

2. 子死腹中

《备急千金要方》：治产难，子死腹中方。瞿麦一斤，以水八升，煮取一升，服一升，不出再服。

《医心方》：取瞿麦一把，煮二三沸，饮其汁立出。一方治下，服方寸匕。

《外台秘要》：《广济》疗落胎方。栝楼四两，桂心五两，牛膝三两，瞿麦二两，上四味，切，以水七升煎，取二升三合，去滓，分三服，服别如人行八九里进之，无忌。

《医心方》：妊娠欲去胎方。瞿麦半斤，桂心三两，蟹爪一升，牛膝五两，上，以水三升，酒五升，煮取一升，分三服。

3. 胞衣不出

《备急千金要方》：治产儿胞衣不出、令胞烂，牛膝汤方。牛膝、瞿麦各一两，滑石二两（一方用桂心一两），当归一两半、通草一两半，葵子半升，上六味，咬咀，以水九升，煮取三升，分三服。

枸杞（金、木）

《诗经·北山》："陟彼北山，言采其杞。偕偕士子，朝夕从事。王事靡盬，忧我父母。"可见，枸杞有治疗疲劳、虚劳的作用，那枸杞还有其他什么作用呢？下面尝试用训诂的方法来破解"枸杞"这个名字给我们的启示。

一、枸通句，查《说文解字》句："曲也，从口丩声，凡句之属皆从句。"可见，句通丩，通收，有收敛、收纳之义，故枸杞属金，可入肺而治疗咳喘等症。

杞通己，己的甲骨文像来回交错把丝绳拴在箭杆上，以便于在作战或打猎时把箭射出之后再次回收或顺着丝绳寻找猎物和目标，故枸杞属金，可治疗咳喘等症。查《说文解字注》己："字象其诘诎之形也。"查《说文解字注》诎（qū）："诘诎也，二字双声，屈曲之意。"可见，己有诘诎、屈曲、屈服、服从之象，此与"金曰从革"之义相符，故枸杞属金，可入肺而治疗咳喘等症。

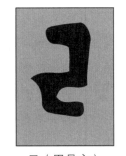

己（甲骨文）

◎ 附方：

1. 咳喘

《世医得效方》：泻白散，治肺气盛，致令鼻塞，乳食不下；或气壅喘噎，热咳亦治。正地骨皮、桑白皮、甘草各等分，上为末。每服一钱，粳米百余粒煎汤下。

《鸡峰普济方》泻白散：又名泻肺散，治肺气壅盛，喘急面赤。桑白皮、地骨皮各一两，甘草半两，上为末。每服一二钱，水一中盏，入粳米百粒，同煎至六分，食后温服。

《鸡峰普济方》地骨皮散：治肺壅痰嗽。地骨皮、百部各二两，芍药、赤茯苓各一两，上为粗末。每服五钱，水二盏，竹叶一把，煎一盏，去滓，食后温服。

2. 卒短气

《外台秘要》：《千金》疗卒短气方。枸杞叶二两，生姜二两（切），上二味，以水三升，煮取一升，顿服之。

《时方妙用·喘促》：枸杞汤治气短。方用枸杞四钱，姜枣水煎服。

二、如前所述，枸杞属金，故可通调水道而治疗水肿。又杞通己，通纪，查《说文解字注》纪："笺云，南国之大川，纪理众水，使不壅滞。"可见，纪有分别、纪理、分理、经理之义，故枸杞可纪理、分理众水，使其不至壅滞，故枸杞有治疗水肿之功。

◎ 附方：

《严氏济生方·水肿论治》七皮饮：大腹皮、陈皮、茯苓皮、生姜皮、青皮、地骨皮、甘草皮，以上各半两，上为细末。每服三钱，水一大盏，煎八分，温服，无时候。

三、如前所述，枸杞属金，故可治疗具有白虎之象的疟疾。

◎ 附方：

《肘后备急方》：治温疟不下食。知母、鳖甲（炙）、常山各二两，地骨皮三两（切），竹叶一升（切），石膏四两，以水七升，煮二升五合，分温三服。忌蒜、热面、猪、鱼。

四、如前所述，故枸杞属金，而金有衰败、虚衰、衰竭之象，故枸杞可治疗虚损、消渴等症。

◎ 附方：

1. 虚损、虚劳、虚羸

《肘后备急方·治虚损羸瘦不堪劳动方第三十三》：枸杞子酒主补虚，长肌肉，益颜色，肥健人，能去劳热。用生枸杞子五升，好酒二斗，研，搦，匀碎，浸七日，漉去滓，饮之。初以三合为始，后即任意饮之。

《急救良方》：治虚劳……用枸杞叶半升，细切，粳米二合，瓦器中煮作粥，五味调和食之。

《备急千金要方》：治虚劳不足，五加酒方。五加皮、枸杞根皮各一斗，上二味，㕮咀，以水一石五斗，煮取汁七斗，分取四斗，浸曲一斗，余三斗用拌饭，下米多少如常酿法，熟压取服之，多少任性。禁如药法，倍日将息。

2. 骨蒸

《备急千金要方》：治虚劳，口中苦渴，骨节烦热或寒，枸杞汤方。枸杞根白皮（切）五升，麦门冬三升，小麦二升，上三味，以水二斗，煮麦熟药成，去滓。每服一升，日再。

《严氏济生方》地仙散：治骨蒸肌热，一切虚劳烦躁，生津液。地骨皮（去木）二两，防风（去芦）一两，甘草（炙）半两，上㕮咀。每服四钱，水一盏半，生姜五片，煎至八分，去滓，温服，不拘时候。

《卫生易简方》：治骨蒸虚热，诸劳烦躁。用地骨皮、防风各一钱，甘草半钱，水一盏，姜三片，竹叶七片，煎七分服。一方加人参、鸡苏。

3. 消渴

《医心方》：《僧深方》治消渴，唇干口燥，枸杞汤方。枸杞根五升（锉皮），石膏一升，小麦三升（一方小豆），凡三物，切，以水加上没手，合煮，麦熟汤成，去滓，适寒温饮之。

《小品方》：夫内消之为病，皆热中所作也，小便多于所饮，令人虚极短气。内消者，食物皆消作小便去，而不渴也，治之苟起（枸杞）汤：苟起枝叶一斤（冬根三两），栝楼根三两，石膏三两（一方无），黄连三两，甘草二两，凡五物，切，以水一斗，煮取三升，一服五合，日三。

五、如前所述，枸杞属金，而金有收敛、收纳、纳入之象，故枸杞可治疗各种出血症。

◎ 附方：

1. 吐血及口齿有血

《卫生易简方》：用枸杞根为末，煎汤漱服。

《验方新编》：满口牙齿出血……时有时无。用枸杞为末，煎汤漱口，然后吞下，立愈。

2. 脏毒下血

《卫生易简方》：用地骨皮、凤眼根皮等分，同炒黄为末。每服三钱，空心温酒调服。忌油腻物。

3. 尿血日久不愈

《文堂集验方》：小便血，……日久不愈，用鲜地骨皮，洗净捣自然汁，加酒少许，空心温服。

《种福堂公选良方》：小便血，鲜地骨皮洗净，捣自然汁，无汁以水煎浓汁。每服一杯，加酒少许，食前温服。能清心肾，开郁结，兼以分利。若崇温补，反生湿热为害矣。

六、如前所述，杞通己，即诘诎、屈曲之象，与"木曰曲直"之义相符，故枸杞属木，可治疗黄疸。

◎ 附方：

《济世神验良方·黄疸门》：地骨皮捣汁，和白酒饮之即愈。一云猪胆汁和白酒。

《医心方》：《经心方》治黄疸单方。枸杞合小麦煮，勿令腹破，熟而已，日食三升。

《仁术便览》：地骨皮四两，木通一两，车前子四两研烂，上三味，用阴阳水各一碗煎，露一宿，空心服。

紫菀（金、木、火）

《诗经·菀柳》："有菀者，柳，不尚息焉？"《诗经·桑柔》："菀彼桑柔，其下侯旬。"这两句中的"菀"字都是用来描述柳树和桑树的茂盛之貌的。屈原《思美人》："申旦以舒中情兮，志沈菀而莫达。"这句诗中的"菀"则表示抑郁。可见，菀字同时有茂盛和抑郁之义。那么，紫菀又有哪些功效呢？下面尝试用训诂的方法来破解"紫菀"这个名字给我们的启示。

一、查《康熙字典》菀（wǎn）："又茂盛貌。《诗·小雅》瞻彼阪田，有菀其特。《笺》菀然茂特之苗。《又》有菀者，柳。《传》菀，茂木也。"可见，菀字与《诗经》中"东门之杨，其叶肺肺"的"肺肺"之义以及"夏三月，此谓蕃秀"的"蕃秀"之义相似，都有茂盛、充盛、充沛、蕃盛、丰盛、丰满之义，故紫菀属火，可入肺而治疗咳喘胸满等症。

菀从宛，查《说文解字》宛："屈草自覆也。从宀夗声。"可见，菀从宛，为屈草自覆之义，即有宛曲、屈曲、屈从、屈服之义，同时还有覆盖、垂覆、下垂、蔽覆之义，此与"秋三月，此谓容平"之义相符，故紫菀又属金，可入华盖而治疗"曲拘不得气息"之咳喘胸满等症。

菀从宛，从宀（mián），查《说文解字注》宀："交覆突屋也。古者，屋四注，东西与南北皆交覆也。有堂有室是为深屋……宀宀，不见也，是则宀宀谓深也。象形。象两下之形，亦象四注之形。"可见，宀有深藏、隐藏、不见义，此与"金正曰蓐收"之义相符，故紫菀属金，可治疗咳喘等症、肺痿等症。

菀从宛，通夗（yuàn），查《说文解字》夗："转卧也，从夕、从卪。卧有卪也。"可见，夗有转卧、反转、返回、返入之义，此与"金曰从革"之义相符，故紫菀属金，可治疗咳喘。

最后，如前所述，菀从宛，通夗，从卪（节），此与"肺主治节"之义相符，故紫菀属金，可治疗咳喘、肺痿等症。

◎ **附方：**

1. 咳喘

《备急千金要方》：治三十年嗽方。紫菀二两，款冬花三两，上二味，治下筛，先食以饮服一方寸匕，日三服，七日差。

《卫生易简方》：治久嗽不差。用紫菀（去芦头）、款冬花各一两，百部半两，为末。每服三钱，生姜三片，乌梅一个，煎汤调下，食后、临卧各一服。

《外台秘要》：《备急》疗咳方。杏仁半斤（去尖皮、两仁者，熬），紫菀二两，上二味，先研杏仁取汁使尽，细切紫菀更煎少浓，去滓，内蜜使稠，细细饮之，立定。

《肘后备急方》：《深师方》疗久咳逆上气，体肿短气胀满，昼夜倚壁不得卧，常作水鸡声者，白前汤主之。白前二两，紫菀、半夏（洗）各三两，大戟七合（切），四物以水一斗，渍一宿，明日煮取三升，分三服。禁食羊肉、饧，大佳。

《小品方》：射干汤，主春冬伤寒，秋夏中冷，咳嗽曲拘，不得气息，喉鸣哑失声，干嗽无唾，喉中如哽者方。射干二两，半夏五两（洗），杏仁二两（去皮尖、两仁），干姜二两（炮），甘草二两（炙），紫菀二两，肉桂二两，吴茱萸二两，当归二两，橘皮二两，麻黄二两（去节），独活二两，上十二味，切，以水一斗，煮取三升，去滓，温分三服。始病一二日者，可服此汤，汗后重服勿汗也。病久者，初服可用大黄二两。初秋夏月暴雨冷，及天行暴寒，热喜伏于内，宜生姜四两代干姜，除茱萸，用枳实二两炙。忌羊肉、海藻、菘菜、饧、生葱。

2. 肺痿

《肘后备急方》：治肺痿咳嗽，吐涎沫，心中温温，咽燥而不渴者……生天门冬捣取汁一斗，酒一斗，饴一升，紫菀四合。铜器于汤上煎，可丸，服如杏子大一丸，日可三服。

二、如前所述，菀从宛，为屈草自覆之义，即有宛曲、屈曲、委曲、冤曲之义，此与"木曰曲直"之义相符，故紫菀属木，可治疗妇人小便"冤曲不得出"之症。同时，宛曲、屈曲、屈服、屈从与"金曰从革"之义相符，故紫菀又属金，可通调水道而治疗小便不通。

◎ 附方：

《备急千金要方》：治妇人卒不得小便方……紫菀末，井华水服三指撮，立通，血出者，四五度服之。

三、如前所述，菀从宛，通夗，从节，与"肺主治节"之义相符，故紫菀属金，可使阳气屈曲、潜藏于下而治疗痿证、阳痿等。

◎ 附方：

1. 痿证

《苏沈良方》煮肝散：治肝痿脚弱及伤寒手足干小不随。紫菀、桔梗、苍术、芍药各等分，上为末，每服四钱。羊肝半具，大竹刀切，勿犯水，勿令血散，入盐、醋、葱、姜、酒同煮熟，空腹食前，日三服。谷熟尉宋钧伤寒病差后，双足但有骨不能立，服此散，见其肉生，一两日间生复如旧。

2. 阳痿早泄

《备急千金要方》通明丸：主五劳七伤六极，强力行事举重，重病后骨髓未满房室，所食不消，胃气不平方。麦门冬三斤，干地黄、石韦各一斤，紫菀、甘草、阿胶、杜仲、五味子、肉苁蓉、远志、茯苓、天雄各半斤，上十二味，末之，蜜丸如梧子。食上饮若酒服十丸，日再，加至二十丸。

《备急千金要方》韭子丸：治房室过度，精泄自出不禁，腰背不得屈伸，食不生肌，两脚苦弱方。韭子一升，甘草、桂心、紫石英、禹余粮、远志、山茱肉、当归、天雄、紫菀、薯蓣、天门冬、细辛、茯苓、菖蒲、僵蚕、人参、杜仲、白术、干姜、芎䓖、附子、石斛各一两半，苁蓉、黄耆、菟丝子、干地黄、蛇床子各二两，干漆四两，牛髓四两，大枣五十枚，上三十一味，末之，牛髓合白蜜、枣膏合捣三千杵。空腹服如梧子大十五丸，日再，可加至二十丸。

四、如前所述，菀从宛，为屈草自覆之义，即有宛曲、屈曲、屈从、屈服之义。又查《说文解字注》弱："桡也。桡者，曲木也。引申为凡曲之称。直者，多强。曲者，多弱。"可见，曲者多有虚弱、羸弱、虚损之象。又紫菀属金，故可治疗虚损、羸瘦、骨蒸等具有衰败、破败之象的病症。

◎ 附方：

1. 虚损

《鸡峰普济方》紫菀元：治吐血、咯血、嗽血。真紫菀、茜根，上等分，为细末，炼蜜为元，如樱桃子大，含化一元，不以时。

《千金翼方》肺伤汤：主肺气不足而短气，咳唾脓血不得卧方。人参、生姜（切）、桂心各二两，阿胶（炙）、紫菀各一两，干地黄四两，桑根白皮、饴糖各一斤，上八味，咬咀，以水一斗五升，煮桑根白皮二十沸，去滓，内药，煮取二升五合，次内饴糖令烊，分三服。

2. 虚羸

《备急千金要方》：治妇人虚羸短气、胸逆满闷，风气，石斛地黄煎方。石斛四两，生地黄汁八升，桃仁半升，桂心二两，甘草四两，大黄八两，紫菀四两，麦门冬二升，茯苓一斤，醇酒八升，上十味为末，于铜器中，炭火上熬，内鹿角胶一斤，耗得一斗，次内饴三斤、白蜜三升和调，更于铜器中，釜上煎微耗，以生竹搅，无令著，耗令相得，药成。先食，酒服如弹子一丸，日三；不知，稍加至二丸。一方用人参三两。

《卫生易简方》：治妇女肺热久嗽，身如火炙，肌瘦成劳。用枇杷叶、木通、款冬花、紫菀、杏仁、桑白皮等分，大黄减半，各如常制，同为末，蜜丸如樱桃大。食后，夜卧各含化一丸，终一剂即愈。

3. 骨蒸

《外台秘要》：《广济》疗骨蒸肺气，每至日晚，即恶寒壮热，颊色微赤，不能下食，日渐羸瘦方。生地黄三两（细切），葱白（细切）、香豉、甘草（炙）各三两，童子小便二升，上五味，切，以地黄等于小便中浸一宿，平晨煎两沸，绞去滓，澄取一升二合，分温二服，服别相去如人行七八里，服一剂差止，不利。忌海藻、菘菜、芜荑、热面、猪肉、油腻、黏食等。

《外台秘要》：又五蒸丸方。乌梅、鸡骨、紫菀、芍药、大黄、黄芩、细辛各五分，知母四分，矾石（炼）、栝楼各一分，桂心二分，上十一味，末之，蜜和丸如梧子，饮服十丸，日二。忌生葱、生菜。

五、如前所述，菀从宛，通夗，有转卧、反转、返回、返入之义，故紫菀属金，可治疗小便出血等出血症。

◎ 附方：

《验方新编》：小便出血……紫菀一两，水煎服。

 # 知母（金、木、水）

"角亢氏房心尾箕，斗牛女虚危室壁，奎娄胃昴毕嘴参，井鬼柳星张翼轸。"这是周天二十八星宿的排列顺序。知母又名蚳（chí）母，蚳字从氏，氏星又为东方七星之一，这是否意味着知母可以治疗符合东方木气特征之病呢？再查《康熙字典》春："《前汉·律历志》阳气动物，于时为春。春，蠢也。物蠢生，乃动运。"可见，春气有蠢动之象，这是否意味着知母可以治疗具有蠢动之象者呢？下面尝试用训诂的方法来破解"知母"这个名字给我们的启示。

一、查《说文解字》知："词也，从口从矢。"可见，知从矢，矢为用于杀伐、杀戮的箭镞。同时，知字甲骨文的本义为用口教授射箭、打猎、打仗、行军

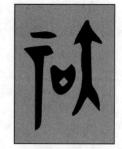
知（甲骨文）

的经验，故知母属金，可治疗咳喘，又可以收涩因有罅隙所造成的漏下等症。

◎ 附方：

1. 咳嗽

《肘后备急方》：《箧中方》治咳嗽，含膏丸。曹州葶苈子一两（纸衬熬令黑），知母、贝母各一两。三物同捣筛，以枣肉半两，别销砂糖一两半，同入药中，和为丸，大如弹丸。每服以新绵裹一丸，含之，徐徐咽津，甚者，不过三丸。今医亦多用。

2. 久嗽喘急

《华佗神方·华佗治久嗽喘急神方》：知母五钱，杏仁（姜水泡，去尖，隔纸炒之）五钱，以水一碗半，煎取一碗，食后温服。次以莱菔子、杏仁等分为末，糊丸。每服五十丸，姜汤下。

《世医得效方》：玉液散，治久近喘嗽，口干作渴。瓜蒌根、知母、贝母（去心，炒）各一两，甘草（炙）半两，人参半两，上末。每服二钱，先熔下黄蜡二钱，同入米饮调下，食后服。

3. 风痰

《华佗神方·华佗治风痰神方》：知母、贝母各一两，为末。每服一钱，用姜三片，二面蘸末，细嚼咽下，即卧，其嗽立止。

二、如前所述，知母属金，故可通调水道而治疗小便不利、转胞等症。知母又名蚳母，古文蚳从辰，同时，查《说文解字注》辰："释名曰，辰，伸也，物皆伸舒而出也。"可见，辰通伸，有伸舒而出之义，故知母属木，可治疗小便冤曲不得出之淋证、转胞等。

◎ 附方：

1. 小便不通

《卫生宝鉴》：滋肾丸，治下焦阴虚，脚膝软而无力，阴汗阴痿，足热不能履地，不渴而小便闭。肉桂二钱，知母二两（酒洗，焙干），黄柏二两（酒洗，焙）。《内经》曰：热者寒之。又云：肾恶燥，急食辛以润之。黄柏之苦辛寒，泻热补水润燥为君；知母苦寒，以泻肾火为佐；肉桂辛热，寒因热用也。上为末，熟水丸如鸡头实大，每服一百丸加至二百丸，百沸汤送下，空心服之。

《华佗神方·华佗治妊娠子淋神方》：地肤草、大雨各三两，知母、黄芩、猪苓、芍药、枳实（炙）、升麻、通草、甘草（炙）各二两，上十味，以水八升，煮取三升，分三服。

2. 转胞

《备急千金要方》：病苦胞转不得小便，头眩痛，烦满，脊背强，名曰膀胱实热也，治膀胱实热方。石膏八两，栀子仁（一作瓜子仁）、茯苓、知母各三两，蜜五合，生地黄、淡竹叶各切一升，上七味，㕮咀，以水七升，煮取二升，去滓，下蜜，煮二沸，分三服。须利，加芒硝三两。

三、如前所述，知母属金，故可通调水道而治疗小便不利、转胞等症。同时，知母又名蚳母，蚳通氐，查《说文解字注》氐："本也，小徐本有此二字，氐为本，故柢以会意……底，一曰下也，而昏解云，从日、氐省。氐者，下也，是许说氐为高低字也。"查《康熙字典》本："又《广韵》旧也，下也。《礼·礼器》反本修古，不忘其初。《尔雅·释器疏》柢本也，凡物之本，必在底下。"可见，氐通本或通柢，而"水曰润下""肾在下，为先天之本"，故知母属水，可补肾或治疗水肿，

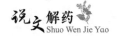

但其力不强，难以独当一面也。

◎ 附方：

《金匮要略》：诸肢节疼痛，身体尪羸，脚肿如脱，头眩短气，温温欲吐，桂枝芍药知母汤主之。桂枝四两，芍药三两，甘草二两，麻黄二两，生姜五两，白术五两，知母四两，防风四两，附子二枚（炮），上九味，以水七升，煮取二升，温服七合，日三服。

《普济本事方·肿满水气蛊胀》：知母汤，治游风攻头面，或四肢作肿块。知母一两，麻黄（去根节）、黄芪（蜜炙）、甘草（炙）、羌活（洗去土）、白术、枳壳（去穰，锉，麸炒）各半两，上粗末。每服四钱，水一盏半，牛蒡子百粒（研碎），煎至七分，温服，日三四服。觉冷不用牛蒡子。

《时方妙用》：治水第一方，然必两手脉浮而迟，足跗阳脉浮而数，诊法丝毫不错，一服即验，五服痊愈，否则不可轻用此秘方也。大道无私，方不宜秘。然黄帝有兰台之藏，长桑有无泄之戒者，一恐轻试之误，一恐泄天地之机也，余出此方，以俟一隅之反，非谓一方可以统治斯病也。天雄一钱（制），牡桂二钱（去皮），细辛一钱，麻黄一钱五分，甘草一钱（炙），生姜二钱，大枣二枚，知母二钱（去皮），水二杯半，先煎麻黄，吹去沫，次入诸药，煮八分服，日夜作三服，当汗出如虫行皮中即愈。

《备急千金要方》：有人患水肿，腹大，四肢细，其坚如石，小劳苦足胫肿，小饮食便气急，此终身疾，不可强治，徒服利下药，极而不差，宜服此药，将以微除风湿，利小便，消水谷，岁久服之，乃可得力耳，差后可长服之。方：丹参、鬼箭羽、白术、独活各五两，秦艽、猪苓各三两，知母、海藻、茯苓、桂心各二两，上十味，㕮咀，以酒三斗，浸五日，服五合，日三，任性量力渐加之。

四、如前所述，知母属金，故可治疗具有白虎之象的疟疾，正如《名医别录》所言："主治伤寒久疟烦热。"

◎ 附方：

《肘后备急方》：老疟久不断者……常山三两，甘草半两，知母一两。捣蜜丸，至先发时，服如梧子大十九，次服减七九八丸，后五六九，即差。

《肘后备急方》：治疟病方……常山、知母、甘草、麻黄等分，捣蜜和丸如大豆。服三丸，比发时令过毕。

《金匮要略》：温疟者，其脉如平，身无寒但热，骨节烦疼，时呕，白虎加桂枝汤主之。知母六两，甘草二两（炙），石膏一斤，粳米二合，桂枝三两（去皮），上锉，每五钱，水一盏半，煎至八分，去滓，温服，汗出愈。

五、如前所述，知母属金，而金有收敛、内敛、入内之义，所以知母可治疗阳不入阴所造成的失眠。同时，知母又名连母，连与辇（niǎn）为古今字，查《说文解字注》辇："挽车也，谓人挽以行之车也。小司徒辇辇注曰，辇，人挽行，所以载任器也……连辇古今字……又诗，我任我辇。《毛传》曰，任者，辇者。"可见，辇从扶，有伴侣、交连之义，故知母的知有相交、匹配之义，可治疗心肾不交之失眠。

知母又名蚳母，古文蚳从辰，而查《说文解字注》娠："女妊身动也，凡从辰之字皆有动意，震振是也。妊而身动曰娠，别词也，浑言之则妊娠不别。"可见，辰有动意，故知母可治疗不得眠之虚烦不安静者。

◎ **附方：**

《金匮要略》：虚劳虚烦不得眠，酸枣仁汤主之。酸枣仁二升，甘草一两，知母二两，茯苓二两，川芎二两，上五味，以水八升，煮酸枣仁，得六升，内诸药，煮取三升，分温三服。

《外台秘要》：《深师》小酸枣汤，疗虚劳不得眠，烦不可宁者方。酸枣仁二升，知母二两，生姜二两，甘草一两（炙），茯苓二两，芎䓖二两，上六味，切，以水一斗，煮酸枣仁，减三升，内药，煮取三升，分三服。一方加桂二两。

《外台秘要》：《深师》酸枣汤，疗伤寒及吐下后，心烦乏气，昼夜不眠方。酸枣仁四升，麦门冬一升（去心），甘草二两（炙），蝭母二两（知母也），茯苓二两，芎䓖二两，干姜三两，上七味，切，以水一斗六升，煮酸枣取一斗，去枣内药，煮取三升，去滓，温分三服。忌海藻、菘菜、大醋。

六、知母又名蚳母，蚳通氏，查《说文解字》氏："至也。从氏下箸一，一，地也，凡氐之属皆从氐。"查《康熙字典》至："又极也。《易·坤卦》至哉坤元，《注》至谓至极也。"查《康熙字典》极："又尽也。《易·系辞》极其数，遂定天下之象。"可见，氐通至，通极，通尽，故知母属水，可治疗水尽之消渴、口渴。

查《说文解字》消："尽也。从水肖声。"查《说文解字注》渴："尽也。渴竭古今字，古水竭字多用渴，今则用渴为㵣字矣。"可见，消渴有竭尽、空尽、衰竭、衰败之象。如前所述，知母属金，而金有破败、衰败、衰竭之象，所以知母可治疗消渴。

◎ **附方：**

《伤寒论》：服桂枝汤，大汗出后，大烦渴不解，脉洪大者，属白虎加人参汤。知母六两，石膏一斤（碎，绵裹），甘草二两（炙），粳米六合，人参三两，上五味，以水一斗，煮米熟汤成，去滓，温服一升，日三服。

《伤寒论》：伤寒，若吐若下后，七八日不解，热结在里，表里俱热，时时恶风，大渴，舌上干燥而烦，欲饮水数升者，白虎加人参汤主之。知母六两，石膏一斤（碎），甘草二两（炙），人参二两，粳米六合，上五味，以水一斗，煮米熟汤成，去滓，温服一升，日三服。此方立夏后、立秋前，乃可服，立秋后不可服。正月二月三月尚凛冷，亦不可与服之，与之则呕利而腹痛。诸亡血虚家亦不可与，得之则腹痛，利者，但可温之，当愈。

《伤寒论》：伤寒，无大热，口燥渴，心烦，背微恶寒者，白虎加人参汤主之。知母六两，石膏一斤（碎），甘草二两（炙），人参二两，粳米六合，上五味，以水一斗，煮米熟汤成，去滓，温服一升，日三服。

《伤寒论》：伤寒，脉浮，发热无汗，其表不解，不可与白虎汤。渴欲饮水，无表证者，白虎加人参汤主之。知母六两，石膏一斤（碎），甘草二两（炙），人参二两，粳米六合，上五味，以水一斗，煮米熟汤成，去滓，温服一升，日三服。

《伤寒论》：若渴欲饮水，口干舌燥者，白虎加人参汤主之。知母六两，石膏一斤（碎），甘草二两（炙），粳米六合，人参三两，上五味，以水一斗，煮米熟汤成，去滓，温服一升，日三服。

七、如前所述，知母属金，而金有收敛、内敛之象，所以知母可治疗具有外脱之象的漏下、遗精等症。

◎ 附方：

1. 漏下

《备急千金要方》：治崩中漏下赤白不止，气虚竭方……地榆、知母，上二味，各指大长一尺，咬咀，以醋三升，东向灶中治极浓，去滓服之。

2. 小便多，滑数不禁

《卫生易简方》：治小便多，滑数不禁……用知母、黄柏等分锉碎，酒浸透，炒黄，为末，水丸如桐子大。头日休吃晚饭，来日空心立服一百丸，米饮汤下，只一服效，复吃淡白粥一顿。

八、查《说文解字注》母："一曰象乳子也。《广韵》引《仓颉篇》云，其中有两点者，象人乳形。"可见，母有乳子之义。同时，母的甲骨文在"女"的胸部位置加两点，表示妇女因生育而变发达的两乳，故知母可治疗因乳汁不通而不能哺乳者。

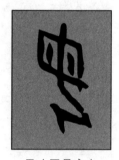

母（甲骨文）

◎ 附方：

1. 妇人乳汁不通

《验方新编》：妇人乳汁不通。贝母、知母、牡蛎粉各等分为末，用猪蹄汤调服二钱，即通，此秘方也。

2. 乳岩

《急救广生集》：乳岩，先因乳中一核如豆，渐渐大如鸡子，七八年后方破，破则不治矣。一方：用五倍子焙干为末，醋调搽，若穿烂者，另用贝母、知母研末，加麝少许，鸡子清调敷。

九、查《说文解字》母："牧也。从女，象怀子形。一曰象乳子也。"母有乳子之义，而人生子曰乳，故知母有治疗难产之功。

◎ 附方：

《备急千金要方》：治产难及日月未足而欲产者方。知母一两，为末，蜜丸如兔屎大，服一丸，痛不止，更服一丸。

十、知母又名蚳母，蚳从辰，通娠，有"身动去产不远"之义，故知母可治疗胎动不安。

◎ 附方：

《小品方》：治妊妇日月未至，欲产方。捣知母和蜜为丸，如梧子，服一丸，痛不止，更服一丸。

《卫生易简方·安胎》：治妊娠月未足，腹中痛似欲产者。用知母末，蜜丸如桐子大。每服二十九，不拘时，米饮下。

《本草拾遗》：知母，治妊娠因服致胎气不安，烦不得卧者。知母一两，洗焙为末，枣肉丸弹子大。每服一丸，人参汤下。医者不识此病，作虚烦治，反损胎气。

款冬花（金、木、水）

款冬花与梅花一样盛放于寒冬，外形亦似菊，然而却少有人歌颂它。学术界讨论较多的是唐代张籍的《逢贾岛》："僧房逢着款冬花，出寺行吟日已斜。十二街中春雪遍，马蹄今去入谁家。"这首诗暗喻了款冬花止咳平喘的功效。下面尝试用训诂的方法来破解"款冬花"这个名字给我们的启示。

一、查《说文解字注》款："意有所欲也。屈原赋曰：悃悃款款。王注：心志纯也。按古款与窾通用。窾者，空也。款亦训空。空中则有所欲也。释器：款足者，谓之鬲。小司马引旧说款足谓空足也。"可见，款通空，有空隙、镂空、裂隙、空虚、虚羸之义，此与"秋三月，此谓容平"之义相符，故款冬花属金，可治疗咳喘等症。

同时，查《康熙字典》款："又缓也。《后汉·马援传》乘下泽车，御款段马。注款，犹缓也。言形段迟缓也。杜甫诗：点水蜻蜓款款飞。"可见，款通缓，我们经常说的款款而来即缓缓而来之义，故款有舒缓之义，此与"木曰曲直"之义相符，所以款冬花属木，可使气道拘急之状态得到舒缓从而治疗咳喘。

◎ 附方：

1. 小儿咳嗽

《外台秘要》：又疗少小咳嗽方。紫菀六分，贝母三分，款冬花一分，上三味，捣为散，取豆许，着乳头令儿饮之，日三。奶母忌如常法。

《外台秘要》：又疗少小咳嗽，昼差夜甚，初不得息，不能复啼，四物款冬丸方。款冬花、紫菀各一两半，伏龙肝一分，桂心二分，上药捣筛，蜜和如泥，取如枣核大，涂乳头，令儿饮之，日三。

2. 久嗽

《肘后备急方》：崔知悌疗久嗽熏法。每旦取款冬花如鸡子许，少蜜拌花使润，内一升铁铛中，又用一瓦碗钻一孔，孔内安一小竹筒，笔管亦得，其筒稍长，作碗铛相合，及撞筒处，皆面泥之，勿令漏气，铛下着炭，少时款冬烟自从筒出。则口含筒，吸取烟咽之。如胸中少闷，须举头，即将指头捻筒头，勿使漏烟气，吸烟使尽止。凡如是五日一为之，待至六日，则饱食羊肉一顿，永差。

《外台秘要》：《必效》疗咳嗽积年不差者，胸膈干痛不利方……款冬花，上一味，和蜜火烧，含取烟咽之三数度，则差。

《种福堂公选良方》：治小儿吼嗽，并大人咳嗽屡验方。款冬花三钱、晶糖五钱，将二味放茶壶内，泡汤当茶吃，自然渐愈。

《惠直堂经验方》：感寒咳嗽方。款冬花研细末三钱，姜汁五钱，黄米糖三两，顿化热服。

《备急千金要方》：治三十年嗽方。紫菀二两，款冬花三两，上二味，治下筛。先食饮服方寸匕，日三服，七日差。

3. 喘嗽不已，痰中有血

《奇效良方》百花膏：治喘嗽不已，痰中有血。百合（蒸，焙）、款冬花各等分，上为细末，炼蜜和丸，如龙眼大。每服一丸，食后细嚼，生姜汤送下，嚼化尤佳。

4. 咳而上气，喉中水鸡声

《金匮要略》：咳而上气，喉中水鸡声，射干麻黄汤主之。射干麻黄汤方：射干十三枚（一法三两），麻黄、生姜各四两，细辛、紫菀、款冬花各三两，大枣七枚，半夏大者八枚（一法半升，洗），五味子半升，上九味，以水一斗二升，先煮麻黄两沸，去上沫，内诸药，煮取三升，分温三服。

《外台秘要》：又投杯汤，疗久咳嗽上气，胸中寒冷，不得息食，卧不安席，每牵绳而起，咽中如水鸡声方。款冬花四十颗，细辛一两，紫菀三两，甘草（炙）、桂心、麻黄（去节）、干姜各二两，五味子半升，杏仁四十枚（去皮尖、两仁者），半夏半升（洗），上十味，切，以水八升，煮取二升，分再服，卧汗出即愈。忌海藻、菘菜、生葱、生菜、羊肉、饧。

《摄生众妙方》定喘汤：白果二十一个（去壳，切碎，炒黄色），麻黄三钱，苏子二钱，甘草一钱，款冬花三钱，杏仁一钱五分（去皮尖），桑白皮三钱（蜜炙），黄芩一钱五分（微炒），法制半夏三钱（如无，用甘草汤泡七次，去脐用），上用水三钟，煎二钟，作二服，每服一钟，不用姜，不拘时，徐徐服。诗曰：诸病原来有药方，惟愁齁喘最难当，麻黄桑杏寻苏子，白果冬花更又良，甘草黄芩同半夏，水煎百沸不须姜，病人遇此仙丹药，服后方知定喘汤。金陵有一浦舍用此方，专治齁疾，源不取效，此其真方也。

二、如前所述，款者空也，冬者终也，款、冬二字都有空尽之义。又查《说文解字》消："尽也，从水肖声。"查《说文解字注》渴："尽也。渴竭古今字。古水竭字多用渴，今则用渴为㵣字矣。"可见，消、渴二字皆为水尽之义，故推测款冬花属水，可治疗水尽之消渴一症，正如《名医别录》所言："主消渴。"可惜未能找到有关方剂。

石膏（金、火）

《诗经·伯兮》："伯兮朅兮，邦之桀兮。伯也执殳，为王前驱。自伯之东，首如飞蓬。岂无膏沐，谁适为容？"可见，这里的"膏"就类似于咱们现在的各类化妆品，可以起到滋润、补水、抗衰老等功效。

那么，石膏会不会也有滋润、补水的功效呢？下面尝试用训诂的方法来破解"石膏"这个名字给我们的启示。

一、查《说文解字注》藁："凡润其枯藁曰藁，如慰其劳苦曰劳，以膏润物曰膏。"可见，膏有使枯槁得以滋润之功，故石膏可治疗具有干枯、枯槁、干裂之象的病症，如唇口干焦、口干舌焦、消渴、皮肤粗涩如砂纸、皮肤皲裂反揭等。

◎ 附方：

1. 口干

《备急千金要方》：治口干，除热下气方。石膏五合（碎），蜜二升，上二味，以水三升煮石膏，取二升，内蜜，煮取二升，去滓。含如枣核大，咽汁尽，更含之。

《伤寒论》：若渴欲饮水，口干舌燥者，白虎加人参汤主之。知母六两，石膏一斤（碎），甘草二两（炙），粳米六合，人参三两，上五味，以水一斗，煮米熟汤成，去滓，温服一升，日三服。

2. 消渴

《医心方》：治卒消渴，小便多方……石膏半斤，捣碎，以水一斗，煮取五升，稍服。

《医心方》：《僧深方》治消渴，唇干口燥，枸杞汤方。枸杞根五升（锉皮），石膏一升，小麦三升（一方小豆），凡三物，切，以水加上没手，合煮，麦熟汤成，去滓，适寒温饮之。

3. 皮肤干燥如有尘垢而无光泽、不润泽

《伤寒论》：三阳合病，腹满身重，难以转侧，口不仁，面垢（又作枯，一云向经），谵语遗尿，发汗则谵语，下之则额上生汗，手足逆冷，若自汗出者，白虎汤主之。知母六两，石膏一斤（碎），甘草二两（炙），粳米六合，上四味，以水一斗，煮米熟汤成，去滓，温服一升，日三服。

《千金翼方》：黄疸身目皆黄，皮肉曲尘出者方。茵陈一把（切），栀子仁二十四枚，石膏一斤，上三味，以水五升，煮二味，取二升半，去滓，以猛火烧石膏令赤，投汤中，沸定，服一升，覆取汗，周身以粉粉之，不汗更服。

《肘后备急方·治虚损羸瘦不堪劳动方第三十三》：又骨蒸，亦曰内蒸，所以言内者，必外寒内热附骨也，其根在五脏六腑之中，或皮燥而无光。蒸作之时，四肢渐细，足跗肿者，石膏十分，研如乳法，和水服方寸匕，日再，以体凉为度。

二、膏通高，查《说文解字》高："崇也，象台观高之形，从冂、口，与仓、舍同意。凡高之属皆从高。"查《说文解字注》崇："山大而高也。各本作巍高也三字，今正。"可见，高通崇，有高大、盛大、壮大之义，此与"夏三月，此谓蕃秀"同义，故石膏属火，可治疗烫火伤、痈疽、骨蒸等火热症。

◎ 附方：

1. 汤火烧伤，痛不可忍

《外台秘要》：《肘后》疗汤火烂疮方。取石膏捣末以敷之，立愈。

《医心方》：《葛氏方》治汤火所灼，未成疮者方……末石膏涂之，立愈。

《奇效简便良方》：汤火膏油伤，生石膏捣烂，以熟桐油调搽，三四次愈。或生芝麻研烂涂。

2. 乳痈

《验方新编》：一醉散，治乳痈。石膏煅为末，每服三钱，温酒下。能饮者，添酒尽醉而睡，一服即愈。

3. 中暑

《金匮要略》：太阳中热者，暍是也。汗出恶寒，身热而渴，白虎加人参汤主之。知母六两，石膏一斤（碎），甘草二两，粳米六合，人参三两，上五味，以水一斗，煮米熟汤成，去滓，温服一升，日三服。

《华佗神方·华佗治夏季中暑神方》：如中暑发狂，气喘，汗如雨下。宜急用人参、石膏各四两，黄连三钱，水煎服一剂而神定，二剂而汗止。

4. 小儿疮斑

《奇效良方》化斑散：石膏（用纸里，炮令透，为末，或用泥瓦烧之，取出去火毒）、知母（切片，焙干，为细末），上件等分，用熟水调下一字服之，或调涂唇上，去头痛除昏，发泄疮子。

5. 伤寒发狂

《华佗神方·华佗治伤寒发狂神方》：凡伤寒热极发狂，惊悸恍惚。可急用石膏二钱，黄连一钱，为末，煎甘草水冷服，有效。

6. 骨蒸

《卫生易简方》：治骨蒸，饮食不作肌肉，发热自汗，若日夜间热易治，日夜俱热难愈……用石膏为末，每服方寸匕，温水调服，以身凉为度。

《外台秘要》：又疗骨蒸，唇干口燥，欲得饮水止渴……大乌梅二十枚，石膏六两（碎，锦裹），上二味，以水七升，煮取四升，去滓，以蜜三合，稍稍饮之佳。

三、膏通高，而高的甲骨文表示瞭望预警的多层楼台，故石膏属金，可治疗金疮。

◎ 附方：

《外台秘要》：《古今录验》疗金疮止痛，牡蛎散方。牡蛎二分（熬），石膏一分，上二味，下筛，以粉疮，痛即止。

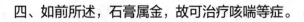

高（甲骨文）

四、如前所述，石膏属金，故可治疗咳喘等症。

◎ 附方：

《卫生易简方》：治小儿喘嗽，用石膏火内飞过为末，蜜调半钱服。

《伤寒论》：发汗后，不可更行桂枝汤，汗出而喘，无大热者，可与麻黄杏仁甘草石膏汤。麻黄四两（去节），杏仁五十个（去皮尖），甘草二两（炙），石膏半斤（碎），上四味，以水七升，先煮麻黄，减二升，去上沫，内诸药，煮取二升，去滓，温服一升。

《金匮要略》：咳而上气，此为肺胀，其人喘，目如脱状，脉浮大者，越婢加半夏汤主之。麻黄六两，石膏半斤，生姜三两，大枣十五枚，甘草二两，半夏半升，上六味，以水六升，先煮麻黄，去上沫，内诸药，煮取三升，分温三服。

《金匮要略》：肺胀，咳而上气，烦躁而喘，脉浮者，心下有水，小青龙加石膏汤主之。麻黄、芍药、桂枝、细辛、干姜、甘草各三两，五味子、半夏各半升，石膏二两，上九味，以水一斗，先煮麻黄，去上沫，内诸药，煮取三升。强人服一升，羸者减之，日三服。小儿服四合。

《金匮要略》：膈间支饮，其人喘满，心下痞坚，面色黧黑，其脉沉紧，得之数十日，医吐下之不愈，木防己汤主之。虚者即愈，实者三日复发，复与不愈者，宜木防己汤去石膏加茯苓芒硝汤主之。木防己汤方：木防己三两，石膏十二枚（鸡子大），桂枝二两，人参四两，上四味，以水六升，煮取二升，分温再服。木防己汤去石膏加茯苓芒硝汤方：木防己二两，桂枝二两，人参四两，芒硝三合，茯苓四两，上五味，以水六升，煮取二升，去滓，内芒硝，再微煎，分温再服，微利则愈。

五、如前所述，石膏属金，故可治疗具有白虎之象的疟疾。

◎ 附方：

《金匮要略》：温疟者，其脉如平，身无寒但热，骨节烦疼，时呕，白虎加桂枝汤主之。知母六两，甘草二两（炙），石膏一斤，粳米二合，桂枝三两（去皮），上锉，每五钱，水一盏半，煎至八分，去滓，温服，汗出愈。

六、如前所述，石膏属金，而金有收敛、内收、入内之象，所以石膏可治疗鼻衄这一出血症。

◎ 附方：

《备急千金要方》：治伤寒鼻衄，肺间有余热故也，热因血自上不止，用此方。牡蛎一两半，石膏一两六铢，上二味，治下筛。酒服方寸匕，日三四。亦可蜜丸，服如梧子大。用治大病差后小劳便鼻衄。

七、如前所述，石膏属金，而金有破败、衰败、衰弱、虚弱、虚羸之象，所以石膏可治疗虚劳、羸瘦等症。

◎ 附方：

《千金翼方》：翟平薯蓣丸，补诸虚劳损方。薯蓣、牛膝、菟丝子、泽泻、干地黄、茯苓、巴戟天、赤石脂、山茱萸、杜仲（炙）各二两，苁蓉四两，五味子一两半，上一十二味，捣筛为末，炼蜜和丸如梧子，酒服二十丸，日一夜一。瘦者，加敦煌石膏二两；健忘加远志二两；少津液加柏子仁二两。慎食蒜、醋、陈、臭等物。

《伤寒论》：伤寒解后，虚羸少气，气逆欲吐，竹叶石膏汤主之。竹叶二把，石膏一斤，半夏半升（洗），麦门冬一升（去心），人参二两，甘草二两（炙），粳米半升，上七味，以水一斗，煮取六升，去滓，内粳米，煮米熟汤成，去米，温服一升，日三服。

八、如前所述，石膏属金，而金有破败、破裂、裂隙、间隙之象，所以石膏可治疗具有间歇性发病特征的癫痫等疾病。

◎ 附方：

《金匮要略》：风引汤，除热瘫痫。大黄、干姜、龙骨各四两，桂枝三两，甘草、牡蛎各二两，寒水石、滑石、赤石脂、白石脂、紫石英、石膏各六两，上十二味，杵，粗筛，以韦囊盛之，取三指撮，井花水三升，煮三沸，温服一升。治大人风引，少小惊痫瘈疭，日数十发，医所不疗，除热方。巢氏云：脚气宜风引汤。

《外台秘要》：又疗大人风引，少小惊痫瘈疭，日数十发，医所不能疗，除热镇心，紫石汤方。紫石英、滑石、白石脂、石膏、寒水石、赤石脂各八两，大黄、龙骨、干姜各四两，甘草（炙）、桂心、牡蛎（熬）各三两，上十二味，捣筛，盛以韦囊，置于高凉处，大人欲服，乃取水二升，先煮两沸，便内药方寸匕，又煮取一升二合，滤去滓，顿服之。少小未满百日服一合，热多者，日二三服，每以意消息之。紫石汤一本无紫石英，紫石英贵者，可除之。永嘉二年，大人小儿频行风痫之病，得发例不能言，或发热半身掣缩，或五六日，或七八日死。张思惟合此散，所疗皆愈。忌海藻、菘菜、生葱。

九、如前所述，石膏属金，而金有拘捕、拘禁、拘束之象，所以石膏可治疗手足拘急。

◎ 附方：

《备急千金要方》：治少小中风，手足拘急，二物石膏汤方。石膏如鸡子大一块（碎），真朱一两，上以水二升，煮石膏五六沸，内真朱，煮取一升，稍稍分服之。

十、查《释名疏证补》："头，独也，于体高而独也。"膏字从高，而头部则在人体的最高处，故石膏可治疗头痛、眩晕等症。

◎ 附方：

1. 头痛

《肘后备急方》：附子（炮）、石膏（煅）等分，为末，入脑麝少许，茶酒下半钱。

《卫生易简方》：治偏正头痛，用甘菊花、石膏、川芎各三钱，为末，每服三钱，茶清调下。

《古方汇精》：风火双解散，治头风两太阳疼。川芎、白芷、熟石膏各等分，为末，每服三钱，热茶调下，食远服。

2. 风眩

《备急千金要方》：治风眩翻倒无定方。独活六两，枳实三两（一方用松实），石膏、蒴藋各四两，上四味，㕮咀，以清酒八升，煮取四升，顿服之。以药滓熨头，覆眠取汗，觉冷又内铛中炒令热，熨之。

葶苈子（金、火）

下面尝试用训诂的方法来破解"葶苈"这个名字给我们的启示。

一、首先，葶从亭，查《说文解字注》亭："风俗通曰，亭，留也，盖行旅宿会之所馆。释名曰，亭，停也，人所停集。"可见，亭通停，有停留、宿留、停集、集聚之义，故葶苈可治疗留饮、宿食等病症。

其次，亭字的本义为古代设在路边、供人暂时停歇的有顶无墙的小型简易建筑，故亭有停留、停歇之义，所以葶苈可治疗留饮、宿食等病症。

再次，葶苈一名大室，查《说文解字注》室："实也，以叠韵为训，古者，前堂后室。释名曰，室，实也，人物实满其中也，引申之则凡所居皆曰室。"可见，室通实，有实满其中之义，故葶苈可治疗水饮、积聚等腹中实满之症。

最后，葶从亭，从丁，查《说文解字注》丁："夏时万物皆丁实。丁实小徐本作丁壮成实。律书曰，丁者，言万物之丁壮也。律历志曰，大盛于丁。郑注月令曰，时万物皆强大。"可见，丁有丁壮、强大之义，此与"夏三月，此谓蕃秀"之义相符，故葶苈属火，所治病症当为实证。

◎ 附方：

1. 留饮

《外台秘要》：《范汪》海藻丸，疗腹中留饮方。海藻、木防己、甘遂、苁蓉、蜀椒（去汗）、芫花（熬）、葶苈子（熬）各一两，上七味，捣筛，蜜和为丸，如梧子。服十丸，不差，当增之。

2. 宿食不消，大便难

《集验方》：治宿食不消，大便难，练中丸方。大黄八两，葶苈、杏仁（去皮尖）、芒硝各四两，上四味，捣筛，蜜和丸如梧子，服七丸，日三，不知稍加至十丸。

3. 支饮

《金匮要略》：支饮不得息，葶苈大枣泻肺汤主之。葶苈捣丸如弹子大熬令黄色，大枣十二枚，上先以水三升，煮枣取二升，去枣，内葶苈，煮取一升，顿服。

4. 酒瘕

《医心方·治酒瘕方第十六》：葶苈子三升（熬），以酒二升渍三日，温服半盏，日二。

二、查《释名疏证补》："头，独也，于体高而独也。"葶从亭，从高，而头在人体则最高，故葶苈可治疗头风等病症。

◎ 附方：

1. 头风（头皮屑）

《肘后备急方》：《千金翼》治头风。捣葶苈子，以汤淋取汁，洗头上。

《备急千金要方》：治肺劳热，不问冬夏老少，头生白屑，瘙痒不堪，然肺为五脏之盖，其劳损伤肺，气冲头顶，致使头痒多生白屑，搔之随手起，人多患此，皆从肺来，世呼为头风也……葶苈子煮，沐不过三四度愈。

2. 小儿头秃疮

《备急千金要方》：葶苈子细末，先洗，敷之。

三、苈通历，从秝（lì），查《说文解字注》秝："稀疏得所，名为适历也……凡均调谓之适历。从二禾，禾之疏密有章也。"可见，秝有匀适、平遍、平舒、平均之义，此与"秋三月，此谓容平"之义相符，故葶苈属金，可治疗肺痈、咳喘等症。

◎ 附方：

1. 肺痈

《金匮要略》：肺痈，喘不得卧，葶苈大枣泻肺汤主之。葶苈捣丸如弹子大（熬令黄色），大枣十二枚，上先以水三升，煮枣取二升，去枣，内葶苈，煮取一升，顿服。

《世医得效方》：单方葶苈散，治肺壅咳唾脓血，喘嗽不得睡卧。甜葶苈二两（半隔纸炒令紫），上为末。每服二钱，水一盏，煎至六分，不拘时温服。

2. 肺痿

《医心方》：《玄感传尸方》主肺痿咳嗽，上气不得卧，多黏唾等，泻肺汤方。葶苈子三两（微火熬令紫色，捣之如泥），大枣二十枚（破），桑根白皮三两（切），凡三味，以水三升，煮枣及桑皮，取一升，去滓，内葶苈子泥如弹丸许，搅令消散，更煮三分减一，调冷暖，频服之，良久，当吐恶物，微利一两行，如汤沃雪，即得安卧，神效。忌生冷、咸、酸、腥臭、油腻等。

《华佗神方·华佗治肺痿咯血神方》：防己、葶苈子，上药等分为散，每服一钱，米饮汤下。

3. 咳嗽

《肘后备急方》：治卒得咳嗽方……熬捣葶苈一两，干枣三枚，水三升，先煮枣取一升，去枣，内葶苈，煎取五合。

4. 上气

《外台秘要》：《广济》疗上气方。葶苈子五合（熬紫色，别捣如泥），桑根白皮（切），大枣二十枚（擘），上三味，以水四升，煮取一升，绞去滓，内葶苈子泥如枣大，煮之三分减一，顿服，以快利为度。忌如药法。

四、如前所述，葶苈属金，故可通调水道而治疗水肿。

◎ 附方：

1. 水肿

《小品方》：葶苈子回神酒，治风水通身洪肿，肉如裂者，服之小便利，自随消方。春时酿清酒五斗（一方五升），葶苈子三升（熬），着酒中渍再宿，便服一合，以渐增之，病去，小便利，肿自消灭及缩也，神良，有验。若不得春酒，余极好酒亦佳。

《千金翼方》：葶苈子六两（生用），桂心二两，上二味，捣筛为末，炼蜜和丸如梧子，饮服十丸，日二。慎如前法，忌口味。

《肘后备急方·治卒身面肿满方第二十四》：治肿入腹苦满急害饮食方……葶苈子七两，椒目三两，茯苓三两，吴茱萸二两，捣，蜜和丸，如桐子大。服十丸，日三服。

《备急千金要方》：治水通身肿方……葶苈子生捣，醋和服之，以小便数为度……葶苈、桃仁各等分，上二味，皆熬，合捣为丸服之，利小便。一方用杏仁。

《医心方》：《医门方》治上气喘息不得卧，身面肿，小便涩方。葶苈一两（熬，捣如泥），大枣三十枚（擘），水三升，煮取一升，内葶苈，煮五六沸，顿服，微利差。

《串雅内外编》：遍身浮肿，以手按之仍起者，葶苈四两，炒为末，以红枣肉为丸，如梧子大。每服十五丸，桑皮汤下，日三服，试之立验。或用西瓜烧灰为散，服之亦效。

《医心方》：上气，身面浮肿，小便涩，喘息不得卧方。葶苈子十分（熬），杏仁四分（熬），大枣肉五分，三物，合捣三四千杵，可丸，饮服如梧子七丸，日二，加至十丸，以小便为度。此方大安稳，兼去水肿满者。

2. 小便不利

《肘后备急方·治伤寒时气温病方第十三》：若小腹满，不得小便方……末滑石三两，葶苈子一合，水二升，煮取七合，服。

《外台秘要》：《千金》疗小便不利，茎中痛，少腹急方。通草二两，葶苈子（熬）三两，茯苓二两，上三味，捣为散，以水服方寸匕，日三服。忌醋物。

3. 淋证

《医心方》：《录验方》治小便难，淋沥方。通草二两，茯苓二两，葶苈子二两（熬），凡三物，下筛，以水服方寸匕，日三。

4. 大小便不通

《外台秘要》：《集验》疗天行病腹胀满，大小便不通，滑石汤方。滑石十四分（研），葶苈子一合（纸上熬令紫色，捣），大黄二分（切），上三味，以水一大升，煎取四合，顿服。兼捣葱敷小腹，干即易之，效。

五、如前所述，葶苈属金，而癥从徵，徵的籀文表示手持武器，明取强夺，故癥具有金象，故葶苈可治疗癥坚、癥瘕。

◎ 附方：

1. 癥坚

《备急千金要方》：治腹中积癥方。葶苈子一升（熬），酒五升浸七日。服三合，日三。

《集验方》：治癥坚，心下大如杯，食则腹满，心腹绞痛方。葶苈二两，大黄二两，泽漆四两（洗），上三味，捣筛，蜜和，捣千杵，服如梧子二丸，日三。不知稍加。

《肘后备急方·治心腹寒冷食饮积聚结癖方第二十七》：治腹中冷癖，水谷结，心下停痰，两胁痞满，按之鸣转，逆害饮食……大黄八两，葶苈四两，并熬，芒硝四两，熬令汁尽，热捣，蜜和丸，丸如梧子大，食后服三丸，稍增五丸。

2. 酒瘕

《医心方·治酒瘕方第十六》：葶苈子三升（熬），以酒二升渍三日，温服半盏，日二。

六、首先，葶从亭，查《说文解字》亭："民所安定也。亭有楼，从高省，丁声。"可见，亭有安定之义，故葶苈可治疗癫狂之不安定者。

其次，亭从丁，查《说文解字》丁："夏时万物皆丁实，象形。丁承丙，象人心，凡丁之属皆从丁。"可见，丁象人心，且有丁壮、壮盛、壮大之义，此与"夏三月，此谓蕃秀"同义，故葶苈属火，可治疗失心疯。

再次，查《释名疏证补》："头，独也，于体高而独也。"葶从亭，从高，而头在人体则最高，故葶苈可治疗癫疾等病症。

最后，葶苈一名蕈蒿，蕈从单，查《说文解字》单："大也。从吅卑，吅亦声。阙。"查《说文解字注》单："大也。当为大言也。浅人删言字。如诬加言也。浅人亦删言字。《尔雅》《广雅》说大皆无单。"可见，蕈从吅，有大言、惊呼之义，故葶苈属火，可治疗癫狂之声高气粗者。

◎ 附方：

《肘后备急方·治猝发癫狂病第十七》：治卒癫疾方……取葶苈一升，捣三千杵，取白犬倒悬之，以杖犬，令血出，承取以和葶苈末，服如麻子大一丸，三服取差。

 # 牡丹皮（金、火）

下面尝试用训诂的方法来破解"牡丹"这个名字给我们的启示。

一、牡从牛，查《说文解字注》牛："事也，理也。事也者，谓能事其事也，牛任耕。理也者，谓其文理可分析也。庖丁解牛，依乎天理。"可见，牛通事、通理，谓牛之文理可分析、离析、离断、折断，此与"金曰从革"之义相符，故牡丹皮属金，可治疗跌打损伤、骨折、金疮等症。

◎ 附方：

1. 折腕瘀血、外伤瘀血

《外台秘要》：《千金》疗折腕瘀血方。虻虫（去足翅熬）、牡丹等分，上二味为散，以酒服方寸匕，血化成水。

《小品方》：若久宿血在诸骨节及胁肋外不去者方。牡丹、虻虫（去足熬）等分，上二味，捣末，以酒服方寸匕，血化成水。忌胡荽。

《备急千金要方》：治从高堕下，有瘀血方。……虻虫二十枚，牡丹一两，上二味，治下筛，酒服方寸匕，血化为水。

2. 金疮内漏血不出

《备急千金要方》：牡丹皮为散，水服三指撮，立尿出血。

《千金翼方》：牡丹，上一味，为散，服三指撮，五日尿出血。

3. 矢簇不出

《外台秘要》：《葛氏方》又疗箭镞及诸刃刀，在咽喉胃膈诸隐处不出者方。牡丹一分，白蔹二分，上二味捣末，以温酒服方寸匕，日三服，刃自出。

二、如前所述，牡丹皮属金，故可治疗具有破裂、破损、缺损之象的疝气。

◎ 附方：

1. 㿉疝

《外台秘要》：《千金》疗疝卵偏气上方。牡丹、防风各一分，上二味捣为散，温酒服方寸匕，日二。忌胡荽。

《小品方》：牡丹散，治㿉偏大气胀方。牡丹、桂心、防风、铁精、豉（熬），各等分，上五味，捣筛，酒和方寸匕服之。小儿一刀圭，二十日愈。婴儿以乳汁和大豆与之，大效。

《外台秘要》：《古今录验》牡丹五等散，疗㿉疝阴卵偏大，有气上下胀大，行走肿大，服此良验方。牡丹皮、防风、黄柏（炙）、桂心各一分，桃仁二分（去皮尖，研），上五味，捣为散，以酒服一刀圭，二十日愈。少小㿉疝最良，小儿以乳汁和如一大豆与之。忌如前。

《备急千金要方》：治小儿阴偏大，又卵核坚㿉，五等丸方。黄柏、香豉、牡丹、防风、桂心各二两，上五味，末之，蜜丸如大豆，儿三岁饮服五丸，加至十九。儿小以意酌量著乳头上服之。

《卫生易简方》：治大人小儿肾肿偏大，有气上胀，行走肿痛，用牡丹皮、防风、肉桂、黄柏（炙）、桃仁（炒）等分为末。

2. 寒疝

《外台秘要》：《古今录验》疗心痛寒疝，牡丹丸方。牡丹（去心）、桂心各二两，乌头（炮）二枚，上三味，末之，合蜜和为丸如大豆。旦起未食服三丸，日二，不知稍增之，药少急，宁少服。并治遁尸发动，无乌头，附子亦可用，炮之。忌胡荽、猪肉、冷水、生葱等。

三、如前所述，牡丹皮属金，故可治疗虚劳、消渴等具有衰竭、衰败之象的病症。

◎ 附方：

1. 虚劳腰痛

《金匮要略》：虚劳腰痛，少腹拘急，小便不利者，八味肾气丸主之。干地黄八两，薯蓣、山茱萸各四两，泽泻、牡丹皮、茯苓各三两，桂枝、附子（炮）各一两，上八味，末之，炼蜜和丸梧子大，酒下十五丸，加至二十九，日再服。

《备急千金要方》：能治五种腰痛……桑寄生、牡丹皮、鹿茸、桂心等分，上四味，治下筛，酒服方寸匕，日三。

《备急千金要方》：治肾虚腰痛方。牡丹皮二分，草薢、桂心、白术各三分，上四味，治下筛，酒服方寸匕，日三。亦可作汤服，甚良。

2. 消渴

《金匮要略》：男子消渴，小便反多，以饮一斗，小便亦一斗，肾气丸主之。干地黄八两，薯蓣、山茱萸各四两，泽泻、牡丹皮、茯苓各三两，桂枝、附子（炮）各一两，上八味，末之，炼蜜和丸梧子大，酒下十五丸，加至二十九，日再服。

四、查牡的甲骨文，右边的部件其实代表的是雄性生殖器或者在交配时处于上位的雄性，所以牡字有凸出、高起、累高、阳热之义，故牡丹皮属阳，可治疗有凸出、高起、累高、阳热之象的病症，如各种疮痈肿毒、瘀积之血、各经火热证等。同时，查《说文解字》丹："巴越之赤石也，象采丹井，一象丹形。凡丹之属皆从丹。"可见，丹有赤之义，而赤为南方火色，有赤裸、裸露、显露、明显、光明之象，此与"火曰炎上"之义相符，故牡丹皮可治疗各种皮肤色红外露、病人喜袒露身体等症，如各种疮痈以及火热证。

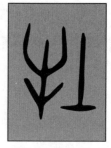

牡（甲骨文）

◎ 附方：

1. 伤寒口疮

《外台秘要》：又疗伤寒口疮烂者，升麻汤方。升麻一两，甘草一两（炙），竹叶（切）五合，麦门冬三分（去心），牡丹一分，干枣二十枚（擘），上六味切，以水四升，煮取一升半，去滓，分五服含，稍稍咽之为度。忌海藻、菘菜、胡荽等。

2. 肺痈

《普济本事方》：升麻汤，治肺痈吐脓血作臭气，胸乳皆痛。川升麻、桔梗（炒）、薏苡仁、地榆、牡丹皮、芍药、子芩（刮去皮）各半两，甘草三分（炙），上锉粗末。每服一两，水一升半，煎至五合合去滓，日二三服。

《世医得效方》：治肺痈，胸乳间皆痛，口吐脓血，气作腥臭。川升麻、苦梗、薏苡仁、地榆、黄芩、赤芍药、牡丹皮、生甘草各等分，上锉散，每一两，水一升半，煎五合，温温日三服。

3. 肠痈

《金匮要略》：肿痈者，少腹肿痞，按之即痛如淋，小便自调，时时发热，自汗出，复恶寒。其脉沉紧者，脓未成，可下之，当有血；脉洪数者，脓已成，不可下也，大黄牡丹汤主之。大黄四两，牡丹一两，桃仁五十个，瓜子半升，芒硝三合，上五味，以水六升，煮取一升，去滓，内芒硝，再煎沸，顿服之，有脓当下；如无脓，当下血。

《刘涓子鬼遗方》：治肠痈，大黄汤。痈之为病，诊小腹肿，痞坚，按之则痛，或在膀胱左右，其色或赤或白色，坚大如掌热，小便欲调，时色色汗出，时复恶寒。其脉迟坚者，未成脓也，可下之，当有血脉数脓成，不可服此方。大黄四两，牡丹三两，芥子半升，硝石三合，桃仁五十枚（去皮炒，切之），上五味，㕮咀，以水六升，煮取一升五合，分为两服，脓下。无者，下血，大良。

《回生集》：肠痈，小肠坚硬如掌而热，按之则痛，肉色如故，或焮赤微肿，小便频数，汗出憎寒，脉紧实而有力，服此神效。大黄（炒）、朴硝各一钱，丹皮、白芥子、桃仁各二钱（去皮尖），水二碗，煎八分，食前或空心温服。

《医心方》：《集验方》治肠痈汤方。薏苡仁一升，牡丹皮三两，桃仁三两，冬瓜仁一升，凡四物，以水六升，煮取二升，分再服。

《种福堂公选良方》：治肠痈，腹中疗痛，烦躁不安，或胀满不食，小便涩。妇人产后虚热，多有此症。纵非痈，疑似间亦当服之。苡仁三钱，瓜蒌仁三钱，牡丹皮三钱，桃仁二钱，上水二钟，煎一钟。不拘时服。

《验方新编》：肠痈有生于肠内者，腹内胀急，大小便牵痛如淋，转侧摇之如水声，溃后则脓从大便出。有生肠外者，肚脐肿痛作胀，或一足弯曲，口有臭气，或脓自脐出，甚则肠穿有虫自脐中出，势难为计。初起宜用牡丹皮散以消之，溃烂则用参芪内托之剂。牡丹皮散：丹皮五钱，苡仁一两，瓜蒌仁（去油）二钱，桃仁（去皮尖）二十粒，水煎服。

4. 恶气肿毒

《医心方》：《刘涓子方》五香丸，治恶气肿毒方。熏陆香二分，藿香二分，青木香二分，鸡舌香二分半，鬼臼二分，大黄八分，当归五分，升麻三分，朱砂一分半，牡丹二分，雄黄一分，上十一物，捣下筛，蜜和为丸，清白饮一服四丸，丸如小豆大，日再。

5. 水毒溪毒

《肘后备急方·治卒中溪毒方第六十一》：又服牡丹方寸匕，日三服。

《奇效良方》：治中水毒溪毒，下部虫蚀生疮。上用牡丹皮为细末，每服二钱匕，酒一盏调下，日三。

6. 蓄血证

《备急千金要方》：治伤寒及温病，应发汗而不汗之，内蓄血者及鼻衄吐血不尽，内余瘀血，面黄，大便黑，消瘀血，犀角地黄汤方。犀角一两，生地黄八两，芍药三两，牡丹皮二两，上四味，㕮咀，以水九升，煮取三升，分三服。喜妄如狂者，加大黄二两，黄芩三两。其人脉大来迟，腹不满，自言满者，为无热，但依方，不须加也。

7. 连年月水不通

《医心方》：《子母秘录》云，产后月水闭，乍在月前，或在月后，腰腹痛，手足烦疼，唇口干，连年月水不通，血干着脊，牡丹丸方。苦参十分，牡丹五分，贝母三分，上三物，捣筛，蜜丸如梧子，先食以粥清汁服七九，日三。

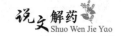

8. 产后恶露不尽

《千金翼方》：治产后恶露不尽，大黄汤方。大黄、当归、生姜、牡丹（去心）、芍药、甘草（炙）各一两，吴茱萸一升，上七味，哎咀，以水一斗，煮取四升，分为四服，一日令尽极佳，加人参二两，名人参大黄汤。

9. 火热证

《串雅内外编》：治各经之火。栀子三钱，白芍五钱，甘草一钱，丹皮三钱，元参三钱，水煎服。心火加黄连一钱，肺火加黄芩一钱，胃火加石膏三钱，肾火加知母一钱、黄柏一钱，大肠火加地榆一钱，小肠火加天冬、麦冬各三钱，膀胱火加泽泻三钱。

《杨氏家藏方·斑疹方》：治小儿疮疱出足，壅盛喘急，浸淫成片，宜服此药解之。赤芍药二钱，生干地黄一两半，犀角屑一分，牡丹皮一分，上件哎咀。每服二钱，水半盏，煎至三分，去滓，温服，不拘时候。

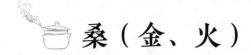

桑（金、火）

据《左传》记载，春秋时期晋国上卿赵盾在"翳桑"遇到一个饿得奄奄一息的武士，这个武士名叫灵辄，赵盾拿来饭菜施舍给灵辄吃，但没想到灵辄居然不舍得吃，并表示要把这些饭菜留给他的母亲。赵盾闻后颇为感动，嘱咐灵辄可以尽管吃饱，他会另外给其母亲专门送上饭菜。后来，晋灵公在朝中设伏，准备杀害赵盾，灵辄见此，便倒戟相救，赵盾因而得以脱险。后来，赵盾问灵辄为何冒死相救，灵辄回答：我就是你当年在"翳桑"救过的那个快要饿死的武士呀。

这里的"翳桑"一词，有人认为是指桑树枝叶茂密而有树荫，也有人认为是古代的一个地名，没有定论。

唐代杜甫的《成都府》开头即言："翳翳桑榆日，照我征衣裳。我行山川异，忽在天一方。"这里的"翳翳桑榆日"明显指的是桑树榆树枝叶茂密的时候，所以不能排除"翳桑"一词有可能指的是桑叶茂密的时间，即夏日。

从以上内容笔者隐约感觉到"桑"和"翳"之间的联系还是挺紧密的，它们之间究竟有什么联系呢？桑究竟有什么功效呢？下面尝试用训诂的方法来破解"桑"这个名字给我们的启示。

一、桑从叒（ruò），查《说文解字注》叒："象形，枝叶蔽翳。"可见，叒有蔽之象，即蔽翳、凋敝、颓败之象，此与"秋三月，此谓容平"之义相符，故桑属金，可治疗金疮、刀箭伤等症。

◎ 附方：

1. 金疮

《圣济总录》：治金疮，止血，桑皮汁方。上急研桑白皮汁涂之，血便止。如不止，更取白皮裹疮上，令汁得入疮中。冬月，用桑根皮亦佳。

《奇效良方》：用新桑叶研取白汁涂之，能合金疮。

2. 刀箭伤

《世医得效方·正骨兼金镞科》：神仙刀箭药，妙不可言。上以桑叶阴干为末干贴，如无，旋熨干贴之。

二、查《说文解字注》叒："象形，枝叶蔽翳。"查《说文解字注》蔽："蔽芾叠韵。"可见，蔽芾二字叠韵而互通。桑从叒，有枝叶蔽翳之象，而蔽通芾，芾字与肺字一样都从市，故桑属金，可入肺而治疗咳喘等症。同时，查《说文解字》翳："华盖也，从羽殹声。"可见，叒有枝叶蔽翳之象，而翳为华盖，故桑属金，可入人体之华盖肺而治疗咳喘等症。

◎ 附方：

1. 咳喘

《世医得效方·小方科·诸热·实热》泻白散：治肺气盛，致令鼻塞，乳食不下。或气壅喘噎，热咳亦治。正地骨皮、桑白皮、甘草各等分，上为末。每服一钱，粳米百余粒煎汤下。

《温病条辨》：太阴风温但咳，身不甚热，微渴者，辛凉轻剂桑菊饮主之……杏仁二钱，连翘一钱五分，薄荷八分，桑叶二钱五分，菊花一钱，苦梗二钱，甘草八分，苇根二钱，水二杯，煮取一杯，日二服。二三日不解，气粗似喘，燥在气分者，加石膏、知母；舌绛暮热，甚燥，邪初入营，加元参二钱、犀角一钱；在血分者，去薄荷、苇根，加麦冬、细生地、玉竹、丹皮各二钱；肺热甚加黄芩；渴者，加花粉。……感燥而咳者，桑菊饮主之。

2. 肺毒疮

《肘后备急方·治癣疥漆疮诸恶疮方第三十九》：《经验后方》，治肺毒疮如大风疾，绿云散。以桑叶好者，净洗过，熟蒸一宿后，日干，为末，水调二钱匕，服。

三、如前所述，桑属金，有凋敝、颓败、虚损之象，故可治疗须发颓落、虚损等症。

◎ 附方：

1. 发短而少

《外治寿世方》：桑叶、麻叶（一方作麻油），用米泔水煮汁洗之，洗至七次，可长数寸。

2. 须发颓落

《外台秘要》：疗脉极虚寒，鬓发堕落，安发润生，桑白皮沐头方。桑白皮二升（细切），上一味，以水淹渍，煮五六沸，去滓，洗沐鬓发，数数为之，自不复落。

3. 眉毛不生

《验方新编》：桑叶七片，日日洗之，一月复生如旧。须落亦然。

4. 虚劳尿精

《备急千金要方》：石榴皮（《外台》作柘白皮）、桑白皮（切）各五合，上二味，以酒五升，煮取三升，分三服。

四、如前所述，桑属金，故可通调水道而治疗水肿、小便不利等症。

◎ 附方：

1. 水肿

《备急千金要方》：治大肠水，乍虚乍实，上下来去方。赤小豆五升，桑白皮（切）二升，鲤鱼重四斤，白术八两，上四味，㕮咀，以水三斗，煮取鱼烂，去鱼食取尽，并取汁四升许细细饮下。鱼勿用盐。

《备急千金要方》：治膀胱石水，四肢瘦，腹肿方。桑白皮、榖白皮、泽漆叶各三升，大豆五升，防己、射干、白术各四两，上七味，㕮咀，以水一斗五升，煮取六升，去滓，内好酒三升，更煮取五升。每日二服，夜一服，余者，明日更服。

《备急千金要方》：治胃水，四肢肿，腹满方。猪肾一具，茯苓四两，防己、橘皮、玄参、黄芩、杏仁、泽泻（一作泽漆）、桑白皮各二两，猪苓、白术各三两，大豆三升，上十二味，㕮咀，以水一斗八升，煮肾、桑白皮、大豆、泽泻取一斗，澄清，去滓，内药，煮取三升，分三服。若咳，加五味子三两，凡服三剂，间五日一剂，常用有效。

《备急千金要方》：褚澄汉防己煮散，治水肿上气方。汉防己、泽漆叶、石韦、泽泻各三两，白术、丹参、赤茯苓、橘皮、桑根白皮、通草各三两，郁李仁五合，生姜十两，上十二味，治下筛，为粗散，以水一升半，煮散三方寸匕，取八合，去滓。顿服，日三，取小便利为度。

2. 不得小便

《备急千金要方》：车前草一把，桑白皮半两，上二味，㕮咀，以水三升，煎取一升，顿服之。

五、如前所述，桑从叒，叒有枝叶蔽翳之象，而蔽有隐蔽、掩蔽、敛合之义，故桑叶可使汗孔闭合从而治疗各种汗证。

◎ 附方：

《文堂集验方》：自汗。病后身体虚而出汗，阳虚也，经霜桑叶煎汤服即止。

《奇效简便良方》：盗汗，霜桑叶煎水饮。

《验方新编》：盗汗……带露桑叶瓦上焙干，为末，空心米汤调服二钱，数次痊愈。有人睡后汗出，遍身衣被皆透，二十年不愈，后照此方服至数日断根，真神方也。

六、查《说文解字》白："西方色也。阴用事，物色白，从入合二，二，阴数。凡白之属皆从白。"查《说文解字》入："内也，象从上俱下也，凡入之属皆从入。"可见，白为西方金之色，白从入，有从上俱下、自外入内之义，故桑白皮属金，有收敛、内敛、内入之功，可治疗出血等症。

◎ 附方：

《卫生易简方》：治产后或落胎血不止。用桑白皮炙，水煎服。

七、如前所述，桑从叒，叒有枝叶蔽翳之象，即蔽翳、翳障之义，故桑属金，可治疗目肤翳等翳障遮蔽眼睛而不明者。

◎ 附方：

1. 目翳

《外台秘要·卷第二十一·目肤翳方一十四首》：又疗眼中翳少轻者方。取枸杞及车前子叶分等，手中熟按，使汁欲出；又别取桑叶两三重裹之，悬于阴地经宿，乃摘破桑叶取汁，细细点目中，不过三五度，翳自当烂。

《验方新编》：痘后风眼或起翳或红赤。经霜大桑叶七片，或冬至收，或立冬收，蒸水半钟，加入食盐少许，早晚洗。

2. 目昏不明或瞽目不明

《奇方类编》：开瞽复明。禁茶百日，以霜降后桑叶煎汤代茶。

《惠直堂经验方》：明目方，治眼目昏暗不明。十二月桑叶不下地者，煎汤洗之，自亮。留数片至九月廿三日洗之，能令一生无目疾。

《急救广生集》：九月二十三日，采桑叶煎汤洗眼，至老如童，眼不昏花。

《奇方类编》：眼目不明。黄连、桑叶、生姜，三味同煎汤洗之，日久自效。

《串雅内外编·串雅外编·洗法门》：洗青盲。昔武胜军宋仲孚患此二十年，用此法二年，目明如故。青桑叶新研焙干，逐月按日，就地烧存性。每以一合，于瓷器内煎减二分，倾出澄清，温热洗目，至百度，屡试有验。正月初八日，二月初八日，三月初六日，四月初四日，五月初六日，六月初二日，七月初七日，八月二十九日，九月十二日，十月十三日，十一月初二日，十二月十二日。

3. 远视眼或花眼

《验方新编》：通治目疾诸方……老能夜书。每年九月二十三日，用桑叶煎水洗目一次，至老永不昏暗，且夜能看书，其妙无穷。桑叶须五月五日、六月六日、立冬日采者为佳，同黑芝麻等分蜜丸，名为扶桑丸，能除风湿，乌须明目。

4. 迎风流泪

《奇方类编》：治迎风流泪，并眼目昏花，神效。用霜后桑叶，煎水洗眼，自愈。

《奇效简便良方》：风眼下泪。腊月不落桑叶，日煎汤常温洗之。或盐点眼角，冷水洗数次。

5. 明目

《济世神验良方》：洗眼药方。用桑白皮一撮，清水一碗，煎八分，照下开日期洗之，一年后，目明如童子目一般，愈洗愈亮，无效验。正月初一，二月初七，三月初五，四月初一，五月初五，六月初七，七月初十，八月初二，九月初一，十月初十，十一月初一，十二月初十。

《经验丹方汇编》：洗眼奇方，张道人从道藏内检采，普济十方，不论瞽目犯土，云雾风眼，火眼昏花，久洗自明。用皮硝六钱，桑白皮（生）一两，白水煎，每遇日期，热洗数十次。正月初五、二月初二、三月初三、四月初九、五月初五、六月初四、七月初三、八月初十、九月十二、十月十二、

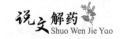

十一月初四、十二月初四、闰月照本月，以上吉星日子，乃通光明也。其方千金不易，屡试屡验。

八、如前所述，桑从叒，叒有枝叶蔽翳之象，蔽有蔽覆、覆障使微之义，故桑属金，可治疗阴寒蔽翳、心火衰微所导致的真心痛，即胸翳等症。

◎ 附方：

《惠直堂经验方》：盖因寒邪直入心经，心火衰弱，反为寒气所劫故也。如手足青至节，寒至节，不救即死。猪心一个煮熟，去心留汤待用，麻黄、官桂、干姜、附子各一钱，用前汤煎服，乃死中救活法也。又真心痛方，桑叶捣烂，滚水送下立愈。

九、如前所述，桑从叒，叒有枝叶蔽翳、繁茂、茂盛之象，此与"夏三月，此谓蕃秀"之义相符，故桑属火，可治疗痈疽、乳痈、毒肿等症。

◎ 附方：

1. 毒肿

《急救良方》：治一切肿毒疮，用腊桑叶为末，以新汲水调涂之。如有脓干糁在上，如在脚膝，敷了用帛裹之。

《奇效简便良方》：手足心忽肿，或痛或不痛，或烂或不烂，此名穿掌，又名擎疽，又曰托盘，鲜桑叶捣敷。

2. 乳痈

《世医得效方·下乳汁》：治乳硬作痛。嫩桑叶，左采研细，米饮调，摊纸花，贴病处。此证四十以下可治，五十以上不可治，治之则死，不治则自得终其天年。

3. 痈疽

《惠直堂经验方·痈疽门》：久远疮口不收方。醋煮桑叶贴之，即收口。

《急救广生集》：收口生肌，用桑叶醋煮一滚即捞起，凡贴将愈毒疮，能生肌收口，神效。

4. 发背

《急救良方》：用榆树（一名旧柳树）根皮切碎，清水泡洗，捣极烂和香油，遍敷患处，只留疮头出气。若药干拘急，用苦茶湿润，药不黏，更换新者。将愈，用桑叶嚼断筋，随大小贴患处，渐收渐小，口合乃止，神效。

5. 烫伤

《急救良方》：治汤烫火烧，用干桑叶为末，干者蜜调敷，湿者干糁。

旋覆花（金、木）

宋代方一夔《秋花十咏·旋覆花》："一串金铺簇碧丛，野田高下状童童。凭君洗我读书眼，收入公门药笼中。"可见，旋覆花外洗甚至有缓解近视或远视的作用，正如《日华子本草》所记载的那样，旋覆花可"明目，治头风"，这是因为旋覆花为菊科植物，俗名六月菊，与菊花有相似的作用。下面尝试用训诂的方法来破解"旋覆花"这个名字给我们的启示。

一、旋的甲骨文代表获胜归营的军队，通过转动旗帜、让其飘扬以示获得胜利，所以旋覆花属金，可治疗金疮断筋。

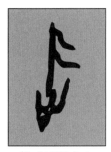

旋（甲骨文）

◎ 附方：

《串雅内外编》：被砍断筋。旋覆花根捣汁，滴患处，仍以滓敷之。日三易，半月后断筋能续。

《奇效简便良方》：接筋。旋覆花根绞汁，以筋相对涂而封之，即续好矣。

二、查《说文解字》旋："周旋，旌旗之指麾也。从㫃、从疋。疋，足也。徐锴曰：'人足随旌旗以周旋也。'"可见，旋有周旋、旋转、旋运、回转、眩晕之义，故旋覆花可治疗头风眩晕。

◎ 附方：

《杨氏家藏方》独活散：消风化痰，治头目旋运。川芎、独活（去芦头）、防风（去芦头）、藁本（去土）、旋覆花、蔓荆子、细辛（去叶、土），七味各一两，石膏（研）、甘草（炙），二味各半两，上件为细末。每服二钱，水一大盏，生姜三片，煎至七分，热服，食后。

《鸡峰普济方》川芎散：治妇人头眩痛，久不差。川芎、羌活、防风、细辛、旋覆花、藁本、蔓荆子各五两，石膏、甘草各半两，上为粗末。每服二钱，水一盏，生姜三片，同煎至六分，去滓，食后热服。

《严氏济生方》旋覆花汤：治中脘伏痰，吐逆眩晕。旋覆花（去梗）、半夏（汤泡七次）、橘红、干姜（炮）各一两，槟榔、人参、甘草（炙）、白术各半两，上㕮咀。每服四钱，水一盏半，生姜七片，煎至七分，去滓，温服，不拘时候。

《辅行诀脏腑用药法要》大补肝汤：治肝气虚，其人恐惧不安，气自少腹上冲咽，呃声不止，头目苦眩，不能坐起，汗出，心悸，干呕，不能食，脉细而结者方。桂枝、干姜、五味子各三两，旋覆花、代赭石（烧。一方作牡丹皮，当从）、竹叶各一两，大枣十二枚（去核。一方作薯蓣，当从），上七味，以水一斗，煮取四升，温服一升，日三夜一服。

三、如前所述，旋覆花属金，故可治疗咳嗽、胸膈痰结等症。又覆从襾（yà），查《说文解字注》襾："覆也，从冂上下覆之。下字剩冂者，自上而下也。"可见，襾与肺字一样皆从冂，都有反覆、覆盖、下垂之义，故旋覆花属金，可入肺而有降气止咳之功，即"诸花皆升而旋覆独降"也。

◎ 附方：

1. 咳嗽

《博济方》金沸草散：治伤寒壮热、风气壅盛，头目心胸不利。妇人血风朝发，丈夫风气上攻，状如中脘有痰，令人壮热、头疼、项筋紧急，时发寒热。皆类伤风，有寒气则出汗，如风盛则解利。荆芥穗四两，旋覆花三两，前胡三两，半夏一两（洗净，姜汁略浸），赤芍药一两，麻黄（去节）三两，甘草（炙）一两，上七味同为末。每服二钱，水一盏，入生姜、枣同煎，至六分，热服。如汗出，并三服。陈自明《管见良方》但头不疼项不强为异耳。

《仁斋直指方论》金沸草散（《和剂方》）：治肺经受风，头目昏痛，咳嗽声重，涕唾稠黏，及治时行寒疫，壮热恶风。旋覆花（去梗）二两，荆芥穗四两，麻黄（去节）、前胡（去芦）各三两，甘草（炙）、赤芍药、半夏（汤洗七次，姜汁浸）各一两，上咬咀。每服五钱，水一盏，姜三片，枣一枚，煎八分，温服。

2. 胸膈痰结唾如胶，不下食

《备急千金要方》旋覆花汤：主胸膈痰结，唾如胶，不下食者方。旋覆花、细辛、前胡、甘草、茯苓各二两，生姜八两，半夏一升，桂心四两，乌头三枚，上九味，咬咀，以水九升，煮取三升，去滓，分三服。

《卫生易简方》：治唾如胶漆稠黏，咽喉不利。用旋覆花为末，每服二三钱，水煎，时呷服，即渐清利。

四、查《说文解字注》覆："覂也，反也。覆覂反三字双声。又部反下曰，覆也，反复者，倒易其上下。"可见，覆有反复之义，可使上逆者倒易而下行，故旋覆花属金，可治疗噫气不除之上逆症。

◎ 附方：

《伤寒论》：伤寒发汗，若吐若下，解后，心下痞硬，噫气不除者，旋覆代赭石汤主之。旋覆花三两，人参二两，生姜五两，代赭石一两，甘草三两（炙），半夏半升（洗），大枣十二枚（擘），上七味，以水一斗，煮取六升，去滓，再煎取三两，温服一升，日三服。

五、覆从复，通复，从畐（fú），查《说文解字注》畐："满也，方言。偪侐满也。凡以器盛而满谓之偪，注言涌出也。腹满曰偪。注言勒偪也。按《广雅》偪偪满也，本此。"可见，畐通满，尤其有腹满之义，故旋覆花可治疗腹满、胸胁满等症。

◎ 附方：

1. 肝着

《金匮要略》：肝着，其人常欲蹈其胸上，先未苦时，但欲饮热，旋覆花汤主之。旋覆花汤方，旋覆花三两，葱十四茎，新绛少许，上三味，以水三升，煮取一升，顿服之。

2. 两胁痞满、两胁气结

《肘后备急方·治心腹寒冷食饮积聚结癖方第二十七》：治腹中冷癖，水谷结，心下停痰，两胁痞满，按之鸣转，逆害饮食……野狼毒三两，附子一两，旋覆花三两，捣，蜜丸服，如梧子大，食前三丸，日三服。

《肘后备急方》：治两胁下有气结者。狼毒二两，旋覆花一两，附子二两，炮之，捣，筛，蜜和丸服，如梧子大二丸，稍加至三丸，服之。

3. 腹满

《辅行诀脏腑用药法要》：泻脾汤，救误用冷寒。其人阴气素实，卫气不通，致腹中滞胀，反恶寒不已者方。附子（炮）、干姜、麦门冬、五味子、旋覆花各三两（一方有细辛三两），上五味，以水七升，煮取三升，温分再服。

《集验方·治胸腹胀满方》：半夏茯苓汤，治胸膈心腹中痰水冷气，心下汪洋，嘈烦，或水鸣多唾，口清水自出，胁肋急胀，痛不欲食，此皆胃气弱，受冷故也，其脉喜沉弦细迟，悉主之方。半夏五两（洗），生姜五两，茯苓三两，旋覆花一两，陈橘皮、人参、桔梗、芍药、甘草（炙）各二两，桂心一两，上十味，切，以水九升，煮取三升，分三服。欲得利者，加大黄；须微调者，用干地黄；病有先时喜水下者，加白术三两，除旋覆花；若大便不调，宜加大黄及干地黄，并用三两。忌羊肉、饧、酢物、生葱、猪肉、海藻、菘菜。

六、旋覆花的干燥地上部分称为金沸草，沸通弗，通乀（fú），查《说文解字注》乀："ナ戾也，从反丿，读与弗同。自左而曲于右，故其字象自右方引之乀。"可见，乀有曲戾不正、偏曲之义，此与"木曰曲直"之义相符，故旋覆花属木，可治疗中风引起的口眼歪斜等症。

◎ **附方：**

《肘后备急方》：《经验后方》治中风及壅滞。以旋覆花洗尘令净，捣末，炼蜜丸如梧子大。夜卧，以茶汤下五丸至七丸、十丸。

蜘蛛（金、火）

宋代释普济《蜘蛛》："一丝挂得虚空住，百忆丝头杀气生。上下四维罗织了，一无漏纲话方行。"可见，古人知道蜘蛛有织网之能，而蜘蛛网为抓捕、围捕、捕杀猎物之用，故蜘蛛有秋金肃杀之象。那么，蜘蛛的功效主要是什么呢？下面尝试通过训诂的方法来破解"蜘蛛"这个名字给我们的启示。

一、蚰通知，通智，故蜘蛛网可益智。同时，金文中智字的本义为教授捕猎或作战的经验和谋略，而蜘蛛最擅长捕猎，故古人认为蜘蛛网可益智。

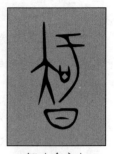

智（金文）

◎ 附方：

《集验方》：治人心孔昏塞，多忘喜误方。七月七日取蜘蛛网着领中，勿令人知，则永不忘也。

二、蚰从知，查《说文解字》知："词也，从口从矢。"可见，知从矢，为用于杀伐、杀戮的箭簇之义，故蜘蛛属金，可治疗具有颓败、腐败、破败、破裂之象者。同时，甲骨文中的知字本义为用口教授射箭、打猎、打仗、行军的经验，故蜘蛛属金，可治疗具有颓败之象的走马疳、具有腐败之象的狐臭以及具有破败、破裂之象的疝气等症。

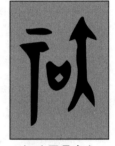

知（甲骨文）

◎ 附方：

1. 小儿走马疳

《是斋百一选方》：取大蜘蛛一枚，以湿纸裹，外用荷叶包，火中煅，令焦存性，细研，入少麝香敷之。

2. 狐臭

《世医得效方》：蜘蛛散，治狐臭熏人，不可向迩者。大蜘蛛一个，以黄泥入少赤石脂捣细，入盐少许，杵炼为一窠，蜘蛛在内以火近烧通红，冷，剖开，上一味为末，临卧，入轻粉一字，用酽醋调成膏，敷腋下，明早登厕，必泻下黑汁，臭秽不可闻，于远僻处弃埋之，免染人。

《验方新编》：用蒸饼一个，劈作两片，放密陀僧细末一二钱，急夹在腋下，略睡片时，候冷弃去，如系一腋狐臭，只用一片夹之。有人患此二十余年，照治断根，屡试不爽……顶大蜘蛛一个，或用小蜘蛛二个亦可，黄泥包好，火内烧红，取出候冷，去泥。加轻粉一钱，共研末，日搽数次。轻者，二日即愈，重则三四日必断根。较前方尤简便神验，百发百中。

《奇方类编》：蜘蛛一个，丝蚶壳大者一个，将蜘蛛放入壳内，阴阳瓦焙干为末，将纱袋盛之，扎成乳头样，先用甘草汤洗净拭干，将药扑上，候二日，其粪不臭，用绿豆汤止之，永不发。

3. 疝气

《金匮要略》：阴狐疝气者，偏有大小，时上时下，蜘蛛散主之。蜘蛛十四枚（熬焦），桂枝半两，上二味，为散，取八分一匕，饮和服，日再服。蜜丸亦可。

《外台秘要》：《千金》疗癫方。牡丹二两，海藻二两（洗），狐阴一具（炙），地肤子二两，茯苓二两，五味子二两，芍药二两，橘皮二两，蜘蛛五十个（熬），防葵二两，细辛二两，蒺藜子二两，桂心二两，泽泻二两，桃仁五十枚（去皮尖，熬），上十五味，下筛，蜜和，服十九如梧子大，稍加至二十九。忌胡荽、生葱、生菜、酢物。

三、如前所述，蜘蛛属金，故可治疗具有白虎之象的疟疾。

◎ 附方：

《肘后备急方》：取蜘蛛一枚，芦管中密塞，管中以绾颈，过发时乃解去也。

《肘后备急方》：取蜘蛛一枚，着饭中合丸吞之。

《杨氏家藏方》：治疟疾往来久不差者……花蜘蛛七月七日取，晒干，上将一枚纸裹封了，绛囊盛之，男左女右系患者臂上，勿令病患知此物。

四、如前所述，蜘蛛属金，故可入大肠而收敛脱肛。

◎ 附方：

《仁术便览》：青石脂碾细，水合，包大蜘蛛一个，麝香少许在内，烧为炭，覆地上，出火毒，为末，用少许在肛上收。

《验方新编》：大肠脱肛不收……大蜘蛛一个，去头足，瓦上焙枯研末，灯油调敷，半刻即收，神效。

《急救广生集》：治脱肛不收方。用檐前蜘蛛大者，一个，去头足，烘燥研末，以桑叶盛之，托肛头上，片时即缩。

五、蛛从朱，朱字的甲骨文像在树干中间加一圆点，表示树心是红色的，而红色为火之象，故蜘蛛属火，可治疗具有火象的马嘴疔。同时，朱字甲骨文上的圆点可表示树的主干位置或中心之所在，故蜘蛛属火属土，可治疗位于人中的马嘴疔。

朱（甲骨文）

◎ 附方：

《惠直堂经验方》：马嘴疔方。蜘蛛一个，研烂涂之。

 # 薯蓣（金、火）

宋代陆游的《游近村》有载："行历茶冈到药园，却从钓濑入樵村。半衰半健意萧散，不雨不晴天晏温。薯蓣傍篱寒引蔓，菖蒲络石瘦生根。参差灯火茆檐晚，童稚相呼正候门。"可见，薯蓣（即山药）属于蔓生植物，而蔓生植物属金，有收引之功，故薯蓣也不例外。那么，薯蓣属金还有没有其他证据支持呢？下面尝试破解"薯蓣"这个名字给我们的启示。

一、薯通署，从网，为抓捕、捕杀、收容、网罗鱼虫鸟兽之工具，故薯蓣属金，可治疗金疮、咳喘等症。同时，查《康熙字典》薯："《唐韵》常恕切。薯蓣，俗藷字，详藷字注。"查《说文解字》藷："藷蔗也，从艹诸声。"查《说文解字注》诸："辩也，辩当作辨，判也。"可见，薯字本作藷，通诸，通辨，通判，有判断、判别、分别、分解、肢解之义，此与"金曰从革"之义相符，故薯蓣属金，可治疗金疮、咳喘等症。

◎ 附方：

1. 金疮血出

《医心方》：口嚼薯蓣以敷之，避风早差。

2. 咳喘

《奇效简便良方》：小儿咳嗽食少发黄，真山药煮熟，加糖调服。

《验方新编》：咳嗽气喘，生山药半碗捣烂，甘蔗汁半碗，和匀。炖微热服，立止。

《医方简义》：都气加桂汤，治喘哮之欲愈者，以纳肾气之法。熟地八钱，茯苓、泽泻、怀山药各四钱，丹皮、山萸肉各二钱，五味子九粒，肉桂冲水煎。

二、薯通署，从网，为抓捕、捕杀、收容、网罗鱼虫鸟兽之工具，故薯蓣属金，有收敛、收缩之象，故薯蓣可治疗小便频数、白带、泄泻等收束无力等症。

如前所述，薯字本作藷，查《说文解字注》藷："藷蔗二字叠韵也。"可见，藷通蔗，通庶，通众，通聚，有聚会、积聚、敛聚之义，此与"金正曰蓐收"之义相符，故薯蓣属金，可治疗肾虚咳嗽、小便频数、白带不止、泄泻等收涩无力之象者。

薯蓣一名藷藇，藇从与，查《说文解字》与："党与也，从舁从与。"查《说文解字》舁："共举也。从臼从廾。凡舁之属皆从舁，读若余。"查《说文解字注》共："䢼，古文共，体从小徐本，按䢼有顺从之象。"可见，藇有共举之义，而共有顺从、服从、屈从之象，此与"金曰从革"之义相符，故薯蓣属金，可治疗肾虚咳嗽、小便频数、白带不止、泄泻等收束无力之象者。

◎ 附方：

1. 小便频数

《世医得效方》：缩泉丸，治胞气不足，小便频数。天台乌药、益智仁各等分，上为末，酒煮山药末糊丸如梧子大。每服七十九，临卧盐酒吞下。

2. 白带不止

《惠直堂经验方·白带丸方》：藕节八两，芡实二两，白茯苓一两，白茯神一两，山药三两，莲须一两五钱，莲子二两，金樱膏十八两，上药为末，膏丸，服药完病愈。

3. 肾虚咳嗽

《惠直堂经验方·治肾虚咳嗽方》：水泛为痰，诸药不效。熟地一两，元参五钱，麦冬、萸肉各三钱，茯苓、山药各二钱，白芥子（研）五分，五味子七分，水煎服。如胸胁疼痛，加白芍二钱、柴胡三分，五六剂效，多服除根。

4. 脾弱泄泻

《奇方类编》：泄泻脾弱，山药切片炒，研末入粥内食之。

三、如前所述，薯蓣属金，而金有衰败、衰竭、虚衰之象，故薯蓣可治疗各种具有衰败、衰竭、虚衰之象的病症，如消渴、虚劳等症。同时，薯字本作藷，通诸，通者，查《说文解字》者："别事词也，从白粜声。粜，古文旅字之也切。"可见，者为别事词也，而别有判别、判断、分别、分解、肢解、破解、残破、残败、衰败、衰竭、虚衰之义，有杀伐、肃杀之象，故薯蓣属金，可治疗各种具有衰败、衰竭、虚衰之象的病症，如消渴、虚劳等症。

◎ 附方：

1. 虚劳虚损

《金匮要略》：虚劳诸不足，风气百疾，薯蓣丸主之。薯蓣三十分，当归、桂枝、曲、干地黄、豆黄卷各十分，甘草二十八分，人参七分，川芎、芍药、白术、麦门冬、杏仁各六分，柴胡、桔梗、茯苓各五分，阿胶七分，干姜三分，白蔹二分，防风六分，大枣百枚为膏，上二十一味，末之，炼蜜和丸，如弹子大，空腹酒服一丸，一百丸为剂。

《金匮要略》：虚劳腰痛，少腹拘急，小便不利者，八味肾气丸主之。干地黄八两，薯蓣、山茱萸各四两，泽泻、牡丹皮、茯苓各三两，桂枝、附子（炮）各一两，上八味，末之，炼蜜和丸梧子大，酒下十五丸，加至二十五丸，日再服。

《卫生易简方》：治虚劳，用菟丝子二两，酒浸十日，水淘、焙干、为末；入杜仲一两，蜜炙，捣，用薯蓣末酒煮为糊丸如桐子大，空心酒下五十丸。

2. 消渴

《金匮要略》：男子消渴，小便反多，以饮一斗，小便亦一斗，肾气丸主之。干地黄八两，薯蓣、山茱萸各四两，泽泻、牡丹皮、茯苓各三两，桂枝、附子（炮）各一两，上八味，末之，炼蜜和丸梧子大，酒下十五丸，加至二十丸，日再服。

《全生指迷方》：若其人素渴饮水，一旦不饮不渴，小便日夜数十行，气乏肉消脱，此消中，肾气败也，茱萸丸主之。茱萸丸：苁蓉（洗，切，酒浸，焙）、五味子（炒）、山茱萸、干山药等分，上为末，酒糊为丸，如梧桐子大。饮下三十粒，空心服。

四、薯字本作藷，通诸，通者，而者字的甲骨文表示古代部落燃烧篝火，用以煮食、聚众漫谈社交，故薯蓣属火，可治疗痈疽疮疡等皮肤色红显露、病人喜袒露身体等症。

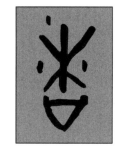

者（甲骨文）

◎ 附方：

1. 痈疽肿毒

《外治寿世方》：快马痈。山药磨沙糖水，搽围即散。

《惠直堂经验方》：无名肿毒方……鲜山药捣成泥，敷之即消。

《济世神验良方》：遇一切肿毒恶疮，初起时用独蒜切片，艾火灸之。又方山药、活鲫鱼捣敷。又方菊花根、生山药捣敷毒顶，以膏药贴住。

《惠直堂经验方》：消肿方，治诸肿毒，兼治项后侧少阳经中疙瘩，不辨肉色，不问大小日月深远，或赤硬肿痛，并效。生山药一块去皮，蓖麻子一粒研匀，摊贴之。

《外治寿世方》：项后结核，或赤肿硬痛。生山药（去皮）一挺，蓖麻子二个，同研贴之。神效。

《奇方类编·疮毒门》：治项后生疙疸，肉色不变，不问大小，年深月久不愈。生山药（去皮）一块，蓖麻子仁十个，研匀，摊帛上贴之如神。

2. 乳痈

《种福堂公选良方》：乳痈，乳痛敷方。活鲫鱼一个，鲜山药一段如鱼长者，同捣烂敷上，以纸盖之。

《回生集·乳吹乳滞方》：蒲公英一两，入无灰酒一斤，煎熟服，神效。结乳敷药方，一妇患此症，诸药不效，肿痛异常，以此方治之，立效。右院判汝敬吴公传，用生山药不拘多少，捣烂敷之。

《文堂集验方》：乳吹，因吃乳时，含乳睡着，乳为儿气所吹，乳汁不通，肿硬重者，即成痈。生山药捣烂敷之即消，消即速去之。

3. 头上软疖

《验方新编·头上软疖》：软疖愈而复发，最难除根……生半夏、生山药各等分，研末，用葱头捣敷。此治初起甚效。

4. 疔

《外治寿世方》：治疔初起，生山药同白糖捣烂，涂敷即消。

5. 手足冻疮

《外治寿世方》：手足冻疮，山药一截，磨泥涂之。

五、如前所述，薯蓣属火，故可治疗脾火不足、不能腐熟水谷者，以及闭口饮食不进者。

◎ 附方：

1. 脾弱泄泻

《奇方类编》：泄泻脾弱，山药切片炒，研末入粥内食之。

2. 小儿噤口痢

《济世神验良方》：石莲饮，治小儿噤口痢。石莲肉（炒）、淮山药各等分，为末，每服一钱，米饮下。

白蔹（金、火）

《诗经·葛生》："葛生蒙楚，蔹蔓于野。予美亡此，谁与？独处！葛生蒙棘，蔹蔓于域。予美亡此，谁与？独息！角枕粲兮，锦衾烂兮。予美亡此，谁与？独旦！夏之日，冬之夜。百岁之后，归于其居。冬之夜，夏之日。百岁之后，归于其室。"诗人通过对比葛与蔹来起兴，那么，白蔹与葛根的功效应当有相似之处。下面尝试用训诂的方法来破解"白蔹"这个名字给我们的启示。

一、查《说文解字》白："西方色也。阴用事，物色白。从入合二，二，阴数，凡白之属皆从白。"查《说文解字》入："内也，象从上俱下也，凡入之属皆从入。"可见，白为西方金之色，白从入，有从上俱下、自外入内之义，故白蔹属金，有收敛、内敛、内入之功，故可治疗出血等症。

蔹从敛，查《说文解字》敛："收也，从攴金声。"查《说文解字》亼："皆也，从亼、从叩、从从。"可见，金从亼，有集会、集聚、敛聚、内敛之义，故白蔹属金，可治疗吐血、痔疮等出血症。

◎ 附方：

1. 吐血不止

《圣济总录》：治吐血、咯血不止，白蔹汤方。白蔹三两、阿胶二两（炙令燥），上二味，粗捣筛，每服二钱匕，酒水共一盏，入生地黄汁二合，同煎至七分，去滓，温服。如无地黄汁，入生干地黄一分同煎亦得。

2. 血痔

《小品方》：五痔散，主酒客劳及损伤，治下部中傍孔，起居血纵横出及肉。方：赤小豆四分（熬），黄耆三分，附子（炮）、白蔹、桂心各一分，芍药、黄芩各二分，上七味，捣为散，以酒服方寸匕，日三，止血大验。

二、如前所述，蔹通敛，通收，有收敛、收缩之义，故白蔹属金，可治疗遗尿、遗粪等收涩无力之症。

◎ 附方：

1. 产后遗粪

《外台秘要》：又疗产后遗粪，不知出时方。白蔹、芍药各二分，上二味，捣为散，以酒服方寸匕。

2. 妊娠遗尿

《医心方》：白蔹十分，芍药十分，治下，酒服方寸匕，日三。

《奇效良方》白薇散：治小便不禁。白薇、白蔹、白芍药各等分，上为细末，每服二钱，食前以粥饮调下。

三、如前所述，白蔹属金，故可治疗因有罅隙而漏下之白带一症。

◎ 附方：

《备急千金要方·赤白带下崩中漏下第二十》：治漏下去白方。鹿茸一两，白蔹十八铢，狗脊半两，上三味，治下筛。空心米饮服方寸匕，日三。

《严氏济生方》白蔹丸：治室女冲任虚寒，带下纯白。鹿茸（醋蒸，焙）二两，白蔹、金毛狗脊（燎去毛）各一两，上为细末，用艾煎醋汁，打糯米糊为丸，如梧桐子大。每服五十九，空心，温酒下。

四、如前所述，敛通敛，敛通金，从亼从从，有收集、集会、听从、顺从之义，故白蔹属金，可治疗金疮、跌打损伤等症。

◎ 附方：

1. 金疮箭在肉中不出

《刘涓子鬼遗方》：出箭，白蔹散方。白蔹二两，半夏三两（汤洗七遍，生姜浸一宿熬过），上二味为末，调水服方寸匕，日三服。若轻浅疮十日出，深二十日出，终不停住肉中。

《外台秘要》：又疗铁棘竹木诸刺在肉中，折不出及哽不下方。半夏二两（洗），白蔹二两，上二物，捣筛，酒服半钱匕，日三。宁从少少起者，半夏戟人喉中故也。忌羊肉、饧等，加干姜一两尤佳。

《外台秘要》：又疗箭镝及诸刃刀在咽喉、胸膈诸隐处不出者方。牡丹一分，白蔹二分，上二味，捣末，以温酒服方寸匕，日三服，刃自出。

2. 跌打损伤

《杨氏家藏方》五白散：治打扑闪肭及风热攻注，一切肿毒。白及、白芷、白僵蚕（炒去丝嘴）、白蔹、白芍药、天南星，六味各半两，赤小豆一分，上件为细末。以生姜汁调敷肿上，干即再敷。

五、如前所述，白蔹属金，故可治疗解颅、骨折等具有破败、破裂、裂解、断裂、折断之象者。

◎ 附方：

1. 解颅

《备急千金要方》：治小儿解颅，生蟹足敷方。生蟹足、白蔹各半两，上二味，捣末，以乳汁和，敷颅上，立愈。

2. 骨折

《圣济总录》：治筋骨伤折，接骨，知母裹方。知母（焙）、贝母（去心）、白及、白蔹、桂（去粗皮）、乳香（研）各半两，上六味，捣研为细末，用好酒调如糊，摊药在新帛子上，裹所伤处，三五日一换。

《杨氏家藏方》抵圣太白膏：治折伤闪肭，疼痛不已。消肿膾毒，祛邪止痛，及疗痈疽初生，肿疼尤甚，疮疡肿节，赤焮发热，毒气结搏，肌肤痛急。白胶香十四两（研为细末），乳香一两（别研），定粉二两，白蔹、白芷各六钱，锉碎，上件以麻油四两，滚白蔹、白芷候焦黄色，滤去二物，次下白胶香，候溶退火，次入乳香、定粉，再搅匀，倾入瓷器内，候凝密封贮。每用慢火炙动，量患处大小，纸上摊贴。

六、如前所述，白蔹属金，故可治疗具有破败、破裂、破损之象者，如由于肌肉筋膜薄弱或先天腹壁缺损所造成的疝气等。

◎ 附方：

《外台秘要·疝气及方六首》：蒺藜丸方。蒺藜子、干地黄各十分，鹿茸（炙）十分，白蔹八分，磁石十分（研），矾石（炼）十分，铁精、桂心、续断各五分，巴戟天、芍药、玄参、通草、升麻、牛膝、寄生各八分，泽泻七分，射干八分，苁蓉十分，海藻八分，如发者，上二十味，捣筛，以蜜和为丸，如梧子大，饮下十丸，日二，渐增至二三十丸。

七、蔹从敛，通收，从丩（jiū），查《说文解字注》丩："相纠缭也，丩纠叠韵，纠缭亦叠韵字也。《毛传》曰，纠纠犹缭缭也。缭，缠也。"可见，丩通纠，通缠，有交缠、交结之象，故推测白蔹可以治疗交骨不开之难产。

◎ 附方：

《备急千金要方》：治产难，胞衣不出，横倒者及儿死腹中，母气欲绝方。半夏、白蔹各二两，上二味，治下筛。服方寸匕，小难一服，横生二服，倒生三服，儿死四服。亦可加代赭石、瞿麦各二两，为佳。

八、如前所述，蔹从敛，通收，从丩，查《说文解字注》丩："一丩犹言一缚。丩卷双声，故谓卷为丩也。"可见，丩通卷，通曲，故白蔹可以治疗风痹肿等疾病引起的关节弯曲变形而不伸者。

◎ 附方：

1. 风痹肿

《外台秘要》：又白蔹散，疗风痹肿筋急，展转易无常处方。白蔹二分，附子一分（炮），上二味，捣下筛，酒服半刀圭，日三，不知，增至一刀圭，身中热行为候，十日便觉。忌猪肉、冷水。

2. 风拘挛

《备急千金要方》白蔹薏苡汤：治风拘挛不可屈伸方。白蔹、薏苡仁、芍药、桂心、牛膝、酸枣仁、干姜、甘草各一升，附子三枚，上九味，㕮咀，以淳酒二斗，渍一宿，微火煎三沸。服一升，日三，扶杖起行。不耐酒，服五合。《千金翼》有车前子。

九、如前所述，蔹通敛，通收，有收敛、收缩之义，故白蔹属金。又查《说文解字》婴："颈饰也。从女賏。賏其连也。"可见，瘿通婴，从賏，从二贝，古代的贝壳为交换、交易所用的货币，故瘿病属金，故白蔹可治疗瘿病及瘰疬。

◎ 附方：

《外台秘要》：《必效》主气瘿方。白头翁半两，昆布十分（洗），海藻七分（洗），通草七分，玄参、连翘各八分，桂心三分，白蔹六分，上八味，捣筛，蜜丸如梧子五丸。若冷用酒服。禁蒜、面、猪、鱼、生葱。

《圣济总录》：治气瘤，白头翁丸方。白头翁、玄参、连翘（微炒）、海藻（洗去咸，炙）各一两，桂（去粗皮）、白蔹、木通（锉）各三分，昆布（洗去咸，炙）一分，上八味，捣罗为末，炼蜜丸如梧子大。每服十五丸，食后米饮下，日三，加至三十丸，酒服亦得。

十、如前所述，蔹从敛，通收，从丩，通结，有纠结之义，又查《释名疏证补》痈（痛）："壅也，气壅否结裹而溃也。"可见，痛有结之义，故白蔹可以治疗痈疽等症。同时，蔹通敛，通收，有收敛、内收之义，可治疗痈疽等有红色之外露者。

◎ 附方：

1. 痈疽

《肘后备急方》：疗热肿……白蔹末敷，并良。

《肘后备急方》：《隐居效方》，消痈肿。白蔹二分，藜芦一分，为末，酒和如泥贴上，日三，大良。

《千金翼方》白蔹薄：主痈疽方。白蔹、大黄、黄芩并等分，上三味，捣筛为散，以鸡子白和如泥，涂布上薄肿上，薄干则易之。亦可以三指撮药末，内三升水中煮三沸，绞注汁拭肿上数十遍，以寒水石末和涂肿上，以纸覆之，干则易之，辄以煮汁拭之，日夜二十易。

2. 妒乳

《肘后备急方》：黄芩、白蔹、芍药，分等，末，筛，浆服一钱，一日五服。若右乳结者，将左乳汁服；左乳结者，将右乳汁服，散消根。姚同。此方，必愈。

十一、蔹从敛，查《康熙字典》敛："又《广韵》《集韵》《韵会》并力验切，音爁。义同。"可见，敛通爁，为火炎蔓延之义，故白蔹属火，可以治疗汤火烧伤。

◎ 附方：

《外台秘要·汤火烂疮方》：《备急》汤火灼烂方。白蔹末，涂之，立有效。

《急救便方》：治汤火伤，又以白蔹、大黄等分为末，麻油调敷，神效。

《普济方》：治汤火灼烂。用白蔹、柏皮敷之。

《集验方》：被汤火热膏所烧，不问大小，栀子膏方。栀子三十枚，白蔹、黄芩各五两，上三味，切，以水五升，麻油一升煎，令水气竭，去滓，冷之，以淋疮令溜去火热毒，肌乃得完也。作二日，任用膏涂汤散治之。

十二、蔹从金，从叩（xuān），查《说文解字》叩："惊呼也，从二口，凡叩之属皆从叩，读若讙。"可见，叩为惊呼之义，故白蔹可以治疗惊痫、惊邪，正如《神农本草经》所载："白蔹根，主小儿惊痫。"《日华子本草》亦载："白蔹，止惊邪。"惜未搜集到相关方剂。

 # 牛蒡（金、火）

宋代高翥的《山行即事》："篮舆破晓入山家，独木桥低小径斜。屋角尽悬牛蒡菜，篱根多发马兰花。主人一笑先呼酒，劝客三杯便当茶。我已经年无此乐，为怜身久在京华。"可见，牛蒡本是药食同源的两用植物，日本的料理更是离不开牛蒡，如日本的"金平牛蒡""柳川锅""牛蒡酱""八幡卷"等，都是以牛蒡为主料制作而成的。

那么，牛蒡除了可以食用以外，还有哪些药用价值呢？下面尝试用训诂的方法来破解"牛蒡"这个名字给我们的启示。

一、蒡通旁，而旁的甲骨文表示将犯人面部刺上黑字、颈部带上枷锁后流放到边远之地，故牛蒡属金，可治疗金木竹伤。

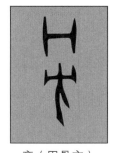

旁（甲骨文）

◎ 附方：

《奇效良方·正骨兼金镞门》：治一切金木竹所伤。上用牛蒡叶恶实，是六七月收者，风干炒末，每用干掺，不得犯别药。如经暑月，蝇虫下蛆在疮上，或因肌肉生合有成窍子者，即用杏仁研成膏，手捻作条子，入在窍内，其蛆虫自出。

二、如前所述，牛蒡属金，故可治疗咳嗽喘急。

◎ 附方：

《奇效良方》：治小儿肺气不足，咳嗽喘急。阿胶、牛蒡子、杏仁各一钱，马兜铃七分，甘草五分，糯米四十九粒，上作一服，用水一盏，生姜三片，煎至五分，不拘时服。

注：马兜铃已非我国药典收载品种。

三、如前所述，牛蒡属金，故可治疗瘾疹。

◎ 附方：

《肘后备急方》：初虞世治皮肤风热，遍身生瘾疹。牛蒡子、浮萍等分，以薄荷汤调下二钱，日二服。

四、如前所述，牛蒡属金，故可通调水道而治疗水肿。

◎ 附方：

《太平圣惠方》：治风水，腹脐俱肿，腰不可转动，宜服此方……鼠粘子二两微炒，上捣，细罗为散。每服以暖水调下二钱，日三四服。

注：鼠粘子为牛蒡子之别名。

五、如前所述，牛蒡属金，而金有拘禁、拘捕、拘束之象，所以牛蒡可治疗风湿、历节等引起的筋挛骨痛。

◎ 附方：

《集验方》：治老人风湿久痹，筋挛骨痛，服此壮肾，润皮，益气力方。牛蒡子一升（切），生地黄一升（切），大豆二升（炒），以绢袋盛，浸一斗酒中五六日，任性空心服二三盏，日二服。

《普济本事方》：牛蒡子散，治风热成历节，攻手指，作赤肿麻木，甚则攻肩背两膝，遇暑热或大便秘即作。牛蒡子三两（隔纸炒），新豆豉（炒）、羌活各一两（去芦），干生地黄二两半，黄芪一两半（蜜炙），上为细末。汤调二钱服，空心食前，日三服。此病多胸膈生痰，久则赤肿，附着肢节，久而不退，遂成厉风，此孙真人所预戒也，宜早治之。

六、如前所述，牛蒡属金，而金有下降、降服、顺降之象，所以牛蒡可治疗血气上逆所引起的中风。

◎ 附方：

《传信方》：疗暴中风，用紧细牛蒡根，取时避风，以竹刀或荆刀刮去土，生布拭了，捣绞取汁一大升，和好蜜四大合，温分两服，得汗出便差。此方得之岳鄂郑中丞，郑因食热肉一顿，便中暴风，外甥卢氏为颍阳尉，有此方。服，当时便差。

《太平圣惠方》：治中风，头痛心烦，苦不下食，手足无力，筋骨疼痛，口面㖞斜，言语不正，宜吃葱豉薏苡仁粥方。葱白一握，豉三合，牛蒡根（切）半升（洗，去粗皮），薄荷一握，薏苡仁三合，上件药，以水五大盏，煮葱白、牛蒡根、薄荷、豉等，煎取二盏半，去滓，入薏苡仁，煮作粥，空腹食之。

七、如前所述蒡通旁，而旁的甲骨文有"颈部带上枷锁"之义，故牛蒡属金，有颈部之象。又瘿通婴，查《说文解字》婴："颈饰也。从女、賏。賏，其连也。"可见，婴从賏，从二贝，古代的贝壳为交换、交易所用的货币，故瘿病属金，所以牛蒡可治疗瘿病。

◎ 附方：

《外台秘要》：《救急》疗瘿要切方。鼠粘草根一升（汤洗），上细切、除皮者一升，一物，以水三升，煮取一升半，分温三服，服相去如人行四五里一服。宜顿服六剂，病即差。一方削除皮，细切，取三大升，捣筛为散，蜜和丸如梧子，一服二十九。

《文堂集验方》：项下瘤。牛蒡子根为末，蜜丸，常服即消。

八、蒡通旁，查《说文解字》旁："溥也。从二、阙，方声。"查《说文解字注》旁："《广雅》曰，旁，大也……《诗》雨雪其雱。故训传曰，雱，盛貌。即此字也。籀文从雨，众多如雨意也。毛云盛，与许云溥正合。今人不知旁雱同字，音读各殊。古形古音古义皆废矣。"可见，旁通溥或大，有盛大、壮盛、磅礴之义，此与"夏三月，此谓蕃秀"同义，故牛蒡属火，可治疗喉痹、肿毒、恶疮等火热症。

◎ 附方：

1. 喉痹

《外台秘要》：《延年》疗喉中热肿方。鼠粘根（切）一升，上一味，以水五升，煮取三升，去滓，分温三四服。忌蒜、面。

《医心方》：《博济安众方》疗喉痹方。生牛蒡研，涂喉上。

《外台秘要》：又疗喉痹方。马蔺子八分，牛蒡子六分，上二味，捣为散，每空腹以暖水服方寸匕，渐加至一匕半，日再。

《杨氏家藏方》：消毒丸，治喉痹口疮，腮颊肿痛。白僵蚕（炒去丝嘴）、牛蒡子（微炒），上件各等分，为细末，炼蜜为丸，每一两作一十五丸。每服一丸，含化、食后。

《博济方》：治上焦壅热，咽膈肿痛不利。鼠粘子一两（铫子内，以文武火，隔纸炒令香为度），甘草一分，荆芥半两，上三味，同为细末。每服一钱，水五分一盏，煎令沸，去滓，温服，大利胸膈。

2. 疮疹

《博济方》：解毒必胜散，治疮疱将出，未能匀遍透肌。用牛蒡子不限多少，炒令熟，杵为细末。每服一钱，入荆芥二穗，水一盏同煎至七分，放温与服，如疮疹已出，更与服，亦妙。

3. 丹毒、发背及诸肿

《外台秘要》：《崔氏》疗丹毒，或发背及诸肿方……鼠粘草根勿使见风及犬见，洗去土，熟捣以敷肿处，兼绞取汁饮之佳。

4. 疮肿

《外台秘要》：又牛蒡粥，疗疮肿方。取牛蒡根二茎，净洗，煮令烂，于盆中研令细，去筋脉，汁中即下米煮粥，咸淡任性，服一碗甚良，无忌。

《外台秘要》：又疗服石之人患疮肿等，单服牛蒡方，每吞三撮。

5. 一切无名肿毒

《验方新编》：鲜牛蒡子根叶，捣烂敷之。

6. 反花疮、积年诸疮

《备急千金要方》：取牛蒡根熟捣，和腊月猪脂封上，差止。并治久不差诸肿、恶疮、漏疮等，皆差。

7. 重舌肿木

《急救广生集》：伏龙肝末，牛蒡汁调涂之。

薤白（金、火）

宋代张耒的《种薤》："薤实菜中芝，仙圣之所嗜。轻身强骨干，却老卫正气。持钱易百本，僻处多隙地。雨余土壤滋，栽植勤我隶。今年时泽足，灌汲免远致。朝畦已芬敷，零落发鲜翠。嗟余百不偶，六尺自知愧。虽甘老支床，同愿寿阅世。晨餐入匕箸，美不俪羹蒇。神农岂欺予，魏姥有前志。"可见，薤白有轻身、强骨干、卫卫气、延缓衰老的作用，那么，薤白还有其他什么作用呢？下面尝试用训诂的方法来破解"薤白"这个名字给我们的启示。

一、查《说文解字》薤之异体字齑（xiè）："菜也，叶似韭，从韭叡声。"查《说文解字》叡（gài）："叔探坚意也，从贝。贝，坚宝也，读若概。"查《说文解字》叔（cán）："残穿也。从又从歺。凡叔之属皆从叔，读若残。"可见，齑通叡，从贝，而贝在古代为用于交换、交易、贸易的货币，故薤白属金；同时，齑通叡，从叔，有残穿、残破、残缺、残败之金象，故薤白属金。又痹的本字为畀，而畀的金文表示人因中了带毒的箭头而失去知觉，所以胸痹属金。故薤白可治疗胸痹。

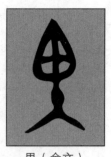

畀（金文）

如前所述，齑通叡，从叔，有残穿、穿通、开通、开解之义，故薤白可解开因留气积聚于胸中所形成的"结"，从而治疗胸痹。

薤白一名蕌子，而蕌从皛（xiǎo），查《说文解字注》皛："显也，显当作㬎。显，头明饰也；㬎，众明也，显行而㬎废矣。许云古文以㬎为显，则小篆以显为㬎久矣。《仓颉篇》曰，皛，明也……然则皛者，谓显其形也……"可见，皛有明显、显露、光明、著明之义，此与"火曰炎上"之义相符，故薤白属火，可治疗因离火衰微、阴邪蔽翳所引起的胸痹。

◎ 附方：

1. 胸痹

《金匮要略》：胸痹之病，喘息咳唾，胸背痛，短气，寸口脉沉而迟，关上小紧数，栝楼薤白白酒汤主之。栝楼实一枚（捣），薤白半升，白酒七升，上三味，同煮，取二升，分温再服。

《金匮要略》：胸痹不得卧，心痛彻背者，栝楼薤白半夏汤主之。栝楼实一枚（捣），薤白三两，半夏半升，白酒一斗，上四味，同煮，取四升，温服一升，日三服。

《金匮要略》：胸痹心中痞，留气结在胸，胸满，胁下逆抢心，枳实薤白桂枝汤主之。人参汤亦主之。枳实四枚，薤白半升，桂枝一两，厚朴四两，栝楼实一枚（捣），上五味，以水五升，先煮枳实、厚朴，取二升，去滓，内诸药，煮数沸，分温三服。

《辅行诀脏腑用药法要》：大补心汤，治胸痹，心中痞满，气结在胸，时时从胁下逆抢心，心痛无奈何者方。栝楼一枚（捣），薤白八两，半夏半升（洗去滑），枳实（熬）、厚朴（炙）各二两，桂枝一两，上六味，以白截浆一斗，煮取四升，每服二升，日再。

2. 胸痹切痛

《苏沈良方》：栀子汤，治胸痹切痛。栀子二两，附子（炮）一两，上每服三钱，水一大盏，薤白三寸，同煎至五分，温服。泗州有人病岁余，百方不愈，服此二服顿愈。

二、薤一名鸿荟，查《说文解字》荟："草多貌，从草会声。《诗》曰：'荟兮蔚兮。'"可见，荟有多而繁多、繁茂、茂盛、盛大、丰盛、丰满之义，此与"夏三月，此谓蕃秀"之义相符，故薤白属火，可治疗胸痹之自觉膈膈胸满者。同时，薤白一名菜芝，芝从之，查《说文解字》之："出也，象草过屮，枝茎益大，有所之。一者，地也，凡之之属皆从之。"可见，之有滋溢、盈溢、满溢之义，此与"夏三月，此谓蕃秀"之义相符，也支持薤白属火，可治疗胸痹之自觉胸满者。附方见前胸痹方。

三、如前所述，薤即䪥，通叡，从叔，有残穿、残缺、缺损、虚损之金象，故薤白属金，可治疗虚劳。

◎ **附方：**

《备急千金要方》：治虚劳补方……豉一升（蒸三遍），薤白一斤（切），上二味，以水七升，煮取三升，分三服，小取汗。

《千金翼方》：乌麻脂，主百病虚劳久服耐寒暑方。乌麻油一升，薤白一斤，上二味，微火煎薤白令黄，去滓，酒服一合，百日充肥，二百日老者，更少，三百日诸病悉愈。

四、如前所述，薤白属金，故可入大肠而治疗下利者。

◎ **附方：**

1. 赤白下痢

《医心方》：产后诸痢方。宜煮薤白食之，唯多为好。

《卫生易简方》：治一切痢并腹痛……用薤白一握，细切，煮粥食。

《备急千金要方》：治小儿赤白滞下方。薤白一把，豉一升，上二味，以水三升，煮取二升，分三服。

《外台秘要》：又豉薤汤，疗伤寒暴下及滞利腹痛方。豉一升，薤白一把（寸切），上二物，以水三升，煮令薤熟，滤去滓，分为再服，不差复作。

《外台秘要》：《备急》葛氏疗痢色白，食不消者，为寒下方。豉一升（绵裹），薤白一把，上二味，以水三升，煮取二升，及热顿服之。《陶效方》云疗暴下大去血痢，姚疗赤白下痢并效。

《备急千金要方》：治温毒及伤寒内虚，外热攻胃，下黄赤汁及烂肉汁，赤滞下，伏气腹痛，诸热毒方。栀子二十枚，豉一升，薤白一握，上三味，以水四升，煮栀子、薤白令熟，内豉，煮取二升半。分三服，频服取差。

《医心方》：《龙门方》孩子赤利方。薤白（切）三合，栀子七枚，香豉二合，水二升，煎取六合，去滓，分三服之。

《外台秘要》：《删繁》疗下焦冷热不调，暴下赤白痢，香豉汤方。香豉一升，白术六两，薤白（切）一升，升麻二两，上四味，切，以水七升，煮取二升半，分为三服。

《华佗神方·华佗治冷热痢神方》：冷热痢者，其痢乍黄乍白，由肠胃虚弱，宿有寒而为客热所伤，冷热相乘而致。方用香豉一升，白术六两，薤白一升，升麻二两，以水七升，煮取二升半，分为三服。

2. 疳痢

《卫生易简方》：治疳痢，用薤白一握，生捣如泥，以粳米粉、蜜调相和，擀作饼，炙熟吃，不过三两度。

五、如前所述，薤一名蕌子，而蕌从晶，晶有明显、显露、光明、著明之义，此与"火曰炎上"之义相符，故薤白属火，有明目之功，可以治疗肤翳、风翳之目不明者。

薤一名卵蒜或小蒜，蒜从祘，查《说文解字》祘："明视以筭之，从二示。《逸周书》曰：

'士分民之祘。均分以祘之也。'读若筹。"可见，祘有明视之义，故薤白属火，有明目之功，可以治疗肤翳、风翳之目不明者。

◎ 附方：

《医心方》：《治眼方》治眼卒生肤翳赤白幕方。取薤白，弱刀截，以注肤上，注之其使周遍，幕皆着薤头，去眼不耐辛，不过得再三注也。

《文堂集验方》：目中风翳作痛，取薤白截断安膜上，少顷去之，数次痛止膜去。按薤白味辛，能散血行气，故可以去膜。

《圣济总录》：脾肺有热，蕴积不散，传播肝经，流注血脉，上冲于目，发于睑眦，息肉胀起，攀系白睛，隐涩妨闷，故谓之息肉淫肤。治息肉淫肤赤白膜……薤白新者，上一味，以刀截，安肤翳上，令遍膜皆着，痛止复为。

桃仁（金、火）

《诗经·桃夭》："桃之夭夭，灼灼其华，之子于归，宜其室家。"这句诗从中医学的角度可以这样理解：春天，地气上腾，天气下降，故而有雷雨。冬天，地气下降，天气上升，故而无雷雨。春夏天地之气开始交通，秋冬天地之气痞塞不通，故而春夏是万物交配繁衍的时节，如此便是顺应天道。

那么，古人为什么把桃与婚配联系起来呢？难道桃树可以解决婚配以后遇到的不能繁衍后代的问题吗？下面尝试用训诂的方法来破解"桃仁"这个名字给我们的启示。

一、桃从兆，查《说文解字》兆："灼龟坼也，从卜。兆，象形。"可见，兆有坼之象，即有坼裂、干裂之象，故桃仁可治疗手足皲裂、唇口干裂等症。

◎ 附方：

1. 皲裂

《外台秘要》：《延年》去风，令光润，桃仁洗面方。桃仁五合去皮，上一味，用粳米饭浆水研之令细，以浆水捣取汁，令桃仁尽即休，微温用，洗面时长用，极妙。

《肘后备急方》：作手脂法。猪胰一具，白芷、桃仁（碎）各一两，辛夷、冬瓜仁各二分，细辛半分，黄瓜、栝楼仁各三分，以油一大升，煮白芷等二三沸，去滓。按猪胰取尽，乃内冬瓜、桃仁，末，合和之，膏成，以涂手掌，即光。

2. 唇干裂疼痛出血

《备急千金要方》：治冬月唇干坼血出方。捣桃仁，以猪脂和，敷之。

《外治寿世方》：唇干裂痛。桃仁捣烂，和猪油调涂，即愈。

二、如前所述，桃从兆，有烧灼之象，故桃仁属火，可治疗肺痈、肠痈、肿毒等症。

◎ 附方：

1. 肺痈

《金匮要略》：《千金》苇茎汤，治咳有微热，烦满，胸中甲错，是为肺痈。苇茎二升，薏苡仁半升，桃仁五十粒，瓜瓣半升，上四味，以水一斗，先煮苇茎，得五升，去滓，内诸药，煮取二升，服一升，再服，当吐如脓。

2. 肠痈

《金匮要略》：肠痈者，少腹肿痞，按之即痛如淋，小便自调，时时发热，自汗出，复恶寒。其脉迟紧者，脓未成，可下之，当有血；脉洪数者，脓已成，不可下也，大黄牡丹汤主之。大黄四两，牡丹一两，桃仁五十个，瓜子半升，芒硝三合，上五味，以水六升，煮取一升，去滓，内芒硝，再煎沸，顿服之，有脓当下；如无脓，当下血。

《刘涓子鬼遗方》：治肠痈，大黄汤，痈之为病，诊小腹肿痞坚，按之则痛，或在膀胱左右，其色或赤或白，色坚大如掌热，小便欲调，时色色汗出，时复恶寒，其脉迟坚者，未成脓也，可下之，当有血；脉数，脓成，不可服此方。大黄四两，牡丹三两，芥子半升，消石三合，桃仁五十枚（去皮炒，切之），上五味，咬咀，以水六升五合，分为两服，脓下，无者，下血大良。

《备急千金要方·卷四妇人方下·月水不通第十九》：治肠痈汤方……薏苡仁一升，牡丹皮、桃仁各三两，瓜瓣仁二升，上四味，咬咀，以水六升，煮取二升，分再服。

3. 风劳毒肿

《备急千金要方》：治风劳毒肿，疼痛挛急，或牵引小腹及腰髀痛方。桃仁一升，研如常法，以酒三升搅和，顿服之，厚衣盖令汗，不过三剂。

4. 骨蒸

《肘后备急方·治虚损羸瘦不堪劳动方第三十三》：桃仁一百二十枚，去皮、双仁、留尖，杵和为丸，平旦井花水顿服令尽，服讫，量性饮酒令醉，仍须吃水，能多最精，隔日又服一剂。百日不得食肉。

三、桃从兆，查《说文解字注》兆："灼龟坼也。周礼注曰：兆者，灼龟发于火，其形可占者，其象似玉瓦原之璺罅，是用名之焉。"可见，兆有璺罅、罅隙、空隙、间隙、间歇之象，此与"秋三月，此谓容平"之义相符，故桃仁属金，可治疗咳嗽、肺痈、肠痈等症。

◎ 附方：

《肘后备急方》：《食医心镜》主上气咳嗽，胸膈痞满气喘。桃仁三两（去皮尖），以水一升，研取汁，和粳米二合，煮粥食之。

《肘后备急方》：治卒得咳嗽方……桃仁三升，去皮，捣，着器中蜜封头，蒸之一炊，倾出曝干，绢袋贮，以内二斗酒中六七日，可饮四五合，稍增至一升，吃之。

《医心方》：乏气喘息方。桃仁（去皮）一升，捣为泥，分以酒若汤服之。

四、如前所述，桃仁属金，故可通调水道而治疗水肿。

◎ 附方：

《备急千金要方》：主大水，头面遍身大肿、胀满方……葶苈、桃仁各等分，上二味，皆熬，合捣为丸服之，利小便。一方用杏仁。

五、如前所述，桃从兆，有罅隙、罅隙、空隙、空虚、虚损之象，故桃仁属金，可治疗虚损等症。

◎ 附方：

《备急千金要方·卷三妇人方中·虚损第十》：桃仁煎，治妇人产后百疾，诸气补益悦泽方。桃仁一千二百枚，捣令细熟，以上好酒一斗五升，研滤三四遍，如作麦粥法，以极细为佳；内长颈瓷瓶中，密塞，以面封之，内汤中煮一伏时，不停火，亦勿令火猛，使瓶口常出在汤上，无令没之，熟讫出。温酒服一合，日再服，丈夫亦可服也。

六、如前所述，桃从兆，有罅隙、罅隙、空隙、间隙、间歇之象，故桃仁属金，可治疗有间歇性发作特征的往来寒热及具有白虎之象的疟疾等症。

◎ 附方：

1. 疟疾

《肘后备急方》：用桃仁一百个，去皮尖，于乳钵中细研成膏，不得犯生水，候成膏，入黄丹三钱，丸如梧子大。每服三丸，当发日，面北用温酒吞下；如不饮酒，井花水亦得。五月五日午时合，忌鸡、犬、妇人见。

《外台秘要》：《近效》加减疗一切疟，无不效。此用不过再服，入口如神，万不一失，桃仁常山丸方。桃仁二两（不熬，亦不去双仁、尖皮），常山二两，豆豉三两，上三味，各别捣五六百杵，又和更捣六七百杵，然后点好酒如黑泥自成丸。不饮酒事，须酒下三十九如梧子，未发前服，临发更服三十九，以手捧之于鼻下嗅取气便定。如不得平复，更服三十九，或吐或微利，勿怪，亦有不吐利差者。吐了仍不得漱口，亦不得吃生葱、生菜、果子、甜物、油腻等，却发则难差。此来者，不过再三服便差，一服差者多。其常山须蜀者，始堪使用，桃仁须是毛桃仁，余者，即无效。豉须新美，不用陈者。渴者，取乌梅三枚作浆，稍稍咽三五咽。其药唯一人患则少合，不堪预合，无力不效。今方有常山一两、桃仁五七枚、豉一合，恬多者佳，捣常山作散讫，次研桃仁作泥，别捣豉，点酒捣三五百杵，次一处和捣，又六百杵以来，如法服之。

2. 往来寒热

《备急千金要方》：桃仁散，治月经来绕脐痛，上冲心胸，往来寒热如疟疰状方。桃仁五十枚，蟅虫二十枚，桂心五寸，茯苓一两，薏苡仁、牛膝、代赭石各二两，大黄八两，上八味，治下筛。宿勿食，温酒服一钱匕，日三。

《三国两晋南北朝医学总集·史脱方》：又疗往来寒热，胸胁逆满，桃仁承气汤方。大黄四两（渍别下），甘草（炙）、芒硝（汤成下）、桂心各二两，桃仁五十枚（去皮尖，碎），上五味，以水七升，煮取二升半，去滓，内芒硝，更煎一两沸，温分三服。忌海藻、菘菜。太医校尉史脱方。

七、如前所述，桃从兆，有璺罅、罅隙、裂隙之象，故桃仁属金，可治疗因腹壁薄弱、缺损而导致的疝气。

◎ 附方：

《医心方》：捣桃仁八十枚，去皮，研如泥，酒下。

八、如前所述，桃仁属金，而金有顺从、顺降之义，所以桃仁可治疗逆产、难产等上逆而不顺之症。同时，桃从兆，有坼裂之象，故推测桃仁有可能使交骨（耻骨联合）骨缝开裂而治疗难产。

◎ 附方：

《外台秘要》：《删繁》疗逆产难产，数日不出者方。取桃仁中破，书一片作可字，一片作出字，还合吞之。

九、如前所述，桃仁属金。又癥从徵，而徵的籀文表示手持武器，明取强夺，故癥具有金象，故桃仁可治疗癥病。

◎ 附方：

《金匮要略》：妇人宿有癥病，经断未及三月，而得漏下不止，胎动在脐上者，为癥痼害。妊娠六月动者，前三月经水利时，胎也。下血者，后断三月衃也。所以血不止者，其癥不去故也，当下其癥，桂枝茯苓丸主之。桂枝、茯苓、牡丹（去心）、芍药、桃仁（去皮尖，熬）各等分，上五味，末之，炼蜜和丸，如兔屎大，每日食前服一丸。不知，加至三丸。

十、如前所述，桃仁属金。又查《说文解字》瘀："积血也。从疒於声。"可见，瘀有积蓄、积聚之金象，故桃仁可治疗瘀血引起的各种病症。

◎ 附方：

1. 蓄血证

《伤寒论》：太阳病不解，热结膀胱，其人如狂，血自下，下者愈。其外不解者，尚未可攻，当先解其外；外解已，但少腹急结者，乃可攻之，宜桃核承气汤。桃仁五十个（去皮尖），大黄四两，桂枝二两（去皮），甘草二两（炙），芒硝二两，上五味，以水七升，煮取二升半，去滓，内芒硝，更上火，微沸下火，先食温服五合，日三服。当微利。

《伤寒论》：太阳病六七日，表证仍在，脉微而沉，反不结胸。其人发狂者，以热在下焦，少腹当硬满，小便自利者，下血乃愈。所以然者，以太阳随经，瘀热在里故也，抵当汤主之。水蛭（熬）、虻虫各三十个（去翅足，熬），桃仁二十个（去皮尖），大黄三两（酒洗），上四味，以水五升，煮取三升，去滓，温服一升，不下更服。

《伤寒论》：伤寒有热，少腹满，应小便不利，今反利者，为有血也，当下之，不可余药，宜抵当丸。水蛭二十个（熬），虻虫二十个（去翅足，熬），桃仁二十五个（去皮尖），大黄三两，上四味，捣分四丸，以水一升，煮一丸，取七合服之，晬时当下血，若不下者，更服。

《伤寒论》：阳明证，其人喜忘者，必有蓄血。所以然者，本有久瘀血，故令喜忘。屎虽硬，大便反易，其色必黑者，宜抵当汤下之。水蛭（熬）、虻虫（去翅足，熬）各三十个，大黄三两（酒洗），桃仁二十个（去皮尖及二仁者），上四味，以水五升，煮取三升，去滓，温服一升，不下更服。

2. 月水不通

《华佗神方·华佗治产后血闭神方》：桃仁（去皮尖）二十枚，水一碗煎服，极效。

《备急千金要方·卷四妇人方下·月水不通第十九》：治产后风冷，留血不去，停结，月水闭塞方。桃仁、麻子仁各二升，蔷蘼一升，上三味，㕮咀，以好酒三斗浸五宿。每服五合，日三，稍加至一升。

《金匮要略》：妇人经水不利下，抵当汤主之。水蛭三十个（熬），虻虫三十枚（熬，去翅足），桃仁二十个（去皮尖），大黄三两（酒浸），上四味，为末，以水五升，煮取三升，去滓，温服一升。

3. 产妇腹痛

《金匮要略》：产妇腹痛，法当以枳实芍药散，假令不愈者，此为腹中有干血着脐下，宜下瘀血汤主之，亦主经水不利。大黄二两，桃仁二十枚，䗪虫二十枚（熬，去足），上三味，末之，炼蜜和为四丸，以酒一升，煎一丸，取八合，顿服之。新血下如豚肝。

黄连（金、火）

唐代白居易的《得钱舍人书问眼疾》："春来眼暗少心情，点尽黄连尚未平。唯得君书胜得药，开缄未读眼先明。"可见，在古代用黄连点眼是治疗各种眼疾的常用方法，但也不是都能见效，关键还是要辨证，属于火热的眼疾才有效。这首诗写到病人在收到故人问候他眼疾的书信后，刚拆开信封还未细读，眼睛就已经自觉好转了。我们临床医生也应当注意这种心理安慰、心理暗示的正向作用，并在临床当中积极使用。下面尝试用训诂的方法来破解"黄连"这个名字给我们的启示。

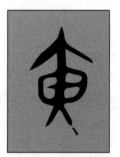
黄（甲骨文）

一、黄为黄色之义，故黄连可治疗黄疸。

◎ 附方：

《备急千金要方》：治黄疸，身体面皆黄，三黄散方。大黄、黄连、黄芩各四两，上三味，治下筛。先食服方寸匕，日三。亦可为丸。

二、黄字的甲骨文表示用箭射中靶心，这是古代武功的一种，故黄连属金，而金有衰败、衰竭之象，故黄连可治疗消渴。同时，连的金文表示古代的一种会

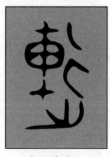
连（金文）

战阵形，即战车并排而行，故黄连属金，而金有衰败、衰竭之象，故黄连可治疗消渴。

◎ 附方：

《千金翼方》葵根汤：主一年渴饮一石以上，小便利，若饮酒渴、伤寒渴，皆悉主之方……栝楼根、甘草（炙）各二两，黄连一升，上三味，咬咀，以水五升，煮取二升五合，分三服。

三、如前所述，黄连属金，而金有收敛、敛藏之象，故黄连可治疗皮肤红色光泽外露、病人喜袒露身体，甚至红色之血液外露者，如各种出血症。

◎ 附方：

1. 吐血衄血

《备急千金要方》泻心汤：治心气不定，吐血衄血方。大黄二两，黄连、黄芩各一两，上三味，咬咀，以水三升，煮取一升服之。亦治霍乱。

2. 下血

《小品方》：治下血，连岁不愈方。黄连半斤，上一味，捣末，以鸡子白和为饼子，微火炙令黄黑，复捣筛，饮服方寸匕，日三，有效。下清血，痿黄失色，医不能治者，皆差。忌猪肉。

《外台秘要》：《千金》大热毒，纯血痢，疗不可差者方。黄连六两，上一味，切，以水七升，煮取二升半，夜露著星月下，旦空腹顿服之，卧将息。不差，加黄连二两，更作服之。仍不差者，以痔漏法疗之佳。忌如常法。

《外台秘要》：《必效》疗赤痢方。香淡豉半大升，黄连一大两，上二味，以水一升半，浸豉一日，滤取汁，碎黄连薄绵裹，豉汁中煎，取强半升。空腹顿服即止，桑泉蒋尉云效。

《华佗神方·华佗治赤痢神方》：香淡豉半升，黄连一升，先以水一升半，浸豉一日，滤取汁，碎黄连，薄绵裹豉汁中，煎取强半升，空腹顿服，即止。

《外台秘要》：《深师》治卒下血，昼夜七八行方。黄连、黄柏各四两，上二味，切，以淳苦酒五升，煮取一升半，分为二服。亦疗下痢。忌猪肉、冷水。

《辅行诀脏腑用药法要》：小朱鸟汤。治天行热病，心气不足，内生烦热，坐卧不安，时下利纯血如鸡鸭肝者方。鸡子黄二枚，阿胶三锭，黄连四两，黄芩、芍药各二两，上五味，以水六升，先煮连、芩、芍三物，取三升，去滓。内胶，更上火，令烊尽，取下。待小冷，下鸡子黄，搅令相得。温服七合，日三服。

《辅行诀脏腑用药法要》：大朱鸟汤。治天行热病，重下恶毒痢，痢下纯血，日数十行，羸瘦如柴，心中不安，腹中缓急，痛如刀刺者方。鸡子黄二枚，阿胶三锭，黄连四两，黄芩、芍药各二两，人参二两，干姜二两，上七味，以水一斗，先煮黄连、参、姜等五味，得四升饬，内醇苦酒一升，再煮至四升饬，去滓。次内胶于内，更是上火，令烊。取下，待小冷，内鸡子黄，搅令相得即成。每服一升，日三夜一服。

3. 肠风、脏毒

《杨氏家藏方》立圣散：治年深日近肠风下血，或如鸡肝，日夜无度，全不入食，通身黄肿者，兼治尿血。黄连去须，一斤，上件为细末。每服一钱，浓煎荆芥、蜜汤调下，空心食前。

《严氏济生方》蒜连丸：治脏毒下血。鹰爪黄连去须，不拘多少，上为细末，用独蒜头一颗，煨香熟，研和入白杵熟，丸如梧桐子大。每服三四十丸，空心，陈米饮送下。

4. 经来色紫

《华佗神方·华佗治经来色紫神方》：当归尾、川芎、赤芍、香附、生地黄、黄连、丹皮、甘草各一钱，水煎服。

5. 崩漏

《医心方》：《僧深方》治妇人月水不止方。黄连，治下筛，以三指撮，酒和服，不过再三。

《卫生易简方》：治血崩、血痢。用黄柏、黄连各四两，苦酒五升，煎减半，温服无时，大效。

6. 胎动不安下血

《外台秘要》：文仲、葛氏若由顿仆及举重致胎动去血者方。捣黄连下筛，酒服方寸匕，日三，愈，血乃止。忌猪肉、冷水等物。

《世医得效方》：治胎动出血，产门痛，黄连为末，酒调一钱，日三服。

《华佗神方·华佗治因惊胎动神方》：黄连，为末，酒下方寸匙，日三。

7. 斑疮

《外台秘要》：又发斑疮方。黄连（切）三两，去毛，上一味，以水二升，煮取八合，顿服之。忌猪肉、冷水。

8. 恶疮

《肘后备急方》：葛氏，大人小儿，卒得恶疮，不可名识者……取蛇床子合黄连二两，末，粉疮上。燥者，猪脂和，涂，差。

《肘后备急方》：效方，恶疮三十年不愈者。大黄、黄芩、黄连各一两，为散，洗疮净，以粉之，日三，无不差。又黄柏分等，亦佳。

《备急千金要方》：治口旁恶疮方。乱发灰、故絮灰、黄连、干姜，上四味，等分，为散，以粉疮上，不过三遍。

9. 阴疮

《千金翼方》：治阴疮黄汁出方。煮黄柏汁，冷渍，敷蛇床、黄连末，极效。

《千金翼方》：治男女卒阴中生疮痒湿方。黄连、栀子各二两，甘草一两，蛇床子二分，黄柏一两，上五味，下筛，粉之，干者以猪脂和涂上，深者绵裹内中，日三。

10. 口疮

《备急千金要方》：治小儿口疮，不得吮乳方。大青十八铢，黄连十二铢，上二味，㕮咀，以水三升，煮取一升二合，一服一合，日再夜一。

《备急千金要方》：治口中疮，咽喉塞不利，口燥，膏方。猪膏、白蜜各一斤，黄连一两，上三味，合煎，去滓，搅令相得。含如半枣，日四五夜二。

11. 目疾

《急救广生集》：妇人月内患眼。黄连为末，水调揸足心。

《华佗神方·华佗治小儿赤眼神方》：黄连为末，水调敷足心，甚佳。

《医心方》：《录验方》黄连太一丸，治肝气热冲目，令视瞻肮肮方。黄连二斤，凡一物，以好清酒一升，淹一宿，出曝之，干复内酒中，如是十过，酒尽为度。干捣筛，蜜和丸如梧子，一服七九，日再。禁猪、鱼、犬、马、鸡肉、五辛、生冷，余依药法。

《外台秘要》：《深师》疗眼赤痛，除热，黄连煎方。黄连半两，大枣一枚（切），上二味，以水五合，煎取一合，去滓，展绵取如麻子注目，日十夜再。忌猪肉。

《肘后备急方》：今医家洗眼汤。以当归、芍药、黄连等分，停细，以雪水，或甜水，煎浓汁，乘热洗，冷即再温洗，甚益眼目。但是风毒、赤目、花翳等，皆可用之。其说云：凡眼目之病，皆以血脉凝滞使然，故以行血药合黄连治之。血得热即行，故乘热洗之。用者，无不神效。

《肘后备急方》：姚方目中冷泪出眦，赤痒，乳汁煎方。黄连三分，蕤仁二分，干姜四分，以乳汁一升，渍一宿，微火煎取三合，去滓，取米大敷眦。

《华佗神方·华佗治肝热眼赤神方》：黄连、秦皮各三两，上以水三升，煮取一升五合，去滓，食后温服，分二次，如人行七八里。

《奇方类编》：眼目不明，黄连、桑叶、生姜，三味同煎汤洗之，日久自效。

四、查《说文解字》黄："地之色也，从田、从艾，艾亦声。艾，古文光，凡黄之属皆从黄。"可见，黄从光，有光明、明显、显露之义，故黄连属火，可入心而治疗烦躁不得眠。又黄连属金，而金有收敛、敛藏之象，故黄连可治疗烦躁不得眠者。最后，查《说文解字注》辇（niǎn）："挽车也，谓人挽以行之车也。小司徒辇辇注曰：辇、人挽行。所以载任器也……连辇古今字……又诗。我任我辇。《毛传》曰：任者，辇者。"可见，连与辇乃古今字，连通辇，从扶，而扶字有伴侣之义，故黄连可使水火相射、心肾不交者重新恢复成为伴侣，所以黄连可以治疗失眠。

◎ 附方：

《伤寒论》：少阴病，得之二三日以上，心中烦，不得卧，黄连阿胶汤主之。黄连四两，黄芩二两，芍药二两，鸡子黄二枚，阿胶三两（一云三挺），上五味，以水六升，先煮三物，取二升，去滓，内胶烊尽，小冷，内鸡子黄，搅令相得，温服七合，日三服。

《外台秘要》：又前军督护刘车者，得时疾三日已汗解，因饮酒复剧，苦烦闷干呕，口燥呻吟，错语不得卧，余思作此黄连解毒汤方。黄连三两，黄芩、黄柏各二两，栀子十四枚（擘），上四味切，以水六升，煮取二升，分二服，一服目明，再服进粥，于此渐差。余以疗凡大热盛，烦呕呻吟，错语不得眠皆佳。传语诸人，用之亦效。此直解热毒，除酷热，不必饮酒剧者，此汤疗五日中神效。忌猪肉、冷水。

五、如前所述，黄连属火，故可入心而治疗精神冒闷、失心疯等症，以及心之变动为哕者。又黄连属金，而金有收敛、敛藏之象，可治疗精神冒闷、失心疯等心神外越而不收敛者。

◎ 附方：

1. 精神冒闷

《圣济总录》：治心中热则精神冒闷，黄连散方。黄连鸡爪者，不拘多少，去须，上一味，为细散，每服二钱匕，浓煎灯心汤调下，得溲则愈。盖心恶热，苦入心，热传小肠，则气下通，故得溲则愈，灯心通利小便故也。

2. 失心疯

《惠直堂经验方》：失心方，治痰入心窍。黄连二钱，郁金二钱，煎浓汁，矾三钱为末，将前汁送下。三服后，服补中益气汤十帖愈。

3. 呃逆

《华佗神方·华佗治呃逆神方》：黄连一钱，紫苏叶八分，水煎服。

六、连的繁体字连从車，通運（运），所以黄连有促进脾胃运化、运转之功，可治疗各种因脾不运转所产生的病症，如痞症。

◎ 附方：

1. 痞症

《伤寒论》：伤寒五六日，呕而发热者，柴胡汤证具，而以他药下之，柴胡证仍在者，复与柴胡汤。此虽已下之，不为逆，必蒸蒸而振，却发热汗出而解。若心下满而硬痛者，此为结胸也，大陷胸汤主之。但满而不痛者，此为痞，柴胡不中与之，宜半夏泻心汤。半夏半升（洗），黄芩、干姜、人参、甘草（炙）各三两，黄连一两，大枣十二枚（擘），上七味，以水一斗，煮取六升，去滓，再煎取三升，温服一升，日三服。

《金匮要略》：呕而肠鸣，心下痞者，半夏泻心汤主之。半夏泻心汤方：半夏半升（洗），黄芩三两，干姜三两，人参三两，黄连一两，大枣十二枚，甘草三两（炙），上七味，以水一斗，煮取六升，去滓，再煮，取三升，温服一升，日三服。

《伤寒论》：伤寒，汗出解之后，胃中不和，心下痞硬，干噫食臭，胁下有水气，腹中雷鸣，下利者，生姜泻心汤主之。生姜四两（切），甘草三两（炙），人参三两，干姜一两，黄芩三两，半夏半升（洗），黄连一两，大枣十二枚（擘），上八味，以水一斗，煮取六升，去滓，再煎取三升，温服一升，日三服。附子泻心汤，本云加附子，半夏泻心汤、甘草泻心汤，同体别名耳。生姜泻心汤，本云理中人参黄芩汤，去桂枝、术，加黄连，并泻肝法。

《伤寒论》：伤寒中风，医反下之，其人下利日数十行，谷不化，腹中雷鸣，心下痞硬而满，干呕，心烦不得安，医见心下痞，谓病不尽，复下之，其痞益甚，此非结热，但以胃中虚，客气上逆，故使硬也，甘草泻心汤主之。甘草四两（炙），黄芩三两，干姜三两，半夏半升（洗），大枣十二枚（擘），黄连一两，上六味，以水一斗，煮取六升，去滓，再煎取三升，温服一升，日三服。

2. 脾不运转

《千金翼方》泻脾汤：主脾气不足，虚冷注下腹痛方。当归、干姜、黄连、龙骨、赤石脂、人参各三两，橘皮、附子（炮，去皮）、秦皮、大黄各二两，半夏五两（洗），上一十一味，㕮咀，以水一斗，煮取三升一合，分四服。

《备急千金要方·脾虚实第二》：治腹胀善噫，食则欲呕，泄澼溏下，口干，四肢重，好怒，不欲闻人声，忘误，喉痹，补之方。黄连一两，禹余粮二两，白术三两，大麻子五两，干姜三两，桑白皮八两，大枣二十枚，上七味，㕮咀，以水一斗二升，煮取二升，分四次服。

《千金翼方·补五脏第四》补脾汤：主不欲食，留腹中，或上或下，烦闷，得食辄呕欲吐，吐已即胀满不消，噫腥臭发热，四肢肿而苦下身重，不能自胜方。麻子仁三合，禹余粮二两，桑根白皮一斤，大枣一百枚（擘），黄连、干姜、白术、甘草（炙）各三两，上八味，㕮咀，以水一斗煮取半，去滓，得二升九合，日一服，三日令尽。老小任意加减。

七、如前所述，连与辇乃古今字，通任，与任脉、怀妊同义，故黄连入"主胞胎"之任脉，有治疗胎动不安之功。

◎ 附方：

《小品方》：治妊娠重下，痛引腰背，安胎止痛汤方。当归、胶（炙）、干地黄、黄连、芍药各一两，鸡子一枚，秫米一升，上七味，切，以水七升，搅鸡子令相得，煮秫米令如蟹目沸，去滓，内诸药，煮取三升，分四服。忌芜荑。

八、连有连理、联姻、联合、交联、交合之义，故黄连可治疗性交痛。

◎ 附方：

《备急千金要方》：治合阴阳辄痛不可忍方。黄连一两半，牛膝、甘草各一两，上三味，㕮咀，以水四升，煮取二升，洗之，日四度。

🍲 黄柏（金、火）

南北朝时期的民歌《子夜四时歌》："自从别欢后，叹音不绝响。黄檗（柏）向春生，苦心随日长。"可见，黄柏树的树心与黄连一样也是苦的，那么，黄柏的主要功效也与黄连一样吗？下面尝试通过训诂的方法来破解"黄柏"这个名字给我们的启示。

一、黄为黄色之义，故黄柏可治疗黄疸。

◎ 附方：

《伤寒论》：伤寒身黄发热，栀子柏皮汤主之。肥栀子十五个（擘），甘草一两（炙），黄柏二两，上三味，以水四升，煮取一升半，去滓，分温再服。

《金匮要略》：黄疸腹满，小便不利而赤，自汗出，此为表和里实，当下之，宜大黄硝石汤。大黄、黄柏、硝石各四两，栀子十五枚，上四味，以水六升，煮取二升，去滓，内硝，更煮取一升，顿服。

《备急千金要方》：治发黄方。茵陈、黄柏、栀子、大黄各三两，黄连二两，上五味，㕮咀，以水九升，煮取三升，分三服。先服汤，后服丸方。大黄五两，茵陈、栀子各三两，黄芩、黄柏各二两，上五味，末之，以蜜丸，白饮服如梧子二十九，令得微利。

二、黄字的甲骨文表示练习用箭射中靶心，这是古代武功的一种，故黄柏属金，有收敛、敛藏之象，可治疗皮肤有红色光泽外露、病人喜袒露身体，甚至红色之血液外露者，如痈疽疮疡、各种出血症等。

同时，查《说文解字》黄："地之色也，从田、从芡，芡亦声。芡，古文光，凡黄之属皆从黄。"可见，黄从光，有光明、明显、显露之义，此与"火曰炎上"之义相符，故黄柏属火，可以治疗皮肤、黏膜有红色光泽外露，病人喜袒露身体，甚至红色之血液外露者。

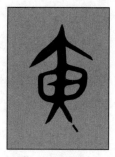

黄（甲骨文）

◎ 附方：

1. 热利

《伤寒论》：热利下重者，白头翁汤主之。白头翁二两，黄柏三两，黄连三两，秦皮三两，上四味，以水七升，煮取二升，去滓，温服一升；不愈，更服一升。

《备急千金要方·热痢第七》：治下血，日夜七八十行方。黄连、黄柏各四两，上二味，咬咀，醇醋五升，煮取一升半，分再服。

《医心方》：《救治单验方》治赤利方。黄连三两，黄柏三两，栀子仁二两，凡三物，以水九升，煮取三升，分三服。

《医心方》：《医门方》疗赤利，腹中绞痛，下部疼重方。黄连、当归、黄柏、干姜各二两，上，捣筛为散，煮乌梅汁，服方寸匕，日二。

《备急千金要方》：治热痢水谷方。黄连、阿胶各二两，乌梅四十枚，黄柏一两，栀子三十枚，上五味，咬咀，以水五升，煮取二升半，分三服。

《肘后备急方》：天行诸痢悉主之。黄连三两，黄柏、当归、龙骨各二两，以水六升，煮取二升，去滓，入蜜七合，又火煎取一升半，分为三服，效。

《肘后备急方》：天行四五日，大下热痢。黄连、黄柏各三两，龙骨三两，艾如鸡子大，以水六升，煮取二升，分为二服。忌食猪肉、冷水。

《肘后备急方》：天行毒病，挟热腹痛，下痢。升麻、甘草、黄连、当归、芍药、桂心、黄柏各半两，以水三升，煮取一升，服之，当良。

2. 奶发、乳痈

《肘后备急方》：葛氏疗奶发、诸痈疽发背及乳方……捣黄柏末，筛，鸡子白和，厚涂之，干复易，差。

3. 恶疮

《肘后备急方》：效方，恶疮三十年不愈者。大黄、黄芩、黄连各一两，为散，洗疮净，以粉之，日三，无不差。又黄柏分等，亦佳。

4. 瘰疬

《卫生易简方》：治瘰疬并疮……敛疮生肌，用黄柏不拘多少为末，面糊涂患处甚妙。

5. 耳内耳外生疮

《验方新编》：黄柏五钱，马齿苋一两，为末敷之。

6. 黄水疮

《经验丹方汇编》：取雄猪胆一个，黄柏一两，浸，焙干为末敷之。

7. 小儿胎剥

《回生集》：两大腿近小腹处生疮，皮脱开渐延小腹则不救，此名胎剥。用猪胆抹黄柏，炙研涂之。

8. 赤烂疮

《惠直堂经验方·疮癣门》：黄柏为末，生桐油调敷患处，三四日立效。

9. 坐板疮

《绛囊撮要》：二黄散，治坐板疮屡效。大黄、黄柏为末，入猪油，共捣匀搽，即愈。

10. 鬈毛疮

《外治寿世方》：生头上如葡萄状。用黄柏一两，乳香二钱五分，为末，槐花煎水调敷。

《华佗神方·华佗治卷毛疮神方》：生于头上，状如葡萄，用黄柏一两，乳香二钱五分共为末，槐花煎浓汁，二者调作饼，贴疮口。并用吴茱萸研末，醋调，敷两足心，即愈。

11. 蛇缠腰

《绛囊撮要》：牛膝一两，黄柏五钱，知母五钱，水酒煎服效。

12. 毒攻手足肿，疼痛欲断

《肘后备急方》：细锉黄柏五斤，以水三斗，煮渍之。亦治攻阴肿痛。

13. 汤火伤

《卫生易简方》：用大黄、黄连、黄柏、黄芩、白及等分为末，水调成膏。以鸡翎频蘸涂扫，大除肿痛。

14. 口、舌、喉生疮

《奇效良方》：治口疮久不愈者。黄柏不以多少，用生蜜涂其上，炙黄色，上为极细末，干掺口疮上，临卧时。忌酱、醋、盐。

《世医得效方》：治口疮，臭气瘀烂，久不差者。上用黄柏半两，青黛一钱，为末，临卧安舌下。

《惠直堂经验方》：口疮方。黄柏、五倍子各一钱，微炒为末，加冰片少许，擦之。

《杨氏家藏方》赴筵散：治口疮。黄柏（去粗皮，蜜炙）、细辛（去叶、土），上件等分为细末，掺疮涎出即差。

《备急千金要方》：治口疮方。蔷薇根皮四两，黄柏三两，升麻三两，生地黄五两，上四味，㕮咀，以水七升，煮取三升，去滓含之，差止。含极，吐却更含。

《肘后备急方》：连月饮酒，喉咽烂，舌上生疮。捣大麻子一升，末黄柏二两，以蜜为丸，服之。

《奇效良方》：治口糜。黄柏蜜涂，炙干，去火毒、白僵蚕直者，置新瓦上，下以火爆断丝，去火毒，上研极细，少许掺疮上及舌上，吐涎。

15. 男子阴疮损烂

《肘后备急方》：煮黄柏洗之，又白蜜涂之。

《肘后备急方》：黄连、黄柏分等，末之。煮取肥猪肉汁，渍疮讫，粉之。

《千金翼方》：治阴疮黄汁出方。煮黄柏汁，冷渍，敷蛇床、黄连末，极效。

《备急千金要方》：治阴下生疮洗汤方。地榆、黄柏各半斤，上二味，㕮咀，以水一斗五升，煮取六升，去滓，适冷暖，用洗疮，日再。只煮黄柏汁洗之亦佳。

《医心方》：《僧深方》妇人阴痒方。黄连、黄柏各二两，以水三升，煮取一升半，温洗，日三。

《备急千金要方》：治男女阴中疮，湿痒方。黄连、栀子、甘草、黄柏各一两，蛇床子二两，上五味，治下筛，以粉疮上，无汁，以猪脂和涂之。深者，用绵裹内疮中，日二。

16. 吐血

《卫生易简方》：用黄柏蜜浸，干为末，以麦门冬熟水调下二钱，立差。

《奇效良方》：生地黄、柏叶、艾叶、荷叶各等分，上四味俱生，烂捣团成鸡子大。每服一丸，水三盏，煎至一盏，去滓，不拘时服。

17. 下血

《外台秘要》：《深师》治卒下血，昼夜七八行方。黄连、黄柏各四两，上二味切，以淳苦酒五升，煮取一升半，分为二服。亦疗下痢。

《外台秘要》：葛氏疗卒下血方……黄连半两，黄柏二两，栀子二七枚，上三味切，以酒二升渍一宿，去滓，煮三沸，顿服之。

18. 血崩

《卫生易简方》：治血崩、血痢，用黄柏、黄连各四两，苦酒五升，煎减半，温服无时，大效。

19. 漏下

《备急千金要方》：治漏下去赤方。白术二两，白薇半两，黄柏二两半，上三味，治下筛，空心酒服方寸匕，日三。

三、黄柏又名黄檗（bò），查《说文解字》檗："黄木也，从木辟声。"可见，檗通辟，有辟开、开裂之义，故黄柏可治疗脚底无故开裂者。

◎ 附方：

《验方新编》：黄柏研末，和猪髓研如膏，敷患处。或以牛脊髓搽亦可。

《惠直堂经验方》：黄柏为末，猪脊髓研如膏，敷患处。如老年者，或系气血两亏，加八宝丹同调敷，更妙。

四、如前所述，檗通辟，从辛，而辛字在甲骨文中像平头錾类的一种刑刀或进攻的武器，故黄柏属金，可治疗金疮。

◎ 附方：

《外台秘要》：《古今录验》疗金疮生肌散方。甘草一斤（炙），黄柏八两，当归四两，上三味捣末，以封疮上，日再。

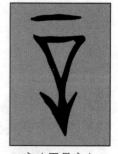

辛（甲骨文）

《世医得效方》：治金疮，并一切恶疮……黄柏半斤，半夏四两，上为末，每用半两生姜、半两生地黄，取自然汁调涂撅处。如折断，用绢帛封缚，次用杉木皮扎定，干则频上姜、地黄汁润。

五、如前所述，黄柏属金，故可治疗具有破裂、破损、缺损之象的疝气。

◎ 附方：

《备急千金要方》：五等散，治小儿阴偏大，又卵核坚癥方。黄柏、香豉、牡丹、防风、桂心各二两，上五味，末之，蜜丸如大豆，儿三岁饮服五丸，加至十丸。儿小以意酌量著乳头上服之。

《外台秘要》：《古今录验》牡丹五等散，疗癥疝阴卵偏大，有气上下胀大，行走肿大，服此良验方。牡丹皮、防风、黄柏（炙）、桂心各一分，桃仁二分（去皮尖，研），上五味捣为散，以酒服一刀圭，二十日愈。少小癥疝最良，小儿以乳汁和如一大豆与之。忌如前。

六、如前所述，檗通辟，查《说文解字注》般："《论语》包氏注，足躩如、盘辟貌也。盘当作般。般辟，汉人语，谓退缩旋转之貌也。"可见，辟有盘桓、退缩、退败、颓败、收缩、减退、退返之象，故黄柏属金，可入肺治疗喉痹、咳喘等症。正如《兰室秘藏》所言："（黄柏）泻冲脉之邪。治夏月气上冲咽不得息而喘息有音不得卧。"

◎ 附方：

1. 卒喉痹

《卫生易简方》：治咽喉卒肿，饮食不通。用黄柏末醋调，敷肿上，干即易。

《卫生易简方》：治卒喉痹。用黄柏片含之。又方，用黄柏一斤（锉细），酒一斗，煮三沸，去渣，恣饮便愈。

2. 产中咳嗽

《卫生易简方》：用黄柏、桑白皮（蜜炙黄）等分，为末，每服三钱，水一盏，入糯米二十粒，煎六分，以款冬花（烧灰）六钱，同调温服。

七、如前所述，檗通辟，查《说文解字》辟："法也，从卩、从辛，节制其罪也；从口，用法者也。凡辟之属皆从辟。"可见，辟有节制之义，而节则有节省、节制、节约、约束、收敛之义，故黄柏属金，有收敛、收藏之功，对各种括约肌功能障碍有恢复之功能，从而可以治疗遗尿、遗精、漏下等症。

◎ 附方：

1. 遗精白浊

《种福堂公选良方》：治遗精白浊有湿热者。生蚕沙研末，每两加生黄柏末一钱，空心开水下三钱，六七服即愈。

《普济本事方》：治经络热，梦漏，心忪恍惚，膈热。黄柏皮一两，上为细末，用生脑子一钱，同研匀，炼蜜圆如梧子大。每服十圆至十五圆，浓煎麦门冬汤下。大智禅师方云，梦遗不可全作虚冷，亦有经络热而得之。

《验方新编》：白浊方。黄柏研末，鸡蛋清调和为丸。每服三钱，肉桂汤送下，三四服即愈。

2. 小便多，滑数不禁

《卫生易简方》：用知母、黄柏等分，锉碎，酒浸透，炒黄，为末，水丸如桐子大。头日休吃晚饭，来日空心立服一百丸，米饮汤下，只一服效，复吃淡白粥一顿。

3. 漏下

《备急千金要方》：治漏下去赤方。白术二两，白薇半两，黄柏二两半，上三味，治下筛，空心酒服方寸匕，日三。

八、如前所述，檗通辟，有节制之义，而制有制裁、裁减、减缩、裁断之义，故黄柏属金，有缩减、收缩之功，可治疗前列腺增生、结肠息肉等各种增生性疾病。

◎ 附方：

1. 前列腺增生

《卫生易简方》：治小便多，滑数不禁……用知母、黄柏等分，锉碎，酒浸透，炒黄，为末，水丸如桐子大。头日休吃晚饭，来日空心立服一百丸，米饮汤下，只一服效，复吃淡白粥一顿。

2. 肠息肉

《备急千金要方》：治伤寒后下利脓血方。阿胶一两，黄柏二两，黄连四两，栀子仁十四枚，上四味，㕮咀，以水六升，煮取二升，去滓，内阿胶，更煎令消，分为三服。

郁金（金、火、木）

《诗经·大雅·江汉》："厘尔圭瓒，秬鬯一卣。"这里的"秬鬯"就是用黑黍与郁金酿造的香酒。可见，最晚在春秋时代，古人就开始用郁金来酿酒，这种酒香气浓郁，当时多用于祭祀降神。既然郁金拥有如此浓郁的香气，那么它会不会有醒神开窍的作用呢？下面尝试用训诂的方法来破解"郁金"这个名字给我们的启示。

一、查《说文解字注》郁的繁体字鬱（yù）："菀，茂貌。按宛菀皆即鬱字。"可见，郁通茂，与《诗经》中"东门之杨，其叶肺肺"的"肺肺"之义以及"夏三月，此谓蕃秀"的"藩秀"之义相似，都有茂盛、充盛、充沛、蕃盛、丰盛、丰满之义，故郁金属火，可入肺而治疗咳喘胸满等症，正如《本草述》所言："方书主治发热、郁、咳嗽齿龈。"可惜，未搜集到相关的方剂。

同时，鬱的金文表示众人聚集在繁茂的丛林中采集芳香草木，以提取香料。可见，郁有茂盛、蕃盛、丰盛、丰满之象，此与"夏三月，此谓蕃秀"之义相

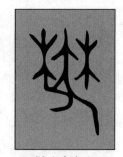

鬱（金文）

符，故郁金属火，可入肺而治疗咳喘胸满等症。

二、查《说文解字》鬱（郁）："木丛生者。从林，鬱省声。"查《说文解字》林："平土有丛木曰林。从二木，凡林之属皆从林。"淋从林，为丛生之木的意思，郁也有丛生之木的意思，故郁与淋训诂义相近，因此推测郁金可治疗淋证。

如前所述，"宛菀皆即鬱字"，可见，郁通菀，通宛，查《说文解字》宛："屈草自覆也，从宀夗声。"因此，宛有宛曲、屈曲、委曲、冤曲之义，此与"木曰曲直"之义相符，故郁金属木，可治疗小便"冤曲不得出"之淋证。

同时，因宛有宛曲、屈曲、屈服、屈从之义，与"金曰从革"之义相符，故郁金又属金，可通调水道而治疗小便不通。

◎ 附方：

《验方新编》：血淋……川郁金一钱，血余（瓦煅存性，研末）二钱，韭汁调服。

《卫生易简方》：治五淋……用滑石、琥珀各一两，木通、当归、木香、郁金、扁竹各半两，为末。每服三五钱，以芦苇叶同煎，日三服。

三、如前所述，鬱为"木丛生者"，丛的繁体为叢，查《说文解字注》叢："聚也，从丵取声。"可见，郁有丛生、丛集、集聚、聚敛之象，故郁金属金，可收敛心神之外越而癫狂者。

◎ 附方：

《世医得效方》郁金丸：治癫狂可畏，数年不愈，多因惊忧得之，痰涎留于心窍。蝉肚郁金七两（真蜀川来者），明矾三两，上为末，薄糊为丸，如梧子大。每服五十丸，汤水任服。初服，觉心胸间有物脱去，神气洒然，再服稍苏。多服此药，大能去痰，安平心矣。

《验方新编》：痫病神方。治男妇抑郁癫狂及风痰迷闷，用郁金七两，白矾三两，共研末，面和丸，滚水调下三钱，药完病愈。昔一妇人病狂十余年，遇异人授此方，初服心间如有物脱去，神气爽然，再服痊愈。

四、郁金的名字中自带金字，故郁金属金，有收敛、内返、入内之象，可治疗各种出血症。

◎ 附方：

1. 小便出血

《卫生易简方》：用郁金一两为末，葱白一握。水一升，煎二合，去渣，温服，日三服。

2. 衄血

《世医得效方》：川郁金末，井水调下。亦治吐血。

3. 阳毒入胃，下血频疼痛不可忍

《肘后备急方》：《孙用和方》，治阳毒入胃，下血频疼痛不可忍。郁金五个大者，牛黄一皂荚子，别细研二味，同为散。每服用醋浆水一盏，同煎三沸，温服。

黄芩（金、火、木）

《诗经·鹿鸣》："呦呦鹿鸣，食野之芩。我有嘉宾，鼓瑟鼓琴。鼓瑟鼓琴，和乐且湛。我有旨酒，以燕乐嘉宾之心。"一般认为，这里的芩指的就是黄芩，这是笔者能查到的关于黄芩的最早记载，可惜的是《诗经》并未启示任何黄芩的功效。

明代梁以壮《闲居·其十五》："天地唯空阔，幽居亦静深。畏纶鳏有翼，舐铁貊何心。烟到柳边白，潮生花外阴。热情都去尽，不用刷黄芩。"可见，黄芩有清热的作用。

临床上黄连、黄芩经常作为对药同时出现在一张方子中，但黄连、黄芩这两味药的细微区别在哪里呢？历代医家多认为黄连主要作用在心、胃，黄芩主要作用在肝、肺、肠，但除此以外，笔者认为黄芩缓急止痛的作用较黄连为胜。下面尝试用训诂的方法来破解"黄芩"这个名字给我们的启示。

一、黄为黄色之义，故黄芩可治疗黄疸。

◎ 附方：

《备急千金要方》：治发黄，身面眼悉黄如金色，小便如浓煮檗汁，众医不能疗者方。茵陈、栀子各二两，黄芩、大黄、柴胡、升麻各三两，龙胆二两，上七味，㕮咀，以水八升，煮取二升七合，分三服。若身体羸，去大黄，加栀子仁五六两，生地黄一升。

《外台秘要》：《集验》疗黄疸，身体面目皆黄，大黄散方。大黄四两，黄连四两，黄芩四两，上三味，捣筛为散，先食服方寸匕，日三服。亦可为丸服。

二、黄字的甲骨文表示练习用箭射中靶心，这是古代武功的一种，故黄芩属金，而金有收敛、敛藏、内敛之象，所以黄芩可以治疗皮肤有红色光泽外露、病人喜袒露身体，甚至红色之血液外露者。

同时，查《说文解字》黄："地之色也，从田、从炗，炗亦声。炗，古文光，凡黄之属皆从黄。"可见，黄从光，有光明、明显、显露之义，此与"火曰炎上"之义相符，故黄芩属火，可以治疗皮肤有红色光泽外露、病人喜袒露身体，甚至红色之血液外露者。

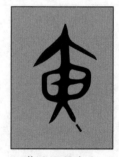

黄（甲骨文）

◎ 附方：

1. 三焦积热

《严氏济生方》三黄丸：治三焦积热，头目昏痛，肩背拘急，肢节烦疼，热气上冲，口苦唇焦，咽喉肿痛，痰涎壅滞，眼赤睛疼及大便秘涩，或下鲜血。大黄（酒蒸）、黄连（去须）、黄芩各等分，上为细末，炼蜜为丸，如梧桐子大。每服五十丸，不拘时候，用温熟水送下。如脏腑壅实，可加丸数，以利为度。

2. 烧伤

《外台秘要》：《集验》被汤、火、热膏所烧，不问大小，栀子膏方。栀子三十枚，白蔹、黄芩各五两，上三味，切，以水五升、麻油一升，合煎，令水气竭，去滓，冷之，以淋疮，令溜去火热毒，肌乃得完也。作二日，任用膏涂汤散治之。

3. 火丹

《普济方》：治火丹方（出《圣惠方》）。用黄芩为末，水调涂上。

4. 痈疽

《千金翼方》白蔹薄：主痈疽方。白蔹、大黄、黄芩并等分，上三味，捣筛为散，以鸡子白和如泥，涂布上薄肿上，薄干则易之。亦可以三指撮药末，内三升水中煮三沸，绞注汁拭肿上数十遍，以寒水石末和涂肿上，以纸覆之，干则易之，辄以煮汁拭之，日夜二十易。

5. 乳痈

《备急千金要方》：治乳痈坚方……黄芩、白蔹、芍药各等分，上三味，为末。以浆水饮服半钱匕，日三。若左乳汁结者，即将去右乳汁；若右乳汁结者，可将去左乳汁。《小品》云治妒乳。

6. 恶疮

《肘后备急方》：效方，恶疮三十年不愈者。大黄、黄芩、黄连各一两，为散，洗疮净，以粉之，日三，无不差。又黄柏分等，亦佳。

三、如前所述，黄芩属金，而金有收敛、内敛、入内之象，所以黄芩可治疗各种出血症。同时，黄芩一名黄釜，釜从金，故黄芩属金，有收敛、内敛、入内之象，可治疗各种出血症。

◎ 附方：

1. 吐血衄血

《外台秘要》：《深师》疗天行毒病，鼻衄是热毒，血下数升者方……黄芩四两，上一味，切，以水五升，煮取二升，分三服。亦疗妇人漏下血。

《医心方》：《令李方》治吐血便血方。干地黄、黄芩各二两，凡二物，治下筛，酒服方寸匕，日三。

《备急千金要方》泻心汤：治心气不定，吐血衄血方。大黄二两，黄连、黄芩各一两，上三味，㕮咀，以水三升，煮取一升服之。亦治霍乱。

《卫生易简方》：治吐血。用黄芩二两，赤芍药一两，为末。每服三钱，水一盏，煎七分，热服。

2. 崩中

《普济本事方》：治崩中下血方。黄芩为细末，每服一钱，烧秤锤淬酒调下。崩中多是用止血药、补血药，此治阳乘阴，前所谓天暑地热，经水沸溢者。

《文堂集验方》子芩丸：治四十九岁之后，天癸当住之时，每月仍行，过多不止。子黄芩四两，米泔浸七日，须一日换泔水一次，至七日晒燥，如此七次，共浸四十九日，晒七次，为细末，米醋丸，桐子大。每服三五十丸，空心淡醋汤或白酒下，服完全效。

《备急千金要方》当归汤：治崩中去血，虚羸方。当归、芎劳、黄芩、芍药、甘草各二两，生竹茹二升，上六味，㕮咀，以水一斗煮竹茹，取六升，去滓，内诸药，煎取三升半，分三服。忌劳动嗔怒，禁百日房事。

四、如前所述，黄芩属金，金有顺从、顺降之象，所以黄芩可治疗各种具有违逆、上逆之象者，如大头瘟、吐血、鼻衄等。

◎ 附方：

《奇方类编》：盛夏时有大热证，头大如斗，身热如火者。黄芩一两，煎汁一茶盅，微温一气吃尽。立愈。

五、如前所述，黄芩属金，故可通调水道而治疗淋证。

◎ 附方：

《千金翼方》：治淋方……黄芩四两，上一味，㕮咀，以水五升，煮取二升，分三服。亦主下血。

《普济方》：黄芩一物汤（出《直指方》），治血淋热痛，亦治热淋。用黄芩细锉，新水煎，通口服。

六、芩从今，查《说文解字注》今："召南传曰，今，急辞也。今急叠韵。从亼、ㄟ……ㄟ，古文及。"可见，今从ㄟ（fú），即古文及字，而及又通忣，忣即今之急字；综上，芩通急，故黄芩可治疗屯然而难、冤曲上出所导致的各种"急"，如心痛、热利下重、绞痛、疠痛等症。

黄芩一名腐肠，查《说文解字》腐："烂也，从肉府声。"可见，腐有腐烂之义，所以进一步推测黄芩治疗的热利下重、绞痛等症可能是因肠道腐烂、溃烂、糜烂而引起，例如溃疡性结肠炎、克罗恩病等。

◎ 附方：

1. 心痛

《肘后备急方》：治卒心痛。人参、桂心、栀子（擘）、甘草（炙）、黄芩各一两，水六升，煮取二升，分三服，奇效。

《肘后备急方》：治卒心腹烦满，又胸胁痛欲死方……黄芩一两，杏仁二十枚，牡蛎一两，水三升，煮取一升，顿服。

2. 妊娠心痛

《外台秘要》：《古今录验》疗妊娠卒得心痛欲死，术汤方。白术六两，黄芩三两，芍药四两，上三味，切，以水六升，煮取二升半，分三服，半日令尽，微下水，令易生。忌桃李、雀肉。

3. 下利

《医心方》：《传信方》疗赤白痢，如鹅鸭肝方。黄芩、黄连各八分，上二味，以水二升，煎取一升，分二服。

《伤寒论》：太阳病，桂枝证，医反下之，利遂不止，脉促者，表未解也。喘而汗出者，葛根黄芩黄连汤主之。（促，一作纵。）葛根半斤，甘草二两（炙），黄芩三两，黄连三两，上四味，以水八升，先煮葛根，减二升，内诸药，煮取二升，去滓，分温再服。

《伤寒论》：太阳与少阳合病，自下利者，与黄芩汤。若呕者，黄芩加半夏生姜汤主之。黄芩汤方：黄芩三两，芍药二两，甘草二两（炙），大枣十二枚（擘），上四味，以水一斗，煮取三升，去滓，温服一升，日再，夜一服。

《备急千金要方》：治老小下痢，水谷不消，肠中雷鸣，心下痞满，干呕不安，泻心汤方。人参一两，半夏三两，黄连二两，黄芩、甘草各一两，干姜一两半，大枣十二枚，上七味，咬咀，以水八升，煮取二升半，分三服，并治霍乱。若寒加附子一枚，渴加楼根二两，呕加橘皮一两，痛加当归一两，客热以生姜代干姜。

《辅行诀脏腑用药法要》：小朱鸟汤。治天行热病，心气不足，内生烦热，坐卧不安，时下利纯血如鸡鸭肝者方。鸡子黄二枚，阿胶三锭，黄连四两，黄芩、芍药各二两，上五味，以水六升，先煮连、芩、芍三物，取三升，去滓。内胶，更上火，令烊尽，取下。待小冷，下鸡子黄，搅令相得。温服七合，日三服。

《辅行诀脏腑用药法要》：大朱鸟汤。治天行热病，重下恶毒痢，痢下纯血，日数十行，羸瘦如柴，心中不安，腹中缓急，痛如刀刺者方。鸡子黄二枚，阿胶三锭，黄连四两，黄芩、芍药各二两，人参二两，干姜二两，上七味，以水一斗，先煮黄连、参、姜等五味，得四升饪，内醇苦酒一升，再煮至四升饪，去滓。次内胶于内，更是上火，令烊。取下，待小冷，内鸡子黄，搅令相得即成。每服一升，日三，夜一服。

4. 妊娠下痢

《华佗神方·华佗治妊娠下痢神方》：人参、黄芩、酸石榴皮各二两，橘皮四两，粳米三合，水七升，煮取二升半，分三服。

七、如前所述，芩通急，故黄芩可治疗中风引起的肢体挛急等症。同时，芩从今，从乁（fú），为向左曲庆之义，此与"木曰曲直"之义相符，故黄芩属木，可以治疗口眼㖞斜等曲庆不正之症。

◎ **附方：**

《金匮要略》：《千金》三黄汤治中风手足拘急，百节疼痛，烦热心乱，恶寒，经日不欲饮食。麻黄五分，独活四分，细辛二分，黄芪二分，黄芩三分，上五味，以水六升，煮取二升，分温三服，一服小汗出，二服大汗。心热加大黄二分，腹满加枳实一枚，气逆加人参三分，悸加牡蛎三分，渴加栝楼根三分，先有寒加附子一枚。

《备急千金要方》小续命汤：治卒中风欲死，身体缓急，口目不正，舌强不能语，奄奄忽忽，神情闷乱，诸风服之皆验，不令人虚方。麻黄、防己（《崔氏》《外台》不用防己）、人参、黄芩、桂心、甘草、芍药、芎䓖、杏仁各一两，附子一枚，防风一两半，生姜五两，上十二味，咬咀，以水一斗二升，先煮麻黄三沸，去沫，内诸药，煮取三升。分三服，甚良；不差，更合三四剂必佳。取汗，随人风轻重虚实也。有人脚弱，服此方至六七剂得差。有风疹家，天阴节变，辄合服之，可以防瘖。

《外台秘要》：又疗半身不随，手足拘急，不得屈伸，体冷，或智或痴，身强直不语，或生或死，狂言不可名字，角弓反张，或欲得食，或不用食，大小便不利方。人参、桂心、当归、独活、黄芩、干姜各三分，甘草二分（炙），石膏六分（碎，绵裹），杏仁四十枚（去皮、两仁、尖，碎），上九味，切，以井华水九升，煮取三升，分二服，日二，覆取汗，不汗更合服之。忌海藻、菘菜、生葱等。

八、如前所述，芩通急，而胎动不安是指胚胎受到束缚、限制，其在没有舒缓、徐缓的环境时，不能顺利地萌动、萌芽、发育，其病机与"屯然而难""冤曲上出"所致各种"急"症一致，故黄芩可治疗胎动不安。当然，此时孕妇的身体可能出现腰酸、腹痛、阴道出血等不适症状。

◎ 附方：

《卫生易简方》：治胎不安。用白术、黄芩等分为末。每服三钱，入当归一钱，水二盏，煎一盏温服。

《苏沈良方》白术散：治妇人妊娠伤寒。白术、黄芩等分，新瓦上同炒香，上为散。每服三钱，水一中盏，生姜三片，大枣一个（擘破），同煎至七分，温服。但觉头痛发热，便可服，二三服即差。惟四肢厥冷阴症者，未可服。

《卫生易简方》：治胎漏下血及因事下血。用枳壳（炒）、黄芩各半两，白术一两，为末。水煎，食前温服。妊娠下血名曰胎漏，胞胎干者，儿亡。

《金匮要略》：妇人妊娠，宜常服当归散主之。当归散方：当归、黄芩、芍药、川芎各一斤，白术半斤，上五味，杵为散，酒服方寸匕，日再服。妊娠常服即易产，胎无疾苦，产后百病悉主之。

大黄（金、火、土）

明代陈琛的《赠杨医官》："春风挟暖到桐城，习习令人病体轻。笑我生平空有志，如君可使不知名。炎回大暑鲈专美，冷入新秋雁寄声。附子大黄斟酌用，险中始信药通灵。"可见，大黄与附子一样可用于急难险症，但在用药的时候一定要再三斟酌，不可孟浪为之。那么，大黄究竟治疗的是何种险症呢？下面尝试通过训诂的方法来破解"大黄"这个名字给我们的启示。

一、大字的甲骨文像张开双臂、双腿而顶天立地的成年人，查《康熙字典》成："又《释名》成，盛也。"与小儿、老人相比，成年人有盛大、高大、丰盛、充盛、充实、充满、丰隆、胀满之象，此与"夏三月，此谓蕃秀"之义相符，故大黄属火，可治疗大头瘟、腮腺炎、胸满、腹满、蓄血证、痈疽等具有胀满、肿胀、充实之象者。

大（甲骨文）

◎ **附方：**

1. 两腮肿痛（腮腺炎）

《验方新编》：生大黄末，用葱汁调涂四围露顶，敷数次即愈。

2. 咽痛

《奇效良方》：人间治疫有仙方，一两僵蚕二大黄。姜汁和丸如弹大，井花调蜜便清凉。

3. 小儿卒毒肿着喉颈，壮热妨乳

《备急千金要方》：升麻、射干、大黄各一两，上三味，㕮咀，以水一升五合，煮取八合，一岁儿分三服，以滓薄肿上，冷更暖以薄，大儿以意加之。

4. 眼肿痛

《外台秘要》：又疗两眼痛，大黄汤方。大黄四两，芍药五两，细辛、甘草（炙）各四两，黄芩二两，上五味切，以水七升，煮取二升半，温分为三服，甚妙。

《外台秘要》：又疗两眼痛……大黄八两（切），上一味，以水五升，渍之一宿，明旦绞取汁，分三服之。病甚多由脾实，以上忌油腻、生冷、房室、蒜菜、酒面等物。

5. 大头瘟

《验方新编》：大头瘟，其症头面腮颈肿胀极大，形如虾蟆，又名虾蟆瘟。寒热交作，甚者，破裂出脓。不可敷药，恐毒气入内，以致不救……生大黄四两，姜黄二钱五分，蝉蜕六钱五分，俱研细末，姜汁糊丸，每丸重一钱。蜜水调服，大人一丸，小儿半丸。外用靛青调涂患处，干又再润涂之，极效。

《伤寒温疫条辨》：升降散，温病亦杂气中之一也，表里三焦大热，其证治不可名状者，此方主之。白僵蚕（酒炒）二钱，全蝉蜕（去土）一钱，广姜黄（去皮）三分，川大黄（生）四钱，称准，上为细末，合研匀。病轻者，分四次服，每服重一钱八分二厘五毫，用黄酒一盅，蜂蜜五钱，调匀冷服，中病即止。病重者，分三次服，每服重二钱四分三厘三毫，黄酒盅半，蜜七钱五分，调匀冷服。最重者，分二次服，每服重三钱六分五厘，黄酒二盅，蜜一两，调匀冷服。一时无黄酒，稀熬酒亦可，断不可用蒸酒，胎产亦不忌。炼蜜丸，名太极丸，服法同前，轻重分服，用蜜、酒调匀送下。

6. 卒外肾偏肿疼痛

《肘后备急方》：大黄末，和醋涂之，干即易之。

7. 妇人阴肿痛

《医心方》：《葛氏方》妇人阴肿痛者，熬矾石二分，大黄一分，甘草半分（炙），末，以绵裹如枣核，以导之。

8. 太阳蓄血证

《伤寒论》：太阳病不解，热结膀胱，其人如狂，血自下，下者，愈。其外不解者，尚未可攻，当先解其外；外解已，但少腹急结者，乃可攻之，宜桃核承气汤。桃仁五十个（去皮尖），大黄四两，桂枝二两（去皮），甘草二两（炙），芒硝二两，上五味，以水七升，煮取二升半，去滓，内芒硝，更上火微沸，下火，先食温服五合，日三服。当微利。

《伤寒论》：太阳病，六七日，表证仍在，脉微而沉，反不结胸，其人发狂者，以热在下焦，少腹当硬满，小便自利者，下血乃愈。所以然者，以太阳随经，瘀热在里故也，抵当汤主之。水蛭

（熬）、虻虫各三十个（去翅足，熬），桃仁二十个（去皮尖），大黄三两（酒洗），上四味，以水五升，煮取三升，去滓，温服一升，不下更服。

《伤寒论》：伤寒有热，少腹满，应小便不利，今反利者，为有血也，当下之，不可余药，宜抵当丸。水蛭二十个（熬），虻虫二十个（去翅足，熬），桃仁二十五个（去皮尖），大黄三两，上四味，捣分四丸，以水一升，煮一丸，取七合服之，晬时，当下血；若不下者，更服。

《伤寒论》：阳明证，其人喜忘者，必有蓄血。所以然者，本有久瘀血，故令喜忘；屎虽硬，大便反易，其色必黑者，宜抵当汤下之。水蛭（熬）、虻虫（去翅足，熬）各三十个，大黄三两（酒洗），桃仁二十个（去皮尖及二仁者），上四味，以水五升，煮取三升，去滓，温服一升；不下更服。

9. 支饮胸满

《金匮要略》：支饮胸满者，厚朴大黄汤主之。厚朴一尺，大黄六两，枳实四枚，上三味，以水五升，煮取二升，分温再服。

10. 结胸

《伤寒论》：太阳病，脉浮而动数，浮则为风，数则为热，动则为痛，数则为虚；头痛发热，微盗汗出，而反恶寒者，表未解也。医反下之，动数变迟，膈内拒痛（一云头痛即眩），胃中空虚，客气动膈，短气躁烦，心中懊恼，阳气内陷，心下因硬，则为结胸，大陷胸汤主之。若不结胸，但头汗出，余处无汗，剂颈而还，小便不利，身必发黄。大陷胸汤：大黄六两（去皮），芒硝一升，甘遂一钱匕，上三味，以水六升，先煮大黄，取二升，去滓；内芒硝，煮一两沸；内甘遂末，温服一升。得快利，止后服。

《伤寒论》：伤寒六七日，结胸热实，脉沉而紧，心下痛，按之石硬者，大陷胸汤主之。

《伤寒论》：伤寒十余日，热结在里，复往来寒热者，与大柴胡汤；但结胸，无大热者，此为水结在胸胁也；但头微汗出者，大陷胸汤主之。

《伤寒论》：太阳病，重发汗而复下之，不大便五六日，舌上燥而渴，日晡所小有潮热一云日晡所发，心胸大烦，从心下至少腹硬满而痛不可近者，大陷胸汤主之。

《伤寒论》：病发于阳，而反下之，热入因作结胸；病发于阴，而反下之，一作汗出，因作痞也，所以成结胸者，以下之太早故也。结胸者，项亦强，如柔痉状，下之则和，宜大陷胸丸。大黄半斤，葶苈子半升（熬），芒硝半升，杏仁半升（去皮尖，熬黑），上四味，捣筛二味，内杏仁、芒硝，合研如脂，和散。取如弹丸一枚，别捣甘遂末一钱匕，白蜜二合，水二升，煮取一升。温顿服之，一宿乃下；如不下，更服，取下为效。禁如药法。

11. 呕吐

《金匮要略》：食已即吐者，大黄甘草汤主之。大黄四两，甘草一两，上二味，以水三升，煮取一升，分温再服。

12. 心下有物，大如杯，不得食

《金匮要略》：按之心下满痛者，此为实也，当下之，宜大柴胡汤。柴胡半斤，黄芩三两，芍药三两，半夏半升（洗），枳实四枚（炙），大黄二两，大枣十二枚，生姜五两，上八味，以水一斗二升，煮取六升，去滓，再煎，温服一升，日三服。

《肘后备急方·治卒心腹癥坚方第二十六》：治心下有物，大如杯，不得食者。葶苈二两熬

之，大黄二两，泽漆四两，捣，筛，蜜丸，和捣千杵，服如梧子大，二九，日三服，稍加字，其有陷冰、赭鬼诸丸方，别在大方中。

13. 心下痞

《伤寒论》：心下痞，按之濡，其脉关上浮者，大黄黄连泻心汤主之。大黄二两，黄连一两，上二味，以麻沸汤二升渍之，须臾绞去滓，分温再服。

《伤寒论》：心下痞，而复恶寒汗出者，附子泻心汤主之。大黄二两，黄连一两，黄芩一两，附子一枚（炮去皮，破，别煮取汁），上四味，切三味，以麻沸汤二升渍之，须臾绞去滓，内附子汁，分温再服。

14. 饮食积聚结癖

《肘后备急方·治心腹寒冷食饮积聚结癖方第二十七》：附方《外台秘要》，疗癖方。大黄十两，杵，筛，醋三升，和匀，白蜜两匙，煎。堪丸如梧桐子大，一服三十九。生姜汤吞下，以利为度，小者，减之。

《外台秘要》：《必效》疗癖方……大黄十两，上一味捣筛，醋三升和煎调，内白蜜两匙，煎堪丸如梧子，一服三十九，以利为度，小者，减之。

《备急千金要方》：神明度命丸，治久患腹内积聚，大小便不通，气上抢心，腹中胀满，逆害饮食，服之甚良方。大黄、芍药各二两，上二味，末之，蜜丸，服如梧子四丸，日三，不知，可加至六七九，以知为度。

《肘后备急方·治心腹寒冷食饮积聚结癖方第二十七》：治腹中冷癖，水谷阴结，心下停痰，两胁痞满，按之鸣转，逆害饮食……大黄八两，葶苈四两，并熬，芒硝四两，熬令汁尽，热捣，蜜和丸，丸如梧子大，食后服三九，稍增五九。

《肘后备急方·治心腹寒冷食饮积聚结癖方第二十七》：又治暴宿食留饮不除，腹中为患方。大黄、茯苓、芒硝各三两，巴豆一分，捣，蜜丸如梧子大，一服二九，不痛止。

15. 腹满

《伤寒论》：阳明病，脉迟，虽汗出不恶寒者，其身必重，短气，腹满而喘，有潮热者，此外欲解，可攻里也。手足濈然汗出者，此大便已硬也，大承气汤主之；若汗多，微发热恶寒者，外未解也（一法与桂枝汤）；其热不潮，未可与承气汤；若腹大满不通者，可与小承气汤，微和胃气，勿令至大泄下。大承气汤方：大黄四两（酒洗），厚朴半斤（炙，去皮），枳实五枚（炙），芒硝三合，上四味，以水一斗，先煮二物，取五升，去滓；内大黄，更煮取二升，去滓；内芒硝，更上微火一两沸，分温再服。得下，余勿服。小承气汤方：大黄四两，厚朴二两（炙，去皮），枳实三枚（大者，炙），上三味，以水四升，煮取一升二合，去滓，分温二服。初服汤当更衣，不尔者，尽饮之；若更衣者，勿服之。

《伤寒论》：本太阳病，医反下之，因尔腹满时痛者，属太阴也，桂枝加芍药汤主之；大实痛者，桂枝加大黄汤主之。桂枝三两（去皮），大黄二两，芍药六两，生姜三两（切），甘草二两（炙），大枣十二枚（擘），上六味，以水七升，煮取三升，去滓，温服一升，日三服。

《金匮要略》：病腹满，发热十日，脉浮而数，饮食如故，厚朴七物汤主之。厚朴半斤，甘草三两，大黄三两，大枣十枚，枳实五枚，桂枝二两，生姜五两，上七味，以水一斗，煮取四升，温服八合，日三服。呕者，加半夏五合，下利去大黄，寒多者，加生姜至半斤。

《金匮要略》：痛而闭者，厚朴三物汤主之。厚朴八两，大黄四两，枳实五枚，上三味，以水一斗二升，先煮二味，取五升，内大黄，煮取三升，温服一升，以利为度。

《金匮要略》：黄疸腹满，小便不利而赤，自汗出，此为表和里实，当下之，宜大黄硝石汤。大黄、黄柏、硝石各四两，栀子十五枚，上四味，以水六升，煮取二升，去滓，内硝，更煮取一升，顿服。

《金匮要略》：妇人少腹满如敦状，小便微难而不渴，生后者，此为水与血俱结在血室也，大黄甘遂汤主之。大黄四两，甘遂二两，阿胶二两，上三味，以水三升，煮取一升，顿服之，其血当下。

16. 腹满，口舌干燥，肠间有水气

《金匮要略》：腹满，口舌干燥，此肠间有水气，己椒苈黄丸主之。防己、椒目、葶苈（熬）、大黄各一两，上四味，末之，蜜丸如梧子大，先食饮服一丸，日三服，稍增，口中有津液。渴者，加芒硝半两。

17. 胁痛

《金匮要略》：胁下偏痛，发热，其脉紧弦，此寒也，以温药下之，以大黄附子汤。大黄三两，附子三枚炮，细辛二两，上三味，以水五升，煮取二升，分温三服；若强人煮取二升半，分温三服，服后如人行四五里，进一服。

18. 痈肿

《肘后备急方》：痈肿振掀不可袨方。大黄捣，筛，以苦酒和，贴肿上，燥易，不过三，即差减，不复作，脓自消除。甚神验也。

《瑞竹堂经验方》：拔毒散，敷贴诸般恶疮。大黄、东墙上土，上为极细末，用无根井花水调搽，如干再搽，经宿即愈。

《串雅内外编》：治发背、痈疽、疔疮、恶疖一切无名恶疮肿毒，掀热疼痛，初起未溃者。锦纹大黄不拘多少，一半火煨熟，一半生用；甘草节等分，上药为细末。每服一匙，空心温酒调服，以疏利为度。

《千金翼方》：主痈疽方。白蔹、大黄、黄芩并等分，上三味，捣筛为散，以鸡子白和如泥，涂布上敷肿上，敷干则易之。亦可以三指撮药末，内三升水中煮三沸，绞注汁拭肿上数十遍，以寒水石末和涂肿上，以纸覆之，干则易之，辄以煮汁拭之，日夜二十易。

《医心方》：治痈疽臭烂洗，大黄汤方。大黄二两，黄芩一两，白蔹一两，上三物，合捣下筛，以水一升二合，煮一沸，绞去滓，适冷暖以洗疮，日十过。

19. 发背

《备急千金要方》：治发背，背上初欲结肿，即服此方。大黄、升麻、黄芩、甘草各三两，栀子三七枚，上五味，㕮咀，以水九升，煮取三升，分三服，取快利便止，不通更进。

20. 乳痈

《千金翼方》：治乳痈始作方。大黄、楝实、芍药、马蹄（炙），上四味，等分，捣筛为散，酒服方寸匕，取汗出差。

《外台秘要》：《广济》疗乳痈大坚硬，赤紫色，衣不得近，痛不可忍方。大黄、芍药、楝

实、马蹄（炙令黄）等分，上四味，捣散，酒服方寸匕，覆取汗，当睡着，觉后肿处散不痛，经宿乃消，百无失一，明晨更服一匕。忌冲风、热食。

21. 乳中瘰疬起痛

《肘后备急方》：徐玉疗乳中瘰疬起痛方。大黄、黄连各三两，水五升，煮取一升二合，分三服，得下，即愈。

22. 肠痈

《医心方》：《范汪方》治肠痈方。大黄一斤（金色者），大枣十六枚，凡二物，以水一斗，煮取三升，宿勿食。能一服，须臾攻痛如火烧之，痈坏血即随大便出。

《金匮要略》：肠痈者，少腹肿痞，按之即痛如淋，小便自调，时时发热，自汗出，复恶寒。其脉迟紧者，脓未成，可下之，当有血。脉洪数者，脓已成，不可下也。大黄牡丹汤主之。大黄四两，牡丹一两，桃仁五十个，瓜子半升，芒硝三合，上五味，以水六升，煮取一升，去滓，内芒硝，再煎沸，顿服之，有脓当下；如无脓，当下血。

《医心方》：《医门方》疗肠痈方。甘瓜子一升（碎），牡丹皮、大黄（别浸）、芒硝各三两，桃仁（去尖）、甘草（炙）各二两，水七升，煮取二升半，下大黄，更煮二三沸，绞去滓，内芒硝，分温三服，当下脓血。

23. 瘀血在内，胸腹胀喘粗气短

《备急千金要方》：从高堕下崩中方。当归、大黄各二分，上二味，治下筛，酒服方寸匕，日三。

《外台秘要》：又疗从高堕下泻血及女人崩中方。当归二分，大黄一分，上二味，捣为散，酒服方寸匕，日三。

《世医得效方》：治重物压迮，或从高坠下，作热，吐血下血，血出不能禁止。或瘀血在内，胸腹胀满，喘粗气短，兼能打去恶血。当归、大黄各等分炒过，上为末，每服二钱，不以时温酒调下。

《外台秘要》：《深师》疗从高堕下伤内，血在腹聚不出，疗下血方。取好大黄二两，桃仁三十枚，上二味，捣，以水五升，煮取三升，分为三服。去血后，作地黄酒服，随能服多少，益血，过百日成癥坚者，不可复下之，虚极杀人也。

24. 经水不利

《金匮要略》：妇人经水不利下，抵当汤主之……水蛭三十个（熬）、虻虫三十枚（熬，去翅足），桃仁二十个（去皮尖），大黄三两（酒浸），上四味，为末，以水五升，煮取三升，去滓，温服一升。

《金匮要略》：产妇腹痛，法当以枳实芍药散，假令不愈者，此为腹中有干血着脐下，宜下瘀血汤主之，亦主经水不利。大黄三两，桃仁二十枚，䗪虫二十枚（熬，去足），上三味，末之，炼蜜和为四丸，以酒一升，煎一丸，取八合，顿服之。新血下如豚肝。

25. 产后恶血冲心，或胎衣不下，腹中血块

《卫生易简方》：用锦纹大黄一两（为末），好醋三升，同熬成膏，丸如桐子大。每服五丸，温醋半盏化下，亦治马坠内损。

《急救良方》：治妇人癖块……醋煎大黄，生者，服之，甚效。

26. 痉

《金匮要略》：痉为病，胸满，口噤，卧不着席，脚挛急，必齘齿，可与大承气汤。大黄四两（酒洗），厚朴半斤（炙，去皮），枳实五枚（炙），芒硝三合，上四味，以水一斗，先煮二物，取五升，去滓，内大黄，煮取二升，去滓，内芒硝，更上火微一二沸，分温再服，得下止服。

27. 谵语

《伤寒论》：伤寒脉浮，自汗出，小便数，心烦，微恶寒，脚挛急，反与桂枝，欲攻其表，此误也。得之便厥，咽中干，烦躁吐逆者，作甘草干姜汤与之，以复其阳。若厥愈足温者，更作芍药甘草汤与之，其脚即伸；若胃气不和谵语者，少与调胃承气汤；若重发汗，复加烧针者，四逆汤主之。调胃承气汤方：大黄四两（去皮，清酒洗），甘草二两（炙），芒硝半升，上三味，以水三升，煮取一升，去滓，内芒硝，更上火微煮令沸，少少温服之。

《金匮要略》：下利谵语者，有燥屎也，小承气汤主之……大黄四两，厚朴二两（炙），枳实（大者）三枚（炙），上三味，以水四升，煮取一升二合，去滓，分温二服，得利则止。

28. 下利

《伤寒论》：下利谵语者，有燥屎也，宜小承气汤。大黄四两（酒洗），枳实三枚（炙），厚朴二两（去皮，炙），上三味，以水四升，煮取一升二合，去滓，分温二服。初一服谵语止，若更衣者，停后服；不尔，尽服之。

29. 眩晕

《时方妙用》：实火眩晕不可当，宜大黄酒炒三遍研末，茶调下二三钱。

30. 跌打损伤

《奇效简便良方》：受伤瘀血注痛。生大黄末，姜汁调服。

《经验丹方汇编》：诸闪，凡闪腰、打伤、闪肭，并手足损伤不出血，但有青紫内伤者，先以葱白捣烂炒热，将痛处擦遍，随用生大黄研末，姜汁调敷，尽量饮以好酒，即三月半年不愈者，神验。

二、黄为黄色之义，故大黄可治疗黄疸。

◎ 附方：

1. 时行病发黄

《卫生易简方》：治急黄病。用大黄二两（锉细），水三升半，渍一宿，旦煎绞汁一升半，入芒硝二两，绞服，须臾当快利。

《卫生易简方》：治五般疸……用大黄、葶苈等分为末，炼蜜丸如桐子大。每服十九，食前冷水下，日三服。

《金匮要略》：黄疸腹满，小便不利而赤，自汗出，此为表和里实，当下之，宜大黄硝石汤。大黄、黄柏、硝石各四两，栀子十五枚，上四味，以水六升，煮取二升，去滓，内硝，更煮取一升，顿服。

《伤寒论》：阳明病，发热汗出者，此为热越，不能发黄也。但头汗出，身无汗，剂颈而还，小便不利，渴饮水浆者，此为瘀热在里，身必发黄，茵陈蒿汤主之。茵陈蒿六两，栀子十四枚（擘），大黄二两（去皮），上三味，以水一斗二升，先煮茵陈，减六升，内二味，煮取三升，去滓，分三服。小便当利，尿如皂荚汁状，色正赤，一宿腹减，黄从小便去也。

《肘后备急方》：治时行病发黄方。茵陈六两，大黄二两，栀子十二枚，以水一斗，先洗茵陈，取五升，去滓，内二物，又煮取三升，分四服。亦可兼取黄疸中杂治法，差。

《外台秘要》：《集验》疗黄胆身体面目皆黄，大黄散方。大黄四两，黄连四两，黄芩四两，上三味，捣筛为散，先食服方寸匕，日三服。亦可为丸服。

《备急千金要方》：治发黄，身面眼悉黄如金色，小便如浓煮檗汁，众医不能疗者方。茵陈、栀子各二两，黄芩、柴胡、升麻、大黄各三两，龙胆二两，上七味，㕮咀，以水八升，煮取二升七合，分三服。若身体羸，去大黄，加栀子仁五六两，生地黄一升。

2. 谷疸

《金匮要略》：谷疸之为病，寒热不食，食即头眩，心胸不安，久久发黄，为谷疸，茵陈蒿汤主之。茵陈蒿六两，栀子十四枚，大黄二两，上三味，以水一斗，先煮茵陈，减六升，内二味，煮取三升，去滓，分温三服。小便当利，尿如皂角汁状，色正赤，一宿腹减，黄从小便去也。

《肘后备急方》：谷疸者，食毕头旋，心怫郁不安而发黄，由失饥大食，胃气冲熏所致。治之方：茵陈四两，水一斗，煮取六升，去滓，内大黄二两，栀子七枚，煮取二升，分三服，溺去黄汁，差。

3. 酒疸

《金匮要略》：酒黄疸，心中懊恼，或热痛，栀子大黄汤主之。栀子十四枚，大黄一两，枳实五枚，豉一升，上四味，以水六升，煮取二升，分温三服。

《肘后备急方》：酒疸者，心懊痛，足胫满，小便黄，饮酒发赤斑黄黑，由大醉当风入水所致。治之方：大黄一两，枳实五枚，栀子七枚，豉六合，水六升，煮取二升，分为三服。

《备急千金要方》：治伤寒饮酒，食少饮多，痰结发黄酒疸，心中懊恼而不甚热，或干呕，枳实大黄栀子豉汤方。枳实五枚，大黄三两，豆豉半升，栀子七枚，上四味，㕮咀，以水六升，煮取二升，分三服。心中热疼、懊恼皆主之。

三、黄字的甲骨文表示练习用箭射中靶心，这是古代武功的一种，故大黄属金，有收敛、敛藏之象，可治疗皮肤有红色光泽外露、病人喜袒露身体，甚至红色之血液外露者，如痈疽疮疡、各种出血症等。

同时，查《说文解字》黄："地之色也，从田、从芡，芡亦声。芡，古文光。凡黄之属皆从黄。"可见，黄从光，有光明、明显、显露之义，此与"火曰炎上"之义相符，故大黄属火，可以治疗皮肤有红色光泽外露、病人喜袒露身体，甚至红色之血液外露者，如痈疽疮疡、各种出血症等。

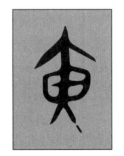

黄（甲骨文）

◎ 附方：

1. 痈肿

《外台秘要》：又白蔹薄贴，主痈肿方。白蔹、大黄、黄芩各等分，上三味捣筛，和鸡子白如泥，涂布上薄贴肿上，干则易之。可以三指撮药末，内三升水中煮三沸。

2. 坐板疮

《绛囊撮要》：二黄散，治坐板疮屡效。大黄、黄柏，为末入猪油，共捣匀搽即愈。

3. 烫火伤

《验方新编》：烫火伤……生大黄一味，研细末，以水调敷。

《洪氏集验方》：治烫火伤。大黄上捣碎，调以美醋，敷疮上。《夷坚志》云：金山修供神，怒庖人不谨，渍其手镬中，痛楚彻骨，号呼欲死，神授此方遂愈。

《是斋百一选方》：治汤烫火烧……大黄为细末，上以米醋调敷，或仓促不能得末，只于新净瓷瓦器上，以醋磨敷亦可。

《验方新编》：用生大黄、白蔹等分，研末，用真桐油或麻油调敷，神效。

4. 带状疱疹

《惠直堂经验方》：赤白蛇缠方。大黄、五倍子各二钱为末，蛇壳烧灰，菜油调敷，立效。

5. 阴中及外痒痛

《医心方》：《拯要方》阴中及外痒痛方。大黄三两，甘草二两，水三升，煮取二升，渍洗，日三。

6. 吐血

《千金翼方》：吐血百治不差，疗十十差，神验不传方。地黄汁半升，大黄生末一方寸匕，上二味，煎地黄汁三沸，内大黄末调和，空腹服之，日三，血即止，神良。

《金匮要略》：心气不足，吐血，衄血，泻心汤主之。泻心汤方亦治霍乱：大黄二两，黄连、黄芩各一两，上三味，以水三升，煮取一升，顿服之。

7. 崩中

《外台秘要》：又疗从高堕下泻血及女人崩中方。当归二分，大黄一分，上二味，捣为散，酒服方寸匕，日三。

《世医得效方》：治重物压迮，或从高坠下，作热，吐血下血，血出不能禁止。或瘀血在内，胸腹胀满，喘粗气短，兼能打去恶血。当归、大黄各等分炒过，上为末，每服二钱，不以时温酒调下。

8. 产后子血不尽

《千金翼方》：大黄苦酒，治产后子血不尽。大黄八铢（切），以苦酒二升，合煮，取一升，适寒温服之，即血下甚良。

9. 尿血

《外台秘要》：《崔氏》疗卒伤热行来尿血方。大黄末、芒硝末各半匕，上二味，冷水和，顿服之立止，三日内禁如药法。

四、如前所述，故大黄属金。又癥从徵，徵的籀文表示手持武器，明取强夺，故癥具有金象，所以大黄可治疗癥瘕。

◎ **附方：**

《肘后备急方·治卒心腹癥坚方第二十六》：治心下有物，大如杯，不得食者。葶苈二两熬之，大黄二两，泽漆四两，捣，筛，蜜丸，和捣千杵，服如梧子大，二九，日三服，稍加字，其有陷冰、赭鬼诸九方，别在大方中。

《太平圣惠方》：治妇人躁瘕方。川大黄一两（锉碎，微炒），干姜二两（炮裂，锉），黄连三两（去须），鸡肶胵中黄膜一分，桂心一两，虻虫三枚（微炒），厚朴半两（去粗皮，涂生姜汁，炙令香熟），郁李仁一两（汤浸，去皮尖，微炒），上件药，捣细罗为散。每服空心，以温酒半盏调下三钱，其瘕当下。

《华佗神方·华佗治妇人燥瘕神方》：本症原因为妇人月水下恶血未尽，于暑月中疾走或操劳，致气急汗流，遂令月水与气俱不通利。其候在腹中有物大如杯，能上下流动，时欲呕吐，卧时多盗汗，足酸不耐久立，小便失时，忽然自出若失精，小便涩难，有此病亦令人少子。治用大黄如鸡子大一枚，干姜二两，鸡肶胵中黄膜（炙）一枚，黄连二两，桂心一只，䗪虫三枚，厚朴（炙）十铢，郁李仁（去皮尖，熬）一两，上捣散，空腹以温酒一盏和三钱匕顿服，瘕当下，三日内勿近男子。

五、黄从田，为田地、土地之义，故大黄属土，可治疗呕吐、下利、便秘等消化系统病症。

◎ 附方：

1. 口中淡甘

《外台秘要》：又主脾气实，其人口中淡，甘卧愦愦，痛无常处，呕吐反胃方。大黄六两，上一味，以水六升，煮取一升，分再服。又主食即吐，并大便不通者，加甘草二两，煮取二升半，分为三服。忌海藻、菘菜。

2. 便秘

《千金翼方》：又大便不通方。生地黄汁五合，大黄、甘草（炙）各半两，上三味，㕮咀，以水三升，煮取一升，下地黄汁，又煮三沸，分二服。

《卫生易简方》：治大便不通，用大黄九钱，荆芥一钱。水煎，空心服即效。

《备急千金要方》：治下焦热结不得大便，三黄汤方。大黄三两，黄芩二两，甘草一两，栀子二七枚，上四味，㕮咀，以水五升，煮取一升八合，分三服。若大秘，加芒硝二两。

 # 麻黄（金、火、土）

明代杜文燮《药鉴·六陈药性》："陈皮须用隔年陈，麻黄三载始堪行。大黄必用锦纹者，不过三年力不全。医家不用新荆芥，木贼从来不用鲜。芫花本是阴中物，不怕如丝烂似绵。"可见，古人认为麻黄应当用陈麻黄，那什么样的麻黄才是陈麻黄呢？根据笔者的经验，麻黄采来后放置三年左右颜色都还是原本的绿色，所以麻黄又称"不死草"，甚至有报道称麻黄的水溶液可以长久地保持不变质。所以，如果您所用的麻黄是黄色的，那么，它至少已经放置三年了。可惜，根据朱进忠前辈的经验，陈麻黄的发汗作用较鲜者大大减弱，甚至不能发汗。下面尝试用训诂的方法来破解"麻黄"这个名字给我们的启示。

一、麻同枾（pài），查《说文解字注》枾："枾、麻古盖同字，微纤为功，丝起于系，麻缕起于枾。象形。按此二字当作从二木三字，木谓析其皮于茎，枾谓取其皮而细析之也。"可见，枾有劈破、分析之义，此与"金曰从革"之义相符，故麻黄属金，有"分肌劈理"之功，即麻黄可解肌发汗开腠理也。

◎ 附方：

《肘后备急方》：《必效方》治天行一二日者，麻黄一大两（去节），以水四升煮，去沫，取二升，去滓，着米一匙，及豉为稀粥，取强一升，先作热汤浴，淋头百余碗，然后服粥，厚覆取汗，于夜最佳。

《外治寿世方》：伤寒无汗。又麻黄去节，同甘草研末，加冰片点两眼角，暖盖静卧，避风自汗。不汗，热汤催之。

《伤寒论》：太阳病，头痛发热，身疼腰痛，骨节疼痛，恶风，无汗而喘者，麻黄汤主之。麻黄三两（去节），桂枝二两（去皮），甘草一两（炙），杏仁七十个（去皮尖），上四味，以水九升，先煮麻黄，减二升，去上沫，内诸药，煮取二升半，去滓，温服八合。覆取微似汗，不须啜粥，余如桂枝法将息。

《伤寒论》：太阳中风，脉浮紧，发热恶寒，身疼痛，不汗出而烦躁者，大青龙汤主之。若脉微弱，汗出恶风者，不可服之。服之则厥逆，筋惕肉瞤，此为逆也。大青龙汤方：麻黄六两（去节），桂枝二两（去皮），甘草二两（炙），杏仁四十枚（去皮尖），生姜三两（切），大枣十枚（擘），石膏如鸡子大（碎），上七味，以水九升，先煮麻黄，减二升，去上沫，内诸药，煮取三升，去滓，温服一升，取微似汗。汗出多者，温粉粉之。一服汗者，停后服。若复服，汗多亡阳，遂一作逆。虚，恶风，烦躁，不得眠也。

《伤寒论》：伤寒表不解，心下有水气，干呕，发热而咳，或渴，或利，或噎，或小便不利、少腹满，或喘者，小青龙汤主之。麻黄（去节）、芍药、细辛、干姜、甘草（炙）、桂枝各三两（去皮），五味子半升，半夏半升（洗），上八味，以水一斗，先煮麻黄，减二升，去上沫，内诸药，煮取三升，去滓，温服一升。若渴，去半夏，加栝楼根三两。若微利，去麻黄，加荛花，如一鸡子，熬令赤色。若噎者，去麻黄，加附子一枚，炮。若小便不利、少腹满者，去麻黄，加茯苓四两。若喘，去麻黄，加杏仁半升，去皮尖。且荛花不治利，麻黄主喘，今此语反之，疑非仲景意。

二、如前所述，麻同枾，有劈破、分析、分解、消解之义，故推测麻黄有解毒之功，可治疗温毒发斑。正如《名医别录》所言："（麻黄）消赤黑斑毒。"同时，查《说文解字》黄："地之色也，从田、从苂，苂亦声。苂，古文光，凡黄之属皆从黄。"可见，黄从光，有光明、明显、显露之义，此与"火曰炎上"之义相符，故麻黄属火，可以治疗皮肤有红色光泽外露、病人喜袒露身体，甚至红色之血液外露者，如温毒发斑等。

◎ 附方：

《外台秘要》：《备急》疗温毒发斑。赤斑者，五死一生，黑斑者，十死一生，大疫难救，黑奴丸方。麻黄三两（去节），大黄二两，芒硝一两（别下），黄芩一两，釜底墨一两（研入），灶尾墨一两（研入），屋梁上尘二两（研入），上七味，捣末，用蜜和如弹子大，新汲水五合，研一丸服之。若渴但与水，须臾当寒，寒讫便汗，则解。日移五丈不觉，更服一丸。此疗六日胸中常大热口噤，名坏病，医所不疗，服此丸多差。

《备急千金要方》：治伤寒五六日以上不解，热在胸中，口噤不能言，惟欲饮水，为坏伤寒，医所不能治，为成死人，精魂已竭，心下才温，以杖发其口开，灌药咽中，药得下即愈，麦奴丸，一曰黑奴丸，二曰水解丸。方：釜底墨、灶突墨、梁上尘、大黄、麦奴、黄芩、芒硝各一两，麻黄二两，上八味，末之，蜜丸如弹子大。以新汲水五合，研一丸破，渍置水中，当药消尽服之。病者，渴欲饮水，极意，不问升数，欲止复强饮，能多饮为善，不欲饮水当强饮之。服药须臾当寒，寒竟汗出便解。若服药日移五尺许不汗，复服如前法，不过再三服佳。小麦黑勃，名麦奴。

三、如前所述，麻黄属金，故可治疗咳喘等症。

◎ 附方：

1. 咳喘上气

《外台秘要》：《必效》疗咳方……鸡子白皮十四枚（熬令黄），麻黄三两（去节），上二味，捣成散。每服方寸匕，日二，食后饮下之。无所忌。

《肘后备急方》：治卒乏气，气不复，报肩息方……麻黄三两（先煎，去沫），甘草二两，以水三升，煮取一升半，分三服。差后，欲令不发者，取此二物，并熬杏仁五十枚，蜜丸服，如桐子大四五丸，日三服，差……麻黄二两，桂、甘草各一两，杏仁四十枚，以水六升，煮取二升，分三服。此三方，并名小投杯汤。有气疹者，亦可以药捣作散，长将服之；多冷者，加干姜三两；多痰者，加半夏三两。

《肘后备急方》：治卒上气，鸣息便欲绝方……麻黄四两，桂、甘草各二两，杏仁五十枚（熬之），捣为散。温汤服方寸匕，日三。

《博济方》华盖散：治咳嗽，解表，滋润皮肤，调理，自然汗出。麻黄三两（不去节），甘草一两，杏仁二两（汤浸，去皮尖），上三味，先以前二味为粉末，后入杏仁研细，同拌令匀。每服三钱，水一盏，煎至七分，去滓服，每日三服。

《备急千金要方》：治上气，脉浮，咳逆，喉中水鸡声，喘息不通，呼吸欲死，麻黄汤方。麻黄八两，甘草四两，大枣三十枚，射干如博棋子二枚，上四味，㕮咀，以井华水一斗，煮麻黄三沸，去沫，内药，煮取四升。分四服，日三夜一。

《小品方》：射干汤，主春冬伤寒，秋夏中冷，咳嗽曲拘，不得气息，喉鸣哑失声，干嗽无唾，喉中如哽者方。射干二两，半夏五两（洗），杏仁二两（去皮尖、两仁），干姜二两（炮），甘草二两（炙），紫菀二两，肉桂二两，吴茱萸二两，当归二两，橘皮二两，麻黄二两（去节），独活二两，上十二味，切，以水一斗，煮取三升，去滓，温分三服。始病一二日者，可服此汤，汗后重服勿汗也。病久者，初服可用大黄二两。初秋夏月暴雨冷，及天行暴寒，热伏于内，宜生姜四两代干姜，除茱萸，用枳实二两炙。忌羊肉、海藻、菘菜、饧、生葱。

《外治寿世方》：治寒嗽。白果、麻黄各等分，捣，塞鼻。

2. 肺胀

《金匮要略》：咳而上气，此为肺胀，其人喘，目如脱状，脉浮大者，越婢加半夏汤主之。越婢加半夏汤方：麻黄六两，石膏半斤，生姜三两，大枣十五枚，甘草二两，半夏半升，上六味，以水六升，先煮麻黄，去上沫，内诸药，煮取三升，分温三服。

四、如前所述，麻黄属金，故可通调水道而治疗水肿、溢饮等症。

◎ 附方：

1. 水肿

《金匮要略》：里水，越婢加术汤主之，甘草麻黄汤亦主之。甘草麻黄汤方：甘草二两，麻黄四两，上二味，以水五升，先煮麻黄，去上沫，内甘草，煮取三升，温服一升，重复汗出，不汗，再服。慎风寒。

《备急千金要方》：有人患气虚损久不差，遂成水肿，如此者众，诸皮中浮水攻面目，身体从腰以上肿，皆以此发汗悉愈。方：麻黄四两，甘草二两，上二味，㕮咀，以水五升煮麻黄，再沸去沫，内甘草，煮取三升，分三服，取汗愈，慎风冷等。

《千金翼方》麻黄汤：主风湿，水疾，身体面目肿、不仁而重方。麻黄四两（去节），甘草二两（炙），上二味，㕮咀，以水五升，煮麻黄再沸，去沫，内甘草，煮取三升，分三服，重覆日移二丈，汗出。不出更合服之，慎护风寒，皮水用之良。

《小品方》：麻黄甘草汤，治皮中涌水，面目身体虚肿。麻黄（去根节）二两，甘草一两，上㕮咀三钱，水一杯，煮麻黄五沸，内甘草八分，煎服，汗出，慎风冷。有人患气促，积久不差，遂成水肿，服之效。此治表实，老人和虚人不可用之，宜详。

《金匮要略》：风水恶风，一身悉肿，脉浮不渴，续自汗出，无大热，越婢汤主之。越婢汤方：麻黄六两，石膏半斤，生姜三两，大枣十五枚，甘草二两，上五味，以水六升，先煮麻黄，去上沫，内诸药，煮取三升，分温三服。恶风者，加附子一枚，炮；风水加术四两。

2. 溢饮

《金匮要略》：病溢饮者，当发其汗，大青龙汤主之，小青龙汤亦主之。大青龙汤方：麻黄六两（去节），桂枝二两（去皮），甘草二两（炙），杏仁四十个（去皮尖），生姜三两（切），大枣十二枚，石膏如鸡子大（碎），上七味，以水九升，先煮麻黄，减二升，去上沫，内诸药，煮取三升，去滓，温服一升，取微似汗，汗多者，温粉粉之。小青龙汤方：麻黄三两（去节），芍药三两，五味子半升，干姜三两，甘草三两（炙），细辛三两，桂枝三两（去皮），半夏半升（汤洗），上八味，以水一斗，先煮麻黄，减二升，去上沫，内诸药，煮取三升，去滓，温服一升。

五、如前所述，麻黄属金，而金有拘捕、拘禁、拘急之象，故麻黄可治疗痹病、历节、中风等造成的肢体拘挛疼痛、不得屈伸。

◎ 附方：

1. 风湿

《金匮要略》：湿家身烦疼，可与麻黄加术汤发其汗为宜，慎不可以火攻之。麻黄加术汤方：麻黄三两（去节），桂枝二两（去皮），甘草二两（炙），杏仁七十个（去皮尖），白术四两，上五味，以水九升，先煮麻黄，减二升，去上沫，内诸药，煮取二升半，去滓，温服八合，覆取微似汗。

《金匮要略》：病者，一身尽疼，发热，日晡所剧者，名风湿。此病伤于汗出当风，或久伤取冷所致也，可与麻黄杏仁薏苡甘草汤。麻黄杏仁薏苡甘草汤方：麻黄半两（去节，汤泡），甘草一两（炙），薏苡仁半两，杏仁十个（去皮尖），上锉麻豆大，每服四钱匕，水盏半，煎八分，去滓，温服，有微汗，避风。

2. 历节

《金匮要略》：诸肢节疼痛，身体尪羸，脚肿如脱，头眩短气，温温欲吐，桂枝芍药知母汤主之。桂枝芍药知母汤方：桂枝四两，芍药三两，甘草二两，麻黄二两，生姜五两，白术五两，知母四两，防风四两，附子二枚（炮），上九味，以水七升，煮取二升，温服七合，日三服。

《金匮要略》：病历节不可屈伸，疼痛，乌头汤主之。乌头汤方治脚气疼痛，不可屈伸。麻黄、芍药、黄芪各三两，甘草三两（炙），川乌五枚（咬咀，以蜜二升，煎取一升，即出乌头），上五味，咬咀四味，以水三升，煮取一升，去滓，内蜜煎中，更煎之，服七合。不知，尽服之。

3. 中风

《备急千金要方》仓公当归汤：治贼风口噤，角弓反张，痉者方。当归、防风各十八铢，独活一两半，麻黄三十铢，附子一枚，细辛半两，上六味，咬咀，以酒五升，水三升，煮取三升。服一升，口不开者，格口内汤，一服当苏，二服小汗，三服大汗。

《金匮要略》：《千金》三黄汤治中风手足拘急，百节疼痛，烦热心乱，恶寒，经日不欲饮食。麻黄五分，独活四分，细辛二分，黄芪二分，黄芩三分，上五味，以水六升，煮取二升，分温三服，一服小汗出，二服大汗。心热加大黄二分，腹满加枳实一枚，气逆加人参三分，悸加牡蛎三分，渴加栝楼根三分，先有寒加附子一枚。

《外治寿世方》：中风偏枯，表邪固结者，麻黄、白芥子（研），酒调，糊半身，留出窍不敷，纸盖，得汗即去之。

六、黄为黄色之义，故麻黄可治疗黄疸。

◎ 附方：

《金匮要略》：《千金》麻黄醇酒汤治黄疸。麻黄三两，上一味，以美清酒五升，煮取二升半，顿服尽。冬月用酒，春月用水煮之。

《外台秘要》：《深师》酒疸艾汤方。生艾叶一把，无生用干者半把，麻黄二两（去节），大黄六分，大豆一升，上四味，切，清酒五升，煮取二升，分为三服。

《伤寒论》：伤寒瘀热在里，身必黄，麻黄连轺赤小豆汤主之。麻黄二两（去节），连轺二两（连翘根是），杏仁四十个（去皮尖），赤小豆一升，大枣十二枚（擘），生梓白皮（切）一升，生姜二两（切），甘草二两（炙），上八味，以潦水一斗，先煮麻黄再沸，去上沫，内诸药，煮取三升，去滓。分温三分，半日服尽。

七、如前所述，黄从田，为田地、土地之义，故麻黄属土，可治疗中土之心所产生的心悸等症。

◎ 附方：

《金匮要略》：心下悸者，半夏麻黄丸主之。半夏麻黄丸方：半夏、麻黄等分，上二味，末之，炼蜜和丸小豆大，饮服三丸，日三服。

《肘后备急方》：治人心下虚悸方。麻黄、半夏等分，捣蜜丸，服如大豆三丸，日三，稍增之。半夏汤洗去滑，干。

八、如前所述，黄从光，有光明、明显、显露之义，故麻黄属火，可以治疗皮肤有红色光泽外露、病人喜袒露身体，甚至红色之血液外露者，如酒渣鼻等。

◎ 附方：

《华佗神方·华佗治酒渣鼻神方》：麻黄、麻黄根各二两，以头生酒五壶，重汤煮三炷香，露一夜。早晚各饮三五杯，至三五日出脓成疮，十余日脓尽，脓尽则红色退，先黄后白而愈。

九、麻黄一名卑相，一名卑盐，查《说文解字》卑："贱也，执事也，从ナ甲。"可见，卑字为左字在甲字之下而形成，故卑字有左之义；同时，在河图中左为青龙、右为白虎，再结合麻黄一名龙沙，可知小青龙汤的主药即为麻黄。

 # 黄精（金、火、土）

唐代韦应物《饵黄精》："灵药出西山，服食采其根。九蒸换凡骨，经著上世言。候火起中夜，馨香满南轩。斋居感众灵，药术启妙门。自怀物外心，岂与俗士论。终期脱印绶，永与天壤存。"可见，古人认为黄精具有延年益寿、美容驻颜的作用。下面尝试用训诂的方法来破解"黄精"这个名字给我们的启示。

一、黄字的甲骨文表示练习用箭射中靶心，这是古代武功的一种，故黄精属金，有收敛、敛藏之象，可治疗皮肤有红色光泽外露、病人喜袒露身体，甚至红色之血液外露者，如痈疽疮疡、各种出血症等。

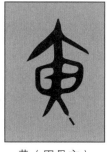

黄（甲骨文）

同时，查《说文解字》黄："地之色也，从田、从芺，芺亦声。芺，古文光，凡黄之属皆从黄。"可见，黄从光，有光明、明显、显露之义，此与"火曰炎上"之义相符，故黄精属火，可以治疗皮肤有红色光泽外露、病人喜袒露身体，甚至红色之血液外露者，如咯血等。

◎ 附方：

《闽东本草》：治肺劳咳血，赤白带。鲜黄精根头二两，冰糖一两，开水炖服。

二、如前所述，查《说文解字》知黄从田，为田地、土地之义，故黄精属土，可入脾、胃、大肠、小肠。

◎ 附方：

《湖南农村常用中草药手册》：治脾胃虚弱、体倦无力。黄精、党参、淮山药各一两，蒸鸡食。

三、精字的本义为经过筛选、去除稻糠的上等稻米，引申为人体中最为纯粹的气或者液体，故黄精可补人体之精气。

◎ 附方：

《普济方》枸杞丸：补精气。枸杞子（冬采者佳）、黄精，上为细末，二味相和捣成块，捏作饼子，干复捣末，蜜丸如梧桐子大。每服五十丸，空心温酒下。

《普济方》正元丹：开三焦，破积聚，消五谷，益子精，祛冷除风，能令阳气入脑，补益极多，不可尽述。黄精（拣净）一斤（锉），苍术（去皮）一斤，北枣一斤，上三味，煮烂为度，漉出晒干，拣去枣子，将二味加青盐一两、小茴香二两，同炒香熟为末，却将枣肉为丸，如梧桐子大。每服三十丸，温酒盐汤任下，空心服。

地黄（金、火、土）

宋代苏轼《地黄》："地黄饲老马，可使光鉴人。吾闻乐天语，喻马施之身。我衰正伏枥，垂耳气不振。移栽附沃壤，蕃茂争新春。沉水得稚根，重汤养陈薪。投以东阿清，和以北海醇。崖蜜助甘冷，山姜发芳辛。融为寒食饧，嚼作瑞露珍。丹田自宿火，渴肺还生津。愿饷内热子，一洗胸中尘。"可见，地黄有清热生津止渴之功，对于阴虚内热者尤为适宜。那么，地黄最主要的功效是什么呢？下面尝试破解"地黄"这个名字给我们的启示。

一、查《说文解字》地："元气初分，轻清阳为天，重浊阴为地，万物所陈列也，从土也声。"查《说文解字》也："女阴也，象形。"可见，地通也，也字的本义为女性的外阴，故地黄可治疗各种妇科疾病。

◎ 附方：

1. 带下

《备急千金要方》：治带下方。枸杞根一升，生地黄五升，上二味，㕮咀，以酒一斗，煮取五升，分为三服。

《华佗神方·华佗治带下神方》：枸杞一升，生地黄五升，以酒一斗，煮取五升，分三服。

2. 妊娠腰痛

《备急千金要方》：地黄汁八合，酒五合，合煎，分温服。

3. 妊娠腹痛

《备急千金要方》：生地黄三斤，捣绞取汁，用清酒一升，合煎减半，顿服。

4. 难产

《备急千金要方》：治产难累日，气力乏尽，不能得生，此是宿有病……生姜汁半斤，生地黄汁半升，上二味，合煎熟，顿服之。

5. 胞衣不出

《集验方》：治胞衣不出，令胞烂……生地黄汁一升，苦酒三合，暖服之，不能顿服，再服之。

6. 产后下赤白，腹中绞痛

《备急千金要方》：芍药、干地黄各四两，甘草、阿胶、艾叶、当归各八两，上六味，㕮咀，以水七升，煮取二升半，去滓，内胶令烊，分三服。

7. 产后月经不调

《备急千金要方》：治产后月水往来，乍多乍少，仍复不通，时时疼痛，小腹里急，下引腰身重方……生地黄汁三升，煮取二升，服之。

8. 产后遍身肿

《医心方》：《子母秘录》治产后遍身肿方。生地黄汁一升，酒二合，温顿饮之。

二、《白虎通》曰："地者，易也，言养万物怀妊交易变化也。"可见，地有养育万物、怀妊之功，故推测地黄能治疗妇人癥瘕所导致的不孕不育症。

◎ 附方：

《千金翼方》：主妇人脐下结坚，大如杯升，月经不通，发热往来，下痢羸瘦，此为气瘕也。若生肉癥，不可差，未生癥者，可疗，生地黄丸方。生地黄三十斤（捣绞取汁），干漆一斤（熬，捣节为末），上二味，相和，微火煎，令可丸药成丸，如梧桐子，食后以酒服五丸。

《卫生易简方》：治男妇气瘕，小腹坚结如杯盘，妇人月候不通，往来潮热，或痢羸瘦。用地黄三十斤杵绞汁，干漆一斤为末，慢火熬调，丸如桐子大。每服五七九，温酒下无时。

三、黄为黄色之义，故地黄可治疗黄疸。

◎ **附方：**

《圣济总录》：治黄疸，通身并黄，柴胡汤方。柴胡（去苗）、茵陈蒿各一两，升麻、龙胆各三分，上四味，粗捣筛，每服五钱匕，水一盏半，煎至八分，去滓，入地黄汁一合搅匀，食后温服。

《圣济总录》：治黄疸，脾胃积热，皮肉皆黄，烦躁口苦，小便赤涩，木通汤方。木通（锉）、瞿麦穗各一两，赤茯苓（去黑皮）、白茅根、大青、秦艽（去苗土）各三分，生干地黄，上七味，粗捣筛，每服五钱匕，水一盏半，煎至八分，去滓，食前温服。

四、黄字的甲骨文表示练习用箭射中靶心，这是古代武功的一种，故地黄属金，可治疗跌打损伤、断筋损骨等症。

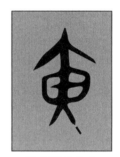

黄（甲骨文）

◎ **附方：**

1. 被打伤破，腹中有瘀血

《外台秘要》：《肘后》疗卒从高堕下，瘀血胀心，面青，短气欲死方……生干地黄二两（熬末），以酒服之。

《外台秘要》：《肘后》疗卒从高堕下，瘀血胀心，面青，短气欲死方……生地黄捣取汁，服一升或二升，尤佳。

《小品方》：治从高堕下，腹中崩伤，瘀血满，断气方……春生地黄，酒沃取汁，稍服，甚良。

《外台秘要》：又疗被打击，有瘀血在腹内久不消，时时发动方。大黄二两，干地黄四两，上二味，捣散为丸，以酒服三十丸，日再，为散服亦妙。

2. 断筋损骨

《小品方》：治腕折四肢骨碎及筋伤蹉跌方。生地黄不限多少，烂捣熬之，以裹伤处，以竹编夹裹令遍，缚令急，勿令转动，一日可十易，三日差。若血聚在折处，以刀子破去血。

《验方新编》：治折伤断筋损骨。生地黄，捣取汁，好酒和服，一日二三次，最妙。又捣烂蒸熟封贴伤处，二日筋骨即连续。盖地黄属骨也。

《华佗神方·华佗治筋骨俱伤神方》：捣烂生地黄熬之，以裹折伤处，以竹片夹裹之令遍，病上急缚，勿令转动。日十易，三日差。内服用干地黄、当归、独活、苦参各二两，共捣末，酒服方寸匕，日三。

五、如前所述，地黄属金，故有收敛、敛藏之象，可治疗皮肤有红色光泽外露、病人喜袒露身体，甚至红色之血液外露者，如痈疽疮疡、各种出血症等。

同时，查《说文解字》黄："地之色也，从田、从芡，芡亦声。芡，古文光，凡黄之属皆从黄。"可见，黄从光，有光明、明显、显露之义，此与"火曰炎上"之义相符，故地黄属火，可以治疗皮肤有红色光泽外露、病人喜袒露身体，甚至红色之血液外露者，如痈疽疮疡、各种出血症等。

◎ **附方：**

1. 烧烫伤

《集验方》：治火烂疮膏方。柏白皮、生地黄（研）各四两，苦竹叶、甘草各四两，上四味，切，以猪脂一斤（煎），三上三下，药成滤去滓，以摩疮上，日再摩。

2. 妒乳

《医心方》：《集验方》治妒乳方……捣生地黄敷之，热则易。

3. 疮已溃

《肘后备急方》：地黄膏，疗一切疮已溃者及灸贴之，无痂生肉，去脓神秘方。地黄汁一升，松脂二两，熏陆香一两，羊肾脂及牛酥各如鸡子大，先于地黄汁煎松脂及香令消。即内羊脂、酥，并更用蜡半鸡子大，一时相和。缓火煎，水尽膏成，去滓，涂帛贴疮，日一二易，加故绯一片，乱发一鸡子许大，疗年深者，十余日即差。生肉秘法。

4. 口疮

《备急千金要方》：蔷薇根皮四两，黄柏三两，升麻三两，生地黄五两，上四味，㕮咀，以水七升，煮取三升，去滓含之，差止。含极，吐却更含。

《外台秘要》：芦根四两，黄柏、升麻各三两，生地黄五两，上四味，切，以水四升，煮取二升，去滓含，取差，含极冷吐却，更含之。

5. 阴疮黄汁出

《千金翼方》：生地黄一把，并叶捣取汁，饮之良。

6. 鼻衄

《医心方》：《医门方》治鼻衄，血出不止方。生地黄汁服一升，须臾二三服，兼以冷水淋顶上，立愈。

《严氏济生方》：麦门冬饮，治衄血不止。麦门冬、生地黄，每服一两，水煎。

《备急千金要方》：治鼻出血不止方。干地黄、栀子、甘草等分，上三味，治下筛，酒服方寸匕，日三。如鼻疼者，加豉一合；鼻有风热者，以葱涕和服如梧子五九。

《备急千金要方》：主衄方……生地黄三斤（切），阿胶二两，蒲黄六合，上三味，以水五升，煮取三升，分三服。

《备急千金要方》：主衄方。生地黄八两，黄芩一两，阿胶二两，柏叶一把，甘草二两，上五味，㕮咀，以水七升，煮取三升，去滓，内胶，煎取二升半，分三服。

7. 吐血

《医心方》：《范汪方》治吐血下血不止方。生地黄一升，㕮咀，清酒五升，微火上合煎，得二升半，去滓，强人顿服，老少分再服。

《备急千金要方》：治虚劳吐血方。生地黄五斤，绞取汁，微火煎之三沸，投白蜜一斤又煎，取三升。服半升，日三。主胸痛百病，久服佳。

《医心方》：《医门方》疗吐血，单神方。生地黄汁一升二合，白胶一两，以铜器盛，蒸之令消，顿服之，三服必差，神效。

《备急千金要方》：又方，凡吐血……生地黄汁半升，川大黄末一方寸匕，上二味，温地黄汁一沸，内大黄搅之，空腹顿服，日三，差。

《千金翼方》：吐血百治不差，疗十十差，神验不传方。地黄汁半升，大黄（生）末一方寸匕，上二味，煎地黄汁三沸，内大黄末调和，空腹服之，日三，血即止，神良。

《医心方》：《令李方》治吐血便血方。干地黄、黄芩各二两，凡二物，治下筛，酒服方寸匕，日三。

《卫生易简方》：治唾血、吐血。用蒲黄一两，生地黄半两，为末，每服二三钱，食后冷水或酒调下。

《外台秘要》：《小品》芍药地黄汤，疗伤寒及温病，应发汗而不发之，内瘀有蓄血者及鼻衄吐血不尽，内余瘀血面黄大便黑者，此主消化瘀血。芍药三分，地黄半斤，丹皮一两，犀角屑一两，上四味切，以水一斗，煮取四升，去滓，温服一升，日二三服。有热如狂者，加黄芩二两；其人脉大来迟，腹不满，自言满者，为无热，不用黄芩。

8. 小便出血

《医心方》：《产经》治小儿蛊利血尿方。取生地黄汁一升，分四五服之。

《回生集》：小儿大小便血，乃热传心肺，不宜凉药，以生地黄汁五七匙，酒半匙，蜜半匙，和服。

《外台秘要》：文仲疗小便出血方。生地黄汁一升，生姜汁一合，上二味相和顿服，不差更作。

《外台秘要》：又治小便血方。生地黄八两，柏叶一把，黄芩三两，阿胶二两，上四味切，以水七升，煮取三升，去滓，内胶，分三服。

9. 便血

《医心方》：生地黄煎，治虚热及血痢方。生地黄汁三升，上，内汁铜器中，于微火上煎令如饴，服二合。

《医心方》：《范汪方》治吐血下血不止方。生地黄一升，㕮咀，清酒五升，微火上合煎，得二升半，去滓，强人顿服，老少分再服。

《医心方》：《令李方》治吐血便血方。干地黄、黄芩各二两，凡二物，治下筛，酒服方寸匕，日三。

10. 崩中漏下，日去数升

《备急千金要方》：治月经不断方……服地黄酒良。

《医心方》：又治崩中去血方……舂生地黄汁一升，顿温服之，即止。

《备急千金要方》：治崩中漏下，日去数升，生地黄汤方。生地黄一斤，细辛三两，上二味，㕮咀，以水一斗，煮取六升。服七合，久服佳。

《医心方》：治久崩中，昼夜不止，医不能疗方。芍药八分，生地黄汁一升，凡以酒五升，煮取二升，去滓，下地黄汁，煎一沸，分三服，相去八九里。不耐酒者，随多少数数服，即止，但此二味，可单用服之。

11. 妊娠下血

《备急千金要方》：治妊娠卒下血方……生地黄（切）一升，以酒五升，煮取三升，分三服。亦治落身后血。

《备急千金要方》：治妊娠下血如故，名曰漏胞，胞干便死方。生地黄半斤，㕮咀，以清酒二升，煮三沸，绞去滓。服之无时，能多服佳。

《医心方》：《医门方》云，若因房室下血，名曰伤胞。治之方：干地黄十两，末，酒服方寸匕，日三夜一。

《备急千金要方》：治妊娠胎堕，下血不止方……地黄汁和代赭石末，服方寸匕。

《备急千金要方》：治妊娠血下不止，名曰漏胞，血尽子死方……干姜二两，干地黄四两，上二味，治下筛，以酒服方寸匕，日再，三服。

《备急千金要方》：治妊娠卒惊奔走，或从高堕下，暴出血数升方。马通汁一升，干地黄四两，当归三两，阿胶四两、艾叶三两，上五味，㕮咀，以水五升，煮取二升半，去滓，内马通汁及胶，令烊。分三服，不差重作。

《备急千金要方》：治妊娠二三月，上至七八月，其人顿仆失踞，胎动不下，伤损腰腹，痛欲死，若有所见及胎奔上抢心，短气，胶艾汤方。阿胶二两，艾叶三两，芎䓖、芍药、甘草、当归各二两，干地黄四两，上七味，㕮咀，以水五升，好酒三升合煮，取三升，去滓，内胶，更上火令消尽，分三服，日三，不差更作。

12. 产后血泄不禁止

《医心方》：疗产后血泄不禁止方。急以干地黄末，酒服一匙，二三服即止。

《瑞竹堂经验方》：产后败血不止。干地黄石器内捣为末，每服二钱，食前，热酒调下，连进二服。

13. 产后恶血不尽，腹中绞刺痛不可忍

《备急千金要方》：大黄、黄芩、桃仁各三两，桂心、甘草、当归各二两，芍药四两，生地黄六两，上八味，㕮咀，以水九升，煮取二升半，去滓，食前，分三服。

14. 产后下血不尽，烦闷腹痛

《备急千金要方》：生地黄汁一升，酒三合和，温顿服之。

《医心方》：《千金方》云，治落胎后腹痛方。地黄汁八合，酒五合，合煮，分三服。

《医心方》：《医门方》疗产后余血作痰痛兼块者方。桂心、干地黄分等，末，酒服方寸匕，日二三。

15. 天行毒病鼻衄

《肘后备急方》：《外台秘要》治天行毒病衄鼻，是热毒血下数升者。好墨末之，鸡子白，丸如梧子，用生地黄汁，下一二十丸，如人行五里，再服。

16. 温毒发斑

《外台秘要》：《肘后》疗温毒发斑，大疫难救，黑膏方。生地黄半斤，好豉一升，上二味，以猪膏二斤合露之，煎五六沸，令三分减一，绞去滓，末雄黄、麝香如大豆者，内中搅和，尽服之，毒便从皮中出则愈。忌芜荑。

六、如前所述，地黄属金。又瘕通叚，叚的金文表示在悬崖下面抓捕到人，故瘕有金之象，故地黄可治疗癥瘕。附方见前。

七、查《说文解字》知，黄从田，为田地、土地之义，故地黄属土，可治疗

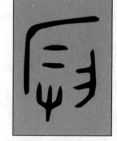

叚（金文）

醋咽、胃反、心痛、便秘等消化系统病症。

◎ 附方：

1. 目赤口干唇裂

《外台秘要》：石膏一斤，生地黄汁一升，赤蜜一升，淡竹叶五升，上四味，以水一斗二升煮竹叶，取七升，去滓，入石膏，取一升半，下地黄汁蜜，取三升，细细服之。忌芜荑。

2. 醋咽

《备急千金要方》：曲末一斤，地黄三斤，上二味，合捣，日干。以酒服三方寸匕，日三服。

3. 胃反

《外台秘要》：又疗胃反吐食者方……好面十斤，粗地黄二斤，二味捣，日干，酒服，若饮三方寸匕，日三服。

4. 心胃气痛

《验方新编》：生地黄捣烂取汁，冷服，甚效。有人心胃疼痛，百药不效，后用此方，吐出一虫而愈。又一人，服此，泻下一虫，断根。

《济世神验良方》：治一切心痛，不问新久。用生地黄捣绞取汁，搜面作馄饨，或冷淘食之，良久，即刻出虫，长一尺许，遂不复痛。昔有痛垂死，语其子剖视之，后以此汁饲之，虫乃死，因得此方，屡治人屡效。

《急救良方》：治心痛。用生地黄取汁，搜面作馎饦，或作冷淘，随食多少，但忌用盐。久服，能疗一切久近心痛。

5. 寒疝

《肘后备急方》：治寒疝，来去每发绞痛方……宿乌鸡一头治如食法，生地黄七斤，合细锉之，着甑蔽中蒸，铜器承，须取汁，清旦服，至日晡令尽。其间当下诸寒癖，讫，作白粥渐食之。久疝者，下三剂。

6. 大便不通

《千金翼方》：生地黄汁五合，大黄、甘草（炙）各半两，上三味，㕮咀，以水三升，煮取一升，下地黄汁，又煮三沸，分二服。

八、地黄一名地髓，故地黄可填骨髓而治疗骨髓之疾病以及骨折。

◎ 附方：

1. 骨髓冷、疼痛

《备急千金要方》：地黄一石取汁，酒二斗，相搅重煎。温服，日三。补髓。

《备急千金要方》：治虚劳冷，骨节疼痛无力方。豉二升，地黄八升，上二味，再遍蒸，曝干，为散。食后以酒一升，进二方寸匕，日再服之。亦治虚热。

《外台秘要》：又疗骨髓中疼方。芍药一斤，生地黄五斤，虎骨四两（炙），上三味切，以酒一斗渍三宿，曝干后入酒，如此取酒尽为度，捣筛，酒服方寸匕，日三。忌芜荑。

《外台秘要》：又疗骨实酸疼苦烦热，煎方。葛根汁一升，生地黄汁一升，生麦门冬汁一升，赤蜜，上四味汁相搅调微火上煎之三沸，分三服。忌芜荑。

2. 骨蒸

《医心方·治骨蒸病第十四》：五蒸病者，附骨毒之气，疗之通用生地黄汁，不限日数，此方神验，云云。

《卫生易简方》：治骨蒸，饮食不作肌肉，发热自汗，若日夜间热易治，日夜俱热难愈……用生地黄汁三合，酒一合，同温，空心分二服。

姜黄（金、火、土）

姜黄为姜科植物姜黄的根茎，浙江地区将郁金根茎在鲜时切片晒干，名"片姜黄"。《药性赋》记载："姜黄能下气，破恶血之积；防己宜消肿，去风湿之施。"那么，姜黄还有其他功效吗？下面尝试用训诂的方法来破解"姜黄"这个名字给我们的启示。

一、姜通畺（jiāng），查《说文解字》畺："界也。从畕，三其界画也。"再查《说文解字注》介："介畍古今字。分介则必有间，故介又训间。"可见，畺通界或畍或介，有分介之义，而分介则必有间，间则有间隙、空隙、裂隙、破裂、破败之义，此与"秋三月，此谓容平"之义相符，故姜黄属金，可治疗具有白虎之象的疟疾。

◎ 附方：

《是斋百一选方》：治疟黑虎散，十一兄传云极有效。干姜、良姜、片子姜黄各一两，巴豆三十粒（新者，用二十一粒，去壳），上将上三药锉如巴豆大，一处炒令焦黑色，去巴豆不用，将余药为细末，每服三钱，于未发前一时辰热酒调下，临发时再进一服即愈。炒药须是焦黑，生即令人泻。

二、如前所述，姜黄属金，姜通畺，通界或畍或介，有间隙、间歇、缝隙、空隙之义，故可治疗间歇性心腹疼痛。

◎ 附方：

1. 诸气

《世医得效方》神仙九气汤：治九气，膈气、风气、寒气、热气、忧气、喜气、惊气、怒气、山岚瘴气。积聚坚牢如杯，心腹刺痛，不能饮食，时去时来，发则欲死。川姜黄、甘草、香附子，上为末，每服一大钱，入盐少许，百沸汤点，空心服，立效。

2. 心痛

《肘后备急方》：《经验后方》治心痛。姜黄一两，桂穰三两，为末，醋汤下一钱匕。

《圣济总录》：治产后血块攻筑，心腹疼痛，姜黄散方。姜黄、桂（去粗皮）等分，上二味，捣罗为散。每服二钱匕，炒生姜酒下。

《圣济总录》：治小儿心痛，姜黄散方。姜黄、槟榔（锉），上二味，等分，捣罗为散。温酒调下，一二岁儿，每服半钱匕已下，余以意加减。

《圣济总录》：治久心痛不可忍，姜黄散方。姜黄（炒）、当归（切，焙）各一两，木香、乌药（锉）各半两，上四味，捣罗为散。每服二钱匕，煎吴茱萸醋汤调下。

3. 右胁疼痛

《世医得效方》推气散：治右胁疼痛，胀满不食。枳壳（去穰，麸炒）、桂心（去皮，不见火）各半两，甘草（炒）三钱，片子姜黄（洗）半两，上为末。每服二钱，姜、枣汤调服，酒亦可。

三、黄为黄色之义，故姜黄可治疗黄疸。

◎ 附方：

《现代实用中药》：姜黄为芳香健胃药，有利胆道及肝脏之消毒作用，用于胃及十二指肠卡他性炎症、黄疸，胸满痞闷疼痛，又为止血剂，治吐血、衄血、尿血，并治痔疾。外用于脓肿创伤，为粉末涂布之……姜黄5公分，黄连2公分，肉桂1公分，延胡索4公分，广郁金5公分，绵茵5公分，水600公撮，煎至200公撮，一日三回分服。（治胃及十二指肠炎、胆道炎、腹胀闷、疼痛、呕吐、黄疸等。）

四、黄字的甲骨文表示练习用箭射中靶心，这是古代武功的一种，故姜黄属金，有收敛、敛藏之象，可治疗皮肤有红色光泽外露、病人喜袒露身体之症，如痈疽疮疡等。同时，查《说文解字》黄："地之色也，从田、从芡，芡亦声。芡，古文光，凡黄之属皆从黄。"可见，黄从光，有光明、明显、显露之义，此与"火曰炎上"之义相符，故姜黄属火，可以治疗皮肤有红色光泽外露、病人喜袒露身体，甚至红色之血液外露者，如痈疽等。

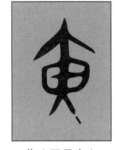

黄（甲骨文）

◎ 附方：

1. 痈疽

《外科正宗》：如意金黄散大黄，姜黄黄柏芷陈苍，南星厚朴天花粉，敷之百肿自当安。治痈疽，发背，诸般疔肿，跌扑损伤，湿痰流毒，大头时肿，漆疮，火丹，风热天疱，肌肤赤肿，干湿脚气，妇女乳痈，小儿丹毒。凡外科一切诸般顽恶肿毒，随手用之，无不应效，诚为疮家良便方也。天花粉（上白）十斤，黄柏（色重者）、大黄、姜黄各五斤，白芷五斤，紫厚朴、陈皮、甘草、苍术、天南星各二斤，以上共为咀片，晒极干燥，用大驴磨连磨三次，方用密绢罗厨筛出，瓷器收贮，勿令泄气。凡遇红赤肿痛，发热未成脓者及夏月火令时，俱用茶汤同蜜调敷。如微热微肿及大疮已成欲作脓者，俱用葱汤同蜜调敷；如漫肿无头，皮色不变，湿痰流毒、附骨痈疽、鹤膝风症等病，俱用葱酒煎调；如风热恶毒所生，患必皮肤亢热，红色光亮，形状游走不定者，俱用蜜水调敷；如天疱、火丹、赤游丹、黄水漆疮、恶血攻注等症，俱用大蓝根叶捣汁调敷，加蜜亦可；汤泼火烧，皮肤破烂，麻油调敷。

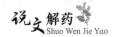

2. 大头瘟

《验方新编》：其症头面腮颈肿胀极大，形如虾蟆，又名虾蟆瘟。寒热交作，甚者破裂出脓。不可敷药，恐毒气入内，以致不救……生大黄四两，姜黄二钱五分，蝉蜕六钱五分，俱研细末，姜汁糊丸，每丸重一钱。蜜水调服，大人一丸，小儿半丸。外用靛青调涂患处，干又再润涂之，极效。

《伤寒温疫条辨》升降散：温病亦杂气中之一也，表里三焦大热，其证治不可名状者，此方主之。白僵蚕（酒炒）二钱，全蝉蜕（去土）一钱，广姜黄（去皮）三分，川大黄（生）四钱，称准，上为细末，合研匀。病轻者，分四次服，每服重一钱八分二厘五毫，用黄酒一盅，蜂蜜五钱，调匀冷服，中病即止。病重者，分三次服，每服重二钱四分三厘三毫，黄酒盅半，蜜七钱五分，调匀冷服。最重者，分二次服，每服重三钱六分五厘，黄酒二盅，蜜一两，调匀冷服。一时无黄酒，稀熬酒亦可，断不可用蒸酒。胎产亦不忌。炼蜜丸，名太极丸，服法同前，轻重分服，用蜜、酒调匀送下。

3. 腮腺炎

《回生集》：治头疼耳边发肿。太阳、疟腮俱疼不可忍。大黄一两，青木香、姜黄、槟榔各三钱，以上为细末，用醋蜜和调涂患处，中留一孔，气干则易，涂二三次即愈。

五、黄从田，为田地、土地之义，故姜黄属土，可入脾、胃、大肠、小肠而治黄疸，附方见前。

硫黄（金、火、土、水）

唐代张祜《硫黄》："一粒硫黄入贵门，寝堂深处问玄言。时人尽说韦山甫，昨日馀干吊子孙。"可见，唐代时期，在韦山甫的带领下，王公贵族们曾流行服用以硫黄为主要成分的壮阳回春药，但这种药物一旦长期滥用，多可致人折寿丧命，故使用硫黄不可孟浪。那么，除此之外，硫黄还有哪些功效呢？下面尝试用训诂的方法来破解"硫黄"这个名字给我们的启示。

一、查《康熙字典》硫："《广韵》《集韵》并力求切，音留。石硫黄，药名。《正字通》淮南子，夏至硫黄泽，盖阳入地，遇阴而成者，舶硫似蜜，黄中有金红处，击开如水晶有光，今青硫不佳。本作流，因其似石，故唐韵从石，亦作留，俗又作磂。"可见，硫字本作流，通留，通瘤，故硫黄又名石流黄或留黄，且属水，可治疗白瘤、骨瘤等症。

◎ 附方：

1. 白瘤

《千金翼方》：硫黄、矾石（烧），上二味等分末，以醋和敷上。

《外台秘要·白瘤及二三十年瘤方三首》：白矾、硫黄等分，上二味，末，以酢和封上。

2. 骨瘤

《华佗神方·华佗治骨瘤神方》：骨瘤生于皮肤之上，按之如有一骨，生于其中，不可外治。宜用乌贼鱼骨一钱，白石英二分，石硫黄二分，钟乳三分，紫石英二分，干姜一钱，丹参八分，琥珀一钱，大黄一钱，附子三分，朝燕屎一钱，石矾一钱，水煎服，十剂全消。

二、硫黄又名石流黄，而流字甲骨文的本义为胎儿伴随大量羊水连同胞衣一起娩出母体，故硫黄属水，可治疗胞衣不下之症。

◎ 附方：

《卫生易简方》：用花蕊石一两，硫黄四两，为末。童便热调一钱服立效。

三、黄字的甲骨文表示练习用箭射中靶心，这是古代武功的一种，故硫黄属金，可治疗金疮、跌打损伤等症。

◎ 附方：

《卫生易简方》：用硫黄明净者四两，花蕊石一两，俱为粗末，拌匀……如内损血入脏腑，热煎童便，入酒少许，调一钱服立效。

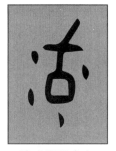

流（甲骨文）

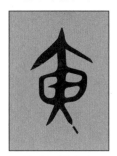

黄（甲骨文）

四、如前所述，硫黄属金，故可治疗咳嗽。

◎ 附方：

《奇效良方》：治咳逆服药无效者，硫黄、乳香，上各等分为末，用酒煎。急令患人齅之。

五、如前所述，硫黄属金，故有降逆之功，可治疗呃逆。

◎ 附方：

《文堂集验方》：呃逆，诸药不效。用硫黄、乳香各等分，以酒煎，令病人以鼻嗅之，即止。

《华佗神方·华佗治阴寒呃逆神方》：乳香、硫黄、陈艾各二钱，上捣末，以陈酒煎数沸，乘热嗅之。外以生姜擦当胸，极效。

六、如前所述，硫黄属金，故有收敛、收缩、缩减之象，可治疗息肉、赘疣等增生之症。

◎ 附方：

1. 息肉

《千金翼方》：月蚀恶疮息肉方。硫黄（一云雄黄）、蔺茹、斑蝥（去足翅，熬）各一两，上三味，捣筛为散，以粉疮上，干者，以猪膏和涂，日三夜二。

2. 疮中突出恶肉

《肘后备急方》：末乌梅屑，敷之。又末硫黄，敷上，燥者，唾和涂之。

《肘后备急方》：治诸疮胬肉，如蚁出数寸。用硫黄一两，细研，胬肉上薄涂之，即便缩。

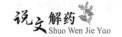

3. 疣赘疵痣

《集验方》：治去疣目方……以石硫黄突疣目六七过，除。

《医心方》：《千金方》治疣赘疵痣方。雄黄、硫黄、真珠、矾石、芦茹、巴豆、藜芦各一两，七味为散，和合如泥，涂上，贴病上，须成疮，及去面点，皮中紫赤疵痣靥秽。

七、如前所述，硫黄属金，故有收敛、敛藏、内收、入内之象，可治疗下血等出血之症。同时，查《说文解字》黄："地之色也。从田、从茇，茇亦声。茇，古文光，凡黄之属皆从黄。"可见，黄从光，有光明、明显、显露之义，此与"火曰炎上"之义相符，故硫黄属火，可以治疗皮肤有红色光泽外露、病人喜袒露身体，甚至红色之血液外露之虚者，如下血等出血症。

◎ 附方：

1. 崩漏

《卫生易简方》：治冲任虚损，下焦久冷，月事不调，不成孕育，崩漏带下。用生硫黄六两，禹余粮九两（醋淬），赤石脂（煅红）、附子（炮去皮脐）、海螵蛸（去壳）各三两，为末，醋糊丸如桐子大。每服三十九，空心温酒、醋汤任下。

2. 虚冷下血不止

《鸡峰普济方》：淡黄丸，治虚冷下血不止。石灰（炒赤）、硫黄，上等分，为细末，水煮面糊和丸如梧子大。每服三十九，空心米饮下。

八、黄从田，为田地、土地之义，故硫黄属土，可入脾、胃、大肠、小肠，治疗泄泻等症。

◎ 附方：

1. 久冷腹痛虚泻

《肘后备急方》：《经验方》治元脏气发，久冷腹痛虚泻，应急大效玉粉丹。生硫黄五两，青盐一两，以上衮细研，以蒸饼为丸，如绿豆大。每服五丸，热酒空心服，以食压之。

《卫生易简方·腰胁痛》：治脏冷腹痛虚泻。用生硫黄五两，青盐一两同研，以蒸饼丸如绿豆大。每服十五丸，空心热酒下，物压之。加枯矾一两尤妙。

2. 泄泻

《世医得效方·泄泻》：硫黄散，治所下如破水。生硫黄、白滑石，上为末，温水调下，立止。

《奇效良方》：治元脏久冷，滑泄不止，饮食不进，渐至危困。硫黄二两研为末，猪脏一斤净洗，入硫黄末在脏内，以线缚两头，用米醋五升，同入瓷瓶内装，以盐泥固济，用炭火一秤煅，候醋干为度。取出入后药，吴茱萸二两（炒），厚朴（去皮）一斤（姜汁炒），上为末，先研脏令细，次入药末，一处同研匀，丸如梧桐子大。每服十九，空心盐酒盐汤下。

3. 小儿吐泻

《卫生易简方》：用硫黄、滑石等分为末。每服一钱，米汤调下。

九、如前所述，硫黄属金，故可使阳气屈曲、收敛于下焦，治疗虚冷、口疮等阳气不潜藏于下之症。

◎ 附方：

1. 阴毒面色青，四肢逆冷，心躁腹痛

《普济本事方》还阳散：治阴毒面色青，四肢逆冷，心躁腹痛。用硫黄末新汲水调下二钱，良久，或寒一起，或热一起，更看紧慢再服，汗出差。

2. 尸厥

《世医得效方》硫黄散：治尸厥，奄然死去，四肢逆冷，不省人事，腹中气走如雷鸣。焰硝半两，硫黄一两，上二件，细研如粉，分作三服。每服用好酒一大盏煎，觉焰起，倾入盏内，盖，候温，灌与服，如人行五里，又进一服，不过三服即苏。

3. 人之大冷，夏月温饮食，不解衣者

《肘后备急方》：硫黄丸，至热，治人之大冷，夏月温饮食，不解衣者。硫黄、矾石、干姜、茱萸、桂、乌头、附子、椒、人参、细辛、皂荚、当归十二种分等，随人多少，捣，蜜丸如梧子大，一服十九至二十九，日三服。若冷痢者，加赤石脂、龙骨，即便愈也。

4. 虚冷

《鸡峰普济方》钟乳丸：治虚冷。钟乳粉半分，硫黄末三分，干山药一分，上为细末，用枣肉和丸如梧子大，每服七八九至十九，空心米饮或酒下。

5. 口疮

《世医得效方·滞颐》：敷药治满口疮烂……生硫黄为末，新汲水调贴手心、脚心，效即洗去。

十、如前所述，硫黄属金，故可使阳气屈曲、收敛于下焦，治疗不孕、阴冷等阳气不潜藏于下之症。

◎ 附方：

1. 不孕、崩漏、带下

《杨氏家藏方》：金银丸，治妇人冲任不足，子脏久寒，肢体烦疼，带下冷病。牡蛎八两（煅粉），硫黄二两（生研），上件为细末，面糊丸如梧桐子大。每服三十九，米饮下，食前。

《卫生易简方》：治冲任虚损，下焦久冷，月事不调，不成孕育，崩漏带下。用生硫黄六两，禹余粮九两（醋淬），赤石脂（煅红）、附子（炮去皮脐）、海螵蛸（去壳）各三两，为末，醋糊丸如桐子大。每服三十九，空心温酒、醋汤任下。

2. 妇人阴冷

《医心方》：《延龄图》云疗妇人阴冷方。石硫黄三分，蒲黄二分，上二味，捣筛为末，三指撮内一升汤中，洗玉门。当日急热。

3. 妇人阴宽冷

《医心方》：《延龄图》云疗妇人阴宽冷，令急小，交接而快方……取石硫黄末二指撮，内一升汤水中，以洗阴，急小如十二三女。

《华佗神方·华佗治产后玉门不闭神方》：石硫黄（研）、蛇床子各四分，菟丝子五分，吴茱萸六分，上四味，捣散，以汤一升，投方寸匕，以洗玉门，差止。

《医心方》：《延龄图》云疗妇人阴宽冷，令急小，交接而快方。石硫黄二分，青木香二分，山茱萸二分，蛇床子二分，上四物，捣筛为末，临交接，内玉门中少许，不得过多，恐撮孔合。

十一、如前所述，硫黄属金，故有收敛、收涩之象，可治疗阴脱、小便淋漓等具有外脱之象者。

◎ 附方：

1. 妇人阴脱

《奇方类编》：妇人茄病。硫黄五分，海螵蛸二钱，共为末，鸭蛋清调搽。

《外台秘要》：《千金》疗阴下脱，硫黄散方。硫黄（研）、乌贼鱼骨各二分，五味子三铢，上三味，捣散，以粉上，日三。

2. 损破尿脬，致淋沥不禁

《急救广生集》：硫黄汤，专治产妇为收生婆不谨，损破尿脬，致淋沥不禁等症。用硫黄四两（制），吴茱萸、菟丝子各一两五钱，蛇床子一两，每用四钱，水煎汤，频洗之自愈。

十二、如前所述，硫黄属金，故可入皮毛而治疗各种皮肤病。

◎ 附方：

1. 恶风，头面肢体瘾疹魁瘰

《奇效良方》：硫黄酒，治恶风，头面肢体瘾疹魁瘰。用透明锋芒硫黄二钱，乳钵内研细，入醇酒再研，空心饮其清酒，将滓又研细，再入酒饮之，连日如是，硫黄能杀恶虫，自大便下。

2. 癣

《外台秘要》：《古今录验》疗湿癣方。石硫黄研，大醋三年者，和，数数敷疮上。

《外台秘要》：《广济》疗疥癣恶疮方。石硫黄六两，白矾十二两（熬），并于瓷器中研，以乌麻油和，稠调如煎饼面，更熟研敷之，热炙疥癣上，摩一二百下，干即移摩之，取差。

《外台秘要》：《深师》疗癣秘方。雄黄一两（研），硫黄一两（研），羊蹄根一两，白糖一两，荷叶一两，上五味，以后三种捣如泥，合五种更捣，和调以敷之。若强以少蜜解之令濡，不过三，差。

《奇效良方》：治疥癣。硫黄、白矾、白芷、吴茱萸、川椒各等分，上为细末，煎油调涂之。

《仁术便览》：治干癣。用枯矾、硫黄末，姜片蘸搽之，湿则油调枯矾末搽之。

《惠直堂经验方》：不拘远近顽癣，俱效。文蛤一两（炒），硫黄一两一钱，为细末，米醋调如糊。先以穿山甲略刮去顽皮，敷药如膏一层，外以皮纸贴之，遇晚揭去。

《鸡峰普济方》：失笑散，治疥癣。大腹子半两，硫黄四两，上为细末，每用以清油涂手心内摊，嗅之，不过三两上效，此药最验。

3. 疥疮

《外台秘要》：石硫黄无多少，研粉，以麻油或以苦酒和涂摩之，以酒渍苦参饮之。

《奇方类编》：治遍身疥癞。雄黄、生矾、川椒、硫黄各等分，为细末，用鸡蛋黄炒油，调搽。

《奇效良方》：治疥癣。硫黄、白矾、白芷、吴茱萸、川椒各等分，上为细末，煎油调涂之。

4. 疠疡风

《肘后备急方》：酢磨硫黄敷之，止。

《肘后备急方》：《圣惠方》治疠风，用羊蹄菜根于生铁上，以好醋磨，旋旋刮取，涂于患上。未差，更入硫黄少许，同磨，涂之。

5. 汗斑

《种福堂公选良方》：治汗斑方。白附子、硫黄、密陀僧各一两，上俱为末。用生姜蘸搽，三五日即愈。

《验方新编》：汗斑……密陀僧、硫黄各一钱，研末醋调，以生姜一块蘸搽之，其斑立消。

6. 人头面患疮

《肘后备急方》：雄黄、硫黄、矾石，末，猪脂和涂之。

7. 白癜风

《备急千金要方》：矾石、硫黄上二味，各等分，为末，酢和敷之。

8. 紫癜风

《瑞竹堂经验方》：用舶上硫黄，不以多少，用米醋化开，将茄蒂蘸硫黄醋，摩擦癜风处。

《卫生易简方》：用硫黄一两，醋煮一日，海螵蛸三个，共为末。浴后以生姜蘸药，熟擦患处。须避风少时，数度即愈。

9. 头上癞疮

《验方新编》：用大鲫鱼一只，破开内硫黄于内，放瓦上焙枯研细末，和麻油调搽，数次即愈。

10. 面上粉刺

《验方新编》：面上粉刺，又名酒刺，由肺经血热而生，发于面鼻，碎累如粟，色赤肿痛，破出粉汁。用大黄、硫黄等分，研末，以凉水调敷，内服清肺热药自愈。

11. 肺风鼻赤

《奇方类编》：红鼻糟鼻。硫黄四两，烧酒三斤煮，逐渐添，待干，将口涎在手心化开，搽鼻上。

《卫生易简方》：用硫黄、白矾等分为末，以茄子汁调涂。

《经验丹方汇编》：赤鼻。硫黄、皮硝等分，研如面，临卧擦，一月痊愈。

12. 脓窠疮

《奇方类编》：硫黄一钱，雄黄一钱，胡椒八分，共研细，香油调搽。

13. 阴生湿疮

《肘后备急方》：女子阴疮。末硫黄敷上。姚同。又烧杏仁，捣，涂之。

《备急千金要方》：治男女阴疮方。石硫黄末以敷疮上。

《卫生易简方》：治阴生湿疱疮。用硫黄研细，敷疮上，日三度。

14. 脚丫奇痒

《奇效简便良方》：硫黄擦痒处，仍用硫黄浓敷，布包穿袜，每日一换，数日愈。切不可用手抓擦。

蒲黄（金、火、土、水）

《诗经·韩奕》："其肴维何，炰鳖鲜鱼。其蔌维何，维笋及蒲。"可见，香蒲的水下部分大概在周朝时期已被当作招待贵宾的蔬菜，被人们称作"蒲菜"或是"蒲笋"。香蒲的干燥花粉即为蒲黄，蒲黄和香蒲都被《神农本草经》列为上品。那么，蒲黄的主要功效是什么呢？下面尝试通过训诂的方法来破解"蒲黄"这个名字给我们的启示。

一、蒲通浦，查《说文解字》浦："濒也。从水甫声。"可见，浦通濒，为由岸走向水中、准备涉水过河之义，故蒲黄属水，多生在水岸交界处，可治疗水肿、淋证、小便不通等症。同时，黄字的甲骨文表示练习用箭射中靶心，这是古代武功的一种，故蒲黄属金，可通调水道而治疗水肿、淋证、小便不通等症。

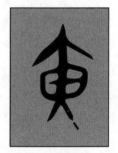

黄（甲骨文）

◎ 附方：

1. 水肿

《金匮要略》：厥而皮水者，蒲灰散主之。蒲灰七分，滑石三分，上二味，杵为散，饮服半寸匕，日三服。

《外台秘要·水气方六首》：又疗通身肿，皆是风虚水气，亦疗暴肿，蒲黄酒方。蒲黄一升，小豆一升，大豆一升，上三味，以清酒一斗，煮取三升，去豆，分三服。

2. 淋证

《备急千金要方》：治小便不利，茎中疼痛，小腹急痛者方……蒲黄、滑石等分，上二味，治下筛，酒服方寸匕，日三服。

《备急千金要方》：治血淋方。石韦、当归、蒲黄、芍药各等分，上四味，治下筛，酒服方寸匕，日三服。

3. 小便不利

《医心方·治小儿小便不通方第百十》：蒲黄一升，以水和，涂横骨上。良。

《金匮要略》：小便不利，蒲灰散主之，滑石白鱼散、茯苓戎盐汤并主之。蒲灰七分，滑石三分，上二味，杵为散，饮服半寸匕，日三服。

《外台秘要》：文仲疗小便不利方……蒲黄、滑石各一分，上二味为散，酒服一匕，日三，大验。

4. 胞转

《外台秘要·胞转方一十五首》：服蒲黄方寸匕，日三服，良。

5. 小便多或不禁

《备急千金要方》：主便多或不禁，九房散方。菟丝子、黄连、蒲黄各三两，硝石一两，肉苁蓉二两，上五味，治下筛，并鸡肶胵中黄皮三两，同为散，饮服方寸匕，日三，如人行十里服之。

二、如前所述，蒲黄属金，故可治疗金疮、跌打损伤等症。

◎ 附方：

1. 金疮

《备急千金要方》：治金疮血出不止方。蒲黄一斤，当归二两，上二味，治下筛，酒服方寸匕，日二服。

《备急千金要方》：治金疮血出不止方……取豉三升，渍热汤，食顷，绞去滓，内蒲黄三合，顿服之，及作紫汤，方在产妇中。

《刘涓子鬼遗方》：治金疮肉，蒲黄散方。七月七日麻勃一两，蒲黄二两，上二物，捣筛为散，温酒调服一钱匕，日五服，夜再两服。

《小品方》：卒被毒箭方……服蒲黄二合许，血亦下。

2. 跌打损伤

《世医得效方》：治打扑伤，金疮闷绝。上用蒲黄不以多少，为末，热酒灌下。

《验方新编》：堕扑损伤瘀血在内，烦闷。蒲黄五钱，研末，空心温酒服三钱。

《备急千金要方》：治腕折瘀血方。蒲黄一升，当归二两，上二味，治下筛，先食酒服方寸匕，日三。

《刘涓子鬼遗方》：治被打腹中瘀血，蒲黄散方。蒲黄一升，当归二两，桂心二两，上三味，捣筛，理匀，调酒服之方寸匕，日三夜一。不饮酒熟水下。

《备急千金要方》：治从高堕下有瘀血，蒲黄散方。蒲黄八两，附子一两，上二味，为末，酒服方寸匕，日三，不知增之，以意消息。

《小品方》：治从高堕下，腹中崩伤，瘀血满，断气方。服蒲黄方寸匕，日五六过。

《小品方》：治从高堕下，若为重物所顿迮，得瘀血方。豆豉三升，沸汤二升，渍之食顷，绞去滓，内蒲黄三合投中，搅调，顿服之，不过三四服，神良。

三、如前所述，蒲黄属金，故可治疗具有破裂、破败、缺损之象的疝气。

◎ 附方：

《苏沈良方》：治小肠气，断弓弦散。五灵脂、蒲黄等分，上二钱，先用酽醋一合，熬药成膏。以水一小盏，煎至六七分，热呷。此又名失笑散，疗妇人血气尤验。曾有妇人，病心腹痛欲死，十余日百药不验，服此亦愈。

《回生集》：治心腹小肠痛，小肠疝气，血气疼痛，及产后一切疼痛，诸药不效者。此药能行能止，妙不可述。五灵脂、蒲黄等分，研为末，或酒或醋，调匀熬成膏，再入水一盏，煎至七分，热服。或醋糊为丸，童便酒服亦可。

四、如前所述，蒲黄属金，故有收敛、敛藏之象，可治疗脱肛。

◎ 附方：

《外治寿世方》：大肠脱肛不收。又猪脂一两，炼去渣，入蒲黄末一两，调匀，涂肛即缩。

五、如前所述，蒲黄属金，故有顺从、顺降之象，可治疗难产等不顺者。

◎ 附方：

1. 难产

《备急千金要方》：治产难累日，气力乏尽，不能得生，此是宿有病方……槐子十四枚，蒲黄一合，上二味，合内酒中，温服，须臾不生，再服之。水服亦得。

2. 子死腹中

《医心方·治子死腹中方第十三》：以酒服蒲黄二寸匕。

3. 胞衣不出

《备急千金要方》：服蒲黄如枣许，以井花水。

4. 产后恶露不尽

《文堂集验方》：产后血瘀，恶露不行而兼腹痛者。蒲黄五钱微炒，水煎服。

《医心方》：《耆婆方》治产后恶露不尽方。生姜一斤，蒲黄三两，以水九升，煮取三升，分三服，得恶血出即差。

5. 产后心腹绞痛欲绝

《鸡峰普济方》：蒲黄散，治产后腹中有块上下时动，痛发不可忍。此由妊娠聚血，产后气羸，恶露未尽，新血与故血相搏而痛，俗谓之枕，乃血瘕也。真蒲黄不以多少，上研，米饮服二钱，渴燥者，新水调下。

《卫生易简方》：用蒲黄（炒）、五灵脂（酒研，淘去沙土）等分为末。先以好醋调二钱，熬成膏，入水一盏，煎七分，热服。

6. 血厥

《医方简义》：治恶血冲心之血厥。生蒲黄、五灵脂醋炒各等分，为末，每服三钱，温酒调服。

7. 产后烦闷

《备急千金要方》：治产后烦闷，蒲黄散方。蒲黄，以东流水和方寸匕，极良。

8. 产后出血太多，虚烦发渴

《普济本事方》：蒲黄散，治产后出血太多，虚烦发渴。真蒲黄末二钱，米饮调下，渴躁甚，新汲水下。

《世医得效方》：治产后虚烦，必效。蒲黄不以多少，纸上炒，每一钱，东流水调，不拘时服。

六、如前所述，蒲黄属金，故有收敛、敛藏之象，可治疗皮肤有红色光泽外露、病人喜袒露身体，甚至红色之血液外露者，如各种出血症。同时，查《说文解字》黄："地之色也。从田、从苂，苂亦声。苂，古文光，凡黄之属皆从黄。"可见，黄从光，有光明、明显、显露之义，此与"火曰炎上"之义相符，故蒲黄属火，可以治疗皮肤有红色光泽外露、病人喜袒露身体，甚至红色之血液外露者，如各种出血症。

◎ 附方：

1. 衄血

《医心方》：大衄，口耳皆血出不止方。蒲黄五合，以水一升和，一顿服。

《鸡峰普济方》：蒲黄散，治鼻血。蒲黄、龙骨等分，上为细末，干嗡鼻中。

2. 咳血

《卫生易简方·咳血》：治唾血、吐血。用蒲黄一两，生地黄半两，为末。每服二三钱，食后冷水或酒调下。

3. 吐血

《医心方》：《葛氏方》治卒吐血方。服蒲黄一升。

《卫生易简方》：治吐血唾血。用蒲黄一两，每服三钱，温酒或冷水调下。

《世医得效方》：蒲黄散，治吐血、咯血。生蒲黄、油发灰等分，上研细。每服一钱，暖生地黄汁调下，米饮亦可。

《奇效良方》：治吐血。真蒲黄、黄药子各等分，上为细末，用生芝麻油于手心内调，以舌舐之。

4. 下血

《外台秘要》：又疗卒下血，蒲黄散方。蒲黄三合，当归一两，鹿茸一枚（烧），上三味，捣筛为散，饮服方寸匕，先食，日三。

《医心方》：《僧深方》治卒下血，蒲黄散方。甘草一分，干姜一分，蒲黄一分，凡三物，下筛，酒服方寸匕，日三。

《鸡峰普济方》：槐花丸，治肠风下血。槐花一两，蒲黄、地榆、卷柏各半两，干姜一分，上为细末。每服一钱，水一盏，煎数沸，不以时候服。

5. 尿血

《外台秘要·尿血方一十一首》：酒服蒲黄二方寸匕，日二服，水服亦得。

《仁术便览》：治妊娠无故尿血。龙骨一两，蒲黄五钱，上为末。每服三钱，温酒调服，一日三次。

6. 崩中

《瑞竹堂经验方》：蒲黄散，治妇人血山崩，累验秘方。破故纸（炒黄）、蒲黄（炒）、千年石灰（炒黄），上各等分，为细末。每服三钱，空心，用热酒调服，立止。

《卫生易简方》：治血崩。用蒲黄、黄芩各一两，荷叶灰半两，为末。每服三钱，空心酒调下。

《古方汇精》：治产后血崩大下不止。用蒲黄炒黑为末二钱，以川芎、当归各二钱，煎汤调服。

7. 漏下

《医心方》：《撰集要方》治月水不止方。服蒲黄良。

《备急千金要方》：蒲黄散，治漏下不止方。蒲黄半升，鹿茸、当归各二两，上三味，治下筛，酒服五分匕，日三，不知稍加至方寸匕。

8. 舌上出血如孔钻

《时方妙用》：煎香薷汁服，外用槐花炒研掺，蒲黄炭亦可掺之。

9. 痔疮出血

《备急千金要方》：治痔方……以蒲黄水服方寸匕，日三，良妙。

10. 赤带

《卫生易简方》：用蒲黄、滑石为末，每服三钱，水调下。

七、如前所述，蒲黄属火，故可治心窍舌头的各种病变。

◎ 附方：

1. 小儿重舌、舌生疮、涎出

《千金翼方》：以蒲黄敷舌上，不过三度愈。

《种福堂公选良方》：治重舌方。将蒲黄为细末，敷五六次即愈。

《是斋百一选方》：治重舌上戴妨碍。新真蒲黄罗细，数敷之，吐去，又敷，立消。李莫安抚内子，夜半忽不能言，烛之，乃舌下生一舌上戴，急取《外台》，检得此方，五七敷即愈。

《验方新编》：舌下肿痛，此亦重舌之类。用蒲黄五钱，煎取汁，去渣，含口中数次，极效。

《医心方·治重舌方第五十五》：乌贼鱼骨、蒲黄分等，末，敷舌上。

2. 木舌

《验方新编》：蒲黄研末，时敷舌上，其肿自消。

《验方新编》：舌忽发胀满口不能出声。蒲黄频掺舌上，如因寒起须加干姜末等分。

《洪氏集验方》：治舌肿。蒲黄，上为末掺之，须真者佳。一士人沿汴东归，夜泊村步，其妻熟寐，撼之，问何事，不答，又撼之，妻惊起视之，舌肿满口，不能出声。急访医，得一叟负囊而至，用药掺，比晓复旧，问之，乃蒲黄也。

《惠直堂经验方》：舌胀满口。用蒲黄、干姜各等分，为末，干擦即愈。

《世医得效方》：治木舌肿满，口中气不得吐……真蒲黄、海螵蛸为末，内外皆涂之。

《严氏济生方》：蒲黄散，治舌忽然硬肿，或血出如涌。乌贼鱼骨、蒲黄（炙）各等分，上为细末，每用少许，涂舌上，差。

3. 舌肿硬

《种福堂公选良方》：治舌肿方。用蒲黄末掺之即愈。

《华佗神方·华佗治舌肿神方》：以蒲黄频刮舌上，肿自退。俟能咽，再以黄连煎汁饮之，即愈。

八、黄从田，为田地、土地之义，故蒲黄属土，可入脾、胃、大肠、小肠。

◎ 附方：

1. 久赤白下利

《医心方》：蒲黄二钱匕，干姜二钱匕，二物，合以酒一升热服，不过四五服，断，良有验。

2. 急心疼

《卫生易简方》：用五灵脂、蒲黄（炒）等分。每服三钱，醋半盏，煎二服，入水半盏，再煎二沸，空心食前和渣温服。并治小肠气。

《验方新编》：五灵脂、蒲黄等分，研末。每服一钱，醋汤调服，即愈。此方并治产妇血气痛尤效。

3. 血气心腹刺痛

《世医得效方》：治血气心腹刺痛欲死，诸药不效，服此顿愈。五灵脂、蒲黄（微炒）各等分，上为末，先用二钱，醋调，熬成膏，入水一盏，煎七分，食前热服。

 # 天门冬（金、火、水）

宋代朱熹《杂记草木九首·天门冬》："高萝引蔓长，插援垂碧丝。西窗夜来雨，无人领幽姿。"可见，天门冬（即天冬）是蔓生攀缘植物，而蔓生植物一般都属金，有收引之功。那么，天门冬属金吗？下面尝试用训诂的方法来破解"天门冬"这个名字给我们的启示。

一、查《说文解字》天："颠也。至高无上，从一大。"可见，天通颠，通癫，故天门冬可治疗癫痫。

◎ 附方：

《肘后备急方》：《外台秘要》治风痫，引胁牵痛，发作则吐，耳如蝉鸣。天门冬，去心皮，曝干，捣筛，酒服方寸匕。若人久服，亦能长生。

《鸡峰普济方》：诸虚风有热，癫痫恶疾，耳聋目昏，天门冬散。天门冬不以多少，去心焙干，上为细末。每服二钱，温酒调下，不以时。

《备急千金要方》：治阴虚痫妄，地黄门冬酒方。地黄三十斤，天门冬十斤，上二味捣取汁，作煎服之差。

二、查《说文解字注》天："颠者，人之顶也。"可见，天通颠，为头顶之义，故天门冬可治疗健忘。

◎ 附方：

《备急千金要方》：天门冬、远志、茯苓、干地黄等分，上四味，末之，蜜丸，酒服二十九如梧子，日三服，加至三十九，常服之勿绝。

《医心方》：《拯要方》四神镇心丸，疗男子读诵健忘，心神不定，心风虚弱，补骨髓方。茯神十二分，天门冬十二分，干地黄十二分，人参八分，远志皮八分，以上蜜丸，饮服十五九，日再，加至四十九。

三、查《说文解字》示："天垂象，见吉凶，所以示人也。"可见，天可给人垂示诸象，有垂示、下垂、下降之象，此与"秋三月，此谓容平"之义相符，故天门冬属金，可治疗咳喘、肺痈等症。

◎ 附方：

1. 肺痿咳嗽

《鸡峰普济方》：天门冬丸，治劳嗽发热涕唾稠黏。天门冬汤浸软，去心，竹刀子切，焙，上末之，炼蜜和丸梧桐子大，临卧熟水下三五十丸。

《肘后备急方》：治肺痿咳嗽，吐涎沫，心中温温，咽燥而不渴者……生天门冬捣取汁一斗，酒一斗，饴一升，紫菀四合，铜器于汤上煎，可丸。服如杏子大一丸，日可三服。

《华佗神方·华佗治肺痿喘嗽神方》：生天门冬捣取汁、陈酒各一升，饴糖一斤，紫菀四合，上共置铜器中，于汤上煎；可丸服如杏仁一丸，日三。忌鲤鱼。

《鸡峰普济方》：治骨蒸劳咳嗽，宜此润心养肺。天门冬二两半，白茯苓、贝母、杏仁各一两，甘草三分，上为细末，炼蜜和丸如弹子大，食后含化一粒。

2. 肺痈

《回生集》：凡人肺痈初起时，咳而两胸即疼者是也，即宜速服此方。元参半斤，天冬四两，桔梗二两，炙甘草一两，水十碗煎至二碗，再用蒲公英五钱、金银花五钱，再煎一碗，饱食后服之。初起者即消，日久者即生肉，奇方也。

3. 经来声哑

《华佗神方·华佗治经来声哑神方》：生地黄、天门冬、肉苁蓉、当归各五钱，细辛五分，水煎服，颇效。

四、如前所述，天门冬属金，所以可通调水道而治疗淋证。

◎ 附方：

《验方新编》：五淋痛不可忍，日久不愈。生天门冬捶汁半盏，服之即愈。

五、天门冬本作天蘴冬，蘴从釁（xìn），查《说文解字注》釁："分亦声。分声故衅，或为熏。如齐语三衅三浴，或为三熏。吕览：汤得伊尹，衅以牺猳。风俗通作熏以萑苇。汉书豫让衅面吞炭。颜云：衅，熏也，皆是也。"可见，釁通衅，通熏，有火烟上出之义，故天门冬属火，可治疗具有火热之象的骨蒸羸瘦等症。同时，查《说文解字注》烟："火气也。陆玑《连珠》曰，火壮则烟微。从火，垔声，乌前切，十二部。"可见，烟有火不壮之义，火不壮即为少火，故天门冬治疗的火气上逆之症也为少火上逆。

◎ 附方：

《医心方》：《广利方》疗肺痿，唾脓血腥臭，连连嗽不止，渐将羸瘦，形容枯悴方。紫菀头二十一枚（髻子充），桔梗十二分（微炙），天门冬八分，茯苓十二分，生百合三枚（洗），生地黄汁二大合（汤成下），知母六分，切，以水二大升，煮取九合，食后良久，分温三服，服如人行五六里，进一服。要利，加芒硝八分，汤成下。忌一切热肉、面、油腻、果子、鲤鱼。

六、查《说文解字》冬："四时尽也，从仌、从夂。夂，古文终字。"可见，冬有竭尽、尽头、终结之义，故天门冬属水，可治疗具有衰竭、竭尽之象的口渴、消渴。

◎ 附方：

《肘后备急方》：《食疗》补虚劳，治肺劳，止渴，去热风。用天门冬去皮心，入蜜煮之，食后服之，若曝干入蜜丸尤佳，亦用洗面，甚佳。

忍冬（金、火、水）

宋代范成大《余杭》："春晚山花各静芳，从教红紫送韶光。忍冬清馥蔷薇酽，薰满千村万落香。"可见，忍冬（金银花）不仅可以忍苦耐寒，而且晚春之时花香四溢。那么，忍冬在中医眼里有哪些功效呢？下面尝试用训诂的方法来破解"忍冬"这个名字给我们的启示。

一、查《说文解字》忍："能也，从心刃声。"可见，忍通刃，有刀刃之义，故忍冬属金，可治疗金刃伤疮。正如《贵州民间方药集》所言"叶：外敷治刀伤"。

◎ 附方：

《乾坤生意秘韫》忍冬膏：治诸般肿痛，金刃伤疮恶疮。用金银藤（忍冬藤）四两，吸铁石三钱，香油一斤，熬枯，去滓，入黄丹八两，待熬至滴水不散，如常摊用。

二、如前所述，忍"从心"，可见，忍冬属火，可治疗热毒痢、休息痢、痈疽肿痛各种热毒症。

◎ 附方：

1. 热毒血痢

《验方新编》：将金银花藤煎汁服之。

2. 休息痢

《医心方》：《葛氏方》若久下经时不愈者，名息下休下，治之方……常煮忍冬饮之。

3. 预防痈疽

《世医得效方》：忍冬丸，治渴疾愈。须预防发痈疽。忍冬草不以多少（根茎花朵皆可用，一名老翁须，一名蜜啜花，一名金银花，以洗净用之），上以米曲酒于瓶内浸，以糠火煨一宿，取出晒干，入甘草少许为末，即以所浸酒为糊，丸如梧子大。

4. 痈疽发背

《杨氏家藏方》：金银散，治痈疽、发背，一切疮肿。未结成者，服之内消；已结成者，服之易溃。兼减疼痛。金银草（一名忍冬草，一名鹭鸶藤），上件不以多少锉碎。每服一两，用水一盏，酒一盏，煎至一盏半，去滓，分作两服，不拘时候。

《世医得效方》：治痈疽发背，初发时盒饭服此。不问疽发何处，妇人乳痈，若乡村或贫乏，无得药材者，虔心服之，大有神效。忍冬藤五两（捶，不犯铁），大甘草节一两，上各生用，水二碗，慢火煎一碗，入无灰酒一大碗，再煎十数沸，去滓，分三次，温服。如无生者，用干者，终力浅。

5. 乳痈

《惠直堂经验方》：乳痈红肿。蒲公英一两，忍冬藤二两，捣烂，水二钟，煎一钟，食前服，睡觉病去，其渣敷患处。

三、查《说文解字》冬："四时尽也，从仌、从夊。夊，古文终字。"可见，冬有竭尽、尽头、终结之义，故忍冬属水，可治疗具有衰竭、竭尽之象的口渴、消渴。

◎ **附方：**

《奇效良方》：治渴疾愈，须预防发痈疽。忍冬草不以多少（根茎花叶皆可用之，一名老公须，一名蜜啜花，一名金银花，一名左缠藤，水洗净用），上用米面酒于瓶内浸，以糠火煨一宿，取出晒干，入甘草少许为末，即以所浸酒煮糊为丸，如梧桐子大，每服五十九至百丸，酒饮任下，不拘时服。一方用忍冬草煎服，此藤经冬不凋，三月开花，五出，黄白相间，微香，蒂带红。《外科精要》又以煮酒窨服，取时不犯铁器，服至大小肠通利，此药到得力，用干者，不及生者，效速。仍治五种飞尸，酒研，敷疮亦好，但留一口泄毒气，真经效奇药也。此药不特治痈，亦能止渴，并五痔诸漏。

 # 麦门冬（金、火、水）

宋代著名诗人苏轼，同时也是一名中医，曾著有《苏沈良方》一书传世。他留有《睡起闻米元章冒热到东园送麦门冬饮子》："一枕清风直万钱，无人肯买北窗眠。开心暖胃门冬饮，知是东坡手自煎。"苏轼在这首诗中明确说明麦门冬（即麦冬）有"开心"的作用。

同时，宋代韩驹《次韵钱逊叔侍郎见简·其三》也记载："开心未用饮门冬，老去何妨万事慵。胡虏近闻归绝漠，洛阳无复化为烽。休官昔愧陶彭泽，受禄今惭邴曼容。谁似侍郎春思乱，解言花影日高重。"可见，韩驹也知道"开心"要用麦门冬，这说明麦门冬"开心"的功效是明确、稳定、公认的。至于这里的"开心"是指令心情愉悦还是开通心腹之气结，或是两者兼而有之，则需要我们去临床验证。下面尝试用训诂的方法来破解"麦门冬"这个名字给我们的启示。

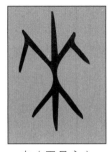

来（甲骨文）

一、首先，麦之本字为来，查《康熙字典》来："《广韵》落哀切，《集韵》《韵会》《正韵》郎才切，赖平声。至也，还也，及也。"查《说文解字注》还（huán）："复也。释言，还复返也。今人还绕字用环，古经传只用还字。从辵睘声。户关切。十四部。"可见，来通还，有复返、返回、返入之义，此与"金曰从革"之义相符，所以麦门冬属金，可治疗咳喘、肺痿等症。

其次，来字是麦的本字，来的甲骨文表示从外域引入内地的外来优良作物，引申之则有从外入内之义，故麦门冬属金，可治疗咳喘、肺痿等症。

最后，麦门冬本作麦虋冬，虋通釁（xìn），为衅的繁体字，查《说文解字注》釁："汉书豫让釁面吞炭，颜云釁熏也。皆是也。"可见，釁通熏，有火烟上出之义，故麦门冬属火，而古五行认为肺属火，所以麦门冬可入肺而治疗火气上熏所导致的咳喘、肺痿等症。

◎ 附方：

1. 咳嗽

《金匮要略》：大逆上气，咽喉不利，止逆下气者，麦门冬汤主之。麦门冬七升，半夏一升，人参、甘草各二两，粳米三合，大枣十二枚，上六味，以水一斗二升，煮取六升，温服一升，日三夜一服。

2. 虚哮

《验方新编》：麦冬三钱，桔梗三钱，甘草二钱，水煎服，一帖即愈。不必加去痰之药，加则不效矣。不能断根，另有药。

3. 肺痿

《医心方》：主骨蒸、肺痿、四体烦热，不能食，口干者，麦门冬饮方。麦门冬三升（去心，生者二升），地骨白皮三升，小麦一升，凡三味，以水一斗三升，先煮小麦取一升，去麦，内二味更煮取三升，绞去滓，分温三服，服相去四五里。

4. 喉嘶声哑

《验方新编》：甘草、薄荷各五分，桔梗、麦冬各一钱，水煎服，立愈。

二、如前所述，麦门冬属金，故推测麦门冬可通调水道而治疗水肿。

◎ 附方：

《备急千金要方·水肿第三》：治水气肿，鼓胀，小便不利方。葶苈子一升，殺羊肺一具（青羊亦佳），上二味，先洗羊肺，汤微渫之，薄切，曝干，作末；以三年大醋，渍葶苈子一晬时，出熬令变色，熟捣如泥；和肺末，蜜和捣三千杵，作丸。食后一食久，以麦门冬饮服如梧子四丸，日三，以喉中干、口黏、浪语为候，数日小便大利佳。山连疗韦司业得差，司业侄云表所送，云数用神验。麦门冬饮方：麦门冬二十五个，米二十五粒，上二味，以水一升，和煮米熟，去滓，以下前丸药，每服即作之。

三、如前所述，麦门冬属金，故可治疗鼻衄。

◎ 附方：

《种福堂公选良方》：麦冬五钱，生地五钱，水煎服立止。

《外台秘要》：又麦门冬汤，疗伤寒身热衄血呕逆主之方。麦门冬、石膏、寒水石各三两，甘草二两，桂心一两，上五味，切，以水一斗，煮取三升，分三服。

四、如前所述，麦门冬属金，故可治疗阳不入阴所导致的失眠。

◎ 附方：

《验方新编》：夜不能睡。生地黄三钱，麦冬二钱，北五味七粒，水煎，连服三日，必效。

《外台秘要》：《深师》酸枣汤，疗伤寒及吐下后，心烦乏气，昼夜不眠方。酸枣仁四升，麦门冬一升（去心），甘草二两（炙），蝭母二两（知母也），茯苓二两，芎劳二两，干姜三两，上七味，切，以水一斗六升，煮酸枣取一斗，去枣内药，煮取三升，去滓，温分三服。忌海藻、菘菜、大醋。

五、如前所述，麦门冬属金，有收敛之性，故可治疗遗精等具有外脱之象者。

◎ 附方：

《医心方》：小便失精及夜梦泄精方。韭子一升（熬），麦门冬二两，菟丝子二合，车前子二合，芎劳二两，龙骨二两，以上，以水八升，煮取二升，为四服，日三。

《医心方》：疗失精无故自泄，或因尿精出方。韭子、白龙骨、菟丝子各二十分，麦门冬（去心）、车前子、泽泻各十二分，人参十分，石硫黄八分，为散，空腹以酒服方寸匕，日二，加至一匕半。

六、如前所述，麦门冬属金，而金有反覆、覆障之义，所以推测麦门冬可治疗翳障。

◎ 附方：

《肘后备急方》：治久患内障眼。车前子、干地黄、麦门冬等分，为末，蜜丸如梧桐子大，服屡效。

《苏沈良方》：熟地黄、麦门冬、车前子相得，治久患内瘴眼有效。屡试之，信然。其法：细捣，罗，蜜丸，如梧桐子大，每服，温酒、熟水任下。然三药皆润，难捣，旋焙旋捣，和合异常甘香，真奇药也。

七、如前所述，麦门冬属金，而金有衰败、衰弱、虚弱之象，故麦门冬可治疗虚损、虚劳、虚羸等症。

◎ 附方：

1. 虚劳、虚损、虚羸

《备急千金要方》：治虚劳口干方。麦门冬二两（末），大枣三十枚（肉），上二味，以蜜一升和，令熟，五升米下蒸之，任性服。

《备急千金要方·卷二十一消渴淋闭方·消渴第一》：治虚劳，口中苦渴，骨节烦热或寒，枸杞汤方。枸杞根白皮（切）五升，麦门冬三升，小麦二升，上三味，以水二斗，煮麦熟药成，去滓。每服一升，日再。

《医心方》：补养汤，主虚劳羸瘦，食已少气方。甘草一两（炙），术四两，牡蛎二两，大枣二十枚，阿胶三两，麦门冬四两（去心），凡六物，㕮咀，水八升，煮取二升，尽服，禁生冷。

2. 令人肥白

《医心方》：令人面目肥白方。干麦门冬一升（去心），杏仁八百枚（去皮生用），凡二物，为丸，先食，酒服如杏仁二丸，日三，十日知之。

八、如前所述，麦之本字为来，来通还，有复返、返回、回转之义，此与"金曰从革"之义相符，所以麦冬属金。又查《说文解字》朝之本字翰："旦也。从倝舟声。"查《说文解字注》船："舟也。二篆为转注。古言舟，今言船。如古言屦，今言鞋，舟之言周旋也。"可见，朝通舟，有周旋、周回、回转、回环之义，故推测麦门冬可入肺"朝百脉"而治疗气短、心悸等症。

◎ 附方：

《备急千金要方》：治劳复，起死人，麦门冬汤，气欲绝用有效方。麦门冬一两，京枣二十枚，竹叶（切）一升，甘草二两，上四味，咬咀，以水七升，煮粳米一升令熟，去米，内诸药，煎取三升，分三服。不能服者，绵滴汤口中。

《医心方》：《僧深方》治短气欲绝，不足以息，烦扰，益气止烦，竹根汤方。竹根一斤，麦门冬一升，甘草二两，大枣十枚，粳米一升，小麦一升，凡六物，水一斗，煮麦米熟去之，内药，煮取二升七合，服八合，日三。不能饮，以绵滴口中。

《伤寒论》：伤寒，脉结代，心动悸，炙甘草汤主之。甘草四两（炙），生姜三两（切），人参二两，生地黄一斤，桂枝三两（去皮），阿胶二两，麦门冬半升（去心），麻仁半升，大枣三十枚（擘），上九味，以清酒七升，水八升，先煮八味，取三升，去滓，内胶，烊消尽，温服一升，日三服。一名复脉汤。

九、如前所述，麦门冬本作麦虋冬，虋通薰，通熏，查《说文解字》熏："火烟上出也，从中、从黑。中黑，熏黑也。"可见，熏有火烟上出之义，故麦门冬属火，可治疗中暑。

◎ 附方：

《文堂集验方》：热伤元气，肢体倦怠，汗出不止，脚软无力。人参、麦冬各二钱，五味子一钱，水煎服。

《奇方类编》：生脉散，生津止渴，预防暑气。人参一钱，麦冬三钱，五味子十粒，水煎服。

十、如前所述，麦门冬本作麦虋冬，虋通薰，通熏，有火烟上出之义，故麦门冬属火。又查《说文解字》羸："瘦也，从羊羸声。"查《说文解字》瘦之本字瘦（shòu）："臞也。从疒叜声。"查《说文解字》叜（sǒu）："老也。从又、从灾。阙。"查《说文解字》灾："天火曰烖，从火弋声。"可见，羸通瘦，通叜，从灾、从火，故羸瘦、虚羸属火，多为火邪灼伤津液所致也，所以，后人多谓"瘦人多火"，故麦门冬可治疗羸瘦、骨蒸之症。

◎ 附方：

1. 羸瘦

《伤寒论》：伤寒解后，虚羸少气，气逆欲吐，竹叶石膏汤主之。竹叶二把，石膏一斤，半夏半升（洗），麦门冬一升（去心），人参二两，甘草二两（炙），粳米半升，上七味，以水一斗，煮取六升，去滓，内粳米，煮米熟汤成，去米，温服一升，日三服。

2. 骨蒸

《外台秘要》：又疗骨蒸，唇干口燥，欲得饮水止渴……麦门冬一升（去心），小麦二升，枸杞根（切）三升，上三味，以水一斗，煮取三升，煮小麦熟，去滓，分温日三服。

十一、如前所述，门的本字虋通衅，查《说文解字》衅："血祭也，象祭竈也。从爨省，从酉。酉，所以祭也。从分，分亦声。"查《说文解字注》酉："天文训曰，酉者，饱也。"可见，衅从酉，通饱，故麦门冬可治疗心腹饱满或心下支满等症，这或许就是麦门冬"开心"的作用所在了。

◎ 附方：

《备急千金要方》：治少小下痢，若热不食，伤饱不乳，大黄汤方。大黄、甘草、麦门冬各一两，上三味，㕮咀，以水二升，煮取一升。二三岁儿，分三四服。

十二、如前所述，门的本字虋通衅，衅"象祭竈"，竈通鼀，从黾（měng），查《说文解字》黾："鼀黾也。从它，象形。龟头与它头同，凡黾之属皆从黾。"可见，黾象它（即蛇字），故麦门冬可治疗蛇咬伤。

◎ 附方：

《世医得效方·蛇伤毒》：恶蛇咬伤，颠仆不可疗者，香白芷为末，麦门冬（去心）浓煎汤调下，顷刻咬处出黄水尽，肿消皮合。仍用此药滓涂伤处。

《奇方类编》：被毒伤跌倒不起将死者，香白芷捣烂为末，麦冬去心，好酒煎服，良久有黄水自伤口出。候水尽，肿消皮合，仍将药渣捣烂敷之。

《洪氏集验方》：治毒蛇伤屡试如方。香白芷为末，麦门冬水调饮。仓促时，新汲水亦可。

《急救良方》：治蛇咬，毒入腹者，……又方，用香白芷（为末），麦门冬（去心），浓煎汤调下，顷刻，咬处出黄水。尽，肿消皮合，仍用此药渣涂伤处。

十三、查《说文解字》冬："四时尽也，从仌、从夂。夂，古文终字。"可见，冬者，终也，有终尽、尽头之义，故麦门冬属水，可治疗口渴、消渴。又查《说文解字》消："尽也。从水肖声。"查《说文解字注》渴："尽也。渴竭古今字。古水竭字多用渴，今则用渴为㵣字矣。"可见，消渴有竭尽、空尽、衰竭、衰败之象，有冬之义，可用麦门冬治之。

◎ 附方：

1. 口渴

《医心方》：《拯要方》疗脾热，内热唇燥渴，多肿身重方……麦门冬汁服之。

《外台秘要》：《必效》疗痫兼渴方。麦门冬三两（去心），乌梅二大枚，上二味，以水一大升者，煮取强半，绞去滓，待冷，细细咽之，即定，仍含之。

《杨氏家藏方》：黄芩散，治产后血渴，饮水不止。黄芩、麦门冬等分，上㕮咀，每服三钱。水盏半，煎至八分，去滓，温服，无时。

2. 消渴

《外台秘要》：《集验》枸杞汤，疗虚劳，口中苦渴，骨节烦热或寒方。枸杞根白皮（切）

五升，麦门冬一升（去心），小麦二升（洗），上三味，以水二斗，煮麦熟药成，去滓，分服一升，差止。

《医心方》：《录验方》治消渴，日饮六七斗，小麦汤方。小麦一升，瓜蒌根（切）一升，麦门冬一升，上三物，以水三斗，煮取一斗半，饮之。

《医心方》：《范汪方》治消渴汤方。麦门冬一两，土瓜根二两，竹叶一把，凡三物，㕮咀，水七升，煮取令得三升半，分再服，神有验。

《外台秘要》：又疗骨蒸，唇干口燥，欲得饮水止渴，竹叶饮方。竹叶一握，麦门冬一升（去心），大枣二十颗（擘），甘草三两（炙），半夏一升（汤洗令滑尽），粳米五合，生姜三两，上七味，切，以水五升，煮取二升半，分温三服。忌羊肉、饧、海藻、菘菜。

牵牛（金、土）

牛郎与织女的故事，我们从小就知道，其实，牵牛星在天文学上为玄武七星宿中的一个，位在北方，故属水，所以牵牛子能治疗水肿。那么，牵牛子之所以能治疗水肿，还有没有其他原因呢？下面尝试用训诂的方法来破解"牵牛（牵牛子，灰黑色者又称黑丑，淡黄白色者又称白丑）"这个名字给我们的启示。

一、牵的甲骨文、金文表示将绳子系在牛鼻子上以制服或降服牛，并牵拉牛以迫使其按命令行事，故牵牛属金，可治疗咳喘等症。

◎ 附方：

《中藏经》：治暴喘欲死方。大黄一两，牵牛二两（炒），上件为细末。每服二钱，蜜水调下立愈。治上热痰喘极效，若虚人肺虚冷者，不可用。

《卫生易简方》：治小儿胸喉膈热大喘……用大黄、黑牵牛、白牵牛等分，各一半生一半熟，槟榔亦等分，为末。每服半钱，三五岁每服一钱，浆水半盏，蜜少许调服。

《奇方类编》一捻金：治小儿痰嗽喘急，胸高气紧，俗名马脾风，不急治则毙。川大黄、槟榔、黑丑头末、白丑头末、人参，各等分，共为细末。每服一匙，蜜水调下。

二、如前所述，牵牛属金，故可通调水道而治疗水肿、小便不利等症。同时，牵牛又名二丑，而丑在十二地支中属土，故牵牛属土，可克水，从而治疗水

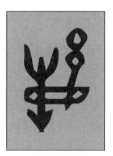

牵（甲骨文）

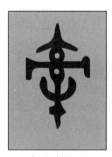

牵（金文）

肿、小便不利等症。

◎ 附方：

1. 水肿

《备急千金要方》：治水肿利小便方……牵牛子末之，水服方寸匕，日一，以小便利为度。

《外台秘要·大腹水肿方五首》：牵牛子三分（熬），厚朴一分（炙），上二味，捣筛，强人服三菱角壳，弱人二壳，酒饮随意，枢筋等悉不同。有水气病，水肿诸药不能瘳者，此方效验。

《普济本事方》茯苓散：治肿满小便不利……厚朴（去皮，姜汁制，炒）半两，牵牛子五两，炒取末二两，上细末。每服二钱，姜枣汤调下。

《卫生易简方》：治一切湿肿，心腹胀闷，不思饮食。用黑牵牛头末二两，木通五钱，为末。每服三五钱，临卧生姜汤调服。亦治诸积、诸气、诸痛、停食。忌油腻物。

《串雅内外编》：牛郎顶牛郎丸，治气筑奔冲不可忍，兼追虫取积，亦消水肿。黑牵牛五钱炒，槟榔二钱五分，为末。每服一钱，紫苏汤下，虫积及水肿用酒下。

2. 小便不通

《严氏济生方》木通散：治小便不通，小便腹痛不可忍。木通、滑石各一两，黑牵牛头末半两，上为末。每服一钱，水半盏，灯心十茎，葱白一茎，煎三分，食前温服。

3. 脚气肿满

《医心方》：《陶景本草注》疗脚气肿满。急服牵牛子，得小便利，无不差。

4. 水饮

《串雅内外编》禹功散：治诸水饮病。黑牵牛头末四两，茴香一两（炒），为末。每服一二钱，以生姜自然汁调下，则气利而饮自消，若虚者，宜审慎用之。

三、如前所述，牵牛属金，又癥从徵，而徵的籀文表示手持武器，明取强夺，故癥具有金象，所以牵牛可治疗癥。

◎ 附方：

《医心方》：《广利方》理癥瘕，腹胀满，坚硬如石，肚皮上青脉浮越方。紫葛粉八分，赤芍药六分，桔梗六分，紫菀头卅五枚，青木香六分，水路诃黎勒皮六分，郁李仁十二分（碎末），蜀大黄十二枚，牵牛子四分，捣筛，蜜丸如梧子，空腹服十五九。忌陈臭、黏腻、猪肉。

四、查《说文解字注》牵："引而前也，牵引叠韵。"可见，牵通引，有牵引、牵拉之义，故牵牛可治疗腰腿等部位的牵拉痛、放射痛。

另外，丑的甲骨文表示用手指扭、拧、搓、转之义，故二丑可治疗称为闪胁的急性腰扭伤。

丑通扭，有扭伤、扭转义，故二丑可治疗急性腰扭伤，并由此推测二丑可治疗卵巢囊肿蒂扭转等症。

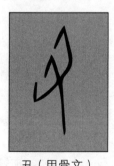

丑（甲骨文）

◎ 附方：

《世医得效方》趁痛丸：治腰痛极效，亦治闪胁。附子（炮）半两，黑牵牛一两，上为末，酒糊丸如梧子大。每服五十丸，盐汤食前服。

《洪氏集验方》：治丈夫妇人腰痛重膇，步武艰辛，痛不可忍，附牛圆上官驻泊传。附子半两（炮，去皮脐），黑牵牛瓦上炒，令干，上为细末，酒煮面为圆，如梧桐子大。每三十圆，空心温酒下。如半边腰疼，只用黑牵牛，瓦上焙干一边，附子炮一边，余一边生用，不去皮。捣罗为末，如前法服。

《普济本事方》药棋子：治腰腿痛，气滞。牵牛不拘多少，用新瓦入火煿，得通赤，便以牵牛顿在瓦上自燃，一半生，一半熟，不得拨动，取末一两入，细研。硫黄一分同研匀，分三份，每用白面一匙，水和捍开，切作棋子。五更初以水一盏，煮熟连汤温送下。住即已，未住，隔日再作。予尝有此疾，每发只一服痛止。

《串雅内外编》硫黄顶：治腰痛如神。黑牵牛半生半炒，取头末，水和丸梧子大，硫黄末为衣，空心，用盐汤并酒下五十丸。庚生按：此方用意极妙，惟须体实而年久湿重者为宜，亦不可骤投至五十丸之多，当量症加减为妥。

《世医得效方》牵牛丸：治冷气流注，腰疼，不能俯仰。延胡索、破故纸（炒）各二两，黑牵牛（炒）二两，上为末，研煨蒜为丸如梧子大，每服三十丸。葱、酒、盐汤任下。

五、丑通纽，纽是用布做的环形物件，用以套住扣子但又可解开，故推测二丑可治疗肠套叠。

◎ **附方：**

1. 食积

《肘后备急方》：解风热，疏积热、风壅，消食化气，导血，大解壅滞。大黄四两，牵牛子四两（半生半熟），为末，炼蜜为丸，如梧子大。每服茶下一十丸，如要微动，吃十五丸。冬月宜服，并不搜搅人。

《奇方类编》：治小儿大便不通，食积，腹胀，肚硬青筋。槟榔、白丑（头末，炒，半生熟）三钱，黑丑（头末，制，数如上），川大黄三钱（酒炒），木香五分，共为细末。每服一分，白汤下。

《经验奇方》五香丸：善能消食，消积，消痞，消痰，消气，消滞，消肿，消痛，消血，消痫，消蛊，消隔，消胀，消闷，并治痰迷心窍等症。香附（去净毛，水浸一日）、五灵脂各一斤，黑丑、白丑各二两，上药共研细末，以一半微火炒熟，一半生用，和匀，真米醋糊为丸，如莱菔子大。每服一钱，姜汤送下，每日早晚各吃一服，有病即化，至愈为度，切勿多服。每见修合施送者，药到病除，神效无比，真费小而功大也。

2. 男妇五般积气成聚

《串雅内外编》牵牛串：治男妇五般积气成聚。黑牵牛一斤，生捣末八两，余渣以新瓦炒香再捣，取四两，蜜丸如梧子大。至重者，三十五丸，陈皮、生姜煎汤，卧时服。半夜未动，再服三十丸，当下积聚之物。寻常行气，每服十丸虚者慎用。

夏枯草（金、土、火）

一般临床上夏枯草多作为治疗瘰疬的特效单方使用，或者作为清热解郁散结药以复方使用。

其实，夏枯草是唇形科植物夏枯草的果穗，一般认为夏枯草一过夏天就枯萎，所以才命名为"夏枯草"。但这种"过夏即枯"的现象也是很多植物都有的，很难说这是古人起"夏枯草"这个名字的初衷。那么，夏枯草这个名字有何深意呢？下面尝试用训诂的方法来破解"夏枯草"这个名字给我们的启示。

一、夏字的金文就像一个手足俱全、拿着刀和耒的人，刀可用于杀戮，故夏枯草属金，可治疗金疮、跌打损伤等症。同时，枯字的金文表示经年老树丧失生机，已经衰萎、衰败，故夏枯草属金，可治疗金疮、跌打损伤等症。

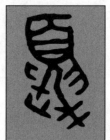

夏（金文）

◎ 附方：

《卫生易简方》：治打扑伤损刀斧伤。用夏枯草口嚼烂，盦上即愈。

二、如前所述，夏枯草属金，故可治疗瘰疬、痰核等具有衰败之象者。

◎ 附方：

1. 瘰疬马刀

《仁术便览》夏枯草汤：治瘰疬马刀，不问已未溃，或日久成漏。用夏枯草六两，水二大钟，煎至七分，去粗，食远服。此生血，治瘰疬之圣药也。虚甚，当煎浓膏服，并涂患处。多服益善，兼服十全大补汤加香附、贝母、远志尤善。本草云：夏枯草大治瘰疬，散血气，有补养厥阴血气之功，能退寒热。虚者，可服；实者，以行散之药佐之。

枯（金文）

《串雅内外编》三妙散：治结核瘰疬遍满脖项。此方虽平易，神效异常，屡试屡验。夏枯草五钱，金银花五钱，蒲公英五钱，水、酒各半，煎服。

2. 痰核

《种福堂公选良方》：每鸡子一个，入贝母末三匙，照上法蒸熟，夏枯草汤或银花汤下。

三、如前所述，夏枯草属金，而金有收敛、收纳、纳入之象，故可治疗各种出血症。

◎ 附方：

1. 血痢

《古方汇精》取填饮：治血痢如注，并初起作痢腹痛，下如土朱，猪肝色者。夏枯草五钱，红花二分，白水煎浓汤，入真沙糖一钱调和，空心服，三服愈。

2. 崩漏

《妇人大全良方》：治血崩方。夏枯草为细末，每服二钱，米饮调下，无时候。

四、如前所述，夏枯草属金，而金可使阳气收敛、收纳、纳入下焦，故夏枯草可用于治疗不得眠。

◎ **附方：**

《冷庐医话》：余尝治一人患不睡，心肾兼补之药遍尝不效，诊其脉，知为阴阳违和，二气不交，以半夏三钱，夏枯草三钱，浓煎服之，即得安睡，仍投补心等药而愈。盖半夏得阴而生，夏枯草得至阳而长，则阴阳配合之妙也。

五、夏字的金文就像一个手足俱全、拿着刀和耒的人，耒用于稼穑，故夏枯草属土，可治疗心胃气痛等脾土之疾病。

◎ **附方：**

《验方新编·心胃气痛》：专治肝气，夏枯草一两，煎水。体虚者，加瘦猪肉四两同煮，当茶饮。服过三四两，断根。此药能舒肝气，养肝血，止肝风，故能奏效如神，屡试屡验。

六、如前所述，夏枯草属金，故可通调水道而治疗咳嗽、小便不通等症。

◎ **附方：**

《鸡峰普济方》紫金煎：治小便不通，咳嗽上气。甜葶苈、苦葶苈各半两，夏枯草、木香各一分，上为细末，枣肉和元如小豆大，煎桑白皮汤，下三十元。

七、夏字的甲骨文像一个手足俱全、眼睛特别大的人。有观点认为这是因为我国夏朝以及以前的先民有明显的眼睛崇拜倾向，故推测夏枯草可治疗各种目疾。

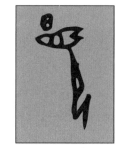

夏（甲骨文）

◎ **附方：**

1. 肝虚，目睛疼，冷泪不止，筋脉痛及眼羞明怕日

《肘后备急方》：《简要济众》，治肝虚，目睛疼，冷泪不止，筋脉痛及眼羞明怕日，补肝散。夏枯草半两，香附子一两，共为末，每服一钱，蜡茶调下，无时。

《验方新编》：肝热目痛……夏枯草二两（炒），香附二两（醋炒），生甘草四钱（炒），共为末，每服钱半，清茶调下，数日即愈，屡试如神，夜间痛甚者，更效。

《惠直堂经验方》草香散：治目疼，至夜则甚，或点苦寒反重者。亦治肝虚冷泪，怕日羞明等症。夏枯草四两，香附子四两，甘草八钱，上共为末，清汤下一钱五分。

《惠直堂经验方》胜金散：治眼流冷泪，乌珠痛及羞明怕日。夏枯草、香附末、夏桑叶，上药等分为末，每服三钱，麦冬汤下。

2. 目珠至晚疼甚

《文堂集验方》：夏枯草、香附各二两，共为末，每服一钱五分，清茶调下，服三四日即效。

盖夏枯草治厥阴目痛如神。

3. 鸡盲眼

《验方新编》：鸡肝一个（不落生水），车前子一钱（研末），共捣和，饭上蒸熟，以夏枯草煎汤送下。

《济世神验良方》：夏枯草研细，将雄猪肝剖开，入药在内，煨熟食之。

八、夏枯草的夏与"夏三月，此谓蕃秀"之义相符，故夏枯草属火，可治疗流火等症。

◎ 附方：

1. 流火

《外治寿世方》：夏枯草一斤，水二碗煎，瓮内熏之。

2. 乳疬

《种福堂公选良方》：治男妇乳疬秘方，无不立愈。鲜橘叶（多些）、夏枯草、香附（童便制）、青皮，先将夏枯草切碎，用青皮、香附晒干，后将橘叶放石臼内打烂，同前药拌匀，再晒极干，后方上磨为极细末，陈米饭为丸，白汤下，不拘时服。

3. 乳癖乳岩

《验方新编》：蒲公英、金银花、夏枯草各五钱，土贝母三钱，黄酒二碗，煎一碗，空心热服愈。一方加当归一两，花粉三钱，甘草二钱，炙穿山甲一片，同上煎服。

半夏（金、土、火）

《礼记·月令》："仲夏之月……鹿角解，蝉始鸣，半夏生，木堇荣……"可见，夏至一阴生之时，半夏同时也生，所以历代医家多认为半夏属金，有引阳入阴的功效。除此之外，半夏还有哪些主要功效呢？下面尝试破解"半夏"这个名字给我们的启示。

一、半字的金文表示将牛屠杀后分解、剖开成两部分，故半夏属金，可治疗金疮、跌打损伤等症。

夏字的金文就像一个手足俱全、拿着刀和耒的人，刀用于杀戮，故半夏属金，可治疗金疮、跌打损伤等症。

◎ 附方：

1. 金疮

《刘涓子鬼遗方》：治金疮箭肉中不出，出箭，白蔹散方。白蔹二两，半夏

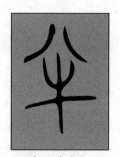

半（金文）

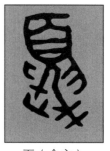

三两（汤洗七遍，生姜浸一宿熬过），上二味，为末，调水服方寸匕，日三服。若轻浅疮十日出，深二十日出，终不停住肉中。

《世医得效方》：治金疮，并一切恶疮……黄柏半斤，半夏四两，上为末，每用半两生姜、半两生地黄，取自然汁调涂撷处。如折断，用绢帛封缚，次用杉木皮扎定，干则频上姜、地黄汁润。

《串雅内外编》：入骨缝中者，半夏、白蔹等分为末，酒服方寸匕。日三服，至二十日自出。

夏（金文）

2. 喉内戳伤饮食不下

《验方新编》：鸡蛋一个，钻一小孔，去黄留白，入生半夏一个，微火煨热，将蛋白服之。

《伤寒论》：少阴病，咽中伤，生疮，不能语言，声不出者，苦酒汤主之。半夏（洗，破如枣核）十四枚，鸡子一枚（去黄，内上苦酒，着鸡子壳中），上二味，内半夏着苦酒中，以鸡子壳置刀环中，安火上，令三沸，去滓，少少含咽之；不差，更作三剂。

3. 跌打损伤

《世医得效方》：治打扑有痕伤，瘀血流注。半夏为末，调涂伤处，一宿不见痕。

《文堂集验方》：眼目打伤青肿。生半夏为末，水调涂之，即愈。

《种福堂公选良方》：治头面跌扑青紫方。用生半夏末，醋调敷之神效。

《经验丹方汇编》：诸伤刀割、斧砍、夹剪、枪箭，一切损伤，生半夏研细，带血敷上，立止痛，能收口生肌。

二、如前所述，半夏属金，故可治疗咳嗽、胸满等上逆之症。

◎ 附方：

1. 久咳逆上气

《肘后备急方》：《深师方》疗久咳逆上气，体肿浮气胀满，昼夜倚壁不得卧，常作水鸡声者，白前汤主之。白前二两，紫菀、半夏（洗）各三两，大戟七合（切），四物以水一斗，渍一宿，明日煮取三升，分三服。禁食羊肉、饧，大佳。

《卫生易简方》：治伤寒咳嗽，用半夏、橘红各三钱，生姜五片，水一盏，煎七分服，及研细白矾蜜调下。

2. 痰嗽

《肘后备急方》：杨文蔚治痰嗽，利胸膈方。栝楼肥实大者，割开子净洗，捶破刮皮，细切焙干。半夏四十九个，汤洗十遍，捶破，焙，捣罗为末，用洗栝楼熟水并瓤，同熬成膏，研细为丸，如梧子大。生姜汤下二十丸。

《华佗神方·华佗治肺热咳痰神方》：半夏、栝楼各一两，上为末，姜汁丸如梧子大。每服二三十丸，热汤下。

《鸡峰普济方》：治嗽。大半夏、杏仁各三十六个，上坩埚子内，烧烟出，存性。每服末半钱至一钱，温米饮调下，不以时。

3. 喘证

《肘后备急方》：《经验后方》定喘化涎。猪蹄甲四十九个，净洗控干，每个指甲内半夏、白矾各一字，入罐子内封闭，勿令烟出，火煅通赤，去火细研，入麝香一钱匕。人有上喘咳，用糯米饮下，小儿半钱，至妙。

《奇效良方》：治痰喘。半夏七个（泡七次，每个切作四片），皂角（去皮弦子，炙）一寸，甘草节一寸，上作一服，用水二盏，生姜如指大一块，煎至半盏，去滓，顿服，数贴差。

《华佗神方·华佗治痰喘神方》：半夏二钱，甘草（炙）、皂角各一钱五分，生姜一钱，水煎服，至愈乃止。

4. 胸满短气噎塞

《备急千金要方》：治胸满短气噎塞，通气汤方。半夏八两，生姜六两，橘皮三两，吴茱萸四十枚，上四味，㕮咀，以水八升，煮取三升，分三服。

5. 梅核气

《金匮要略》：妇人咽中如有炙脔，半夏厚朴汤主之。半夏一升，厚朴三两，茯苓四两，生姜五两，干苏叶二两，上五味，以水七升，煮取四升，分温四服，日三夜一服。

6. 胸胁满

《伤寒论》：太阳病，十日以去，脉浮细而嗜卧者，外已解也。设胸满胁痛者，与小柴胡汤；脉但浮者，与麻黄汤。柴胡半斤，黄芩、人参、甘草（炙）、生姜各三两（切），大枣十二枚（擘），半夏半升（洗），上七味，以水一斗二升，煮取六升，去滓，再煎取三升，温服一升，日三服。

《伤寒论》：伤寒五六日中风，往来寒热，胸胁苦满，嘿嘿不欲饮食，心烦喜呕，或胸中烦而不呕，或渴，或腹中痛，或胁下痞硬，或心下悸、小便不利，或不渴、身有微热，或咳者，小柴胡汤主之。柴胡半斤，黄芩、人参、甘草（炙）、生姜各三两（切），大枣十二枚（擘），半夏半升（洗），上七味，以水一斗二升，煮取六升，去滓，再煎取三升，温服一升，日三服。

《金匮要略》：腹中寒气，雷鸣切痛，胸胁逆痛，呕吐，附子粳米汤主之。附子一枚（炮），半夏半升，甘草一两，大枣十枚，粳米半升，上五味，以水八升，煮米熟，汤成，去滓，温服一升，日三服。

7. 痰饮

《金匮要略》：卒呕吐，心下痞，膈间有水，眩悸者，小半夏加茯苓汤主之。半夏一升，生姜半斤，茯苓三两，上三味，以水七升，煮取一升五合，分温再服。

三、如前所述，半夏属金，故有收敛、敛藏之象，可治疗遗精。

◎ 附方：

《卫生易简方》：治年壮气盛欲动，意淫于外，梦遗白浊。用半夏一两锉碎，以猪苓末二两同炒黄，出火毒半日，取半夏为末，糊丸如桐子大，候干，再用猪苓末二两炒药微裂，同于瓷器内藏之。空心温酒、盐汤下四五十丸。

四、夏字的金文就像一个手足俱全、拿着刀和耒的人，耒用于稼穑，故半夏属土，可治疗呕吐、心下痛、心下痞坚、心腹胀满等脾土之疾病。同时，查《说文解字》夏："中国之人也，从夂、从页、从臼。臼，两手；夂，两足也。"查《礼记·礼运》人："人者，天地之心也。"可见，夏有人之义，即天地之中心之义，故半夏属土，可治疗中心之病，如心下痛、呕吐、心腹胀满、心悸、失眠等症。

◎ **附方：**

1. 心下痛

《伤寒论》：小结胸病，正在心下，按之则痛，脉浮滑者，小陷胸汤主之。黄连一两，半夏半升（洗），栝楼实大者一枚，上三味，以水六升，先煮栝楼，取三升，去滓，内诸药，煮取二升，去滓，分温三服。

2. 呕吐

《伤寒论》：太阳与阳明合病，不下利，但呕者，葛根加半夏汤主之。葛根四两，麻黄三两（去节），甘草二两（炙），芍药二两，桂枝二两（去皮），生姜二两（切），半夏半升（洗），大枣十二枚（擘），上八味，以水一斗，先煮葛根、麻黄，减二升，去白沫，内诸药，煮取三升，去滓，温服一升，覆取微似汗。

《伤寒论》：太阳与少阳合病，自下利者，与黄芩汤；若呕者，黄芩加半夏生姜汤主之。黄芩三两，芍药二两，甘草二两（炙），大枣十二枚（擘），上四味，以水一斗，煮取三升，去滓，温服一升，日再，夜一服。

《金匮要略》：呕家本渴，渴者为欲解；今反不渴，心下有支饮故也，小半夏汤主之。半夏一升，生姜半斤，上二味，以水七升，煮取一升半，分温再服。

《金匮要略》：干呕，吐逆，吐涎沫，半夏干姜散主之。半夏、干姜各等分，上二味，杵为散，取方寸匕，浆水一升半，煎取七合，顿服之。

3. 心腹胀满

《伤寒论》：发汗后，腹胀满者，厚朴生姜半夏甘草人参汤主之。厚朴半斤（炙，去皮），生姜半斤，半夏半升（洗），甘草二两（炙），人参一两，上五味，以水一斗，煮取三升，去滓，温服一升，日三服。

《伤寒论》：伤寒五六日，呕而发热者，柴胡汤证具，而以他药下之，柴胡证仍在者，复与柴胡汤。此虽已下之，不为逆，必蒸蒸而振，却发热汗出而解。若心下满而硬痛者，此为结胸也，大陷胸汤主之；但满而不痛者，此为痞，柴胡不中与之，宜半夏泻心汤。半夏半升（洗），黄芩、干姜、人参、甘草（炙）各三两，黄连一两，大枣十二枚，上七味，以水一斗，煮取六升，去滓，再煮取三升，温服一升，日三服。

《金匮要略》：病者脉伏，其人欲自利，利反快，虽利，心下续坚满，此为留饮欲去故也，甘遂半夏汤主之……甘遂（大者）三枚，半夏十二枚（以水一升，煮取半升，去滓），芍药五枚，甘草（如指大）一枚（炙），上四味，以水二升，煮取半升，去滓，以蜜半升，和药汁煎取八合，顿服之。

《备急千金要方》：治小儿暴腹满欲死，半夏丸方。半夏随多少，微火炮之，捣末，酒和服如粟米粒大五丸，日三，立愈。

《华佗神方·华佗治伤寒腹胀神方》：桔梗、半夏、陈皮各三钱，生姜五片，水两碗，煎服。

4. 心下痞坚，胸中呕哕

《肘后备急方》：治心下痞坚，不能食，胸中呕哕。生姜八两（细切，以水三升，煮取一升），半夏五合（洗去滑，以水五升，煮取一升），二味合煮，取一升半，稍稍服之。

《肘后备急方》：《斗门方》治胸膈壅滞，去痰开胃。用半夏净洗，焙干，捣，罗为末，以生姜自然汁和为饼子，用湿纸裹，于慢火中煨令香，热水两盏，用饼子一块，如弹丸大，入盐半钱，煎取一盏，温服，能去胸膈壅逆，大压痰毒，及治酒食所伤，其功极验。

《金匮要略》：胃反呕吐者，大半夏汤主之。半夏二升（洗完用），人参三两，白蜜一升，上三味，以水一斗二升，和蜜扬之二百四十遍，煮药取二升半，温服一升，余分再服。

5. 哕不止

《肘后备急方》：半夏洗，干，末之，服一匕，则立止。

《肘后备急方》：治伤寒哕不止方……熟洗半夏，末服之，一钱一服。

《金匮要略》：黄疸病，小便色不变，欲自利，腹满而喘，不可除热，热除必哕。哕者，小半夏汤主之。半夏一升，生姜半斤，上二味，以水七升，煮取一升半，分温再服。

《卫生易简方》：治哕欲死，用半夏、生姜各一两，水二盏，煎八分，去渣，分作二服。轻者，以虚诞之事诳之，或以纸捻搐鼻即止。

6. 气噎不下食兼呕吐

《外台秘要》：半夏四两（洗），生姜三两（各切），上二味，以东流水二大升，煎取一升，去滓，温服三合，日三服。忌羊肉、饧。

《备急千金要方》：治胸满短气噎塞，通气汤方。半夏八两，生姜六两，橘皮三两，吴茱萸四十枚，上四味，㕮咀，以水八升，煮取三升，分三服。

7. 心悸

《金匮要略》：卒呕吐，心下痞，膈间有水，眩悸者，小半夏加茯苓汤主之。半夏一升，生姜半斤，茯苓三两，上三味，以水七升，煮取一升五合，分温再服。

《金匮要略》：心下悸者，半夏麻黄丸主之。半夏、麻黄等分，上二味，末之，炼蜜和丸小豆大，饮服三丸，日三服。

五、如前所述，半夏属金，故可使阳气开始内敛、返回、屈服、蛰伏于下焦从而治疗不得眠。同时，夏字的甲骨文像一个手足俱全、眼睛特别大的人。有观点认为这是因为我国夏朝及以前的先民有明显的眼睛崇拜倾向，故推测半夏可治疗目如脱状、目不得瞑等有关眼睛的病症。

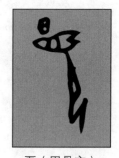

夏（甲骨文）

◎ 附方：

1. 目如脱状

《金匮要略》：咳而上气，此为肺胀。其人喘，目如脱状，脉浮大者，越婢加半夏汤主之。麻黄六两，石膏半斤，生姜三两，大枣十五枚，甘草二两，半夏半升，上六味，以水六升，先煮麻黄，去上沫，内诸药，煮取三升，分温三服。

2. 目不得瞑

《黄帝内经》：以流水千里以外者八升，扬之万遍，取其清五升煮之，炊以苇薪，火沸，置秫米一升，治半夏五合，徐炊，令竭为一升半，去其滓，饮汁一小杯，日三，稍益，以知为度。故其病新发者，覆杯则卧，汗出则已矣。久者，三饮而已也。

六、半夏的夏与"夏三月，此谓蕃秀"之义相符，故半夏属火，可治疗痈疽疮疡等症。半夏一名示姑，查《说文解字注》姑："《卷耳传》曰，姑，且也。"可见，姑通且，通疽，故半夏可治疗痈疽疮疡等症。

◎ 附方：

1. 咽痛

《伤寒论》：少阴病，咽中痛，半夏散及汤主之。半夏（洗）、桂枝（去皮）、甘草（炙），上三味，等分，各别捣散已，合治之。白饮和服方寸匕，日三服；若不能散服者，以水一升，煎七沸，内散两方寸匕，更煮三沸，下火令小冷，少少咽之。半夏有毒，不当散服。

2. 喉痹咽唾不得

《千金翼方》：治喉痹咽唾不得方。半夏，上一味，细破如棋子十四枚，鸡子一枚，扣其头如粟大，出却黄白，内半夏于中，内酢令满，极微火上煎之，取半，小冷冻饮料之，即愈。

《外台秘要》：《古今录验》鸡子汤疗喉痹方。半夏末方寸匕，上一味，开鸡子头去中黄白，盛淳苦酒令小满，内半夏末，着中搅令和鸡子，着刀子镮令稳，炭上令沸，药成，置杯中，及暖稍咽之，但肿即减。忌羊肉、饧。

《奇效简便良方》：喉痹肿塞。生半夏末嗃鼻内，涎出效。

3. 悬雍咽热、暴肿胀

《备急千金要方》：干姜、半夏等分，末，以少少著舌上。

4. 痈疽、乳痈

《肘后备急方》：葛氏疗奶发，诸痈疽发背及乳方……末半夏，鸡子白和涂之，水磨敷，并良。

5. 痰核

《种福堂公选良方》：半夏末、川贝末各一分，用鸡蛋大头穿一孔，不破内膜，入药在壳内膜外虚空处，如虚人，再加人参末三分和入，以纸封固，竖饭锅内蒸熟吃之，每日一个，久之自愈。

6. 蚁漏

《备急千金要方》：治蚁漏孔容针，亦有三四孔者……半夏一枚，捣末，以鸭脂和敷疮上。

7. 疔

《外治寿世方》：生半夏、石灰等分捣末，敷疮上。

七、如前所述，半夏属金，故有顺从、服从之象，可治疗难产、逆产等不顺之症。

◎ 附方：

《备急千金要方》：治产难，胞衣不出，横倒者及儿死腹中，母气欲绝方。半夏、白蔹各二两，上二味，治下筛。服方寸匕，小难一服，横生二服，倒生三服，儿死四服。亦可加代赭石、瞿麦各二两，为佳。

八、半夏一名地文，查《说文解字》文："错画也。象交文。凡文之属皆从文。"可见，文象交文，即两文相合、交合之义，故半夏可治疗上下不交通之痞症、心肾不交之失眠、阴阳不交之气绝卒死等症。如前所述，半夏一名示姑，姑通且，通阻，有阻塞不通之义，故半夏可治疗上下不交通之痞症、心肾不交之失眠、阴阳不交之气绝卒死等症。

◎ 附方：

1. 心下痞坚

《伤寒论》：伤寒五六日，呕而发热者，柴胡汤证具，而以他药下之，柴胡证仍在者，复与柴胡汤。此虽已下之，不为逆，必蒸蒸而振，却发热汗出而解。若心下满而硬痛者，此为结胸也，大陷胸汤主之；但满而不痛者，此为痞，柴胡不中与之，宜半夏泻心汤。半夏半升（洗），黄芩、干姜、人参、甘草（炙）各三两，黄连一两，大枣十二枚，上七味，以水一斗，煮取六升，去滓，再煮取三升，温服一升，日三服。

2. 虚烦不得眠

《肘后备急方》：又差复虚烦不得眠。眼中痛疼懊恼……千里流水一石，扬之万度，二斗半，半夏二两，洗之，秫米一斗，茯苓四两，合煮得五升，分五服。

《外台秘要》：《小品》流水汤，主虚烦不得眠方。半夏二两（洗十遍），粳米一升，茯苓四两，上三味，切，以东流水二斗扬之三千遍令劳，煮药取五升，分服一升，日三夜再。忌羊肉、饧、醋物。有半夏必须著生姜四两，不尔，戟人咽，不审古方，何以如此，今改正之。

3. 产后晕绝

《卫生易简方》：治产后血迷晕绝不省人事，心头温者，用半夏为末，冷水丸如大豆，内鼻中即愈，此扁鹊法，大效。

《普济本事方》：半夏散，治妇人产后晕绝，败血冲心，昏闷不省人事。半夏末，如豆大许，以竹管吹入鼻中立醒。

4. 卒死

《肘后备急方》：救卒死，或先病痛，或常居寝卧，奄忽而绝，皆是中死，救之方。又云，半夏末如大豆，吹鼻中。

《串雅内外编》：治中风不语、尸厥等症，中恶、中鬼俱妙。生半夏三钱，为末，水丸如黄豆大，塞鼻孔中必喷嚏。如不止，以凉水饮之，立止。庚生按：此方兼治五绝、中痰等症，半夏以研细末吹入鼻中为宜。盖为丸塞鼻，每致闭气，反为害矣。或临用时以水为丸，庶无干硬闭窍之弊。

白茅根（金、土、水）

　　《诗经·白华》："白华菅兮，白茅束兮。之子之远，俾我独兮。英英白云，露彼菅茅。天步艰难，之子不犹。"可见，在《诗经》那个时代，白茅主要是作为捆束、捆绑、束缚、约束东西的绳索的制作原料。那么，白茅有没有其他价值呢？下面尝试用训诂的方法来破解"白茅根"这个名字给我们的启示。

　　一、茅通矛，查《说文解字》矛："酋矛也，建于兵车，长二丈。象形。凡矛之属皆从矛。古文矛从戈。"查《说文解字注》戈："句兵也。"可见，矛为用于杀伐、杀戮之兵器，故白茅根属金，可治疗咳喘等症。

　　◎ 附方：
　　《本草单方》：生茅根一握，咬咀，水二盏煎一盏，食后温服，甚者，三服止，名如神汤《圣惠方》。

　　二、如前所述，白茅根属金，故可通调水道而治疗水肿、水蛊、淋证等。又茅通菅，通官，从宀（mián），查《说文解字注》宀："交覆突屋也。古者，屋四注，东西与南北皆交覆也。有堂有室是为深屋……宀宀，不见也，是则宀宀谓深也。象形，象两下之形，亦象四注之形。"可见，宀有深藏、隐藏、不见之义，此与"冬三月，此谓闭藏"之义相符，故白茅根属水，可治疗水肿、水蛊、淋证等症。最后，查《说文解字》茅："菅也，从草矛声。"可见，茅通菅，通官，从阜，乃小的土堆之义，故白茅根属土，可胜水而治疗水肿、淋证等症。

　　◎ 附方：
　　1. 水肿、水蛊
　　《肘后备急方·治卒大腹水病方第二十五》：水病之初，先目上肿起如老蚕，色侠头脉动，股里冷，胫中满，按之没指。腹内转侧有节声，此其候也，不即治，须臾身体稍肿，肚尽胀，按之随手起，则病已成，犹可为治。此皆从虚损大病，或下痢后，妇人产后，饮水不即消，三焦受病，小便不利，乃相结渐渐生聚，遂流诸经络故也，治之方……白茅根一大把，小豆三升，水三升，煮取干，去茅根食豆，水随小便下。

　　《本草单方》：水蛊腹大，动摇有声，皮肤黑者，用赤小豆三升、白茅根一握，水煮，食豆，以消为度（《肘后方》）。

　　2. 热淋、五淋
　　《备急千金要方》：治热淋方……白茅根（切）四斤，以水一斗五升，煮取五升。服一升，日三夜二。

《外台秘要》：《必效》疗五淋方。白茅根四斤，锉之，以水一斗五升，煮取五升，去滓，分三四服。

三、如前所述，白茅根属金，有肃杀、肃降之象，故可治疗哕逆、反胃等上逆之症。又白茅根属土，故可入脾胃而治疗哕逆、反胃等上逆之症。

◎ 附方：

1. 哕

《小品方》：茅根汤，治温病有热，饮水暴冷哕者方。茅根、葛根各切半升，上二味，以水四升，煮取二升，稍温饮之，哕止则停。

《小品方》：茅根橘皮汤，治春夏天行伤寒，胃冷变哕方。白茅根（切）一升，橘皮三两，桂心二两（切），上三味，切，以水六升，煮取三升，去滓，温分三服，数数服之，尽复合之，哕止乃停，取微汗。有热减桂心一两。忌生葱。

2. 胃反

《备急千金要方》：治胃反，食即吐出，上气方。芦根、茅根各二两，细切，上二味，以水四升，煮取二升。顿服之，得下良。

四、如前所述，白茅根属金，而金有收敛、内敛、内入之象，故白茅根可治疗血液外露等出血症。查《说文解字》白："西方色也。阴用事，物色白，从入合二，二，阴数。凡白之属皆从白。"查《说文解字》入："内也，象从上俱下也，凡入之属皆从入。"可见，白为西方金之色，白从入，有从上俱下、自外入内之义，故白茅根属金，可治疗出血等症。

◎ 附方：

1. 伤寒鼻衄不止

《小品方》：治伤寒鼻衄不止，茅花汤主之。方：茅花一大把，上以水八升，煮取三升，分三服，即差。若无茅花，取茅根代之亦可。

2. 吐血不止

《奇效简便良方》：白茅根水煎服，或捣汁服。

3. 热病唾血

《医心方》：白茅根一物，捣下筛为散，服方寸匕，日三。亦可绞取汁饮之。

4. 小便出血不止

《是斋百一选方》：茅根煎汤饮之，多饮顿服为上。

《世医得效方》姜蜜汤：生姜七片，蜜半盏，白茅根一握，上用水同煎服，神效。

5. 崩中

《备急千金要方》：白茅根三斤，小蓟根五斤，上二味，咬咀，以水五斗，煎取四斗，稍稍服之。

《医心方》：白茅根廿斤，小蓟根十斤，捣，绞取汁，煮取五升，服一升，日三四。

牛膝（金、水）

牛膝为苋科植物牛膝的根，一般认为这种植物茎节膨大，看起来像牛的膝盖骨，所以才命名为牛膝。那么这个名字还有没有其他特殊的含义呢？下面尝试用训诂的方法来破解"牛膝"这个名字给我们的启示。

一、查《说文解字注》牛："事也，理也。事也者，谓能事其事也，牛任耕。理也者，谓其文理可分析也。庖丁解牛，依乎天理。"可见，牛通事，通理，谓牛之文理可分析、离析、离断、折断，此与"金曰从革"之义相符，故牛膝属金，可治疗金疮等病症。

◎ 附方：

1. 金疮因风水肿

《圣济总录》：治金疮因风水肿……上取牛膝末，不限多少，水调涂之，取效。

2. 刺在肉中不出

《备急千金要方》：用牛膝根茎生者，并捣以薄之，即出。疮虽已合，犹出也。

《奇效良方》牛膝膏：治箭头在咽喉中或胸膈中及诸处不出者。上捣牛膝不拘多少为末，以热水调涂，箭头即出。若火疮伤久不差者，涂之亦效。

二、如前所述，牛膝属金。又癥从徵，而徵的籀文表示手持武器，明取强夺，故癥具有金象，故牛膝可治疗暴癥。

◎ 附方：

《肘后备急方》：治卒暴癥，腹中有物如石，痛如刺，昼夜啼呼。不治之，百日死。方：牛膝二斤，以酒一斗，渍，以密封于热灰火中，温令味出。服五合至一升，量力服之。

《验方新编》：腹中陡然坚如铁石，痛如刀割，昼夜呼号。牛膝三两，用好烧酒十两泡之，紧紧封好，熬至二两饮之，吐出恶物，神效。

三、膝通桼（qī），桼的篆文表示从割开的漆树上向下滴的汁水，自上而下之象属金，故牛膝属金，可治疗具有白虎之象的疟疾。

◎ 附方：

《肘后备急方》：老疟久不断者……牛膝茎叶一把，切，以酒三升服，令微有酒气，不即断。更作，不过三服而止。

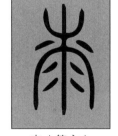

桼（篆文）

《肘后备急方》：劳疟积久，众治不差者。生长大牛膝一大虎口，以水六升，煮取二升。空腹一服，欲发一服。

《外台秘要》：《救急》疗疟瘴病，经百日或一年以上，诸药不能差，进此方无不损者，又朱砂丸方。朱砂（光明者）、牛膝、常山各等分，上三味，捣筛为末，蜜和丸如梧桐子，候疟发日平明服七丸，饮下，欲觉发时更服七丸，当日不断，更作一服，即差。忌生葱、生菜、生血物、油腻、牛肉等。

四、查《说文解字》膝："胫头卩也。从卩桼声。"可见，膝为大腿和小腿之间的关节，故牛膝可治疗膝关节疼痛。

◎ 附方：

《肘后备急方》：治丈夫腰膝积冷痛，或顽麻无力。菟丝子（洗秤）一两，牛膝一两，同浸于银器内，用酒过一寸，五日曝干，为末，将元浸酒，再入少醇酒作糊，搜和丸如梧桐子大，空心酒下二十九。

五、膝通桼，桼的篆文表示从割开的漆树上向下滴的汁水，自上而下之象属金，涓滴而下的汁水为水象，故牛膝属金属水，可治疗小便不利、淋证等。

同时，查《说文解字》桼："木汁可以鬃物。象形。桼如水滴而下。凡桼之属皆从桼。"可见，桼象水滴而下，故牛膝属水，可治疗淋证、小便不通等症。

查《说文解字》膝："胫头卩也。从卩桼声。"查《说文解字》卩："瑞信也。守国者，用玉卩；守都鄙者，用角卩；使山邦者，用虎卩；土邦者，用人卩；泽邦者，用龙卩；门关者，用符卩；货贿用玺卩；道路用旌卩。象相合之形。凡卩之属皆从卩。"可见，膝从卩，有相合、集合、集聚、敛聚之象，此与"金正曰蓐收"之义相符，故牛膝属金，可通调水道而治疗淋证、小便不利等症。

◎ 附方：

1. 小便不利

《外台秘要》：《备急》疗小便不利，茎中痛剧，亦疗妇人血结，腹坚痛，牛膝饮方。牛膝，一名牛唇，掘取根，煮服之，立差，有验。

《医心方》：《小品方》治少小小便不利，茎中痛欲死方。牛膝大把无多少，煮作饮饮之，立愈，有验。

《卫生易简方》：治小便不利，茎中痛。用牛膝一大握，酒煮饮之，立愈，及治卒暴癥，腹中石刺并妇人血结坚痛。

《验方新编》：小便不通……牛膝二钱，车前子一钱，同研末，水煎，空心服。

2. 石淋

《卫生易简方》：治沙石淋涩者……用牛膝一握，水五盏，煮一盏，去渣，以麝香、乳香少许，研细调服。

《仁术便览》：治妇人诸淋。用牛膝二两，水五碗，煎至一碗，去粗，入麝香、沉香各少许调服。

《奇方类编》：治男子血淋不止……川牛膝一两，煎汤，早晚服，亦效。

六、如前所述，牛膝属金，故可治疗上气等症。

◎ 附方：

《备急千金要方》：硇砂、细辛、牛膝各等分，上三味，末之。气发，酒服方寸匕，后三日忌酒，余禁如药法。

七、如前所述，牛膝属金，故可使元气自上而下地积聚、充实、蛰伏于下焦，从而治疗具有裂隙、空隙、空虚、虚损、衰败之象的消渴、阳痿等症。

◎ 附方：

1. 消渴

《卫生易简方》：治消渴下元虚损。用牛膝五两（为末），生地黄汁五升，昼曝夜浸，汁尽为度，蜜丸如桐子大。空心调下三十九。

2. 阳痿

《备急千金要方》：治虚羸阳道不举，五劳七伤百病，能食下气方……巴戟天、生牛膝各三斤，上二味，㕮咀，以酒五斗浸之，服如前法。

八、如前所述，牛膝属金，可使元气自上而下的积聚、充实、蛰伏于下焦，从而治疗各种虚火上炎等症。

◎ 附方：

1. 口疮不歇

《外台秘要》：张文仲疗口中及舌生疮烂方。取牛膝根酒渍，含漱之，无酒者，但亦取含之。

《备急千金要方》：治口疮不歇方。牛膝、生蘘荷根各三两，黄柏一两，上三味，㕮咀，以绵裹，酒三升渍一宿，微火煎一两沸，细细含之。

2. 乳蛾

《卫生易简方》：治双乳蛾，用牛膝、山豆根水研汁，吹鼻中，及用酒调服。

3. 唇生核，肿痛如弹

《圣济总录》：牛膝烧灰存性，研，上一味，先以针刺出恶血，次用药少许。以新汲水调涂核上。

九、如前所述，牛膝属金，故可"朝百脉"而治疗月经不通、血块痛等症。

◎ 附方：

1. 月经不通

《备急千金要方》：治月经不通，甚极闭塞方。牛膝一斤，麻子三升（蒸），土瓜根三两，桃仁二升，上四味，㕮咀，以好酒一斗五升，浸五宿。一服五合，渐加至一升，日三，能多益佳。

2. 产后腹中苦痛

《备急千金要方》生牛膝酒：治产后腹中苦痛方。生牛膝五两，以酒五升，煮取二升，分二服。若用干牛膝根，以酒渍一宿，然后可煮。

《种福堂公选良方》：治男子茎中痛及妇人血结腹痛。取牛膝一大握，酒煮饮之立愈。

十、如前所述，牛膝属金，故可治疗胎死腹中、胎衣不下等症。

◎ 附方：

1. 胎死腹中

《医心方》：治妊身子死腹中不出方。取赤茎牛膝根，碎，以沸汤沃之，饮汁，儿立出。

《备急千金要方》：治胎死腹中，若母病，欲下之方……牛膝三两，葵子一升，上二味，以水七升，煮取三升，分三服。

2. 胎衣不下

《种福堂公选良方》：用牛膝三钱，葵子五钱，水煎服。

3. 堕胎

《外台秘要》：《广济》疗落胎方……取牛膝六七茎，绵缠捶头令碎，深内至子宫头。忌生葱、猪牛肉。

《医心方·治妊妇欲去胎方第三十七》：煮牛膝根服之。

《医心方》：妊娠欲去胎方。瞿麦半斤，桂心三两，蟹爪一升，牛膝五两，上，以水三升，酒五升，煮取一升，分三服。

十一、如前所述，牛膝属金，可使阳气自上而下的隐藏、伏藏、藏纳于下焦，从而治疗各种火热外显之症以及出血等症。

◎ 附方：

1. 瘾疹

《备急千金要方》：治小儿风瘙瘾疹方……牛膝末，酒服方寸匕。漏疮多年不差，捣末敷之。亦主骨疽、癫疾、瘰疬，绝妙。

《备急千金要方》：治瘙痒皮中风虚方……牛膝为末，酒下方寸匕，日三。并治骨疽、癫病及瘖癗。

《卫生易简方》：治风瘙瘾疹。用牛膝不拘多少，酒浸一宿，焙干为末。每服二钱，温酒调下。

2. 丹毒

《备急千金要方》：治小儿半身皆红赤，渐渐长引者方。牛膝、甘草，上二味，咬咀，合得五升，以水八升，煮三沸，去滓，和伏龙肝末敷之。

3. 蛇缠腰

《绛囊撮要》：牛膝一两，黄柏五钱，知母五钱，水酒煎服效。

4. 小便出血

《世医得效方》：治小便出血……川牛膝一两（去芦），水一碗，煎至半碗，顿服。

《奇效简便良方》：产后尿血。牛膝水煎频服。

5. 蛊毒

《外台秘要》：《范汪》疗中蛊吐血方……生桔梗，捣取汁，服二三升，日三服，牛膝根亦得。

《备急千金要方》：治肠蛊，先下赤，后下黄白沫，连年不差方。牛膝一两，捶碎，切之，以醇清酒一升渍一宿，旦空腹服之，再服便愈。

《外台秘要》：《肘后》凡痢下，应先下白后下赤，若先下赤后下白为肠蛊方。牛膝三两，捣碎，以酒一升，渍经宿。每服一两杯，日二三服。

十二、如前所述，膝从卩，有相合、交合之象，故牛膝可治疗性交痛。

◎ 附方：

《备急千金要方》：治小户嫁痛连日方……牛膝五两，以酒三升，煮取半，去滓，分三服。

《备急千金要方》：治合阴阳辄痛不可忍方。黄连一两半，牛膝、甘草各一两，上三味，㕮咀，以水四升，煮取二升，洗之，日四度。

百合（金、水）

对于百合花的寓意现代多理解为"百年好合"，那么古代是否也是这样呢？

宋代晁补之《生查子》："永日向人妍，百合忘忧草。午枕梦初回，远柳蝉声杳。薜井出冰泉，洗纨烦襟了。却挂小帘钩，一缕炉烟袅。"诗人将百合与忘忧草两味中药放在一起，那么它们是否有相似的功效呢？即百合是否也能让人忘却忧愁呢？下面尝试用训诂的方法来破解"百合"这个名字给我们的启示。

一、查《金匮要略》："百合病者，百脉一宗，悉致其病也。"笔者认为，此处的"悉"是详尽、周密的意思，是百合病的致病关键。

查《说文解字注》悉："详尽也，从心采，会意。息七切。十二部。古文悉。此亦会意。从心囧。囧者，窻牖丽廔闿明也。"可见，"悉"的意思为通过详尽的了解、周密的分析、审慎的辨别、深度而较真的探究，做到心中如明镜一般全面、周详、周密、深度地掌握情况。那么，什么样的事或者什么样的人做事才需要做到如此详尽、周密呢？

查《说文解字注》虑："谋思也……言部曰，虑难曰谋。与此为转注。口部曰，图者，画也。计难也。然则谋虑图三篆义同。《左传》曰虑无他，书曰无虑，皆谓计划之纤悉必周。有不周者，非虑也。从思虍声。"可见，咨难虑患、图谋大计的事情，才必须做到纤悉周详。由此，笔者怀疑得百合病的人有可能是遇到难处，又无计可施，陷入忧愁、忧思、忧虑之状态，不得不百般谋划、百般思虑的人。但其人谋虑又过于周密、过于频密、过于较真，内心又前怕狼后怕虎，始终难以拍板，最终导致神经官能症，即《黄帝内经》所谓的"谋而不决"之症。

查《康熙字典》合："又会也。《礼·王制》不能五十里者，不合于天子。《注》合，会也。"查《康熙字典》会："又《天官·司会注》会，大计也。"可见，合通会，有大计之义，即大计划、大计谋、大图谋、大谋划、大谋虑之义，"合计"一词即为此义，所以推测百合可治疗因遇难事而百般计划、过度忧思、过度谋虑引起的神经官能症，即百合病。

◎ 附方：

《金匮要略》：百合病发汗后者，百合知母汤主之。百合知母汤方：百合七枚（擘），知母三两（切），上先以水洗百合，渍一宿，当白沫出，去其水，更以泉水二升，煎取一升，去滓；别以泉水二升煎知母，取一升，去滓；后合和煎，取一升五合，分温再服。

《金匮要略》：百合病下之后者，滑石代赭石汤主之。滑石代赭石汤方：百合七枚（擘），滑石三两（碎，绵裹），代赭石如弹丸大一枚（碎，绵裹），上先以水洗百合，渍一宿，当白沫出，去其水，更以泉水二升，煎取一升，去滓；别以泉水二升煎滑石、代赭石，取一升，去滓；后合和重煎，取一升五合，分温服。

《金匮要略》：百合病吐之后者，用后方主之。百合鸡子汤方：百合七枚（擘），鸡子黄一枚，上先以水洗百合，渍一宿，当白沫出，去其水，更以泉水二升，煎取一升，去滓，内鸡子黄，搅匀，煎五合，温服。

《金匮要略》：百合病不经吐、下、发汗，病形如初者，百合地黄汤主之。百合地黄汤方：百合七枚（擘），生地黄汁一升，上以水洗百合，渍一宿，当白沫出，去其水，更以泉水二升，煎取一升，去滓，内地黄汁，煎取一升五合，分温再服。中病，勿更服，大便当如漆。

《金匮要略》：百合病一月不解，变成渴者，百合洗方主之。百合洗方：上以百合一升，以水一斗，渍之一宿，以洗身。洗已，食煮饼，勿以盐豉也。

《金匮要略》：百合病变发热者，百合滑石散主之。百合滑石散方：百合一两（炙），滑石三两，上为散，饮服方寸匕，日三服。当微利者，止服，热则除。

《备急千金要方》：治百合病，变腹中满痛者方。但取百合根随多少，熬令黄色，捣筛为散。饮服方寸匕，日三，满消痛止。

二、查《说文解字》合："合口也。从亼、从口。"可见，合有聚合、集合、集聚、积聚、郁积之义，此与"金正曰蓐收"之义相符，所以百合属金，可治疗咳喘、肺痿等症，尤其是长期有忧虑、忧愁、忧念等不良情绪怫郁在胸、冤结而不得舒畅者，更为对证。

◎ 附方：

1. 年久咳嗽

《验方新编》：扁柏叶阴干，加红枣七枚，煎浓汤代茶，时时饮之，忌食荤腥煎炒。另用百合四两，冰糖四钱，早晚蒸服，不可间断，轻则十日可愈，重则半月自痊。有老人咳嗽三十余年，服此月余，脱然除根，灵验无比，切勿轻视。

2. 咳嗽脓血

《世医得效方·卷第五·咳嗽·七情》团参饮子：治因抑郁忧思，喜怒饥饱，病失节，至脏气不平，咳嗽脓血，渐成肺痿。憎寒壮热，羸瘦困顿，将成痨瘵。人参、紫菀茸（洗）、阿胶（蛤粉炒）、百合（蒸）、细辛（洗去叶、土）、款冬花、杏仁（去皮尖，炒）、天门冬（汤洗七次）、半夏（汤泡七次）、经霜桑叶、五味子各一两，甘草（炙）半两，上锉散。每服四钱，水一盏半，生姜五大片，煎至七分，去滓，食后温服。因气而咳者，宜加木香。咳而吐血有热，加生地黄。咳而唾血有寒者，加钟乳粉。因疲极而咳嗽者，加黄芪。因损而吐血者，加没药、藕节。咳而呕逆，腹满不食者，加白术，倍加生姜。咳而小便多，加益智仁。咳而大便溏者，去杏仁，加钟乳粉。咳而面浮气逆者，加沉香、柑皮煎。

3. 肺脏壅热烦闷

《肘后备急方》：《圣惠方》治肺脏壅热烦闷。新百合四两，蜜半盏，和蒸令软，时时含一枣大，咽津。

4. 喘嗽不已，痰中有血

《严氏济生方》：百花膏续方，治喘嗽不已，或痰中有血。款冬花、百合（蒸，焙），上等分，为细末，炼蜜为丸，如龙眼大。每服一丸，食后临卧细嚼，姜汤咽下，嚼化尤佳。

5. 肺痿

《医心方》：《广利方》疗肺痿，唾脓血腥臭，连连嗽不止，渐将羸瘦，形容枯悴方。紫菀头廿一枚（髻子充），桔梗十二分（微炙），天门冬八分，茯苓十二分，生百合三枚（洗），生地黄汁二大合（汤成下），知母六分（切），以水二大升，煮取九合，食后良久分温三服，服如人行五六里，进一服。要利，加芒硝八分，汤成下。忌一切热肉、面、油腻、果子、鲤鱼。

三、如前所述，百合属金。又愁通秋，查《说文解字注》秋："礼记曰，西方者，秋。秋之为言揪也。"查《康熙字典》揪："《增韵》敛也。《礼·乡饮·酒义》秋之为言愁也，注愁读为揪，揪，敛也。又《尔雅·释诂》聚也。《马融·广成颂》揪敛九薮之动物。"可见，秋通揪，通敛，有聚合、敛聚之象，故愁属金，所以百合可治疗因忧愁、忧思、忧恚而气结所导致的噎塞等症。

◎ 附方：

《外台秘要》：《病源》夫阴阳不和，则三焦隔绝，三焦隔绝，则津液不利，故令气塞不调理也，是以成噎。此由忧恚所致，忧恚则气结，气结则不宣流，使噎。噎者，噎塞不通也。《广利方》疗因食即噎塞，如炙肉悬在咽中不下方。吴射干六分，升麻四分，桔梗四分，木通十二分，赤茯苓八分，百合八分，紫菀头二十一枚，上七物，切，以水二大升，煎取九合，去滓，分温三服，食后良久服。忌猪肉、酢物。

《奇效良方》生姜汁煎：治噎不能下食，咽喉壅塞，心胸烦闷。生姜汁、白蜜、牛酥各五两，人参（去芦，为末）、百合（为末）各二两，上件药内铜锅中，以慢火煎如膏。不拘时候，含一匙如半枣大咽津，或煎人参汤调下一茶匙，亦得。

四、如前所述，百合属金，可治疗阳不入阴所引起的失眠。同时，合通会，有交会、结合、交合之义，即谋合心肾、使心肾交合之义，甚至"百年好合"，故百合可治疗失眠。

◎ 附方：

《范文甫专辑·不寐》：黄振声，苦不寐，百药不能治，召余处方，以百合一两（30克），紫苏叶三钱（9克），二味煎服，三帖而安。问曰：此治不寐而效，本何书？余曰：我尝种百合花，见其朝开暮合，又种紫苏，见其叶朝仰暮垂，取其意而用之，不意其得效之速也。

五、查《说文解字》合："合口也，从亼、从口。"查《康熙字典》合："又闭也。《前汉·儿宽传》封禅告成，合袪于天地神明。《注》李奇曰：袪，开散。合，闭也。"可见，合有闭合、闭塞、闭藏、密闭之义，此与"冬三月，此谓闭藏"之义相符，所以百合属水，正如《名医别录》所言"主除浮肿"，可惜未搜集到相关方剂。

牡蛎（金、水）

苏轼曾有这样一则轶事："东坡在海南，食蚝而美，贻书叔党曰：'无令中朝士大夫知，恐争谋南徙，以分此味。'"这里的蚝指的是生蚝，而生蚝的壳就是中药牡蛎。下面尝试用训诂的方法来破解"牡蛎"这个名字给我们的启示。

一、查《康熙字典》牡："又《前汉·天文志》长安章城门，门牡自亡。《注》师古曰：牡，所以下闭者也。以铁为之。"可见，牡字为门锁之义，有闭锁、闭合、闭藏之义，此与"冬三月，此谓闭藏"之义相符，故牡蛎属水，可治疗遗尿、遗精、遗粪等症。

◎ 附方：

1. 遗尿

《备急千金要方》：治妇人遗尿，不知出时方……矾石、牡蛎各二两，上二味，治下筛。酒服方寸匕。亦治丈夫。

《医心方》：遗尿者，此由膀胱虚冷，不能约于水故也……矾石、牡蛎分等，治合，以黍粥服方寸匕，日三。

2. 小便多

《世医得效方》：牡蛎散，治不渴而小便大利。以牡蛎末取患人小便煎服。

3. 遗精

《卫生易简方》：治失精暂睡即泄……用牡蛎炙黄为末，酒调方寸匕，空心、临卧二服。

4. 产后遗粪

《集验方》：治产后遗粪方。取矾石烧，牡蛎熬，各等下筛，酒服方寸，日三。亦治男子。

二、查《说文解字》蛎之异体字蠇（lì）："蚌属，似螊，微大，出海中，今民食之。从虫万声。读若赖。"查《说文解字》赖："赢也，从贝刺声。"可见，蛎通赖，从贝，而贝为古代用于交易、交换、转换的货币，此与"金曰从革"之义相符，故牡蛎属金，可治疗喘证。

牡蛎又名蛎蛤、牡蛤，蛤通合，查《说文解字》合："合口也，从亼从口。"可见，合有合口、收口之义，此与"金正曰蓐收"之义相符，故牡蛎属金，可入肺而治疗喘证。

◎ 附方：

《全生指迷方》：若病患不卧，卧而有所不安则喘者，脏有所伤，精有所寄，故不得卧而喘，肺气盛，脉满大也，牡蛎散主之。牡蛎散：用左顾牡蛎文片色白正者二两，先杵为粗末，以甘锅子盛，火烧通赤，放冷，研为细末。每服一钱，浓煎鲫鱼汤调下，不拘时。鲫鱼重四两者一个，去鳞肚，浓煎，煎时不许动。

三、如前所述，牡蛎属金，故可治疗各种汗证、崩漏、遗尿、遗粪等脱证。

◎ 附方：

1. 盗汗、虚汗、风汗及阴汗

《卫生易简方》：治盗汗并阴汗出不已，用牡蛎（生）为末。掺有汗处，不过三次即止。

《小品方》：治大病之后，虚汗不可止方。杜仲、牡蛎凡二物，分等，治之，向暮卧以水服五钱匕，汗止者，不可复服，令人干燥。

《备急千金要方》：治少小盗汗，三物黄连粉方。黄连、牡蛎、贝母各十八铢，上以粉一升，合捣下筛，以粉身，良。

《小品方》：治小儿盗汗方。黄连三分，贝母二分，牡蛎二分，凡三物，粉一升，合捣下筛，以粉身。

《备急千金要方》：牡蛎散方。治卧即盗汗，风虚头痛方。牡蛎、白术、防风各三两，上三味，治下筛。酒服方寸匕，日二。止汗之验，无出于此方，一切泄汗服之，三日皆愈，神验。

2. 少小头汗

《备急千金要方》：治少小头汗，二物茯苓散方。茯苓、牡蛎各四两，上治下筛，以粉八两，合捣为散，有热辄以粉，汗即自止。

3. 男子阴下痒湿

《医心方》：《效验方》牡蛎散，治男子阴下痒湿方。牡蛎三分，干姜三分，凡二物，下筛，以粉，日二。

4. 温病下利

《温病条辨》：下后大便溏甚，周十二时三四行，脉仍数者，未可与复脉汤，一甲煎主之；服一二日，大便不溏者，可与一甲复脉汤。一甲煎：生牡蛎二两碾细，水八杯，煮取三杯，分温三服。

5. 脐孔出水

《绛囊撮要》：牡蛎粉、川贝母粉、云母粉、生甘草粉、陈壁土粉等分，掺脐中立愈。

四、如前所述，牡蛎又名蛎蛤、牡蛤，蛤通合，有合口、收口、内收、入内之义，故牡蛎属金，可治疗各种出血症。

◎ 附方：

1. 鼻衄

《肘后备急方》：大病差后，小劳便鼻衄。左顾牡蛎十分，石膏五分，捣末，酒服方寸匕，日三四，亦可蜜丸服，如梧子大服之。

《备急千金要方》：治伤寒鼻衄，肺间有余热故也，热因血自上不止，用此方。牡蛎一两半，石膏一两六铢，上二味，治下筛。酒服方寸匕，日三四。亦可蜜丸，服如梧子大。用治大病差后小劳便鼻衄。

2. 崩中漏下

《备急千金要方》：治暴崩中，去血不止方。牡蛎、兔骨各二两半（炙），上二味，治下筛。酒服方寸匕，日三。

《备急千金要方》：治崩中漏下赤白不止，气虚竭方。龟甲、牡蛎各三两，上二味，治下筛。酒服方寸匕，日三。

《医心方》：《千金方》治妇人漏赤不止，昼夜上气虚竭方。龟甲（炙）、牡蛎二味，分等，为散，酒服方寸匕，日三。

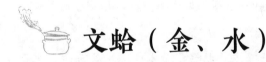

文蛤（金、水）

文蛤的药源比较混乱，一般认为是帘蛤科动物文蛤的贝壳，也有认为是五倍子的，但这些都不能否定"文蛤"这个名字的命名深意。下面尝试用训诂的方法来破解"文蛤"这个名字给我们的启示。

一、蛤从合，查《说文解字》合："合口也，从亼从口。"可见，合从亼，通敛，有收敛、敛聚、聚集之义，所以文蛤属金，推测可治疗咳嗽。

◎ 附方：

《外台秘要》：又疗三十年咳，气奔上欲死，医所不疗，海藻丸，褚仲堪方。海藻三分，麦门冬五分（去心），昆布、干姜、细辛、文蛤、桂心、蜀椒（汗）各二分，上八味，捣筛，蜜和，服如杏仁许，夜卧一丸，着舌上，稍稍咽汁尽，更着一丸。忌生葱、生菜等。

二、如前所述，蛤从合，从厶，通敛，有收敛、敛聚、聚集、闭合、闭藏之义，此与"金正曰蓐收""冬三月，此谓闭藏"之义相符，所以文蛤属金、属水，可治疗具有衰减、减小、衰竭之象的消渴。

◎ 附方：

《金匮要略》：文蛤散，治渴欲饮水不止者。文蛤五两，上一味，杵为散，以沸汤五合，和服方寸匕。

三、如前所述，文蛤属金、属水，故可使肾精得以闭藏而治疗遗精。

◎ 附方：

《种福堂公选良方》：治遗精方。文蛤研细末，以女儿津调，贴脐内立止。

榆白皮（金、水）

唐代刘禹锡《酬乐天咏老见示》："人谁不顾老，老去有谁怜。身瘦带频减，发稀冠自偏。废书缘惜眼，多灸为随年。经事还谙事，阅人如阅川。细思皆幸矣，下此便翛然。莫道桑榆晚，为霞尚满天。"可见，古人多借桑树和榆树来比喻黄昏或日暮或暮年，这个时段正是太阳准备落山、阳气渐渐入阴之时，那榆白皮是不是可以治疗失眠呢？下面尝试用训诂的方法来破解"榆白皮"这个名字给我们的启示。

一、榆通俞，查《说文解字》俞："空中木为舟也。从厶、从舟、从巜。巜，水也。"查《说文解字》厶："三合也。从入一，象三合之形。凡厶之属皆从厶，读若集。"可见，俞从厶，通集，有集合、集聚、聚会、敛聚之义，故地榆属金，可治疗喘证。

◎ 附方：

《卫生易简方》：治五淋。用榆白皮阴干为末。每日旦、晚以水五合，末三钱，调如膏服，亦治蚵喘虚烦。

二、榆通俞，查《说文解字》俞："空中木为舟也。从厶、从舟、从巜。巜，水也。"查《说文解字注》船："舟之言周旋也。"可见，俞从舟，有周旋、旋转、回转、反转、转变、返入之义，与"通调水道"的"调"字之义相符，故榆白皮属金，可通调水道而治疗淋证。同时，查《说文解字注》俞："巜，水也。巜下曰水流浍浍也。"可见，俞从巜，为水之义或水流浍浍之义，故榆白皮属水，可治疗淋证。

◎ 附方：

1. 淋证

《千金翼方》：治淋方。车前子一把，榆白皮一握，乱发如鸡子大（烧之取灰），上三味，以水六升煮取三升，分再服。

《千金翼方》：治小便不通方。滑石二两，葵子一两，榆白皮一两，上三味，为散，浓煮麻子汁一升半，取一升，以散二方寸匕和服，两服即通。

《鸡峰普济方》滑石石韦散：治热淋，小便涩痛。石韦、榆白皮各一两，滑石二两，上为细末。每服二钱，水一盏，入葱白、生姜，同煎至六分，去滓，食前温服。

《千金翼方》：治淋方。榆白皮（切）一升，车前子（切）五升，葵子一升，滑石八两，通草八两，赤蜜一升，上六味，㕮咀，以水三斗，煮取七升，去滓下蜜，更煎取三升，分三服。

《备急千金要方》：治膀胱急热，小便黄赤，滑石汤方。滑石八两，子芩三两，榆白皮四两，车前子、冬葵子各一升，上五味，㕮咀，以水七升，煮取三升，分三服。

2. 妊娠小便不利

《备急千金要方》：葵子一升，榆白皮一把（切），上二味，以水五升，煮五沸。服一升，日三。

3. 消渴小便利，复非淋

《备急千金要方·消渴第一》：用榆白皮二斤，切，以水一斗，煮取五升，一服三合，日三。

4. 小便不禁

《医心方》：《新录方》治小便不禁方……榆白皮（切）二升，水四升，煮取一升六合，二服。

5. 转胞

《备急千金要方》：榆白皮一升，石韦一两，鬼箭三两，滑石四两，葵子、通草、甘草各一两，上七味，㕮咀，以水一斗，煮取三升，分三服。

6. 大小便不通

《集验方》：治大小便不通，三阳实，大便不通方。榆白皮三两，桂心二两，滑石六两，甘草三两（炙），上四味，以水一斗，煮取三升，分三服。

三、如前所述，榆通俞，从㠯，象三合之形，故榆白皮可治疗不能合目之不瞑或不眠。

◎ 附方：

《卫生易简方》：治大病之后，昼夜虚烦不得睡。用酸枣仁、榆白皮等分，煎汁温服，则自睡矣，大妙。

《圣济总录》：治大病后及虚劳不得眠，酸枣仁汤方。酸枣仁（炒）、榆皮（切）各三两，上二味，粗捣筛。每服三钱匕，水一盏，煎至七分，去滓，温服。

四、如前所述，榆通俞，从亼，通敛，有集合、收集、收敛、敛藏之义，故榆白皮属金，可治疗各种红色血液显露、外露者，如各种皮肤发红的痈疮及出血症等。

◎ 附方：

1. 小儿头面身体悉生疮

《备急千金要方》：榆白皮随多少，曝令燥，下筛，醋和涂绵以敷疮上，虫自出。亦可以猪脂和涂之。

2. 火疮败坏

《备急千金要方》：榆白皮嚼熟涂之。

3. 乳痈

《卫生易简方》：治乳痈肿痛甚……用榆白皮和鸡子白捣敷，立差。

4. 妇人妒乳肿痛

《医心方》：榆白皮捣，醋和封之。

5. 丹毒

《惠直堂经验方》：丹肿奇方。凡五色丹毒，俗名赤游风，不早治多死，不可轻视。榆白皮为末，鸡子清和敷。

6. 衄血

《卫生易简方》：用榆白皮阴干，为末。每日朝、夜用水五合，末三钱，煎如膏服。

五、如前所述，榆通俞，从亼，通敛，有集合、收集、收敛、敛降、顺降之义，故榆白皮属金，可治疗难产等不顺之症。

◎ 附方：

1. 胎动不安

《备急千金要方》：治妊娠忽暴下血数升，胎燥不动方。榆白皮三两，当归、生姜各二两，干地黄四两，葵子一升（《肘后》不用），上五味，㕮咀，以水五升，煮取二升半。分三服，不差，更作服之，甚良。

2. 妊娠临月易产

《卫生易简方》：用榆白皮焙干，为末。每服方寸匕，汤调下，日三服，产极易。

《博济方》滑胎散：产前服。牵牛子一两，赤土少许，上二味研令极细，母觉阵频时，煎榆白皮汤，调下一钱。

3. 横生难产

《卫生易简方》：用蛇皮一条，瓦瓶盛之，盐泥固济，烧为黑灰存性，为末。每服二钱，榆白皮酒调下立效。

《小品方》治母子俱死者，产难及胎不动转者方。榆白皮三两，葵子五合，甘草（炙）、桂心各一两，上四味，切，以水四升，煮取二升，服一升，须臾不产，更服一升。忌海藻、菘菜、生葱。

4. 胎死腹中

《备急千金要方》：治胎死腹中，若母病欲下之方。取榆白皮细切，煮汁三升，服之即下。难生者亦佳。

《卫生易简方》：治子死腹中……用榆白皮浓煮汁，服二升即下。或母病欲下胎，亦服之。

《备急千金要方》：治胎死腹中，真朱汤方。熟真朱一两，榆白皮（切）一升，上二味，以苦酒三升，煮取一升，顿服，死胎立出。

5. 胎衣不下

《奇效良方》芎䕡散：治胎衣不下。芎䕡、当归（焙）各半两，榆白皮一两（锉），上为细末。每服二钱，食前用生地黄汁同温酒调下。

六、如前所述，榆通俞，从亼，通集，有集合、积聚、聚会、敛聚之义，故地榆属金，可治疗具有破裂、破败、断裂之象的骨折。

◎ 附方：

《医学衷中参西录》：接骨之方甚多，然求其效而且速者，独有一方可以公诸医界。方用甜瓜子、生菜子各一两，小榆树的鲜嫩白皮一两，再加真脂麻油一两，同捣如泥，敷患处，以布缠之。不过半点钟，觉骨接上即去药，不然恐骨之接处起节。自得此方后，门人李子博曾用以治马甚效，想用以治人亦无不效也。且试验可在数刻之间，设有不效，再用他方亦未晚也。

地榆（金、水）

一般认为地榆因其叶子长得和榆树的叶子近似，但又比较低矮而得名。事实真的如此简单吗？下面尝试用训诂的方法来破解"地榆"这个名字给我们的启示。

一、查《说文解字》地："元气初分，轻清阳为天，重浊阴为地，万物所陈列也，从土也声。"查《说文解字》也："女阴也，象形。"可见，地通也，也字的本义为女性的外阴，故地榆可治疗各种外阴及妇科疾病。

◎ 附方：

1. 阴下生疮

《备急千金要方》：治阴下生疮洗汤方。地榆、黄柏各八两，上二味，咬咀，以水一斗五升，煮取六升，去滓。适冷暖，便洗疮，日再。只煮黄柏汁洗亦佳。

《医心方》：《葛氏方》治男子阴疮烂方……煮地榆以洗渍之，合甘草尤佳。

2. 崩漏

《奇效良方》：治漏下五色，亦治呕血，令人黄瘦虚弱。上用地榆三两，锉碎，以醋一升，煮十余沸，去滓，食前稍热服一合。

《备急千金要方》：治崩中漏下赤白不止，气虚竭方……地榆、知母，上二味，各指大、长一尺者，咬咀，以醋三升，东向灶中治极浓，去滓服之。

3. 赤白带下

《卫生易简方》：用地榆三两，米醋一升，煮十余沸，去滓，食前热服一合。

二、《白虎通义》曰："地者，易也，言养万物怀任，交易变化也。"可见，地有养育万物、怀妊之功，故推测地榆能治疗不孕症。

◎ **附方：**

《世医得效方》暖宫丸：治妇人无子，暖子宫冷，服之神效。附子（炮，去皮脐）一枚，杜仲（炒断丝）、地榆、桔梗、白薇（去土）、川牛膝（去苗）、川白芷、黄芪、沙参、厚朴（去粗皮、姜汁炒）各四钱，北细辛（去叶）、干姜、蜀椒各二钱半，上为末，炼蜜丸梧桐子大。每服二十九，盐酒下。服之一月，自然有孕。

三、榆通俞，查《说文解字》俞："空中木为舟也，从亼、从舟、从巜。巜，水也。"查《说文解字》亼："三合也。从入一，象三合之形。凡亼之属皆从亼，读若集。"可见，俞从亼，通集，有集合、积聚、聚会、敛聚之义，故地榆属金，可治疗肺痈等症。

◎ **附方：**

《普济本事方》升麻汤：治肺痈吐脓血作臭气，胸乳皆痛。川升麻、桔梗（炒）、薏苡仁、地榆、牡丹皮、芍药、子芩（刮去皮）各半两，甘草三分（炙），上锉粗末。每服一两，水一升半，煎至五合，去滓，日二三服。

四、如前所述，地榆属金，故可入大肠治疗腹内积滞所引起的下痢等症。又查《说文解字注》冎（kū）："冎谓空其腹，鹘辞冎木为舟。亦谓虚木之中。"榆通俞，从舟，而舟有冎空其腹之义，故地榆属金，可清空腹内之积滞从而治疗腹内湿热有形之积滞所引起的下痢。

◎ **附方：**

《备急千金要方》：治下赤连年方。地榆、鼠尾草各一两，上二味，咬咀，以水二升，煮取一升，分二服。如不止，取屋尘水渍去滓，一升分二服。

《外台秘要》：《肘后》疗休息痢方……干地榆一斤，附子一两（炮），上二味，以酒一斗渍五宿，饮一升，日三服，尽更作。

《备急千金要方》：治产后痢赤白，心腹刺痛方。薤白一两，当归二两，酸石榴皮三两，地榆根四两，粳米五合，上五味，咬咀，以水六升，煮取二升半，去滓，分三服。

《外台秘要》：又疗下血痢，地肤散方。地肤五两，地榆根、黄芩各二两，上三味，捣筛为散，以水服方寸匕，日三。

《证治准绳》地榆芍药汤：治泄痢脓血脱肛。苍术八两，地榆、卷柏、芍药各三两，上咬咀。每服二两，水煎温服，病退勿服。

五、如前所述，地榆属金，故可治疗各种出血症之血液外露者。

◎ 附方：

1. 下血

《是斋百一选方》：治下血，久不差。地榆净洗，去须芦，上捣罗为细末，以糯米糊为圆，如小豆大，每服三十圆，米饮下，日进三服。

《外台秘要》：《崔氏》治卒下血不止方。灶突中尘一升，黄连五两，地榆三两，上三味，捣筛为散，粥饮服方寸匕，日再服，重者，夜一。

2. 肠风下血

《是斋百一选方》：治下血，远年不差，地榆散。地榆（洗，焙干，锉）、卷柏（不去根，净洗），上等分。每用一两，水一碗，以砂瓶子煮数十沸，通口服，不拘时候。

《鸡峰普济方》槐花元：治肠风下血。槐花一两，蒲黄、地榆、卷柏各半两，干姜一分，上为细末。每服一钱，水一盏煎数沸，不以时候服。

3. 血痔

《奇效良方》地榆散：治血痔。上用地榆为细末。每服二钱匕，食前米汤调下，日三服。

4. 尿血

《鸡峰普济方》地榆饮子：治小便凝涩。新香附子、新地榆，上㕮咀，各浓煎汤一盏，先呷附子汤，次呷地榆汤，以尽为度，未知再服。

《普济方》：香附地榆汤（出《指南方》），治尿血。香附子（切）、新地榆（切），各不以多少，上各浓煎汤一盏，先呷附子汤三五呷，地榆汤以尽为度。

六、如前所述，地榆属金，故可治疗因有罅隙而不固密所导致的漏下、带下等症。

◎ 附方：

《太平圣惠方》：治妇人漏下赤色不止，令人黄瘦虚竭方……地榆三两，上细锉，以醋一升，煮十余沸，去滓，食前稍热服一合。亦治呕血。

七、如前所述，地榆属金，故可治疗肠息肉等各种增生性疾病。

◎ 附方：

《普济方》：地榆汤（《百一选方》），治下血远年不差。地榆（洗，焙干，刮）、卷柏（不去根，洗净）各等分，上㕮咀，水一碗，砂瓶内煮数十沸，通口服，不拘时，每用一两。

八、如前所述，地榆属金，故可治疗各种破溃、溃烂之疮以及具有破裂、剥裂之象的病症。

◎ 附方：

1. 烧烫伤

《验方新编·汤火伤》：凡人手足遍身烧烂者，防其火毒攻心，急饮人尿数碗，或童便更妙。再饮生萝卜汁一二碗，以护其心，使火毒不致内攻，切忌用冷水浇浸。即用生地榆晒干研为末，香油调敷，破烂者，干掺之，极效。是以今之治坊，常以地榆浸油缸内，以备不虞，可见为汤火之圣药。

《绛囊撮要》地榆散：治汤火伤，拂上立刻即愈。生地榆晒干为末，香油调敷，破烂者干搽。伤重者再用生萝卜，捣汁一碗，灌下良久愈。

《急救广生集》：被回禄火伤者，用大黄末，桐油调敷。或曰以地榆、滑石研末敷之。不独止痛，亦不溃烂，且愈后无疤痕。

2. 面疮

《急救广生集》：焮赤肿痛。地榆八两，水一斗，煎五升，温洗之。

3. 胁下毒生

《济世神验良方》：治胁下毒。生地榆捣汁，和酒热服。

4. 一切疮有烂死肉

《卫生易简方》：用地榆为末，掺之死肉自去，止痛生肌。亦治金疮。

5. 热疮

《圣济总录》：治热疮，生地榆根汤洗方。生地榆根二斤（洗，切），上一味，细锉，以水一斗，煎取五升，去滓，温洗疮上，冷即温，日二度，即差。

6. 湿疮

《备急千金要方·小儿杂病第九》：浓煎地榆汁洗浴，每日二度。

《急救广生集》：地榆煮浓汁，日洗三次。

7. 湿热疮

《千金翼方》：生地榆二斤，上一味，以水三斗，煮取一斗五升，以洗疮，日三度。

8. 便毒

《验方新编》：地榆四两，川通草一两，白酒三碗，煎一碗，空心服。

9. 代指

《备急千金要方》：单煮地榆汤，渍之半日。

10. 蛇咬伤

《肘后备急方》：徐玉治蛇毒方。用捣地榆根，绞取汁，饮。兼以渍疮。

《卫生易简方》：治蛇咬肿毒闷欲死……用地榆生绞汁饮，及浓煎渍之，半日愈。

11. 狂犬病

《肘后备急方》：疗猘犬咬人方。又云，地榆根，末服，方寸匕。日一二，亦末，敷疮上。生根，捣敷，佳。

《备急千金要方》：猘犬啮人方。捣地榆绞取汁，涂疮。无生者，可取干者，以水煮汁饮之；亦可末之，服方寸匕，日三，兼敷之，过百日止。

12. 阴囊下湿痒皮剥

《医心方》：《葛氏方》治阴囊下湿痒皮剥方。酸浆煮地榆根及黄柏汁，洗，皆良。

《医心方》：《医门方》疗阴囊下湿痒，搔破水出，干即皮剥起方。地榆、黄柏、蛇床子各三两，槐白皮（切）一升，水七升，煮取三升，暖以洗疮，日三四度，勿食鱼鲊。

九、如前所述，榆通俞，从舟，查《说文解字注》船："舟之言周旋也。"可见，舟有周旋、旋转、回转、反转、转变、返入之义，与"通调水道"的"调"字之义相符，故地榆属金，可通调水道而治疗淋证。同时，查《说文解字注》俞："巜，水也。巜下曰，水流浍浍也。"可见，俞从巜，为水之义或水流活活之义，故地榆属水，可治疗淋证。

◎ 附方：淋证

《普济方》葵子散：疗淋利小便。葵子半升，滑石二两，石南叶一两，地榆三两，石韦二两，通草二两，上为散，饮服方寸匕，日三服，良。

十、如前所述，地榆属金，故可治疗金疮。

◎ 附方：

《外台秘要》：《范汪》疗金疮，内塞止痛，地榆散方。地榆根、白蔹各二分，附子一分（炮），当归四两，芎䓖、白芷、芍药各三分，上七味，捣散，以酒饮服方寸匕，日三服。

《验方新编》：治金疮，流血多，必发渴，切不可饮水，饮则立亡。生地、当归、麦冬、玄参各三两，人参二两，甘草、制乳香、没药、刘寄奴、花蕊石各三钱，三七根末、续断、白术各五钱，地榆一两。四剂愈，真神方，切不可忽视。

肉苁蓉（金、水）

历代论述肉苁蓉的时候都认为它从容和缓、补而不俊，是补养之佳品。但它之所以被命名为肉苁蓉只是这个原因吗？古人有没有其他因素的考量呢？下面尝试用训诂的方法来破解"肉苁蓉"这个名字给我们的启示。

一、苁从从，查《说文解字》从："相听也。从二人，凡从之属皆从从。"可见，从有相听、听从、顺从、服从、顺服、臣服之义，此与"金曰从革"之义相符，故肉苁蓉属金，可治疗咳喘等症。

◎ 附方：

《外台秘要》：《深师》疗伤中咳嗽短气，肠中痛，流饮厥逆，宿食不消化，化寒热邪癖，五内不调，肉苁蓉汤方。肉苁蓉五两，干地黄四两，大枣二十枚（擘），乌头一两（炮），甘草（炙）、桂心、紫菀、五味子各二两，生姜、石膏（碎，绵裹）、麦门冬（去心）各三两，上十一味，切，以水一斗五升，煮取七升，去滓，分为七服，日四夜三。一方用大枣五十枚，水一斗二升，煮取九升。忌海藻、生葱、菘菜、芜荑、猪肉、冷水。

《太平圣惠方》：治气嗽不止，下焦风冷上攻于肺，心胸短气，四肢羸弱，饮食无味，虚损不足，宜服熟干地黄圆方。熟干地黄二两，桂心一两，山茱萸一两，五味子一两，肉苁蓉一两（酒浸一宿，锉去皴皮，炙令干），丹参一两，泽泻一两，甘草一两（炙微赤，锉），钟乳粉二两，白茯苓二两，上件药捣罗为末，炼蜜和捣三五百杵，圆如梧桐子大，每服以温水下三十圆，日三服。

二、如前所述，肉苁蓉属金，故可通调水道而治疗水肿。

◎ 附方：

《世医得效方·肿满·秘传八方》苁蓉散：用补。木香五钱，肉豆蔻（煨）、肉苁蓉（酒洗，炙）各一两，上为末。每服一大钱，米饮调下。忌生冷油面。

《普济本事方》地黄圆：治肾虚或时脚肿，兼治脾元。熟地黄（酒洒，九蒸九曝，焙干，秤）二两半，肉苁蓉（酒浸，水洗，焙干）、白茯苓（去皮）、泽泻各三两，桂枝（不见火）、附子（炮，去皮脐）各半两，五味子三两（拣），黄芪（独茎者，蜜水涂，炙）一两，上为细末，炼蜜杵，圆如梧子大。每服四十圆至五十圆，空心酒下，食前再服。

《圣济总录》：治水气平愈，体瘦如旧，可服平补鹿茸九方。鹿茸（酥炙，去毛）、肉苁蓉（酒浸，去皴皮，焙）、干地黄（焙）、柏子仁（研）、菟丝子（酒浸一宿，焙）各一两，黄芪（细锉）、白茯苓（去黑皮）、桂（去粗皮）、防风（去叉）、远志（去心）、车前子、五味子各半两，上一十二味，捣罗为细末，炼蜜和丸如梧桐子大。每服三十九，空心米饮下，加至四十九。

三、苁从从，从通纵，查《说文解字》纵："缓也，一曰舍也，从糸从声。"可见，纵通缓，有平缓、缓和、柔缓之义，故肉苁蓉可治疗身体强直而不柔缓者。

◎ 附方：

《串雅内外编》：破伤风，口噤身强。肉苁蓉切片晒干，用一小盏，底上穿穴，烧烟熏患处累效。

四、蓉从容，查《说文解字注》容："谷古音读如欲……铉本作从宀谷。云屋与谷皆所以盛受也。"查《说文解字注》欲："从谷者，取虚受之意……晁说之曰，谷，古文欲字。"可见，容通欲，从谷，有虚受、空虚、空隙、罅隙之象，此与"秋三月，此谓容平"之义相符，故肉苁蓉属金，可治疗因罅隙而崩漏者。

◎ 附方：

《外台秘要》：《广济》疗崩中去血，日数升方。龙骨（研）、赤石脂（研）各六分，乌贼鱼骨、牡蛎粉、肉苁蓉各五两，龟甲（炙）、芍药、续断各八分，上八味，捣散，饮服方寸匕，日三，渐加之，加干地黄十分佳。

五、蓉从容，查《说文解字注》容之异体字宆："古文容。从公公聲。"查《说文解字》公："平分也。从八、从厶。八犹背也。韩非曰：背厶为公。"可见，容通公，有平分、分裂、破裂、破损、虚损、破败、衰败、衰竭之义，此与"秋三月，此谓容平"之义相符，故肉苁蓉属金，可治疗各种具有虚损之病症，以及具有破败、衰竭之象的病症，如消渴。

◎ 附方：

1. 虚劳虚损

《奇效良方》肉苁蓉丸：治下部虚损，腹内疼痛，不喜饮食。此平补。上用肉苁蓉一斤，酒浸三日，细切，焙干为末，分一半用醇酒煮作膏，和一半末入臼中，捣五百杵，丸如梧桐子大。每服二十九，加至三十九，空心用温酒或米饮送下。

《肘后备急方》：《经验后方》，治五劳七伤，阳气衰弱，腰脚无力，羊肾苁蓉羹法。羊肾一对，去脂膜，细切，肉苁蓉一两，酒浸一宿，刮去皱皮，细切，相和作羹。葱白、盐、五味等，如常法事治，空腹食之。

《备急千金要方》苁蓉散：主轻身益气，强骨，补髓不足，能使阴气强盛方。肉苁蓉一斤，生地黄三十斤（取汁），慎火草二升（切），楮子二升，干漆二升，甘草一斤，远志、五味子各一斤，上八味，以地黄汁浸一宿，出曝干，复渍令汁尽，为散。酒服方寸匕，空腹服，日三。三十日力倍常，可御十女。

2. 消渴

《世医得效方》四精丸：治浊渴。鹿茸、肉苁蓉、山药、茯苓各等分，上为末，米糊丸如梧子大。每服三十九，枣汤下。或加沉香、木香。

《验方新编》：消食易饥……肉苁蓉、山茱萸、五味子，为末，蜜丸梧子大。每服二十丸，盐水下。

六、蓉从容，查《说文解字》容："盛也。从宀谷。"查《说文解字注》盛："黍稷在器中曰粢者也。盛者，实于器中之名也。"可见，容通盛，为实于器中之义，即自外充实于内或自上充实于下之义，有容纳、受纳、纳入、藏纳之义，故肉苁蓉属金属水，可使元气藏纳于下焦而治疗阴痿、痿病、小便不禁、腰痛等症。

◎ 附方：

1. 阴痿

《外台秘要》：又远志丸，疗男子痿弱丸。续断二两，薯蓣二两，远志二两（去心），蛇床子二两，肉苁蓉二两，上五味，捣筛，以雀卵和丸如小豆，以酒下七九至十九，百日知之，神良。

2. 阴茎短小

《医心方》：长阴方。肉苁蓉三分，海藻二分，上，捣筛为末，以和正月白犬肝汁，涂阴上三度，平旦新汲水洗却，即长三寸，极验。

《医心方》：欲令男子阴大方。蜀椒、细辛、肉苁蓉，凡三味，分等，治下筛，以内狗胆中，悬所居屋上卅日，以磨阴，长一寸。

3. 痿病

《世医得效方》天真丸：治男子妇人，先曾损血及脱血，肌瘦，绝不入食，行步不得，手足痿弱，血气枯槁，形神不足。如滑肠不食，守死无法可治者。如咽喉窄，下食不得，只能五七粒渐渐服之，粒数多便可养起。久服，令人面色红润，无血者，使生血。并津液干大便燥者，服之自润。实中有虚，虚中有实，皆可治之。羊肉七斤（精者，去筋膜、脂皮，批开入药），肉苁蓉十两，湿山药（去皮）十两，当归（去芦，洗）十二两，天门冬（泡，去心，切，焙）十两，上四味，安在羊肉内，裹定，用麻缕扎缚。取上色糯酒四瓶，煮令尽，再入水二升又煮，直候肉如泥。再入黄芪末五两，人参末三两，白术末二两，熟糯米饭（焙干为末）一十两。前后药末，同剂为丸，梧桐子大。一日约服三百粒，初服百粒，加至前数。服之觉有精神，美饮食，手足添力，血脉便行，轻健。如久喑不言者，服之半月，语言有声。血下，喘咳，行步不得，服之效。恐难丸，即入蒸饼五七枚，焙干为末，同搜和之。酒送下，空心食前，盐汤亦可。

《鸡峰普济方》鹿角胶元：治虚劳，腰脚疼痛，不可行步。鹿角胶一两半，附子、桂心、杜仲、山茱萸、菟丝子、肉苁蓉、熟干地黄、五味子、巴戟、牛膝各一两，干姜半两，上为细末，炼蜜和元，如梧桐子大。每服食前，以温酒下三十元。

4. 小便不禁

《外台秘要》：又疗小便多，或不禁方。菟丝子二两，蒲黄三两，黄连三两，消石三两，肉苁蓉二两，上五味，兼鸡膍胵中黄皮三两为散服，服方寸匕，日三服，如行五里久又一服，未有不差者。忌猪肉。

5. 腰痛

《回生集》腰痛六合散：治腰痛伛偻不能步履。杜仲（炒断丝）、肉苁蓉（酒洗去鳞甲）、川巴戟、小茴香、补骨脂（盐汤净，浮水面者掠去不用）、净青盐各等分，共研细末听用。再用羊腰子二个，将竹刀剖开，散药末在上，仍合住，外用熟面包好，微火煨熟，好酒送下。

七、如前所述，蓉从容，容通欲，从谷，有虚受之义，故肉苁蓉可治疗因不能受精而导致的不孕症。

◎ **附方：**

《世医得效方》地仙丹：治男子五劳七伤，肾气虚惫，行步难苦。女人血海虚冷，月经不调，脏寒少子。又治痔瘘，肠风下血，诸风诸气，并皆治之。有人得风气疾，挛结疼痹，服之顿除。川牛膝（酒浸）四两，肉苁蓉（酒浸）四两，覆盆子、白附子、菟丝子（酒浸）、赤小豆、天南星、川羌活、骨碎补（去毛）、金毛狗脊（去毛）、何首乌、草薢、防风（去芦叉）、乌药各二两，川椒（去目）、绵附（炮，去皮）各四两，白术、甘草、白茯苓、川乌（炮，去皮）各一两，人参、黄芪各一两半，木鳖子（去皮）、地龙（去土）各三两，上为末，酒面糊为丸，梧桐子大。每服三十丸，空心，酒下。

水蛭（金、水）

宋代白玉蟾的《水蛭》："尾宅才蜗大，身躯与蚓般。楚王吞不得，敕赐鹭鸶餐。"可见，古人认为未经炙透的水蛭不能直接吞服，但张锡纯用临床经验证明并非如此。那么，水蛭最主要的功效是什么呢？下面尝试破解"水蛭"这个名字给我们的启示。

一、蛭通至，通室，故水蛭可入血室而治疗热入血室之症。

◎ 附方：

《伤寒论》：太阳病，六七日，表证仍在，脉微而沉，反不结胸，其人发狂者，以热在下焦，少腹当硬满，小便自利者，下血乃愈。所以然者，以太阳随经，瘀热在里故也，抵当汤主之。水蛭（熬）、虻虫各三十个（去翅足，熬），桃仁二十个（去皮尖），大黄三两（酒洗），上四味，以水五升，煮取三升，去滓，温服一升，不下更服。

《伤寒论》：伤寒有热，少腹满，应小便不利，今反利者，为有血也，当下之，不可余药，宜抵当丸。水蛭二十个（熬），虻虫二十个（去翅足，熬），桃仁二十五个（去皮尖），大黄三两，上四味，捣分四丸，以水一升，煮一丸，取七合服之，晬时，当下血；若不下者，更服。

《伤寒论》：阳明证，其人喜忘者，必有蓄血。所以然者，本有久瘀血，故令喜忘；屎虽硬，大便反易，其色必黑者，宜抵当汤下之。水蛭（熬）、虻虫（去翅足，熬）各三十个，大黄三两（酒洗），桃仁二十个（去皮尖及二仁者），上四味，以水五升，煮取三升，去滓，温服一升，不下更服。

《医心方》：《范汪方》治伤寒六七日，不大便，有瘀血方。桃仁二十枚（熬），大黄三两，水蛭十枚，虻虫二十枚，凡四物，捣筛，为四丸，辛服，当下血，不下复服。

二、有观点认为至的甲骨文从矢，像武器中的箭直射在地上，而蛭从至，故水蛭属金，除了可以治疗跌打损伤以外，还可"朝百脉"而治疗瘀血。

也有观点认为至的甲骨文像一个人倒在床上，叉腿而卧，表示回到家里，躺下休息，故至有倒退、退缩、返回之义，此与"金曰从革"之义相符，而蛭从至，故水蛭属金，除了可以治疗跌打损伤以外，还可"朝百脉"而治疗瘀血。

蛭通至，查《康熙字典》来："至也，还也。"可见，至同还，与"肺朝百脉"的"朝"字一样都有返还、退返、退缩、返回、回转、周回之义，所以水蛭属金，除了可以治疗跌打损伤以外，还可"朝百脉"而治疗瘀血。

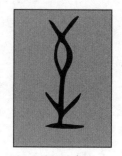

至（甲骨文）

◎ **附方：**

1. 跌打损伤

《卫生易简方》：治从高坠下及打击内伤，用麝香、水蛭各一两，锉碎，炒烟出为末，酒调一钱，当下蓄血，未止再服，其效如神。

2. 月经不利

《金匮要略》：妇人经水不利下，抵当汤主之。水蛭三十个（熬），虻虫三十枚（熬，去翅足），桃仁二十个（去皮尖），大黄三两（酒浸），上四味，为末，以水五升，煮取三升，去滓，温服一升。

《备急千金要方》：治月经不利，腹中满，时自减，并男子膀胱满急方。虎掌（《千金翼》作虎杖）、大黄各二两，桃仁三十枚，水蛭二十枚，上四味，以水三升，煮取一升，尽服之，当下恶血为度。

3. 月经不调

《备急千金要方》：治月经不调，或一月再来，或两月、三月一来，或月前或月后，闭塞不通方。杏仁二两，桃仁一两，大黄三两，水蛭、虻虫各三十枚，上五味，㕮咀，以水六升，煮取二升，分三服。一服当有物随大小便有所下，下多者，止之，少者，勿止，尽三服。

4. 漏下去血不止

《备急千金要方》：取水蛭，治下筛，酒服一钱许，日二，恶血消即愈。

三、水蛭以水命名，故水蛭属水，可利水道而治疗水肿、小便不利等症。又如前所述，蛭通至，同还，与"通调水道"的"调"字一样有返回、回转、周回之义，所以水蛭属金，可"通调水道"，即本草所讲之"利水道"，可惜，未搜集到相关的方剂。

石斛（金、水）

石斛被后世称为十大仙草之一，功效甚广，正如前人所言："石斛丛生石上多，金钗一股赠娇娥。配姜代茗偏收效，灌水经年永不磨。入肾强阴精可益，厚肠止泻胃俱和。酥蒸酒浸能常服，遍体身疼不用那。"但笔者查阅相关资料后发现，石斛虽然功效广泛，但多在复方中配合其他药物使用，较少有作为君药使用。那么，石斛还有哪些功效呢？下面尝试通过训诂的方法来破解"石斛"这个名字给我们的启示。

一、查《说文解字》斛："十斗也。从斗角声。"查《说文解字注》角："兽角也……按旧音如穀，亦如鹿。"可见，斛通角，通穀，而穀从殼，从青，从冂、从门，通覆，有垂覆、下垂、覆盖、蔽覆、障覆、翳障之义，此与"秋三月，此谓容平"之义相符，故石斛属金，可治疗目翳。

斛（金文）

角（甲骨文）

同时，斛的金文代表古代一种由动物角制成的度量器，而角的甲骨文像牛或其他大型动物头上用于自卫、打斗或者进攻的器官，故石斛属金，具有垂覆、下垂、覆盖、蔽覆、障覆、翳障之象，可治疗目翳、瞽目等症。

◎ 附方：

1. 翳障

《世医得效方》明眼地黄丸：治肝肾虚热风毒，黑花眵泪。补肝益肾大效。石斛（去苗）、防风（去芦叉）各二两，枳壳（去穰，麸炒）二两，生干地黄、熟干地黄（洗，焙）各半斤，川牛膝（去芦，酒浸）一两半，杏仁（去皮尖，炒，另研）一两，上为末，炼蜜丸梧桐子大。每服三十九，食前，温酒或米饮，盐汤亦可。忌一切动风毒等物。

《眼科心法要诀·高风内障歌》：高风补肝散方。羚羊角、细辛、羌活、茯苓、楮实子、人参、元参、车前子、石斛、夏枯草、防风各一钱，上为粗末，以水二盏，煎至一盏，去渣，温服。

2. 睫毛倒入

《急救广生集》：川石斛、川芎劳各等分为末，口内含水，随左右嗜鼻内，日二次。

二、如前所述，石斛属金，故有破败、破损、虚损之象，可治疗虚劳、虚损、虚羸等症，正如《神农本草经》所载"补五脏虚劳羸瘦"以及《日华子本草》所载"治虚损劣弱"，可惜，未搜集到相关的方剂。

三、斛从斗，查《说文解字注》斗："象形，有柄。上象斗形，下象其柄也。斗有柄者，盖象北斗。"可见，斛象北斗，而北斗七星与南斗六星相比基本位于北方，故石斛属水，可补肾而治疗滑精、身寒等症。

◎ 附方：

1. 滑精

《医心方》：治男女精平常自出，或闻见所好感动便已发，此肾气之少，不能禁制方。巴戟天、石斛、黄芪分等，捣，酒服方寸匕，日三。

《医心方》：《录验方》淮南王枕中丸，治阴气衰，腰背痛，两胫悄疼，小便多沥，失精，精自出，囊下湿痒方。石斛、巴戟天、桑螵蛸、杜仲，凡四物，分等，合捣下筛，蜜丸如梧子，酒服十丸，日二。令强阴、气充、补诸虚，神良。

2. 身寒

《史载之方·身寒》：阴盛生寒，阳盛生热。元气虚乏，肾水极寒，发为寒战，冷汗自出，六脉微细而沉，寒邪犯心则肾脉必击而沉，心下大动不安，甚则仆倒，宜先暖其肾，后保其心。暖肾脏

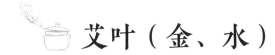

方。牛膝（酒浸一宿）、石斛、巴戟（去心）、草薢（盐水煮）、芎各半两，茯苓、附子（炮）、当归、细辛、五味子、菟丝子各一分（酒浸两宿），上为末，炼蜜为丸如梧子大，空心米汤下七十九。

艾叶（金、水）

《诗经·小雅·鸳鸯》："鸳鸯于飞，毕之罗之。君子万年，福禄宜之。鸳鸯在梁，戢其左翼。君子万年，宜其遐福。乘马在厩，摧之秣之。君子万年，福禄艾之。乘马在厩，秣之摧之。君子万年，福禄绥之。"这里的艾有滋养之义。那么，中药艾叶的主要功效是什么呢? 下面尝试破解"艾叶"这个名字给我们的启示。

一、艾的金文表示用大剪刀一样的工具采割草药、草料等，故艾叶属金，可治疗金疮。

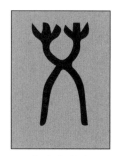

艾（金文）

◎ 附方：

《医心方》：《医门方》金疮止痛止血方。艾叶熟捼，安疮上裹之，神验。

二、艾通乂（yì），查《说文解字》乂："芟艹也。从丿、从乀，相交。刈，乂或从刀。"可见，乂通刈，有杀伐、残杀之义，故艾叶属金，可治疗咳喘。

◎ 附方：

《惠直堂经验方》：蕲艾一两，神曲二钱，酒水各半，煎服三帖，即愈。

三、如前所述，艾叶属金，故有收敛、敛藏、收纳、纳入之功，可治疗虚汗、白带、漏下以及各种血出而不藏之症。

又查《说文解字注》嬖（yì）："治也。丿部曰，乂，芟艹也。今则乂训治而嬖废矣。《诗》作艾。《小雅·小旻》传曰，艾，治也。从辟乂声。鱼废切。十五部。虞书曰，当作唐书，说详禾部。有能俾嬖。见尧典。今嬖作乂。"可见，艾通治，与肺主治节之义相符，故艾叶属金，有收敛、敛藏之功，可治疗虚汗、白带、漏下以及各种血出而不藏之症。

◎ 附方：

1. 虚汗、盗汗

《世医得效方》：茯苓汤，治虚汗、盗汗。上用白茯苓为末，煎乌梅、陈艾汤，调下二钱，服之神妙。

2. 白带

《急救良方》：治妇人白带下。用好酒同艾叶不拘多少，煮鸡卵熟，空心只食鸡卵。

3. 漏下

《金匮要略》：妇人有漏下者，有半产后因续下血都不绝者，有妊娠下血者，假令妊娠腹中痛，为胞阻，胶艾汤主之。川芎、阿胶、甘草各二两，艾叶、当归各三两，芍药四两，干地黄四两，上七味，以水五升，清酒三升，合煮，取三升，去滓，内胶，令消尽，温服一升，日三服。不差，更作。

4. 胎堕血露不尽

《医心方》：艾叶半斤，酒四升，煮取一升，顿服之。

5. 产后泄血

《华佗神方·华佗治产后泄血神方》：干艾叶（炙）半两，老姜半两，水煎浓汁，顿服。

6. 吐血

《医心方》：《千金方》治吐血方。……又方，熟艾三鸡子许，水五升，煮取二升，顿服。

《金匮要略》：吐血不止者，柏叶汤主之。柏叶、干姜各三两，艾三把，上三味，以水五升，取马通汁一升，合煮，取一升，分温再服。

7. 便血

《回生集》：治粪后下血方。艾叶、生姜煎浓汁，服三合。

8. 衄血无时

《普济本事方》：茜梅丸，治衄血无时。茜草根、艾叶各一两，乌梅肉（焙干）半两，上细末，炼蜜丸如梧子大，空心食前，乌梅汤下三十九。经云：天暑地热，经水沸溢，盖血妄行，阳胜阴也。鞠运黄茂之尝苦此疾，予授此方，令服后愈。三黄散亦得。

四、如前所述，艾叶属金，故有顺从、服从之功，可治疗逆产等不顺之症。

◎ 附方：

《医心方》：取生艾半斤，清酒四升，煮取一升，顿服之，则顺生，若不饮酒，用水。

五、如前所述，艾叶属金，而金有阳气开始内敛、蛰伏于下焦之象，故艾叶可治疗不孕等症。同时，查《说文解字注》艾："冰台也。见释艸。张华《博物志》曰，削冰令圆，举以向日，以艾于后承其影则得火。从艸乂声。五盖切。十五部。古多借为乂字。治也，又训养也。"可见，艾多借为乂，训为养，有养育、蓄养、妊养、蓄藏之义，此与"冬三月，此谓闭藏"之义相符，故艾叶属水，可促进肾精之蓄养以及胎儿之发育也，治疗不孕症、胎动不安等症。

◎ 附方：

1. 不孕症

《奇方类编》：治妇人子宫冷久不生育及脐腹疼痛。蕲艾三钱，苏叶三钱，黄酒煎服。

2. 胎动不安

《备急千金要方》：治妊娠胎动，昼夜叫呼，口噤唇寒，及下重、痢不息方。艾叶一升，咬咀，以好酒五升，煮取四升，去滓更煎，取一升服。口闭者，格口灌之，药下即差。亦治妊娠腰痛及妊娠热病，并妊娠卒下血。

《卫生易简方》：治妊娠卒胎动，腰痛或转抢心或血不止。用艾叶鸡子大一块，酒四升，煮二升，分作二服，无时，或用醋煎。

《外台秘要》：又胶艾汤，疗损动母去血腹痛方。阿胶二两（炙），艾叶二两，上二味，以水五升，煮取二升半，分三服。

《外台秘要》：又疗妊娠二三月上至八九月胎动不安，腹痛已有所见方。艾叶、阿胶（炙）、芎䓖、当归各三两，甘草一两（炙），上五味，切，以水八升，煮取三升，去滓，内胶令烊分三服，日三。

《卫生易简方》：治妊娠误有失坠，胎动不安，腹中痛楚……用缩砂、紫苏、艾叶、葱白，以酒盏半，煎一盏服。

3. 妊身胎上迫心

《医心方》：生艾捣，绞取汁三升，胶四两，蜜四两，合煎，取一升五合，顿服之。

4. 妊娠伤寒

《卫生易简方》：治妊娠七月，伤寒壮热，赤斑变为黑斑，溺血……用艾叶一两，酒三盏，煎一盏半，分为二服。

七、查《说文解字注》乂（yì）："艾者，乂之假借字。"查《说文解字》乂（wǔ）："五行也。从二，阴阳在天地闲交午也。凡五之属皆从五。乂，古文五省。"可见，艾通乂，象阴阳在天地之间交午贯通之形，故艾叶可治疗阴阳不交通之霍乱、阴阳之气隔绝之血晕等症。

◎ 附方：

1. 霍乱

《小品方》：治霍乱洞下腹痛方。以艾一把，以水三升，煮得一升，顿服之，良。

《卫生易简方》：治转筋吐泻。用艾叶、木瓜各半两，盐二钱。水盏半，煎一盏，待冷饮。

《卫生易简方》：治泄泻转筋……用吴茱萸、艾叶各三钱，水二盏，煎盏半，分三服，即效。

2. 产后血晕

《卫生易简方》：治产后败血上冲，发为血晕，用陈艾一两煎汤，入醋服之极效。

七、如前所述，艾多借为乂，有相交之义，而交通绞，故艾叶可治疗蛔虫等所引起的绞痛、刀割痛。

◎ 附方：

1. 蛔虫病

《医心方》：又云，治蛔虫方……捣生艾绞取汁，宿不食，朝饮一升，常下蛔。

《卫生易简方》：治心痛如刺，口吐清水。用生艾捣汁一升。晚勿食，旦饵香脯一小片，虫闻香，然后即顿饮艾汁，当下蛔虫。

《奇方类编》：心如刀刺，口吐清水有虫，生艾杵汁一大碗，先半日勿吃晚饭，次日五鼓先嚼烧肉于口内，切勿吞下，候口中水入肚，虫闻香则头朝上矣。良久饮艾汁，立时打下虫出。

《验方新编》：腹痛蛔结。用艾煎水一二盏，饮之即愈。

2. 脾胃作疼

《卫生易简方》：治脾胃作疼。用白艾为末，每服一二钱，沸汤调服，不拘时。

《卫生易简方》：治卒心痛……用白熟艾一升，水三升，煮一升，去渣，顿服。若有虫，当吐出。

薏苡仁（金、水）

下面通过训诂的方法来破解"薏苡仁"这个名字给我们的启示。

一、薏之本字为蓄（yì），查《说文解字》蓄："薏莒，从艸蓄声，一曰蓄英。"可见，蓄通啻，从言，通辛，通罪，从辛，而辛的甲骨文为攻击的武器，有杀伐、杀戮、残杀之象，故薏苡属金，可治疗关节拘挛以及咳喘、肺痈、肠痈、等症。

薏苡一名解蠡（lǐ），查《说文解字注》蠡："蠡之言劙也，如刀之劙物。"可见，蠡通劙，通剥，有剥裂、破裂、残破、剥削、削减之义，此与"金曰从革"之义相符，故薏苡属金，可治疗咳喘、肺痈等症。

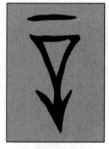

辛（甲骨文）

◎ 附方：

1. 风湿

《金匮要略》：病者，一身尽疼，发热，日晡所剧者，名风湿。此病伤于汗出当风，或久伤取冷所致也，可与麻黄杏仁薏苡甘草汤。麻黄半两（去节，汤泡），甘草一两（炙），薏苡半两，杏仁十个（去皮尖，炒），上锉麻豆大。每服四钱匕，水盏半，煎八分，去滓，温服，有微汗，避风。

2. 筋脉拘挛

《肘后备急方》：又治筋脉拘挛，久风湿痹，下气，除骨中邪气，利肠胃，消水肿，久服轻身益气力。薏苡仁一升，捣为散。每服以水二升，煮两匙末作粥，空腹食。

《卫生易简方·霍乱》：治筋脉挛急，不得屈伸者。用薏苡仁（生，为末），每服二钱，米饮调下，无时，日进三服，勿令间断，常服大妙。

《备急千金要方》白蔹薏苡汤：治风拘挛不可屈伸方。白蔹、薏苡仁、芍药、桂心、牛膝、酸枣仁、干姜、甘草各一升，附子三枚，上九味，咬咀，以淳酒二斗，渍一宿，微火煎三沸。服一升，日三，扶杖起行。不耐酒，服五合。《千金翼》有车前子。

《奇效良方》：治小儿手拳，不能展用。薏苡仁（汤泡，去皮）、当归、防风、牡丹皮、羌活、酸枣仁（去皮）各一两，上为细末，炼蜜为丸，如芡实大。每服一九，用荆芥汤不拘时化下。

3. 小儿肺火，夜间咳喘久不止

《验方新编》：用薏苡仁一合，山药三钱，竹叶三十片，梨二片，水二碗，煎作茶吃，每日饮数次。

4. 哮喘

《奇效简便良方》：每早空心吃薏苡仁粥一碗。

5. 咽喉痈肿

《外台秘要》：肘后咽喉卒痈肿，食饮不过方……吞薏苡仁子二枚。

6. 肺痈

《外台秘要》：《古今录验》疗肺痈方。薏苡仁一升，醇苦酒三升，上二味，煮取一升，温令顿服，有脓血当吐。

《华佗神方·华佗治肺痈咯血神方》：薏苡仁三合捣烂，水两大碗，煎取一碗，入酒少许，分二次服之。

《回生集》：肺痈咳嗽，咳吐脓血，胸中隐痛。用薏苡仁略炒为末，糯米饮调服，或煮粥，或水煎服，当下脓血自安。

《金匮要略》：《千金》苇茎汤，治咳有微热，烦满，胸中甲错，是为肺痈。苇茎二升，薏苡仁半升，桃仁五十枚，瓜瓣半升，上四味，以水一斗，先煮苇茎，得五升，去滓，内诸药，煮取二升，服一升，再服，当吐如脓。

《普济本事方》：升麻汤，治肺痈吐脓血作臭气，胸乳皆痛。川升麻、桔梗（炒）、薏苡仁、地榆、牡丹皮、芍药、子芩（刮去皮）各半两，甘草三分（炙），上锉粗末。每服一两，水一升半，煎至五合去滓，日二三服。

7. 咯血

《奇效良方》：治咯血方，赵君猷云屡用效。上以薏苡仁，不拘多少为末，熟煮猪胰切片，蘸药食后，微空时，取食之。盖薏苡能补肺，以猪胰导入经络耳。陈敏捷云：治肺痈唾脓血，薏苡仁为末，米饮调下。一方捣碎，用水煎服亦效。

8. 吐血不止

《奇方类编》：用薏苡仁一两（炒煮）、柴胡五钱（炒黑），水煎，一服即止。

9. 肠痈

《金匮要略》：肠痈之为病，其身甲错，腹皮急，按之濡，如肿状，腹无积聚，身无热，脉数，此为肠内有痈脓，薏苡附子败酱散主之。薏苡仁十分，附子二分，败酱五分，上三味，杵为散，取方寸匕，以水二升，煎减半，顿服，小便当下。

《世医得效方》：治脉数身无热，腹无积聚，按之濡，此为肠痈。久积阴冷所成，宜服薏苡仁二两半，附子（炮）半两，败酱一两一分，上锉散。每服四钱，水一盏半煎，空心服。小便利为效。

《种福堂公选良方》：治肠痈，腹中疼痛，烦躁不安，或胀满不食，小便涩。妇人产后虚热，多有此症。纵非痈，疑似间亦当服之。苡仁三钱，栝楼仁三钱，牡丹皮三钱，桃仁二钱，上水二钟，煎一钟。不拘时服。

《验方新编》：肠痛有生于肠内者，腹内胀急，大小便牵痛如淋，转侧摇之如水声，溃后则脓从大便出。有生肠外者，肚脐肿痛作胀，或一足弯曲，口有臭气，或脓自脐出，甚则肠穿有虫自脐中出，势难为计。初起宜用牡丹皮散以消之，溃烂则用参内托之剂。牡丹皮散：丹皮五钱，苡仁一两，瓜蒌仁（去油）二钱，桃仁（去皮尖）二十粒，水煎服。

二、薏之本字𩚅通𩚅，查《说文解字》𩚅（yì）："快也。从言从中。"可见，𩚅通快，通夬，通决，有下流之义，此与"水曰润下"之义相符，故薏苡属水，可治疗水肿、水疝、腰痛等症。

同时，苡的繁体字苢通㠯或以，㠯字的甲骨文有向下充实、向下臣服、向下屈服、向下屈曲之义，故薏苡属金属水，可治疗水肿、水疝等症。

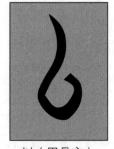

以（甲骨文）

◎ 附方：

1. 水肿

《奇方类编》：用薏苡仁三钱，炒黄，研末，盐汤下。

《卫生易简方》：治水气，四肢浮肿，上气喘急，大小便不通……用郁李仁、杏仁（炮去皮尖）、薏苡仁各一两，为末，米糊丸如桐子大。每服四十九，不拘时，米饮下。

2. 水疝

《验方新编》：治疝古方。薏苡仁一两，用东方壁土炒黄色，入水煮烂，放砂盆内研成膏，每用无灰酒调服二钱，即消。

《验方新编》：癫疝重坠囊大如斗。薏苡仁四两，陈壁土炒，水煮为膏，数服即消。此一道人秘方也。

3. 腰痛

《验方新编》：腰痛，人皆以为肾之病也，不知非肾乃脾湿之故，腰间如系重物，法当去腰脐之湿，则腰痛自除。白术二两，薏苡仁一两五钱，水三碗，煎汤一碗，一气饮之，一服病即如失，多以二剂为止。此方不治肾而正所以治肾也。

 # 远志（金、水）

宋代王汶《寄韩涧泉》其三："浮荣安可搴，高蹈何恨早。处则为远志，出则为小草。修名随风翔，嘉遁若龙矫。栖迟二十年，匪此不世宾。灏露团红兰，凉吹发清昊。因知吐芳讯，慰我夙昔抱。"可见，远志与小草为同一种植物，远志为根，小草为苗，远志代表隐居、蛰伏，小草代表出世、显现。因此，不排除远志属阴或者准确来讲属金、属水的可能性，这个观点是否正确呢？下面尝试用训诂的方法来破解"远志"这个名字给我们的启示。

一、远的甲骨文表示带上衣物行囊长途远行，引申则有距离疏远、间隙巨大之义，故远字有疏远、疏松、宽阔之象，此与"秋三月，此谓容平"之义相符，故远志可治疗玉门宽大。

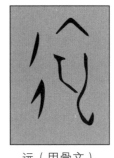

远（甲骨文）

◎ 附方：

《医心方》：令女玉门小方。硫黄四分，远志二分，为散，绢囊盛，着玉门中，即急。

二、远的甲骨文表示带上衣物行囊长途远行，引申则有距离疏远、间隙巨大之义，故远字有间隙、裂隙、破裂、破败之象，此与"秋三月，此谓容平"之义相符，故远志属金，可治疗咳嗽，正如《神农本草经》所言"主咳逆伤中"。

◎ 附方：

《备急千金要方》五膈丸：治忧膈、气膈、食膈、饮膈、劳膈。五病同药服，以忧恚、思虑、饮食得之，若冷食及生菜便发。其病苦心满，不得气息，引背痛如刺之状，食即心下坚，大如粉絮，大痛欲吐，吐即差，饮食不得下，甚者，及手足冷，上气咳逆，喘息短气。方：麦门冬、甘草各五两，蜀椒、远志、桂心、细辛各三两，附子一两半，人参四两，干姜二两，上九味，末之，蜜和丸。微使淖，先食含如弹丸一枚，细细咽之。喉中、胸中当热，药力稍尽，复含一丸，日三夜二。服药七日愈。

《外台秘要》：又疗咳逆上气，吐脓或吐血，胸满痛不能食，补肺汤。黄芪（一法五两）、桂心、干地黄、茯苓、厚朴、干姜、紫菀、橘皮、当归、五味子、远志（去心）、麦门冬（去心）各三两，甘草（炙）、钟乳、白石英各二两，桑白皮根、人参各三两，大枣二十枚（擘），上十八味，切，以水一斗四升，煮取四升，分温四服，日三夜一。忌海藻、菘菜、生葱、醋物。

三、远的甲骨文表示带上衣物行囊长途远行，引申则有距离疏远、间隙巨大之义，故远字有间隙、空隙、空虚之象，此与"秋三月，此谓容平"之义相符，故远志属金，可治疗虚损早泄等症。

◎ 附方：

《肘后备急方·治虚损羸瘦不堪劳动方第三十三》：《经验方》暖精气，益元阳。白龙骨、远志等分，为末，炼蜜丸如梧桐子大，空心卧时，冷水下三十丸。

四、志通誌，为记诇、意志之义，而肾藏志，故远志属水，可治疗善忘等记忆力下降者，尤其是以短期记忆力下降明显者。

◎ 附方：

1. 好忘

《卫生易简方》：治健忘……远志、菖蒲等分，煎汤常服。

《备急千金要方》开心散：主好忘方。远志、人参各四分，茯苓二两，菖蒲一两，上四味，治下筛。饮服方寸匕，日三……苁蓉、续断各一分，远志、菖蒲、茯苓各三分，上五味，治下筛。酒服方寸匕，日三，至老不忘。

《备急千金要方》：孔子大圣智枕中方。龟甲、龙骨、远志、菖蒲，上四味，等分，治下筛，酒服方寸匕，日三，常服令人大聪。

《备急千金要方》：定志小丸，主心气不定，五脏不足，甚者，忧愁悲伤不乐，忽忽善忘，朝差暮剧，暮差朝发狂眩方。菖蒲、远志各二两，茯苓、人参各三两，上四味，末之，蜜丸。饮服如梧子大七丸，日三，加茯神为茯神丸，散服亦佳。

2. 镇心省睡益智

《千金翼方》：远志五十两（去心），益智子、菖蒲各八两，上三味，捣筛为散，以淳糯米酒服方寸匕，一百日有效，秘不令人知。

芫花（金、水）

对于需要进入深山采药的人来说，掌握一些野外求生的知识还是必要的，有的中药知识可以帮助我们在野外环境下生存下来。例如捕鱼，可以先在小河的下游用石头围上堤坝，接着再弄些中药芫花，就地在小河上游边的石头上捣碎，然后把芫花及花汁往河水里一洒，用不了多久，河里的鱼虾就会中毒而死，漂浮上来，此时就可以徒手抓鱼了。那么，芫花除了可以帮助我们在野外捕鱼外，它最主要的功效是什么呢？下面尝试破解"芫花"这个名字给我们的启示。

一、芫通元，查《说文解字》元："始也，从一、从兀。"可见，元通始，通台，通吕，与巳之象相反，有自上而下逐渐屈服、逐渐屈曲、逐渐充实之义象，故芫花属金属水，可治疗咳喘、悬饮、支饮、癖饮、水肿等症。

同时，查《说文解字》元："始也……徐锴曰：'元者，善之长也，故从一。'"查《说文解字注》藏："凡物善者，必隐于内也。"可见，元为善之长也，有隐藏、收藏之义，故芫花属金属水，可治疗咳喘、水肿等症。

◎ 附方：

1. 咳嗽

《肘后备急方》：治卒得咳嗽方……芫花一升，水三升，煮取一升，去滓，以枣十四枚，煎令汁尽。一日一食之，三日讫。

《肘后备急方》：治卒得咳嗽方……芫花二两，水二升，煮四沸，去滓，内白糖一斤，服如枣大。勿食咸酸。亦治久咳嗽者。

《华佗神方·华佗治咳嗽有痰神方》：芫花二两煮汁，去滓，和饴糖熬膏，每服枣许，神效。

《备急千金要方》：治新久嗽方。芫花、干姜各二两，白蜜一升，上三味，末之，内蜜中令相合，微火煎令如糜。一服如枣核大一枚，日三夜一，以知为度。欲癒者，多服。

《金匮要略》：咳家其脉弦，为有水，十枣汤主之。芫花（熬）、甘遂、大戟各等分，上三味，捣筛，以水一升五合，先煮肥大枣十枚，取九合，去滓，内药末。强人服一钱匕，羸人服半钱，平旦温服之；不下者，明日更加半钱，得快下后，糜粥自养。

2. 实喘

《是斋百一选方》：治实喘方，气虚而喘者，不可服。芫花不以多少，米醋浸一宿，去醋，炒令焦黑，为细末、大麦面，上二味等分，和令极匀，以浓煎柳枝酒调下立定。

3. 鼻塞、咳喘、失音

《外台秘要》：《古今录验》疗暴中冷伤寒，鼻塞喘咳，喉中痦塞，失音声者方。取芫花根一虎口（切，曝），上一味，令病患以荐自蒙，就里春芫花根，令飞扬入其七孔中，当眼泪出，口鼻皆罗刺。毕毕耳勿住，令芫花根尽则止，病必于此差。

4. 悬饮

《金匮要略》：病悬饮者，十枣汤主之。芫花（熬）、甘遂、大戟各等分，上三味，捣筛，以水一升五合，先煮肥大枣十枚，取九合，去滓，内药末。强人服一钱匕，羸人服半钱，平旦温服之；不下者，明日更加半钱，得快下后，糜粥自养。

《伤寒论》：太阳中风，下利呕逆，表解者，乃可攻之。其人漐漐汗出，发作有时，头痛，心下痞硬满，引胁下痛，干呕短气，汗出不恶寒者，此表解里未和也，十枣汤主之。芫花（熬）、甘遂、大戟，上三味，等分，各别捣为散。以水一升半，先煮大枣肥者，十枚，取八合，去滓，内药末。强人服一钱匕。羸人服半钱。温服之，平旦服。若下少病不除者，明日更服，加半钱；得快下利后，糜粥自养。

5. 癖饮

《外台秘要》：《深师》朱雀汤，疗久病癖饮，停痰不消，在胸膈上，液液时头眩痛，苦挛，眼睛身体手足十指甲尽黄，亦疗胁下支满饮，辄引胁下痛方。甘遂、芫花各一分，大戟三分，上三味为散，以大枣十二枚（擘破），以水六升，先煎枣，取二升，内药三方寸匕，更煎取一升一合，分再服，以吐下为知，未知重服，其良无比。

6. 支饮

《金匮要略》：夫有支饮家，咳烦，胸中痛者，不卒死，至一百日或一岁，宜十枣汤。芫花（熬）、甘遂、大戟各等分，上三味，捣筛，以水一升五合，先煮肥大枣十枚，取九合，去滓，内药末。强人服一钱匕，羸人服半钱，平旦温服之；不下者，明日更加半钱，得快下后，糜粥自养。

7. 水肿

《备急千金要方》：治水肿，利小便，酒客虚热，当风饮冷水，腹肿，阴胀满方。当归四两，甘遂一两，芒硝、吴茱萸、芫花各二两，上五味，末之，蜜丸，服如梧子，饮服三丸，日三。

《外台秘要》：主肿及支满饮方。大黄、大戟各一两，芫花（炒）、荛花各半两，甘草（炙）、甘遂、黄芩各一两，干枣十枚，上八味切，以水五升，煮取一升六合，分四服，空心服，以快下为佳。忌海藻、菘菜。

《仁斋直指方论》：治一切水湿肿病，大腹实胀喘满。轻粉一钱，大黄一两，牵牛二两，芫花（醋炒）、甘遂、大戟各半两，上为末，滴水丸小豆大，初服五丸，每服加五丸，温水下，无时，日三服。

二、芫通元，查《说文解字》元："始也，从一、从兀。"查《说文解字》兀："高而上平也。从一在人上，读若夐。茂陵有兀桑里。"可见，元从兀，有孤高、高大、盛大、满盛之义，故芫花可治疗腹满、胸高、痞满等症。

◎ 附方：

1. 腹胀心满

《外台秘要》：《古今录验》消化丸，疗人腹胀心满，肠胃结食不消化，呕逆头痛，手足烦疼此方出太医院，药常用，芫花丸方。芫花一两（熬），大黄、葶苈子（熬）、甘遂、黄芩各二两，巴豆四十枚（去心、皮、熬，别研），硝石一两，上七味，捣合，蜜和丸如梧子，先食服三丸，日再服。一方无硝石。忌野猪肉、芦笋等。

2. 酒疸

《肘后备急方》：酒疸者，心懊痛，足胫满，小便黄，饮酒发赤斑黄黑，由大醉当风入水所致，治之方……芫花、椒目等分，烧末，服半钱，日一两遍。

《卫生易简方》：治酒疸。用陈皮、芫花等分为末。分服二三钱，温酒调下，日二服。

《备急千金要方》：治病疸，身黄曲尘出，牛胆丸方。牛胆一枚，芫花一升，芫花半升，瓜蒂三两，大黄八两，上五味，四味咬咀，以清精一斗渍一宿，煮减半，去滓，内牛胆，微火煎令可丸，如豆大，服一丸，日移六七尺不知，复服一丸至八丸，膈上吐，膈下下，或不吐而自愈。

3. 臌胀

《世医得效方》：治腹紧硬如石，或阴囊肿大，先用热水嚼甘草，后用大戟、芫花、甘遂、海藻各等分，上为末，醋调涂。或用白面和药，调一片覆肚上。

4. 胁痛

《华佗神方·华佗治伤寒胁痛神方》：本症为心下痞满，痛引两胁，以芫花、甘遂、大戟各等分，为末，大枣十枚，水一碗半，煎取八分，去滓。身强者，服一钱，弱者，五分，宜平旦。

《肘后备急方》：胁痛如打方……芫花、菊花等分，踯躅花半斤，布囊贮，蒸令热，以熨痛处，冷复易之。

5. 大便难腹热连日欲死

《医心方》：《承祖方》治大便牢难，腹热连日欲死方。甘遂、芫花、黄芩，凡三物，分等，捣，蜜丸如小豆，服五丸。不通，更服三丸。

6. 温毒热病，积在胸中，烦乱欲死

《备急千金要方》：治时行毒病七八日，热积聚胸中，烦乱欲死，起死人，揭汤，凝雪汤方。芫花一升，以水三升，煮取一升半。渍故布敷胸上，不过三敷，热即除。当温暖四肢，护厥逆也。

《备急千金要方》：治肺热，闷不止，胸中喘急，惊悸，客热来去，欲死，不堪服药，泄胸中喘气方。桃皮、芫花各一升，上二味，咬咀，以水四斗，煮取一斗五升，去滓，以故布手巾内汁中。

敷胸，温四肢，不盈数日即歇。

7. 鬼胎经闭

《济世神验良方》：用芫花三两，炒黄色，为末。每服一钱，桃仁汤下，取出恶物，神效。

8. 产后血迷血晕、胎衣不下、恶血停凝、儿块枕痛、脐腹痛及赤白崩带、月候不定等疾

《鸡峰普济方》：夺命散，治产后血迷血晕、胎衣不下、恶血停凝、儿块枕痛、脐腹痛及赤白崩带、月候不定等疾，芫花不以多少，用好酒浸一宿，慢火炒令黑色，上为细末。每服二钱，热酒调下，食前。

9. 妇人室女血瘕，月经不通，脐下坚结，大如杯升

《严氏济生方》：三棱煎丸，治妇人室女血瘕，月经不通，脐下坚结，大如杯升，久而不治，必成血蛊。京三棱、莪术各二两，芫花半两，青皮（去瓤净）一两半，上锉如豆大，用好醋一升，煮干，焙为细末，醋糊为丸，如梧桐子大。每服五十丸，食前。

10. 小儿心下生癖

《备急千金要方》：芫花丸，治小儿心下癖，痰癖结聚，腹大胀满，身体壮热，不欲哺乳方。芫花一两，大黄、雄黄各二两半，黄芩一两，上四味，末之，蜜和，更捣一千杵。三岁儿至一岁以下服如粟米一丸。欲服丸，内儿喉中，令母与乳。若长服消病者，当以意消息与服之，与乳哺相避。

三、芫通元，查《说文解字注》元："始也。见《尔雅·释诂》。九家易曰：元者，气之始也。"可见，元为气之始也，故芫花可治疗各种气痛。

◎ **附方：**

《奇效良方》：芫花（醋煮干）半两，延胡索（炒）一两半，上为细末，每服一钱。男子元脏气痛，葱酒调下。疟疾，煎乌梅汤下。妇人血气痛，当归酒调下。诸般气痛，薄荷汤调下。小肠气，茴香汤调下。

虻虫（金、水）

唐代易静《兵要望江南·医方第二十九》："遭毒箭，更兼马汗方。大头虻虫端午取，去翅阴干为末霜，挑破药敷疮。次用醋打面糊纸压疮口上，即追出毒气也。"可见，虻虫具有治疗毒箭射伤以及马汗之功效，但虻虫最主要的功效是什么呢？下面尝试破解"虻虫"这个名字给我们的启示。

一、有观点认为亡的甲骨文像在"人"的手部加一竖，表示弃兵曳甲而逃

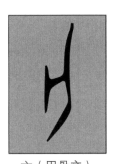

亡（甲骨文）

命，而虻字从亡，故虻虫属金，可治疗跌打损伤等症。

◎ 附方：

《备急千金要方》：治从高堕下有瘀血方……虻虫二十枚，牡丹一两，上二味，治下筛，酒服方寸匕。血化为水。

《外台秘要》：又若久宿血在诸骨节，及胁肋外不去者方。牡丹、虻虫（去足熬）等分，上二味捣末，以酒服方寸匕，血化成水。

二、查《说文解字》虻之繁体字蝱（méng）："啮人飞虫。从䖵亡声。"查《说文解字注》䖵（kūn）："凡经传言昆虫，即䖵虫也……昆者，众也。"可见，虻从䖵，通昆，通众，从乑，通聚，有敛聚、积聚、瘀积之义，此与"金正曰蓐收"之义相符，故虻虫属金，可散积血。

◎ 附方：

《金匮要略》：妇人经水不利下，抵当汤主之。水蛭三十个（熬），虻虫三十枚（熬，去翅足），桃仁二十个（去皮尖），大黄三两（酒浸），上四味，为末，以水五升，煮取三升，去滓，温服一升。

《备急千金要方》：治月经不利，腹中满，时自减，并男子膀胱满急方。虎掌（《千金翼》作虎杖）、大黄各二两，桃仁三十枚，水蛭二十枚，上四味，以水三升，煮取一升，尽服之，当下恶血为度。

三、如前所述，虻之繁体字蝱"从䖵亡声"，可见，虻通亡，有匿亡、隐匿、隐蔽、隐藏之义，此与"冬三月，此谓闭藏"之义相符，故虻虫属水，可治疗热邪隐伏于下焦的热入血室之症。

◎ 附方：

《伤寒论》：太阳病，六七日，表证仍在，脉微而沉，反不结胸，其人发狂者，以热在下焦，少腹当硬满，小便自利者，下血乃愈。所以然者，以太阳随经，瘀热在里故也，抵当汤主之。水蛭熬、虻虫各三十个（去翅足，熬），桃仁二十个（去皮尖），大黄三两（酒洗），上四味，以水五升，煮取三升，去滓，温服一升，不下更服。

《伤寒论》：伤寒有热，少腹满，应小便不利，今反利者，为有血也，当下之，不可余药，宜抵当丸。水蛭二十个（熬），虻虫二十个（去翅足，熬），桃仁二十五个（去皮尖），大黄三两，上四味，捣分四丸，以水一升，煮一丸，取七合服之，晬时，当下血；若不下者，更服。

《伤寒论》：阳明证，其人喜忘者，必有蓄血，所以然者，本有久瘀血，故令喜忘；屎虽硬，大便反易，其色必黑者，宜抵当汤下之。水蛭（熬）、虻虫（去翅足，熬）各三十个，大黄三两（酒洗），桃仁二十个（去皮尖及二仁者），上四味，以水五升，煮取三升，去滓，温服一升，不下更服。

柘（金、水）

自古以来，贫苦人家有"家有寸槐不当柴"的说法，而富贵人家则有"南檀北柘"的说法，那是因为柘木虽难以成材，但成材后木心的纹理却异常细密，质地坚硬，适合雕刻加工，且其木质本身自带郁香，所以，柘木历来为制作兵器和高档家具的上等材料。同时，柘叶可以养蚕，柘木在古代也是黄色染料的原料之一。如宋代史铸《御袍黄》："秋晚司花逞巧工，解将柘色染幽丛。待看开向丹墀畔，宛与君王服饰同。"那么，在药用方面，柘的主要功效是什么呢？下面尝试通过训诂的方法来破解"柘"这个名字给我们的启示。

一、柘从石，从厂（hǎn），查《说文解字注》厂："象形，谓象嵌空可居之形。"可见，厂有嵌空可居之象，故柘有嵌空、空隙、空虚、虚劳之象，此与"秋三月，此谓容平"之义相符，所以柘属金，可以治疗虚劳、泄精等症。

◎ 附方：

1. 虚劳

《肘后备急方》：治人素有劳根，苦作便发，则身百节皮肤无处不疼痛，或热筋急方。取白柘东南行根一尺，刮去上皮，取中间皮以烧屑，亦可细切捣之。以酒服三方寸匕，厚覆取汗，日三服，无酒以浆服之。白柘是柘之无刺者也。

《普济方》：治虚劳羸瘦，及素有劳根，若作便发，则身体、百节、皮肤、无处不痛，或热筋急，及治腰肾冷，梦与人交接泄精者（《肘后方》）。用白柘东南行根一尺，刮去上皮，取中间皮以烧屑，亦可细切捣之。以酒服三方寸匕，厚覆取汗，日三服，无酒以浆服之。白柘是柘之无刺者也。一方煮汁服之。

2. 虚劳尿精

《外台秘要》：《千金》疗虚劳尿精方……柘白皮五合，桑白皮五合切，上二味，切，以酒五升，煮取三升，分为三服。一方柘白皮作石榴皮。

二、如前所述，柘从石，从厂，有嵌空以供人居住、集聚、藏纳之象，此与"冬三月，此谓闭藏"之义相符，故柘属水，可治疗泄精等症。

◎ 附方：

《卫生易简方》：治腰肾冷，梦与人交接泄精。用柘木东行根白皮捣汁服。

三、如前所述，柘属水，故可治疗耳聋。同时，柘从石，查《说文解字》石："山石也，在厂之下，口象形。凡石之属皆从石。"查《说文解字》口（wéi）："回也，象回币之形。凡口之属皆从口。"可见，石从口，通回，通转，有回转之象，而内耳耳蜗也有回转之象，故柘可以治疗耳聋等。

◎ 附方：

《外台秘要》：《肘后》疗二三十年聋方……柘根三十斤锉之，以水煮，用酿酒如常法，久而服之，甚良。

《卫生易简方》：治风虚耳聋。用柘木白皮及东行根白皮煮汁，蘸酒服有验。

四、如前所述，柘属金，所以有敛降、敛藏之功，可以治疗心火外露所导致的口疮等症。

◎ 附方：

《备急千金要方》：治小儿心热，口为生疮，重舌鹅口方。柘根（锉）五升，无根弓材亦佳，以水五升，煮取二升，去滓更煎，取五合，细细敷之，数数为之良。

杏仁（金、水）

《神仙传》记载了三国时期著名医家董奉的一桩轶事："君异居山间，为人治病，不取钱物，使人重病愈者，使栽杏五株，轻者一株，如此十年，计得十万余株，郁然成林。"可见，中医前辈多怀济世救人之心，也因这种情怀，后世即以杏林代指中医。下面尝试用训诂的方法来破解"杏"这个名字给我们的启示。

一、查《说文解字注》杏："唐本曰从木从口。"查《康熙字典》口："又《韵补》苦动切，音孔。《释名》口，空也。空上声。"查《说文解字》孔："通也，从乚从子。乚，请子之候鸟也。乚至而得子，嘉美之也。古人名嘉字子孔。"可见，杏从口，而口通孔，有通达、交通、交换、转换、转变、变革之义，此与"金曰从革"之义相符，故杏仁属金，可使肺气通达无碍以治疗咳嗽、喘满。

◎ 附方：

1. 咳嗽

《肘后备急方》：《千金方》治小儿大人咳逆上气。杏仁三升（去皮尖，炒令黄，杵如膏），蜜一升，分为三分，内杏仁，杵令得所，更内一分，杵如膏，又内一分，杵熟止。先食含之，咽汁。

《外台秘要》：又疗咳气上，多涕唾，杏仁煎方。杏仁一升，上一味捣碎，研取大升三升汁，以水和研之，煎取一大升，酒服一匙，日三。忌猪、鸡、鱼肉、胡荽等物。

《验方新编》：热咳……叭嗒杏仁一两（双仁者不用，泡去皮尖），用新擂钵，新研槌，将杏仁捣烂如泥，分为三服。每服内加冰糖三钱，共入盖碗，用滚水冲入，盖片刻，俟温，连仁末服下。早、晚各一次，数服而愈，秋燥热咳更妙。若用杏仁煎服则不效。

《卫生易简方》：治老人久患肺喘咳嗽，睡卧不得，用杏仁（去皮尖）、胡桃肉等分，研为膏，入炼蜜少许和丸如弹子大。每服一二丸，食后、临卧细嚼，姜汤送下。

2. 气喘

《卫生易简方》：治上气肩息，用麻黄四两（去根节），杏仁二十枚（去皮尖炒），同为末。温水调下二钱匕。

《肘后备急方》：治卒乏气，气不复，报肩息方……麻黄二两，桂、甘草各一两，杏仁四十枚，以水六升，煮取二升，分三服。此三方，并各小投杯汤，有气疹者，亦可以药捣作散，长将服之。多冷者，加干姜三两；多痰者，加半夏三两。

3. 肺痈

《圣济总录》：治肺痈，防己葶苈丸方。防己一两，葶苈（隔纸炒）三分，杏仁（去皮尖、双仁，炒，研如脂）一分，上三味，先捣前二味，细罗为末，与杏仁同研令匀，取枣肉和丸如梧桐子大。每日空腹，煎桑白皮汤下二十丸，日三服。

《圣济总录》：治肺痈咳嗽，防己丸方。防己、杏仁（去皮尖、双仁，麸炒）、贝母（去心）、甘草（炙、锉）各二两，甜葶苈四两（隔纸炒香），上五味，捣研为末，面糊和丸如绿豆大。每服三十丸，不拘时候，温水下。

4. 胸中痞塞短气

《金匮要略》：胸痹，胸中气塞，短气，茯苓杏仁甘草汤主之，橘枳姜汤亦主之。橘皮一斤，枳实三两，生姜半斤，上三味，以水五升，煮取二升，分温再服。

《肘后备急方》：若胸中痞寒短气膈者，甘草二两，茯苓三两，杏仁五十枚（碎之），水一斗三升，煮取六升，分为五服。

《外台秘要》：又凡有瘀血者，其人喜忘，不欲闻人声，胸中气塞短气方。甘草一两（炙）、茯苓二两、杏仁五合，上三味切，以水一斗，煮取三升，分为三服。

《外台秘要》：《古今录验》疗气忽发满胸急者方。茯苓四两、杏仁四两、橘皮二两，上三味切，以水六升，煮取二升，分作三服，日三，随小便下愈，饮尽更作。忌酢物。

二、如前所述，杏从口，而口通孔，孔者"通也"，故可治疗人体多种孔窍不通之病变。

◎ **附方：**

1. 噎膈不通

《外台秘要·诸噎方》：杏仁二两（去尖皮）、桂心二两，上二味，末之，蜜和丸，含之如枣核许，稍稍咽之，临食先含极效。忌生葱。

《外台秘要》：张文仲五膈丸方。吴茱萸、曲、杏仁（去皮尖）、干姜、蜀椒（汗）、好豉（熬），上六味，等分捣筛，蜜和丸如梧子。饮服七丸，日三。忌生冷。

2. 喉痹不通

《小品方》：治喉痹者，喉里肿塞痹痛，水浆不下入，七八日即杀人。治之方：熬杏仁熟捣，蜜丸如弹子，含咽其汁，亦可捣杏仁末，帛裹含之。

《卫生易简方》：治喉痹痰唾咳嗽，用杏仁去皮尖令赤，和桂末研如泥，绵裹如指大，含之咽津；或用酥炙熟如膏服。

《奇效简便良方》：咳嗽声哑。杏仁去皮尖、去油，对开水，取汁炖热服。忌煎炒物。

《卫生易简方》：治患卒哑，用杏仁三分（去皮尖熬），别杵桂一分，和捣如泥，每用杏核大，绵裹含细细咽之，日五夜三。

《验方新编》：咽喉痒痛声哑。肉桂一钱，杏仁五钱，为末，蜜丸樱桃大，绵裹含化咽汁。

3. 鼻窍不通

《外台秘要》：《肘后》疗老小鼻塞，常有清涕出方。杏仁二分，附子二分，细辛一分，上三味切，以苦酒拌，用猪脂五两煎，成膏，去滓。以点鼻中即通，又以摩囟上佳。

《肘后备急方》：治头面风，眼睏鼻塞，眼暗冷泪。杏仁三升为末，水煮四五沸，洗头，冷汗，尽三度，差。

4. 耳窍不通

《医心方》：杏仁丸，治耳聋方。杏仁十分，桂二分，和丸如鼠屎，绵裹塞耳中，日三。

《外台秘要》：《集验》疗耳聋方，杏仁（去皮尖熬）、葶苈子（熬）、盐末各等分，上三味捣研，以少许猪脂和合煎，以绵裹塞耳……附子（炮）、瓜子、杏仁（去皮熬）各等分，上三味捣，以绵裹塞耳中。

《华佗神方》：华佗治暴聋神方。细辛、菖蒲、杏仁、曲末各十铢，上和捣为丸，干即着少猪脂，取如枣核大，绵裹内耳中，日一易，小差，二日一易，夜去旦塞。

5. 大便不通

《备急千金要方》：走马汤，主一切卒中恶，心痛腹胀，大便不通。巴豆两粒，杏仁二枚，上二味，绵裹，椎令细，以热汤二合著小杯中，以两指溺取白汁令尽。顿服，一食顷下去即愈，老小量之。亦治卒疝飞尸鬼击。

《肘后备急方·治伤寒时气温病方》：若十余日不大便者，服承气丸。大黄、杏仁各二两，枳实一两，芒硝一合，捣，蜜和丸如弹丸，和汤六七合服之，未通更服。

6. 小便不通

《肘后备急方》：治妇人卒不得小便方。杏仁七枚，熬令变色，去皮尖，上一味，捣筛为散。以水服之，立下。

三、杏从口，查《说文解字》口："人所以言食也，象形。凡口之属皆从口。"可见，口的主要功能为言语和饮食，故杏仁可治疗中风失音不得言语者，以及不能饮食等症。

◎ 附方

1. 失音不得语

《医心方》：《孟诜食经》治失音方。杏仁三分（去皮，熬，捣作脂），桂心末一分，和如泥，取李核许，绵裹，少咽之，日五夜一。

《奇方类编》：久咳言语不出。诃子一两（去核），杏仁一两（去皮尖），通草二钱，共锉。每服四钱，煨姜五片水煎，食远服。

《肘后备急方·治卒中风喑不得语方》：若卒中冷，声嘶哑者。甘草一两，桂二两，五味子二两，杏仁三十枚，生姜八两（切），以水七升，煮取二升，为二服，服之。

《备急千金要方》小续命汤：治卒中风欲死，身体缓急，口目不正，舌强不能语，奄奄忽忽，神情闷乱，诸风服之皆验，不令人虚方。麻黄、防己（《崔氏》《外台》不用防己）、人参、黄芩、桂心、甘草、芍药、芎䓖、杏仁各一两，附子一枚，防风一两半，生姜五两，上十二味，㕮咀，以水一斗二升，先煮麻黄三沸，去沫，内诸药，煮取三升。分三服，甚良；不差，更合三四剂必佳。取汗，随人风轻重虚实也。有人脚弱，服此方至六七剂得差。有风疹家，天阴节变，辄合服之，可以防瘖。

2. 不得饮食

《备急千金要方》：治噎不通，不得食方……杏仁、桂心各三两，上二味，末之，蜜丸如枣大。稍稍咽之。临食先含，弥佳。

《奇效良方》：治咽喉食即噎塞，如有物不下。杏仁（汤浸，去皮尖及双仁，炒）半两，官桂（去粗皮）、枇杷叶（拭去毛，炙）、人参各一两，上为细末，炼蜜和丸，如樱桃大。每服一丸，含化咽津，以差为度。

《肘后备急方》：腹中虚冷，不能饮食。食辄不消，羸瘦致之，四肢尪弱，百疾因此互生……面半斤，麦蘖五升，豉五合，杏仁二升，皆熟，令黄香，捣，筛，丸如弹，服一枚，后稍增之。

《备急千金要方》：治口中疮烂，痛不得食方。杏仁二十枚、甘草一寸、黄连六铢，上三味，末之，合和。绵裹杏仁大含之，勿咽，日三夜一。

《肘后备急方》：治腹中冷癖，水谷阴结，心下停痰，两胁痞满，按之鸣转，逆害饮食……巴豆三十枚（去心），杏仁二十枚（并熬），桔梗六分，藜芦四分，皂荚三分，并炙之。捣蜜和丸，如胡豆大，未食服一丸，日二。欲下病者，服二丸，长将息，百日都好，差。

四、查《说文解字注》杏："杏果也。《内则》：桃李梅杏。从木，向省声。向各本作可，误，今正。莕以杏为声，亦作荇，从行声。"查《说文解字》洐："沟水行也，从水从行，户庚切。"可见，杏通莕，通洐，从水，此与"水曰润下"之义相符，故杏仁属水，可主水肿。

◎ **附方：**

《肘后备急方》：《食医心镜》主气喘促，浮肿，小便涩。杏仁一两，去尖、皮，熬，研，和米煮粥极熟，空心吃二合。

《圣济总录》：治大腹水肿，利小便，葶苈散方。葶苈（炒令紫色）一两，杏仁二十枚（汤浸，去双仁、皮尖，麸炒），上二味，捣令极烂，分为十服。每服用米饮调下，日二服。

《肘后备急方》：主卒中风，头面肿。杵杏仁如膏，敷之。

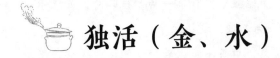独活（金、水）

　　独活为伞形科植物重齿毛当归的干燥根，目前认为独活的主要功效为祛风湿，多用于痹病的治疗。那么，独活还有其他什么功效呢？下面尝试用训诂的方法来破解"独活"这个名字给我们的启示。

　　一、查《说文解字》独："犬相得而斗也。从犬蜀声。羊为群，犬为独也。一曰北嚣山有独狢兽，如虎，白身，豕鬣，尾如马。"查《说文解字注》独："犬好斗，好斗则独而不群，引申假借之为专壹之称。"可见，犬好打斗、争斗则不群而独，故独活属金，推测可治疗跌打损伤等症。

　　◎ 附方：

　　《外台秘要》：《千金》疗四肢骨碎及伤筋蹉跌方……干地黄、当归、独活、苦参各二两，上四味，捣末，以酒服方寸匕，日三服。

　　二、如前所述，独活属金，故推测可治疗咳喘等症。

　　◎ 附方：

　　《圣济总录》：治咳嗽，不拘日近年深皆效，黑灵丸方。羌活（去芦头）、独活（去芦头）各一分，巴豆三十枚（不去皮），半夏三十枚（同入瓶子内，盐泥固济，炭火三斤煅过，取出，入前二味），上四味，捣罗为细末，炼蜜丸梧桐子大。每服一丸，以后马兜铃饮下之。马兜铃饮方：马兜铃半两，桂（去粗皮）一分，甜葶苈（微炒）半两，上三味，粗捣筛。每服一钱匕，水一盏，煎至八分，去滓服前丸药，其余饮，时时呷。

　　《外台秘要》：《小品》射干汤，主春冬伤寒，秋夏中冷咳嗽，曲拘不得气息，喉鸣，哑失声，干嗽无唾，喉中如哽者方。射干二两，半夏五两（洗），杏仁二两（去皮尖、两仁），干姜二两（炮），甘草二两（炙），紫菀二两，肉桂二两，吴茱萸二两，当归二两，橘皮二两，麻黄二两（去节），独活二两，上十二味，切，以水一斗，煮取三升，去滓，温分三服。始病一二日者，可服此汤。汗后重服勿汗也。病久者，初服可用大黄二两。初秋夏月暴雨冷，及天行暴寒，热伏于内，宜生姜四两代干姜，除茱萸，用枳实二两（炙）。忌羊肉、海藻、菘菜、饧、生葱。

三、如前所述，独活属金，而金有拘禁、拘束、拘挛之象，所以独活可治疗筋脉拘挛等症。同时，推测"活"有灵活自如之义，故独活可治疗手足四肢拘急、挛缩而不灵活者。

◎ 附方：

1. 中风手足拘急

《金匮要略》：《千金》三黄汤，治中风手足拘急，百节疼痛，烦热心乱，恶寒，经日不欲饮食。麻黄五分，独活四分，细辛二分，黄芪二分，黄芩三分，上五味，以水六升，煮取二升，分温三服，一服小汗，二服大汗。心热加大黄二分，腹满加枳实一枚，气逆加人参三分，悸加牡蛎三分，渴加栝楼根三分，先有寒加附子一枚。

2. 中风肢体难伸

《奇方类编》：羌活、独活、升麻、柴胡、秦归、防风各等分，为末。每服五分，酒调下。

3. 历节风

《华佗神方·华佗治历节风神方》：患此者，历节疼痛，不可忍，屈伸不得。由饮酒腠理汗出当风所致，亦有血气虚受风邪而得之者。宜用独活、羌活、松节等分，用酒煮，空心服。

四、查《说文解字》活："水流声。从水昏声。"可见，活从水，故独活属水，可治疗水气等症。

◎ 附方：

《鸡峰普济方》：万金散，治丈夫妇人十种水气。川独活不以多少（汶上名医董反之云羌活一本而大者是也），上为细末，每服二钱，精肉四两，批大片，洗过，入药在内，麻线系定，银石器内河水煮令熟，令患人吃尽，小肠取下㳠糊之状。老人五七日再服，少壮三两日病愈止。

五、活的篆文有观点认为表示山间哗哗流淌的溪水，可比喻滔滔不绝的发言，故活有能说会道之义，方言中"挺能白活的"，即属此义，故独活可治疗中风不语、口噤不言者。同时，独活也可试用于自闭症、哑等疾病的治疗。

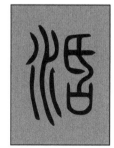

活（篆文）

◎ 附方：

1. 中风不语

《肘后备急方》：《经验后方》治中风不语。独活一两（锉），酒二升，煎一升，大豆五合，炒有声，将药酒热投，盖良久。温服三合，未差，再服。

《外台秘要》：《古今录验》疗风懿不能言，四肢不收，手足挛，独活汤方。独活四两，生姜六两，甘草（炙）、桂心、生葛根、芍药、栝楼各二两，上七味，㕮咀，以水五升，煮取三升，服一升，日三。忌海藻、菘菜、生葱。

2. 口噤不开

《卫生易简方》：治中风遍身冷，口噤不知人。用独活四两，好酒一升，煎取半升，分温服。

《备急千金要方》：治产后百日中风痉，口噤不开，并治血气痛，劳伤，补肾，独活紫汤方。独活一斤，大豆五升，酒一斗三升，上三味，先以酒渍独活再宿，若急，须微火煮之，令减三升，去滓，别熬大豆极焦，使烟出，以独活酒沃之，去豆。服一升，日三夜二。

《卫生易简方》：治中风口噤……用独活一两，渍酒一升，浸熬升半，以大豆五合，炒烟出，投酒中，名豆淋酒。饮三合，口噤者，灌之，日进三四服，自愈。

《肘后备急方·治中风诸急方第十九》：若口噤不开者……独活四两，桂二两，以酒水二升，煮取一升半。分为三服，开口与之。温卧，火炙，令取汗。

《全生指迷方》：若忽然牙关紧急，手足瘈疭，目直视，此风客血经，谓之风痉，脉紧大者，不可治，独活汤主之。独活半两（锉），荆芥穗一两，上以水三盏，煎荆芥汁至一大盏，再入独活煎一半，去滓，温服。凡用独活，紫色有成白子者。盖羌活极大而老者，是寻常所用。白色者，乃老宿前胡也，慎不可用。

3. 中风，舌不得转

《备急千金要方》：治凡风著人面，引口偏才耳，牙车急，舌不得转方。生地黄汁一升，竹沥一升，独活三两，上三味，合煎取一升，顿服之，即愈。

4. 产后中风

《外台秘要·产后风虚瘦损方四首》：《小品》疗产后中风，虚人不可服他药者，一物独活汤主之，及一物白鲜汤主之，亦可与独活合煮之。方：独活三两，以水三升煮，取一升分服，柰酒者，亦可酒水等煮之，用白鲜皮，亦依此法。

《杨氏家藏方》：独圣散，治产后一切中风，角弓反张，口噤涎潮。独活不以多少，上件为细末。每服二钱，豆淋酒调下。

《医心方》：《录验方》治产后中风，及余痛方。当归二两，独活四两，凡二物，以水八升，煮取三升，分服一升。

羌活（金、水）

羌活为伞形科植物羌活或宽叶羌活的干燥根茎及根，目前认为羌活与独活一样，主要功效为祛风湿，多用于痹病的治疗。那么，羌活还有其他什么功效呢？下面尝试用训诂的方法来破解"羌活"这个名字给我们的启示。

一、查《说文解字》羌："西戎牧羊人也。"羌的甲骨文代表以牧羊为生的古代西部民族，所以羌有西方之义，故推测羌活属金，可治疗折骨断筋。

◎ 附方：

《备急千金要方》：干地黄、当归、羌活、苦参各二分，上四味，治下筛。酒服方寸匕，日三。

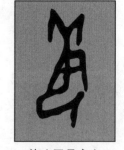

羌（甲骨文）

二、如前所述，羌活属金，故可治疗咳喘。

◎ 附方：

《苏沈良方》：羌活散，止咳逆。羌活、附子（炮）、茴香（微炒）各半两，木香、干姜（炮，去土）各一两，上每服二钱，水一盏，盐一捻，同煎一二十沸，带热服，一服止。

《世医得效方》：羌活附子汤，治吐利后，背寒，咳逆。羌活（去芦）、附子（炮，去皮脐）、茴香（炒）各半两，干姜（炮）、丁香各一两，上锉散。每服二钱，水一盏，盐少许，煎至七分，空心热服。

《圣济总录》：治咳嗽，不拘日近年深皆效，黑灵丸方。羌活（去芦头）、独活（去芦头）各一分，巴豆三十枚（不去皮），半夏三十枚（同入瓶子内，盐泥固济，炭火三斤煅过，取出，入前二味），上三味，捣罗为细末，炼蜜丸梧桐子大，每服一丸，以后马兜铃饮下之。马兜铃饮方：马兜铃半两，桂（去粗皮）一分，甜葶苈（微炒）半两，上三味，粗捣筛，每服一钱匕，水一盏，煎至八分，去滓服前丸药，其余饮，时时呷。

三、查《说文解字》活："水流声。从水昏声。"可见，活从水，故羌活属水，可治疗水气等症。

◎ 附方：

《普济本事方》：治水气。羌活（洗去土）、萝卜子各等分，上同炒香熟，去萝卜子不用，末之，温酒调下二钱，一日一服，二日二服，三日三服，取效。嘉兴主簿张昌时传方。

《世医得效方》：川活散，治水气肿。羌活、萝卜子（炒）各一两，上为末。用酒调下。

《奇方类编》：妊娠浮肿。羌活、萝卜子同炒香，只取羌活为末，每服二钱，温酒下。一日一服，二日二服，三日三服效。

四、活的篆文表示山间哗哗流淌的溪水，可比喻滔滔不绝的发言，故羌活可治疗中风不语、口噤不言者。

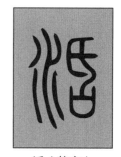

活（篆文）

◎ 附方：

《小品方》：治产后中风、语涩，四肢拘急方。羌活三两，为末，每服五钱，水、酒各半盏，煎去滓，温服。

《卫生易简方》：治产后中风，口噤顽麻，如角弓反张。用羌活、防风各二两，酒五升，渍一宿，以大豆一升炒烟生，乘热倾酒中搅动，闭半日。每取一盏，温服。

《外台秘要》：《广济》疗风失音不得语方。羌活十分，甘草（炙）、人参二分，荆沥、竹沥、生地黄汁各二升，大附子一枚（炮八分），上七味，切，诸药内三汁中，煎取一升六合，去滓，分温二服，未差，四五日更进一剂。

五、"活"字有灵活自如之义，故推测羌活可治疗手足四肢拘急、挛缩而不灵活或屈伸不得者。

◎ 附方：

1. 历节风

《华佗神方·华佗治历节风神方》：患此者，历节疼痛，不可忍，屈伸不得。由饮酒腠理汗出当风所致，亦有血气虚受风邪而得之者。宜用独活、羌活、松节等分，用酒煮，空心服。

2. 手足弯曲不能伸舒

《验方新编》：产后阴户肿痛或手足弯曲不能伸舒，此下体受风故也。用葱白加乳香同捣成饼敷之，一二日即愈。又方，羌活、防风各一两，煎汤熏洗，亦效。

泽漆（金、水）

下面尝试用训诂的方法来破解"泽漆"这个名字给我们的启示。

一、查《说文解字》泽："光润也，从水睪声。"查《说文解字》睪（yì）："目视也。从横目，从幸。令吏将目捕罪人也。"可见，泽通睪，从横目，有令吏将目捕罪人之义，故泽漆属金，可治疗咳喘。同时，漆通桼，桼的篆文表示从割开的漆树上向下滴的汁水，自上而下之象属金，故泽漆属金，可治疗咳喘。

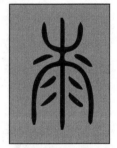

桼（篆文）

◎ 附方：

《金匮要略》：咳而脉浮者，厚朴麻黄汤主之。咳而脉沉者，泽漆汤主之。厚朴五两，麻黄四两，石膏如鸡子大，杏仁半升，半夏半升，干姜、细辛各二两，小麦一升，五味半升，上九味，以水一斗二升，先煮小麦熟，去滓，内诸药，煮取三升，温服一升，日三服。

《圣济总录》：治肺气喘急，坐卧不得，泽漆汤方。泽漆一两，桑根白皮（锉）、赤茯苓（去黑皮）各一两半，木通（锉）、陈橘皮（汤浸去白，焙）各三分，紫菀（去土）一两半，紫苏叶一两一分，甘草（炙）半两，大腹饼子三颗，上九味，锉如麻豆大，分六帖，每帖水三盏，入生姜一分，煎取二盏，去滓，分三服，一日尽。

二、如前所述，泽漆属金，故可治疗具有白虎之象的疟疾。正如《日华子本草》所言"止疟疾"，可惜未搜集到相关方剂。

三、如前所述，泽漆属金，又藏从徵，而徵的籀文表示手持武器，明取强夺，故藏具有金象，故泽漆可治疗癥坚。

◎ **附方：**

《肘后备急方·治卒心腹癥坚方第二十六》：治心下有物，大如杯，不得食者。葶苈二两（熬之），大黄二两，泽漆四两，捣，筛，蜜丸，和捣千杵，服如梧子大，二丸，日三服，稍加字，其有陷冰、赭鬼诸丸方，别在大方中。

《备急千金要方》：治癥坚，心下有物大如杯，不得食，食则腹满、心腹绞痛方。葶苈子、大黄各二两，泽漆四两，上三味，末之，别研葶苈为膏，下二味，捣五百杵，入蜜更捣千杵，服如梧子五九，不知加之，日三服。

四、如前所述，泽漆属金，故可通调水道而治疗水肿。同时，泽有"光润"之义，此与"水曰润下"之义相符，故泽漆属水，可治疗水肿、水饮内停等症。漆通桼，桼的篆文表示从割开的漆树上向下滴的汁水，自上而下之象属金，但涓滴而下的汁水为水象，故泽漆又属水，可治疗水肿等症。

◎ **附方：**

《肘后备急方》：治肿入腹苦满急害饮食方……鲤鱼一头（重五斤者，以水二斗，煮取斗半，去鱼），泽漆五两，茯苓三两，桑根白皮（切）三升，泽泻五两，又煮取四升，分四服，服之小便当利，渐消也。

《备急千金要方》：治膀胱石水，四肢瘦，腹肿方。桑白皮、榖白皮、泽漆叶各三升，大豆五升，防己、射干、白术各四两，上七味，㕮咀，以水一斗五升，煮取六升，去滓，内好酒三升，更煮取五升。每日二服，夜一服，余者，明日更服。

五、如前所述，泽，光润也，从睪，从横目，可见，泽通光，有光明之义，同时有目视之义，故推测泽漆有明目之功。正如《名医别录》所说："泽漆，味辛，无毒。利大小肠，明目，轻身。"

◎ **附方：**

《备急千金要方》：泽漆汤，治水气，通身洪肿，四肢无力，或从消渴，或从黄疸、支饮，内虚不足，营卫不通，气不消化，实皮肤中，喘息不安，腹中响响胀满，眼不得视方。泽漆根十两，鲤鱼五斤，赤小豆二升，生姜八两，茯苓三两，人参、麦门冬、甘草各二两，上八味，㕮咀，以水一斗七升，先煮鱼及豆，减七升，去之内药，煮取四升半，一服三合，日三，人弱服二合。再服，气下喘止，可至四合，晬时小便利，肿气减，或小溏下。若小便大利，还从一合始，大利便止。若无鲤鱼，鲖鱼亦可用。若水甚不得卧，卧不得转侧，加泽漆一斤；渴加栝楼根二两；咳嗽加紫菀二两、细辛一两、款冬花一合、桂三两，增鱼汁二升。

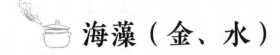

海藻（金、水）

海藻为马尾藻科植物海蒿子或羊栖菜的干燥藻体，以前多用来治疗瘿病。可惜，现在由于西医认为其含碘量大，所以在甲状腺功能亢进等瘿病的治疗中已经不太应用，这也导致海藻的应用范围急剧缩小。那么，海藻还有其他哪些功效呢？下面尝试用训诂的方法来破解"海藻"这个名字给我们的启示。

一、藻从喿，查《说文解字》喿："鸟群鸣也，从品在木上。"可见，喿有群集、聚集、敛聚、收敛之象，故海藻属金，可治疗咳嗽上气等症。

◎ 附方：

《备急千金要方》：治咳逆上气方。蜀椒、桂心、海蛤各四分，昆布、海藻、干姜、细辛各六分，麦门冬十分，上八味，为末，蜜丸如梧子大。饮服十九，加至二十九，日三服。有人风虚中冷，胸中满，上气，喉中如吹管声，吸吸气上欲咳，服此方得差。

《外台秘要》：又疗三十年咳，气奔上欲死，医所不疗，海藻丸，褚仲堪方。海藻三分，麦门冬五分（去心），昆布、干姜、细辛、文蛤、桂心、蜀椒（汗）各二分，上八味，捣筛，蜜和，服如杏仁许，夜卧一丸，着舌上，稍稍咽汁尽，更着一丸。忌生葱、生菜等。

《备急千金要方》：海藻橘皮丸，治风虚支满，膀胱虚冷，气上冲肺息奔，令咽喉气闷往来，下气方。海藻、橘皮各三分，杏仁、茯苓各二分，人参、吴茱萸、白术、葶苈各一两，桑根白皮、枣肉、昆布各二两，芍药、桂心各五分，白前三分，苏子五合，上十五味，末之，蜜丸。饮服如梧子大十九，日二，加至十五丸，以小便利为度。

二、如前所述，海藻属金，故可通调水道而治疗水肿。又查《说文解字》藻："水草也。从草从水，巢声。《诗》曰：'于以采藻？'"查《说文解字》海："天池也，以纳百川者。从水每声。"可见，海与藻字皆从水，故海藻又属水，可治疗水肿。

◎ 附方：

《千金翼方》：治水肿方。……又方，葶苈五两（熬），牵牛子、泽泻、昆布（洗）、海藻（洗）、猪苓（去皮）各三两，上六味，末之，炼蜜和丸如梧子大，饮服十五丸，日三。

《外台秘要》：《古今录验》泽漆汤，疗寒热当风，饮多暴肿身如吹，脉浮数者方。泽漆二两（炙），知母二两，海藻二两，茯苓二两，丹参三两，秦艽二两，木防己二两，猪苓二两（去皮），大黄三两，通草二两，青木香二两，上十一味，切，以水九升，煮取三升，分三服。忌酢物。

《备急千金要方》：治大腹水肿，气息不通，命在旦夕者方。牛黄二分，昆布、海藻各十分，牵牛子、桂心各八分，葶苈子六分，椒目三分，上七味，末之，别捣葶苈如膏，合和丸之如梧子，饮十九，日二，稍加，小便利为度，大良。贞观九年，汉阳王患水，医所不治，余处此方，日夜尿一二斗，五六日即差。

三、如前所述，海藻属金，有群集、聚集、敛聚、收敛、收缩之象，故可治疗瘿瘤、瘰疬、赘肉等增生性疾病。

◎ 附方：

1. 瘿瘤

《外台秘要》：《肘后》疗颈下卒结，囊渐大欲成瘿，海藻酒方。海藻一斤（去咸），清酒二升，上二味，以绢袋盛海藻酒渍，春夏二日，一服二合，稍稍含咽之，日三，酒尽更以酒二升渍，饮之如前。滓曝干末服方寸匕，日三。尽，更作三剂佳。

《外台秘要·瘿病方一十八首》：昆布、海藻等分，末之，蜜丸，含如杏核大，含稍稍咽汁，日四五。

《医心方》：《效验方》治瘿，昆布丸方。昆布二分，松萝二分，海藻五分，凡三物，治合下筛，以白蜜丸如李子，含咀嚼咽其汁，日三夜二。

《严氏济生方》：昆布丸，治一切瘿瘤，不问新久。昆布一两（洗），海藻一两（洗），小麦一两（好醋煮干），上三味，为细末，炼蜜为丸，如杏核大。每服一丸，食后噙咽。

《验方新编》：消瘿五海饮。海带、海藻、昆布、海蛤、海螵蛸各五钱，煎汤当茶饮，甚效。

《小品方》：昆布丸方。昆布八两（炙），海藻七两（洗，炙），小麦一升（熬），海蛤五两，松萝四两，连翘二两，白头翁二两，上七物，捣下筛，和蜜丸如梧子。服十九，日三，稍加三十九。

《种福堂公选良方》：治瘿气久不消。海带、海藻、贝母、青皮、陈皮各等分，上共为末，蜜丸如弹子大。食后噙一丸。

2. 头上瘿瘤

《奇方类编》：不疼不痛，俱是痰结。川黄柏（细末）一两，海藻（细末）一两，二味和匀收贮。每用五分，放手心上，以舌舔之。一日三五次即消。

3. 瘰疬

《外台秘要》：《肘后》疗颈下生疮，瘰疬如梅李，宜使消之方。海藻一斤（洗），上一味，以酒三升，渍数日，稍稍饮之。

《外台秘要》：文仲疗瘰疬方……昆布四分，海藻四分，上二味，各洗去咸，捣末，蜜和丸如杏核许大，含之，日三度，良差。

4. 身上生赘肉

《是斋百一选方》：彭知录若讷云，以海藻为末敷，仍煎海藻酒，服之即去。

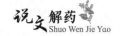

四、如前所述，海藻属金，而金具有破败、衰败、破裂之象，所以海藻可治疗疝气等具有破裂、缺损之象的疾病。

◎ 附方：

《奇效良方》：治疝胀及小肠气。上为香附，不拘多少为末，每用酒一盏，入海藻一钱，煎至半盏，先捞海藻嚼细，用煎酒调香附末二钱服。一方以海藻为末，以热酒调尤妙，甚者，灌之。

《华佗神方·华佗治癫疝神方》：本症发生时，阴囊肿縋，如升如斗，不痒不痛。得之地气卑湿所生。故江淮之间，湫溏之处，多感此疾。治用香附二钱，海藻一钱，先香附为末，海藻煎酒，空心调下，并食海藻。

五、如前所述，海藻属金。又查《说文解字》瘀："积血也，从疒於声。"可见，瘀为积血之义，即积聚、聚集、敛聚、聚合之血，故瘀血有秋金之象，推测海藻可治疗瘀血引起的闭经等症。

◎ 附方：

《备急千金要方》：治妇人从小至大月经未尝来，颜色萎黄，气力衰少，饮食无味，黄芩牡丹汤方。黄芩、牡丹、桃仁、瞿麦、芎劳各二两，芍药、枳实、射干、海藻、大黄各三两，虻虫七十枚，水蛭五十枚，蛴螬十枚，上十三味，咬咀，以水一斗，煮取三升，分三服。服两剂后，灸乳下一寸黑圆际各五十壮。

《备急千金要方》：治妇人女子诸病后，月经闭绝不通，及从小来不通，并新产后瘀血不消，服诸汤利血后，余瘀未平，宜服之，取平复方。牡丹三两，芍药、玄参、桃仁、当归、桂心各二两，虻虫、水蛭各五十枚，蛴螬三十枚，瞿麦、芎劳、海藻各一两，上十二味，为末，蜜和丸如梧子大。酒下十五丸，加至二十九。血盛者，作散，服方寸匕，腹中当转如沸，血自化成水去；如小便赤少，除桂心，用地肤子一两。

《备急千金要方》：治月经不通六七年，或肿满气逆，腹胀瘕痛，宜服此，数有神验大虻虫丸方。虻虫四百枚，蛴螬一升，干地黄、牡丹、干漆、芍药、牛膝、土瓜根、桂心各四两，吴茱萸、桃仁、黄芩、牡蒙各三两，茯苓、海藻各五两，水蛭三百枚，芒硝一两，人参一两半，葶苈五合，上十九味，为末，蜜和丸如梧子大。每日空心酒下七丸，不知加之，日三服。

 # 禹余粮（金、水、火）

《伤寒论》中有关禹余粮的方剂太少，而且残缺不全。禹余粮的主要功效是什么呢？精研伤寒的历代医家只留下"下焦有病人难会，须用余粮赤石脂"这么一句古训，但这里的下焦之病，究竟指的是哪些疾病呢？下面尝试通过训诂的方法来破解"禹余粮"这个名字给我们的启示。

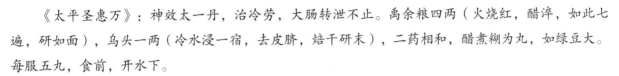

一、查禹字的金文表示用一只手或两只手抓捕住一条头部呈三角形的毒蛇，有抓捕、拘捕、捕取、收捕之义，故禹余粮属金，而金有罅隙、裂隙、破裂、破败之象，可治疗崩漏、下利等因有罅隙而漏下者。

禹（金文）

◎ 附方：

1. 下利

《伤寒论》：治伤寒服汤药，下利不止，心下痞硬，服泻心汤已，复以他药下之，利不止；医以理中与之，利益甚。理中者，理中焦，此利在下焦，赤石脂禹余粮汤主之。赤石脂一斤（碎），太一禹余粮一斤（碎），上二味，以水六升，煮取二升，去滓，分温三服。

《太平圣惠万》：神效太一丹，治冷劳，大肠转泄不止。禹余粮四两（火烧红，醋淬，如此七遍，研如面），乌头一两（冷水浸一宿，去皮脐，焙干研末），二药相和，醋煮糊为丸，如绿豆大。每服五丸，食前，开水下。

《外台秘要》：《广济》疗血痢，黄连丸方。黄连、白龙骨（炙）、禹余粮、伏龙肝各八分，代赭石（研）、干姜各六分，上六味捣筛，蜜和丸饮服三十九如梧子，渐加至四十九，差止。

2. 崩中漏下

《外台秘要》：文仲疗妇人崩中漏下，去青黄赤白，使人无子方。禹余粮（研）、赤石脂（研）、牡蛎（熬、研）、桂心、乌贼鱼骨、灶下黄土各等分，上六味为散，以清酒服方寸匕，日二服。忌生葱。

《种福堂公选良方》：治妇人女子带下虚脱症极效方。芡实粉二两，白茯苓二两，赤石脂一两煅，牡蛎一两（醋煅），禹余粮一两（煅），牛角腮一两（炙黄），共为末，好醋一杯，拌和前药晒干，再捣末打糊为丸。每服二钱。

二、余有余润之义，与"水曰润下"之义相符，故禹余粮属水，可治疗水气、不孕等症。

◎ 附方：

1. 水气

《普济本事方》：《万金方》治十种水气。禹余粮三两，针砂五两（须是真者，市中所卖，多杂砂铁屑，最宜拣择。先用水淘洗极净，控去水，更以铫子盛炒干，方同禹余粮一处用酸醋三升，就铫子内煮，醋干为度，却并铫子入一秤炭火中烧二物，铫子炭火，一般通赤，净扫砖地，倾药地上候冷，一处研至无声，须极细如粉止），蛇黄三两（大者，用新铁铫子盛入一秤炭火中烧，蛇黄铫子炭火，一般通赤，铁钳取铫子，便倾蛇黄入酸米醋二升中，候冷取出，研至无声，须极细如粉止）。治水多是转下冷药，惟此方以三物为主，既非大戟、甘遂、葶苈、芫花之比，又能量人虚实老壮，入下项药十六味以扶养之，所以至老极虚之人皆可服。木香（锉，炒）、肉豆蔻（面裹，炮）、当归（去芦，洗，锉，用酒浸一宿）、白茯苓、羌活（锉，略炒）、川芎（略炒）、白蒺藜（炒去角）、官桂（去粗皮，不见火）、京三棱（炮）、干姜（炮）、白术、土茴香（略炒）、青橘皮（去穰，炒）、附子（炮，去皮脐）、牛膝（去苗，酒浸一宿，焙）、蓬莪术（炮），以上各半两（虚人、老人全用半两，气血壮实者减之，更全在斟酌），入前三物内，上拌极匀，以汤浸蒸饼，抹去水，和药再捣极匀，圆如梧桐子大。空心食前温酒或白汤下三五十粒。惟忌盐三月日，虽毫末许不得入口，若无以为口味，即水病去后，且以醋少许调和饮食可也。仙居湛新道人传此方，病者不能忌盐，不若勿服，徒劳无功，果欲去病，杜死求生，须依此去盐，至诚服之，并不动脏腑，只于小便内旋去水。病初去，每日须服此药一两，兼以温补脾元气血药调理，自然向安。此方见当涂《杨氏家藏方》及《夷陵集验方》，谓之禹余粮圆。禹余粮即石中黄，名异而方实同，但少白术一味。然当用之，岳州都监李松年病水气，通判陈君子诉以是与之，不终剂而疾愈。

2. 不孕症

《卫生易简方》：治冲任虚损，下焦久冷，月事不调，不成孕育，崩漏带下。用生硫黄六两，禹余粮九两（醋淬），赤石脂（煅红）、附子（炮去皮脐）、海螵蛸（去壳）各三两为末，醋糊丸如桐子大。每服三十九，空心温酒、醋汤任下。

三、查《说文解字》余之繁体字餘："饶也，从食余声。"可见，余通饶，有丰厚、丰盛、富余之义，禹余粮炮制后色转为赤，故禹余粮属火，可入心入血而活血，治疗少腹痛和小腹痛。

◎ 附方：

《卫生易简方》：治肠气痛，妇人少腹痛。禹余粮为末，每米饮服二钱，日二服。

《卫生易简方》：治妇人小腹痛，面青或黄或赤或黑不能喘息……用禹余粮，为末，每服二钱匕，米饮调下，日二三服，极效。

四、查《说文解字》粮："谷也，从米量声。"可见，粮通谷，故禹余粮属土，可补脾，并可补充人体之谷气从而补治疗脱力劳伤。

◎ 附方：

1. 脾虚证

《千金翼方》：主不欲食，留腹中，或上或下，烦闷，得食辄呕欲吐，吐已即胀满不消，噫腥臭发热，四肢肿而苦下体重，不能自胜，补脾汤。麻子仁三合，禹余粮二两，桑根白皮一斤，大枣一百枚（擘），黄连、干姜、白术、甘草（炙）各三两，上八味，咬咀，以水一斗煮取半，去滓，得二升九合，日一服，三日令尽，老小任意加减。

2. 脱力劳伤

《种福堂公选良方》：余粮丸，治脱力劳伤。皂矾八两（用红醋二茶杯煅至通红色，放地上出火毒），余粮石四两（醋煅七次），砂仁四钱（姜汁炒），白豆蔻三钱，枳壳四钱（炒），厚朴四钱（炒），真广皮三钱，干漆一两（炒到烟尽），白芷二钱，川贝母二钱，铁梗茵陈五钱（不见火），海金沙一钱，益母花五钱，广木香二钱，地骨皮二钱，上各为末，煮黑枣为丸。缓症朝服七分，夜服八分；重症每服一二钱，好酒下。此方不独治肿胀，如妇女干血痨，产后朝凉暮热，男妇反胃噎膈腹痛，小儿吃泥土生米等物，及积年虚黄脱力黄疸等症。极重者，服至六两痊愈，孕妇忌服。服此药者，忌河豚，终身忌荞麦。又方，禹粮石四两（醋煅），皂矾四两（浮麦煅红透），生地二两（醋炒），熟地二两（酒煮），当归一两（酒炒），贝母（去心）一两，红花五钱，香附（童便浸炒）二两，生木香一两，陈香橼（炒）二两，白术（土炒）一两，茵陈、杜仲（盐水炒）、砂仁（去衣）、蔻仁（炒）、白芷（炒）、川牛膝（酒炒）、川椒（焙）、陈皮（炒）、陈松萝、百草霜（炒）、枳壳各一两，豨莶草（酒拌晒）、益母花各二两，上共为末，枣肉二斤，丸桐子大。朝服七分，暮服八分，陈酒送下。忌荞麦、诸豆、面食、鱼腥、萱花、糟物、瓜茄、生冷。产后去皂矾。

大戟（金、水、火）

《诗经·无衣》："岂曰无衣？与子同袍。王于兴师，修我戈矛。与子同仇！岂曰无衣？与子同泽。王于兴师，修我矛戟。与子偕作！岂曰无衣？与子同裳。王于兴师，修我甲兵。与子偕行！"可见，戈矛、矛戟都是古代作战的兵器，都属金。那么，大戟是不是也属金呢？下面尝试破解"大戟"这个名字给我们的启示。

一、大字的甲骨文像张开双臂、双腿而顶天立地的成年人，查《康熙字典》成："又《释名》成，盛也。"与小儿、老人相比，成年人有盛大、高大、丰盛、充盛、充实、充满、丰隆、胀满之象，此与"夏三月，此谓蕃秀"之义相符，故大戟属火，推测其可治疗大热、水肿、臌胀、妇人阴中肿痛等具有充盛、肿胀、胀满之象者。

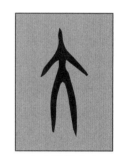

大（甲骨文）

◎ 附方：

1. 中风发热

《备急千金要方》：治中风发热，大戟洗汤方。大戟、苦参上二味，等分，末之，以药半升，白酢浆一斗，煮三沸，适寒温洗之，从上下寒乃止，立差。小儿三指撮，浆水四升煮，洗之。

2. 水肿

《验方新编》：大戟枣，治水肿腹大，遍身浮肿。红枣三斤，红芽大戟一斤，用水共煮一日一夜，煮干去大戟，将红枣晒干食之，立消。

《仁术便览》：十枣丸，治水气浮肿，上气喘急，大小便不通。甘遂、大戟、芫花（醋炒），上为末，枣煮熟去皮核，为丸。每四十九，清晨热汤下，利黄水为度，未利再服。

3. 水蛊

《肘后备急方》：附方李绛《兵部手集》方，疗水病，无问年月深浅，虽复脉恶，亦主之。大戟、当归、橘皮各一大两，切，以水一大升，煮取七合，顿服，利水二三斗，勿怪。至重，不过，再服，便差，禁毒食一年，水下后更服，永不作。此方出张尚客。

4. 妇人阴中肿痛

《外台秘要》：《经心录》疗妇人阴中肿痛不可近者，汤洗方。防风三两，大戟二两，艾五两，上三味切，以水一斗，煮取五升，温洗阴中，日可三度良。

《急救广生集》：妇人子户肿胀坠痛及两拗疼痛，谓之疝疬，乃肝心二经火盛，湿热下流所致。用防风三钱、大戟一钱、蕲艾一团，熬汤熏洗。更以枳实、广皮各等分，为末，炒热腾之，其肿自消，而痛自定也。

二、戟的金文代表矛与戈合体而成的一种武器，故大戟属金，可治疗咳喘等症。同时，查《说文解字注》戟（jǐ，戟）："戟为句兵。"可见，戟为句兵，而句有曲折、屈服、收敛之义，故大戟属金，有肃杀之象，可治疗咳喘等症。

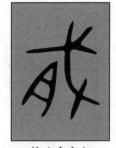

戟（金文）

◎ 附方：

1. 久咳逆

《备急千金要方》：夫有支饮家，咳烦胸中痛者，不卒死，至一百日、一岁，可与十枣汤方。甘遂、大戟、芫花各等分，上三味，捣为末，以水一斗五合，煮大枣十枚，取八合，去滓，内药末。强人一钱匕，羸人半钱，顿服之，平旦服。而不下者，明旦更加药半钱，下后自补养。咳而引胁下痛者，亦十枣汤主之，用前方。

《肘后备急方》：《深师方》疗久咳逆上气，体肿短气胀满，昼夜倚壁不得卧，常作水鸡声者，白前汤主之。白前二两，紫菀、半夏（洗）各三两，大戟七合（切），四物以水一斗，渍一宿，明日煮取三升，分三服。禁食羊肉、饧，大佳。

2. 痰饮

《奇效良方》：治痰饮停积胸膈，或结为块，喘满不安，痛连胸胁，走注不定，决不可误作风痛瘫痪等证治之。甘遂（去心）、紫大戟（去皮）、白芥子（真者）各等分，上为细末，水煮面糊和丸，如梧桐子大，晒干。每服三十丸，临睡用淡生姜汤或熟水送下，以下痰饮为愈。

三、如前所述，大戟属金，故可治疗白虎历节风。

◎ 附方：

《奇效良方》：治白虎历节风痛者，状如虎咬骨节惊疼。白芥子、大戟、木鳖子、甘遂、乳香、川乌，上各等分，为细末，水糊为丸，如梧桐子大。每服七八十丸，酒下。

四、如前所述，戟为句兵，查《说文解字》句（gōu）："曲也。从口丩声。凡句之属皆从句。"可见，句通丩，有纠结、纠缠、缠绕、交结、卷曲之象，故大戟属金，可治疗关节纠结、卷曲、疼痛等症。

◎ 附方：

1. 缩脚疽

《华佗神方·华佗治缩脚疽神方》：生于大腿外侧，以大戟、甘遂研末，用白蜜调敷。内服用熟地一两，鹿角胶三钱，肉桂一钱，甘草一钱，麻黄五分，炮姜五分，水煎服，四五剂可愈，不可开刀，若开刀则必成缩脚。

2. 臂痛

《世医得效方》控涎丹：凡人忽患胸背、手脚、腰胯隐痛不可忍，连筋骨牵引钓痛，坐卧不宁，时时走易不定。俗医不晓，谓之走注，便用风药及针灸，皆无益。又是风毒结聚，欲为痛疽，乱以药贴，亦非也。此乃是痰涎伏在心膈上下，变为此疾。或令人头痛不可举，或神意昏倦多睡，或饮食无味，痰唾稠黏，夜间喉中如锯声，多流唾涎，手脚重，腿冷痹，气脉不通，误认为瘫痪，亦非也。凡有此疾，但以是药，不过数服，其疾如失。甘遂（去心）、紫大戟（去皮），白芥子（真者）各等分，上为末，煮糊丸如梧子大，晒干。食后临睡，姜汤或热水下五七丸至十丸，如疾猛气实，加丸数不妨。

五、如前所述，大戟属金，有返回、回转、旋转、周旋之义，故可通调水道而治疗脚肿等症。同时，戟为句兵，而句通丩，通纠，有纠合、交合、会合、聚合、闭合之义，此与"冬三月，此谓闭藏"之义相符，故大戟属水，可治疗脚肿等症。

◎ 附方：

1. 瘾疹、风毒、脚肿

《卫生易简方》：并用大戟煮水热淋，日再，三日愈。

2. 大小便不通

《千金翼方》：当归三斤，大戟一斤，牛膝三斤，上三味，切，以水五升，煮取二升，以大豆五升，煎令汁尽，豆干，初服三枚，以通为度。

泽泻（水、火、金）

《诗经·汾沮洳》："彼汾沮洳，言采其莫。彼其之子，美无度。美无度，殊异乎公路！彼汾一方，言采其桑。彼其之子，美如英。美如英，殊异乎公行！彼汾一曲，言采其藚。彼其之子，美如玉。美如玉，殊异乎公族！"这里的藚即泽泻。

《诗经·竹竿》："淇水滺滺，桧楫松舟。驾言出游，以写我忧。"这里的"写"即泻，有抒发、抒泻、排解之义。那么，泽泻有没有排解忧思的作用呢？下面尝试用训诂的方法来破解"泽泻"这个名字给我们的启示。

一、查《说文解字》泽的繁体字澤："光润也，从水睪声。"可见，泽有光润之义，正如《神农本草经》所说的泽泻久服可使人"面生光"，可惜未搜集到相关的方剂。

二、如前所述，泽有光润、光明、明亮之义，此与"火曰炎上"之义相符，故泽泻属火，有明目去翳之功。同时，澤（泽）从睪（yì），查《说文解字》睪："目视也。从横目，从幸。令吏将目捕罪人也。"可见，睪为司视之义，故泽泻有明目去翳之功。需要注意的是，这与《名医别录》所记载的"扁鹊云（泽泻）'多服病人眼'"相左，因此这个问题还有待进一步研究。

◎ 附方：

《圣济总录》：治肝肺实热，目生白翳，羚羊角汤方。羚羊角（镑）、葳蕤、木通（锉）各一两半，甘菊花、泽泻、大黄（锉、炒）各一两，上六味，粗捣筛。每服五钱匕，水一盏半，煎至七分，去滓，入芒硝一钱匕，空心临卧温服。

《太平圣惠方》：治眼赤肿痛并白翳者，肝肺热毒，宜服此方。羚羊角屑、葳蕤、甘菊花、泽泻、川大黄（锉碎、微炒）、木通（锉）各一两，上件药捣筛为散。每服三钱至四钱，水一中盏，煎至六分，去滓，每于食后温服。

《太平圣惠方》：治眼卒生白翳膜，宜服羚羊角散方。羚羊角屑半两，泽泻半两，甘菊花一两，葳蕤半两，菟丝子半两酒浸三日，曝干，别捣为末，上件药捣粗罗为散。每服三钱，以水一中盏，煎至六分，去滓，不计时候温服。

三、如前所述，泽从睪，"从横目"，有"令吏将目捕罪人"之义，故泽泻属金，推测可治疗咳嗽。

◎ 附方：

《伤寒论》：少阴病，下利六七日，咳而呕渴，心烦，不得眠，猪苓汤主之。猪苓（去皮）、茯苓、阿胶、泽泻、滑石各一两，上五味，以水四升，先煮四物，取二升，去滓，内阿胶烊尽。温服七合，日三服。

四、如前所述，泽泻属金，而金有破裂、破损、缺损之象，故推测泽泻可治疗因腹壁缺损而引起的疝气。

◎ 附方：

《卫生易简方》：治久逆小腹疝气，脐下疼痛，外肾偏坠肿硬，阴间湿痒，撮成疮癣，用吴茱萸一斤分作四份，以童便、酒、醋、汤各另分浸一宿，焙干，泽泻（净）二两，共为末，酒糊丸如桐子大。每服五十丸，温酒、盐汤任下。

五、查《康熙字典》泽："《风俗通·山泽篇》水草交厝，名之为泽。泽者，言其润泽万物，以阜民用也。"可见，泽有润泽万物之义，故泽泻可治疗真水将近枯竭所引起的消渴。

◎ 附方：

《金匮要略》：男子消渴，小便反多，以饮一斗，小便亦一斗，肾气丸主之。干地黄八两，薯蓣四两，山茱萸四两，泽泻三两，茯苓三两，牡丹皮三两，桂枝、附子（炮）各一两，上八味，末之，炼蜜和丸梧子大，酒下十五丸，加至二十五丸，日再服。

《备急千金要方·消渴第一》：治消渴阴脉绝，胃反而吐食方。茯苓八两，泽泻四两，白术、生姜、桂心各三两，甘草一两，上六味，㕮咀，以水一斗，煮小麦三升，取三升，去麦下药，煮取二升半，服八合，日再服。

《金匮要略》：胃反，吐而渴欲饮水者，茯苓泽泻汤主之。茯苓泽泻汤方：茯苓半斤，泽泻四两，甘草二两，桂枝二两，白术三两，生姜四两，上六味，以水一斗，煮取三升，内泽泻，再煮取二升半，温服八合，日三服。

六、如前所述，泽有"光润"之义，此与"水曰润下"之义相符，故泽泻属水，可治疗水肿、水泻、水饮内停等症。同时，泻通写，查《康熙字典》写："又泄也。《周礼·地官》稻人掌稼下地，以浍写水。"可见，泻通泄，有泄水之义，故泽泻属水，可治疗水肿、水饮内停等症。

◎ 附方：

1. 大腹水

《肘后备急方·治卒大腹水水病方第二十五》：治心下有水。白术三两，泽泻五两，锉，以水三升，煎取一升半，分服。

2. 支饮

《金匮要略》：心下有支饮，其人苦冒眩，泽泻汤主之。泽泻五两，白术二两，上二味，以水二升，煮取一升，分温再服。

《外台秘要》：《深师》疗心下有支饮，其人喜眩（一作苦冒），泽泻汤方。白术二两，泽泻五两，上二味，切，以水二升，煮取一升，又以水一升，煮取五合，合此二汁，分为再服。忌桃李、雀肉等。

3. 水肿

《肘后备急方·治卒身面肿满方第二十四》：鲤鱼一头（重五斤者，以水二斗，煮取斗半，去鱼），泽漆五两，茯苓三两，桑根白皮切三升，泽泻五两，又煮取四升，分四服，服之小便当利，渐消也。

4. 腰脊膝脚浮肿不遂

《外台秘要》：《千金翼》温肾汤，主腰脊膝脚浮肿不遂方。茯苓、干姜、泽泻各二两，桂心三两，上四味，切，以水六升，煮取二升，分为三服。忌酢物、生葱。

5. 瘦人脐下有悸，吐涎沫而癫眩

《金匮要略》：假令瘦人脐下有悸，吐涎沫而癫眩，此水也，五苓散主之。泽泻一两一分，猪苓三分（去皮），茯苓三分，白术三分，桂枝二分（去皮），上五味，为末，白饮服方寸匕，日三服，多服暖水，汗出愈。

6. 伤寒水饮内停

《伤寒论》：太阳病，发汗后，大汗出，胃中干，烦躁不得眠，欲得饮水者，少少与饮之，令胃气和则愈。若脉浮，小便不利，微热消渴者，属五苓散。猪苓十八铢（去皮），泽泻一两六铢，白术十八铢，茯苓十八铢，桂枝半两（去皮），上五味，捣为散，以白饮和服方寸匕，日三服。多饮暖水，汗出愈。

《伤寒论》：病在阳，应以汗解之，反以冷水潠之，若灌之，其热被劫不得去，弥更益烦，肉上粟起，意欲饮水，反不渴者，服文蛤散。若不差者，与五苓散。猪苓十八铢（去黑皮），白术十八铢，泽泻一两六铢，茯苓十八铢，桂枝半两（去皮），上五味为散，更以白中治之，白饮和方寸匕服之，日三服。多饮暖水，汗出愈。

《伤寒论》：霍乱，头痛发热，身疼痛，热多欲饮水者，五苓散主之。猪苓（去皮）、白术、茯苓各十八铢，桂枝半两（去皮），泽泻一两六铢，上五味，为散，更治之，白饮和服方寸匕，日三服。多饮暖水，汗出愈。

《伤寒论》：若脉浮发热，渴欲饮水，小便不利者，猪苓汤主之。猪苓（去皮）、茯苓、泽泻、阿胶、滑石（碎）各一两，上五味，以水四升，先煮四味，取二升，去滓，内阿胶烊消，温服七合，日三服。

《伤寒论》：少阴病，下利六七日。咳而呕渴，心烦不得眠者，猪苓汤主之。猪苓（去皮）、茯苓、阿胶、泽泻、滑石各一两，上五味，以水四升，先煮四物，取二升，去滓，内阿胶烊尽，温服七合，日三服。

7. 肾间有水气，腰脊疼痛，腹背拘急绞痛

《千金翼方》：茯苓、白术、泽泻、干姜各四两，上四味，㕮咀，以水八升，煮取三升，分三服。

七、泻从写，而写的金文表示燕子从屋顶的巢里向下排泄、倾泻、喷射粪便，而鸟类的粪便基本都是稀溏的，所以泽泻可治疗水泻。

◎ 附方：

《回生集》：立止水泻方。车前子一钱，泽泻一钱，厚朴一钱二分（姜汁炒），共为细末，热水调，服即愈。

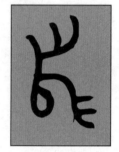

写（金文）

八、查《康熙字典》泻："又吐泻也。《释名》扬豫以东，以吐为泻。"故泻有吐的意思，推测泽泻也可以治疗呕吐等症。

◎ 附方：

《普济本事方·翻胃呕吐霍乱》：白术散，食后多吐，欲作翻胃。泽泻、白术、茯苓（去皮）各等分，上为细末，每服一钱，汤调温服。

九、泻从写，查《说文解字注》写："《小雅》曰，我心写兮。传云，输写其心也。按凡倾吐曰写，故作字作画皆曰写。俗作泻者，写之俗字。《周礼》以浍写水，不作泻。写之则安矣。"可见，写有倾吐、抒泻、宣泄、排解心中忧恨之义，故推测泽泻可治疗需要强烈向人倾吐、倾诉者，且其倾吐的内容、表情、动作一般过于夸张。

同时，查《康熙字典》忧："又人忧则头低垂。《礼·曲礼》下于带则忧。《注》忧则低也……《说文》从心从页。页，首也，心忧则发白。"故推测泽泻或许可使得忧思、忧愁、忧恨等不良情绪得以排解，从而治疗头发变白、经常低头沉思、心胸悒郁等症。

◎ 附方：

1. 精彩言语不与人相主当

《备急千金要方·发汗散第四》：五苓散，主时行热病，但狂言，烦躁不安，精彩言语不与人相主当者方。猪苓、白术、茯苓各十八铢，桂心十二铢，泽泻三十铢，上五味，治下筛。水服方寸匕，日三。多饮水，汗出即愈。

2. 发白及秃落

《外台秘要》：《深师》疗发白及秃落，茯苓术散方。白术一斤，茯苓、泽泻、猪苓各四两，桂心半斤，上五味，捣散，服一刀圭，日三，食后服之。三十日发黑。

茯苓（水、金）

下面尝试用训诂的方法来破解"茯苓"这个名字给我们的启示。

一、茯通伏，查《说文解字注》伏："司也。司者，臣司事于外者也。司今之伺字。凡有所司者，必专守之。伏伺即服事也，引申之为俯伏，又引申之为隐伏。"查《康熙字典》蛰："《尔雅·释诂》蛰，静也。《疏》藏伏静处也。"可见，伏引申为俯伏、蛰伏之义，即安静、静止之义，此与"冬三月，此谓闭藏"之义相符，故茯苓属水，可治疗烦躁不安、不得静默者，即《药性论》所言"善安心神"，由此推测茯苓可试用于焦虑症的治疗。

◎ 附方：

1. 烦躁

《伤寒论》：发汗，若下之，病仍不解，烦躁者，茯苓四逆汤主之。茯苓四两，人参一两，附子一枚（生用，去皮，破八片），甘草二两（炙），干姜一两半，上五味，以水五升，煮取三升，去滓，温服七合，日二服。

2. 烦躁不安，精彩言语不与人相主当

《备急千金要方·发汗散第四》：五苓散，主时行热病，但狂言，烦躁不安，精彩言语不与人相当者方。猪苓、白术、茯苓各十八铢，桂心十二铢，泽泻三十铢，上五味，治下筛。水服方寸匕，日三。多饮水，汗出即愈。

3. 虚烦

《肘后备急方》：又差复虚烦不得眠。眼中痛疼懊恼……千里流水一石，扬之万度，二斗半，半夏二两，洗之，秫米一斗，茯苓四两，合煮得五升，分五服。

《金匮要略》：虚劳虚烦不得眠，酸枣仁汤主之。酸枣仁二升，甘草一两，知母二两，茯苓二两，川芎二两，上五味，以水八升，煮酸枣仁，得六升，内诸药，煮取三升，分温三服。

二、苓通令，从亼（jí），查《说文解字》亼："三合也，从入、一，象三合之形。凡亼之属皆

从厶。读若集。"可见，厶通合，有集合、合口、闭合之义，故茯苓属金属水，可治疗不得眠一症。

如前所述，茯通伏，引申为俯伏、臣服、隐伏、隐藏之义，故茯苓属金属水，可治疗阳气显露在外而不伏藏于内所引起的失眠。

又查《说文解字》眠之本字瞑："翕目也，从目、冥，冥亦声。"查《说文解字》翕："起也。《释诂》《毛传》皆云，翕，合也。许云起也者，但言合则不见起。言起而合在其中矣。翕从合者，鸟将起必敛翼也。"可见，瞑为闭合眼睛睡觉之义。

◎ 附方：

《千金翼方》：主伤寒及吐下后，心烦乏气，不得眠，酸枣汤方。酸枣仁四升，麦门冬一升（去心），干姜、芎䓖、茯苓、知母、甘草各二两（炙），上七味，咬咀，以水一斗二升，煮枣仁，取一斗，去之，内诸药，煮取三升，分三服。

《外台秘要》：《深师》小酸枣汤，疗虚劳不得眠，烦不可宁者方。酸枣仁二升，知母二两，生姜二两，甘草一两（炙），茯苓二两，芎䓖二两，上六味，切，以水一斗，煮酸枣仁，减三升，内药，煮取三升，分三服。一方加桂二两。

《伤寒论》：太阳病，发汗后，大汗出，胃中干，烦躁不得眠，欲得饮水者，少少与饮之，令胃气和则愈。若脉浮，小便不利，微热消渴者，五苓散主之。猪苓十八铢（去皮），泽泻一两六铢，白术十八铢，茯苓十八铢，桂枝半两（去皮），上五味，捣为散，以白饮和服方寸匕，日三服。多饮暖水，汗出愈。如法将息。

三、如前所述，茯通伏，引申为俯伏、臣服、隐伏、隐藏、内隐之义，故茯苓属金属水，可治疗具有外泄之象的各种汗证。

◎ 附方：

《备急千金要方》：二物茯苓粉散，治少小头汗方。茯苓、牡蛎各四两，上治下筛，以粉八两，合捣为散，有热辄以粉，汗即自止。

《世医得效方》：陈艾汤，治盗汗，只自心头出者，名曰心汗。茯苓二两半，上为末，每服二钱，浓煎艾汤调下。

《世医得效方》：茯苓汤，治虚汗、盗汗，上用白茯苓为末，煎乌梅陈艾汤，调下二钱，服之神妙。

《世医得效方》：治睡中汗出，酸枣仁、人参、茯苓为细末，米饮下半钱。

《伤寒论》：伤寒，汗出而渴者，五苓散主之。不渴者，茯苓甘草汤主之。猪苓十八铢（去皮），泽泻一两六铢，白术十八铢，茯苓十八铢，桂枝半两（去皮），上五味，捣为散，以白饮和服方寸匕，日三服。多饮暖水，汗出愈。如法将息。

四、如前所述，茯通伏，引申为俯伏、蛰伏、蛰藏之义，此与"冬三月，此谓闭藏"之义相符，故茯苓属水，可治疗遗精等不闭藏者。

◎ 附方：

《苏沈良方》：治梦中遗泻，茯苓散。坚白茯苓为末，每服五钱，温水调下，空心食前临卧服，一日四五服。

《卫生易简方》：治肾虚白浊淋沥、梦泄、盗汗，用茯苓四两，龙骨二两，五倍子十六两，为末，糊丸如桐子大。每服四十九，空心盐汤下。

《卫生易简方》：治溺有余沥，小便白浊，梦泄，用菟丝子五两，白茯苓三两，石莲肉二两，为末，酒糊丸如桐子大。每服三十九，空心盐汤下。

五、如前所述，茯通伏，伏"又引申之为隐伏"，查《康熙字典》隐："又《定三年》君以弄马之故，隐君身。《注》隐，忧约也。《荀子·儒效篇》隐隐兮其恐人之不当也。《注》隐隐，忧戚貌。"可见，伏引申为隐伏之义，而隐又有忧约、忧愁之义，故推测茯苓可解除忧愁、忧虑、忧恚，正如《神农本草经》所言"主胸胁逆气忧恚，惊邪恐悸"，由此推测茯苓可治疗抑郁症，如因抑郁所导致的噎塞一症。

查《康熙字典》忧："又人忧则头低垂。《礼·曲礼》下于带则忧。《注》忧则低也。"又伏"引申之为俯伏"，查《康熙字典》俯："俛也。"查《说文解字》俛（fǔ）："低头也。"可见，人在忧思、忧虑、忧愁、忧恚的时候就会自然做出低头的动作。因此，伏可引申为俯伏、低头之义，所以推测茯苓可治疗因忧思、忧虑、忧愁、忧恚所导致的低头一症。

又查《康熙字典》忧："《说文》从心从页。页，首也，心忧则发白。"可见，人在忧愁的时候，不光会垂头丧气，时间久了，还会白了头发。既然茯苓可治疗因忧思、忧虑、忧愁、忧恚所导致的低头一症，那就有理由进一步推测茯苓可以治疗因忧思、忧虑、忧愁、忧恚过度所引起的头发变白一症，即抑郁症所引起的头发变白。

◎ 附方：

1. 噎塞

《证治准绳·咽中如哽》：射干散，治咽喉中如有物妨闷，噎塞疼痛，咽物不下。射干、枯梗、川升麻、犀角屑各三钱，木香、木通（锉）各半两，紫苏子（炒）、诃黎勒（去核）、槟榔、枳壳（去瓤，麸炒）、赤茯苓、炙甘草各一两，上锉细，每服三钱，水一盏，煎至八分，去滓，不拘时温服。

《外台秘要》：病源夫阴阳不和，则三焦隔绝，三焦隔绝则津液不利，故令气塞不调理也，是以成噎，此由忧恚所致。忧恚则气结，气结则不宣流使噎，噎者，噎塞不通也。《广利方》疗因食即噎塞，如炙肉悬在咽中不下方。吴射干六分，升麻四分，桔梗四分，木通十二分，赤茯苓八分，百合八分，紫菀头二十一枚，上七物，切，以水二大升，煎取九合，去滓，分温三服，食后良久服。忌猪肉、酢物。

2. 梅核气

《金匮要略》：妇人咽中如有炙脔，半夏厚朴汤主之。半夏一升，厚朴三两，茯苓四两，生姜五两，干苏叶二两，上五味，以水七斗，煮取四升，分温四服，日三夜一服。

《医心方》：《医门方》疗咽中如肉脔，咽不入吐不出方。半夏、生姜、茯苓各四两，厚朴三两（炙），橘皮二两，水七升，煮取二升半，去滓，分温三服，服相去八九里，不过两剂必差。

3. 发白及秃落

《外台秘要》：《深师》疗发白及秃落，茯苓术散方。白术一斤，茯苓、泽泻、猪苓各四两，桂心半斤，上五味，捣散，服一刀圭，日三，食后服之。三十日发黑。

六、如前所述，茯通伏，有俯伏、蛰伏之义，此与"冬三月，此谓闭藏"之义相符，故茯苓属水，可使蠢蠢欲动者得以蛰伏，从而治疗心悸。悸通季，而季的甲骨文代表幼小的禾苗，它有不再蛰伏、蠢蠢欲动之象。

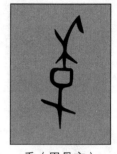

季（甲骨文）

◎ 附方：

《伤寒论》：伤寒，厥而心下悸，宜先治水，当服茯苓甘草汤，却治其厥。不尔，水渍入胃，必作利也。茯苓甘草汤：茯苓二两，甘草一两（炙），生姜三两（切），桂枝二两（去皮），上四味，以水四升，煮取二升，去滓，分温三服。

《伤寒论》：太阳病发汗，汗出不解，其人仍发热，心下悸，头眩，身瞤动，振振欲擗（一作僻）地者，真武汤主之。茯苓三两，芍药三两，生姜三两（切），附子一枚（炮，去皮，破八片），白术二两，上五味，以水八升，煮取三升，去滓，温服七合，日三服。

《备急千金要方》：治五邪气入人体中，见鬼妄语，有所见闻，心悸跳动，恍惚不定，茯神汤方。茯神、人参、菖蒲、茯苓各三两，赤小豆四十枚，上五味，㕮咀，以水一斗，煮取二升半，分三服。

七、如前所述，茯通伏，可引申为隐伏、隐藏、藏匿、匿亡之义。又查《说文解字》忘："不识也。从心从亡，亡亦声。"查《说文解字》亡之古字亾："逃也。从入从乚，凡亡之属皆从亡。"查《说文解字》乚："匿也，象迟曲隐蔽形。凡乚之属皆从乚，读若隐。"可见，忘通亡，通乚，有隐匿、隐蔽、隐藏、藏匿之象，与伏之义相近。因此，推测茯苓可治疗喜忘。

◎ 附方：

《外台秘要》：又凡有瘀血者，其人喜忘，不欲闻人声，胸中气塞短气方。甘草一两（炙）、茯苓二两、杏仁五合，上三味，切，以水一斗，煮取三升，分为三服。

八、苓通令，查《说文解字》令："发号也。从亼、卪。"可见，令从卪（节），有节制、节约之义，此与"金正曰蓐收"之义相符，故茯苓属金，可治疗咳嗽，正如《神农本草经》所言"主胸胁逆气……咳逆"。

◎ 附方：

《伤寒论》：少阴病，下利六七日。咳而呕渴，心烦不得眠者，猪苓汤主之。猪苓（去皮）、茯苓、阿胶、泽泻、滑石各一两，上五味，以水四升，先煮四物，取二升，去滓，内阿胶烊尽，温服七合，日三服。

《伤寒论》：少阴病，二三日不已，至四五日，腹痛，小便不利，四肢沉重疼痛。自下利者，此为有水气。其人或咳，或小便利，或下利，或呕者，真武汤主之。茯苓三两，芍药三两，白术二两，生姜三两（切），附子一枚（炮，去皮，破八片），上五味，以水八升，煮取三升，去滓，温服七合，日三服。若咳者，加五味子半升、细辛一两、干姜一两。若小便利者，去茯苓。若下利者，去芍药，加干姜二两。若呕者，去附子，加生姜，足前为半斤。

九、如前所述，茯苓属金，而金有顺从、顺降之象，所以茯苓可治疗胸痹等具有上逆之象者，正如《神农本草经》所言"主胸胁逆气"。

◎ 附方：

《金匮要略》：胸痹，胸中气塞，短气，茯苓杏仁甘草汤主之，橘枳姜汤亦主之。

《外台秘要》：《古今录验》疗气忽发满胸急者方。茯苓四两、杏仁四两、橘皮二两，上三味切，以水六升，煮取二升，分作三服，日三，随小便下愈，饮尽更作。忌酢物。

十、苓通令，而令的甲骨文表示上级对下级发号施令，故茯苓属金，可通调水道而治疗水肿、小便不利。又如前所述，苓通令，从亼，通集，有积聚、停聚、停集之义，故茯苓又属水，可治疗留饮、停水等造成的水肿、反胃、呕吐等症。

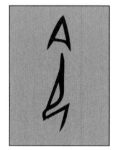

令（甲骨文）

◎ 附方：

1. 水肿

《医心方》：治妊身体肿方……葵子一升，茯苓三两，下筛，服方寸匕，先食日三，小便利即止。

《金匮要略》：皮水为病，四肢肿，水气在皮肤中，四肢聂聂动者，防己茯苓汤主之。防己三两，黄芪三两，桂枝三两，茯苓六两，甘草二两，上五味，以水六升，煮取二升，分温三服。

《外台秘要》：《深师》疗皮水，如肿水气在皮肤中，四肢集集动，木防己汤方。木防己三两，黄芪三两，桂心三两，茯苓六两，甘草二两（炙），上五味，切，以水六升，煮取二升，分再服。忌海藻、菘菜、生葱、酢物。

2. 宿食留饮

《肘后备急方》：又治暴宿食留饮不除，腹中为患方。大黄、茯苓、芒硝各三两，巴豆一分，捣，蜜丸如梧子大，一服二丸，不痛止。

3. 痰饮

《伤寒论》：伤寒，若吐，若下后，心下逆满，气上冲胸，起则头眩，脉沉紧，发汗则动经，身为振振摇者，属茯苓桂枝白术甘草汤。茯苓四两，桂枝三两（去皮），白术二两，甘草二两（炙），上四味，以水六升，煮取三升，去滓，分温三服。

《金匮要略》：病痰饮者，当以温药和之。心下有痰饮，胸胁支满，目眩，苓桂术甘汤主之。茯苓四两，桂枝三两，白术三两，甘草二两，上四味，以水六升，煮取三升，分温三服，小便则利。

《金匮要略》：假令瘦人脐下有悸，吐涎沫而颠眩，此水也，五苓散主之。泽泻一两一分，猪苓三分，茯苓三分，白术三分，桂枝二分（去皮），上五味，为末，白饮服方寸匕，日三服，多服暖水，汗出愈。

4. 反胃

《普济本事方·翻胃呕吐霍乱》：白术散，食后多吐，欲作翻胃。泽泻、白术、茯苓（去皮）

各等分，上为细末，每服一钱，汤调温服。

《金匮要略》：胃反，吐而渴欲饮水者，茯苓泽泻汤主之。茯苓半斤，泽泻四两，甘草二两，桂枝二两，白术三两，生姜四两，上六味，以水一斗，煮取三升，内泽泻，再煮取二升半，温服八合，日三服。

《外台秘要》：又疗胃反吐而渴者，茯苓小泽泻汤方。茯苓、泽泻、半夏各四两，桂心、甘草（炙）各二两，上五味，以水一斗，煮取二升半，去滓，服八合，日三。忌海藻、菘菜、羊肉、饧、生葱、酢物等。

5. 呕吐

《金匮要略》：卒呕吐，心下痞，膈间有水，眩悸者，小半夏加茯苓汤主之。半夏一升，生姜半斤，茯苓三两，上三味，以水七升，煮取一升五合，分温再服。

《金匮要略》：呕吐而病在膈上，后思水者解，急与之。思水者，猪苓散主之。猪苓、茯苓、白术各等分，上三味，杵为散，饮服方寸匕，日三服。

6. 小便不利

《金匮要略》：妊娠有水气，身重，小便不利，洒淅恶寒，起即头眩，葵子茯苓散主之。葵子一升，茯苓三两，上二味，杵为散，饮服方寸匕，日三服，小便利则愈。

《医心方》：《录验方》治小便难，淋沥方。通草二两，茯苓二两，葶苈子二两（熬），凡三物，下筛，以水服方寸匕，日三。

《金匮要略》：妇人病，饮食如故，烦热不得卧而反倚息者，何也？师曰：此名转胞，不得溺也，以胞系了戾，故致此病，但利小便则愈，宜肾气丸主之。干地黄八两，薯蓣四两，山茱萸四两，泽泻三两，茯苓三两，牡丹皮三两，桂枝、附子（炮）各一两，上八味，末之，炼蜜和丸梧子大，酒下十五丸，加至二十五丸，日再服。

《金匮要略》：小便不利者，有水气，其人若渴，栝楼瞿麦丸主之。栝楼根二两，茯苓三两，薯蓣三两，附子一枚（炮），瞿麦一两，上五味，末之，炼蜜丸如梧子大，饮服三丸，日三服。不知，增至七八丸，以小便利，腹中温为知。

《伤寒论》：若脉浮发热，渴欲饮水，小便不利者，猪苓汤主之。猪苓（去皮）、茯苓、泽泻、阿胶、滑石（碎）各一两，上五味，以水四升，先煮四味，取二升，去滓，内阿胶烊消，温服七合，日三服。

十一、茯通伏，查《康熙字典》伏："又《广韵》《集韵》《韵会》《正韵》并扶富切，浮去声。禽覆卵也。"查《说文解字注》孚："卵化曰孚。音方赴反。《广雅》孚，生也，谓子出于卵也。方言，鸡卵伏而未孚，于此可得孚之解矣，卵因伏而孚。学者，因即呼伏为孚。凡伏卵曰抱……锴曰：鸟褒恒以爪反复其卵也。按反复其卵者，恐煦妪之不均。"可见，伏通孚，卵因伏而孚，也证明伏有孵化之义，故推测茯苓可促进胚胎发育以安胎或治疗女性卵泡发育不良所引起的不孕症。

◎ 附方：

1. 安胎

《外台秘要》：又安胎寄生汤疗流下方。桑上寄生五分，白术五分，茯苓四分，甘草十分

（炙），上四味，切，以水五升，煮取二升半，分三服。若人壮者，可加芍药八分，足水二升。若胎不安腹痛，端然有所见，加干姜四分，即安。忌海藻、菘菜、酢物、桃、李、雀肉等。

2. 妇人怀妊，腹中痛

《金匮要略》：妇人怀妊，腹中疗痛，当归芍药散主之。当归三两，芍药一斤，川芎半斤（一作三两），茯苓四两，白术四两，泽泻半斤，上六味，杵为散，取方寸匕，酒和，日三服。

3. 不孕症

《医心方》：治妇人无子方。柏子仁一升，茯苓末一升，捣，合乳汁和服，如梧子十丸。

葵子（水、金）

下面尝试用训诂的方法来破解"葵子"（即冬葵果、冬葵子）这个名字给我们的启示。

一、葵通癸（guǐ），查《说文解字》癸："冬时，水土平，可揆度也，象水从四方流入地中之形。癸承壬，象人足。凡癸之属皆从癸。"同时，癸的篆文也有水从四方流入地中之象，故葵属水，可治疗小便不利、淋证、转胞等症。

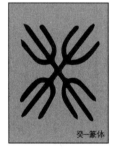
癸（篆文）

◎ 附方：

1. 小便不利

《金匮要略》：妊娠有水气，身重，小便不利，洒淅恶寒，起即头眩，葵子茯苓散主之。葵子一升，茯苓三两，上二味，杵为散，饮服方寸匕，日三服，小便利则愈。

《千金翼方》：治妊娠得热病五六日，小便不利，热入五脏方。葵子一升，榆白皮一把（切），上二味，水五升，煮五沸，服一升，日三服。

2. 小便不通

《备急千金要方》：治小儿小便不通方……冬葵子一升，以水二升，煮取一升，分服，入滑石末六铢。

《千金翼方》：治妇人小便不通方。葵子二升，朴消一升，上二味，以水五升，煮取二升，分再服。

《备急千金要方·卷二十一消渴淋闭方·淋闭第二》：治小便不通方。滑石三两，葵子、榆白皮一两，上三味，治下筛，煮麻子汁一升半，取一升，以散二方寸匕和，分三服，即通。

《全生指迷方》：若卒暴小便不通，脐腹膨急，气上冲心，闷绝欲死，由忍尿劳役，或从惊恐，气无所伸，乘并膀胱，气冲脬系不正。诊其脉，右手急大，葱白汤。葱白汤：橘皮（洗）三两

（切），葵子一两，葱白三茎（切），上以水五升，煮取二升，分三服。

3. 大小便不通

《备急千金要方》：治大小便不通方。葵子末一升，青竹叶一把，上二味，以水三升，煮五沸，顿服。

《备急千金要方》：治大小便不通方……葵子一升，榆皮（切）一升，上二味，以水五升，煮取二升，分三服。

《备急千金要方》：治大小便不通方……葵子一升，以水三升，煮取一升，去滓，内猪脂一升，空腹分二服。

《备急千金要方》：治大小便不利方。葵子一升，硝石二两，上二味，以水五升，煮取二升，分再服。

《集验方》：治产后秘塞，大小便不通方。用桃花、葵子、滑石、槟榔等分，为末，每空心葱白汤服二钱，即利。

4. 淋证

《备急千金要方·卷二十一消渴淋闭方·淋闭第二》：治气淋方……捣葵子末，汤服方寸匕。

《备急千金要方·卷二十一消渴淋闭方·淋闭第二》：治血淋方……以水三升，煮葵子一升取汁，日三服。亦治虚劳尿血。

《备急千金要方》：治妊娠患子淋方。葵子一升，以水三升，煮取二升，分再服。

《备急千金要方》：治小儿淋方……煮冬葵子汁服之。

《备急千金要方》：治淋痛方……葵子五合，茯苓、白术、当归各二两，上四味，㕮咀，以水七升，煮取二升，分三服，日三。

《备急千金要方》：治百种淋，寒淋、热淋、劳淋，小便涩，胞中满，腹急痛方。通草、石韦、王不留行、甘草各二两，滑石、瞿麦、白术、芍药、冬葵子各三两，上九味，㕮咀，以水一斗，煮取三升，分五服。

5. 转胞

《备急千金要方》：治丈夫、妇人胞转，不得小便八九日方。滑石、寒水石各一斤，葵子一升，上三味，㕮咀，以水一斗，煮取五升，分三服。

《备急千金要方》：治胞转方。榆白皮一升，石韦一两，鬼箭三两，滑石四两，葵子、通草、甘草各一两，上七味，㕮咀，以水一斗，煮取三升，分三服。

6. 遗尿，小便涩

《备急千金要方》：防己、葵子、防风各一两，上三味，㕮咀，以水五升，煮取二升半，分三服。散服亦佳。

二、葵通癸，通揆，查《说文解字注》揆："度也，各本作葵也，今依六书故所据唐本正。度者，法制也。因以为揆度之度。今音分去入，古无二也。《小雅》：天子葵之。传曰：葵，揆也，谓假葵为揆也。从手癸声。求癸切。十五部。"可见，揆有揆度、法制、制服、服从之义，此与"金曰从革"之义相符，故葵子属金，有平顺、顺服、顺降之象，可治疗难产、逆产等具有不顺之象者。

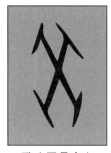

同时，有观点认为癸的甲骨文代表一种有四个握柄的夯地用具，这种工具在使用的时候需要在听从、顺从、服从同一个命令的情况下，共同配合才能完成。可见，癸有听从、顺从、服从之象，此与"金曰从革"之义相符，故葵子属金，可治疗难产、逆产等具有不顺之象者。

也有观点认为癸的甲骨文代表一种测量土地的标准工具，这个工具的标准，是大家共同遵守、服从的，此与"金曰从革"之义相符，故葵子属金，可治疗难产、逆产等具有不顺之象者。

癸（甲骨文）

◎ 附方：

1. 难产

《外台秘要》：又产难母如死，不知人事方。用陈葵子末三指撮，酒服口噤者，去齿下药即愈，立验。

《外台秘要》：又疗母子俱死者，产难及胎不动转者方。榆白皮三两，葵子五合，甘草（炙）、桂心各一两，上四味，切，以水四升，煮取二升，服一升。须臾不产，更服一升。忌海藻、菘菜、生葱。

2. 逆产

《医心方·治逆产方第十》：熬葵子令黄，三指撮，酒服之。

3. 胎死腹中

《备急千金要方》：治胎死腹中，若母病，欲下之方……牛膝三两，葵子一升，上二味，以水七升，煮取三升，分三服。

《备急千金要方》：治胎死腹中，干燥著背方。葵子一升，阿胶五两，上二味，以水五升，煮取二升，顿服之，未出再煮服。

《备急千金要方》：治产儿胞衣不出、令胞烂，牛膝汤方。牛膝、瞿麦各一两，滑石二两（一方用桂心一两），当归一两半、通草一两半，葵子半升，上六味，㕮咀，以水九升，煮取三升，分三服。

4. 胎衣不下

《种福堂公选良方》：用牛膝三钱，葵子五钱，水煎服。

主要参考书目

［1］许慎.说文解字注［M］.段玉裁,注.上海:上海古籍出版社,1981.

［2］许慎.说文解字:大字本［M］.徐铉,校定.北京:中华书局,2013.

［3］许慎.说文解字注［M］.2版.段玉裁,注;许惟贤,整理.南京:凤凰出版社,2015.

［4］许慎.注音版说文解字［M］.徐铉,校定;愚若,注音.北京:中华书局,2015.

［5］许慎.说文解字［M］.杭州:浙江古籍出版社,2016.

［6］赵佶.圣济总录［M］.北京:人民卫生出版社,1962.

［7］赵佶.圣济总录校注［M］.王振国,杨金萍,主校.上海:上海科学技术出版社,2015.

［8］王焘.外台秘要［M］.北京:人民卫生出版社,1955.

［9］王焘.中医必读百部名著:外台秘要方［M］.高文柱,校注.北京:华夏出版社,2009.

［10］孙思邈.千金翼方［M］.鲁兆麟,主校.沈阳:辽宁科学技术出版社,1997.

［11］孙思邈.备急千金要方［M］.鲁兆麟,主校.沈阳:辽宁科学技术出版社,1997.

［12］孙思邈.备急千金要方［M］.魏启亮,郭瑞华,点校.北京:中医古籍出版社,1999.

［13］孙思邈.中医必读百部名著:备急千金要方［M］.高文柱,沈澍农,校注.北京:华夏出版社,2008.

［14］孙思邈.千金方［M］.西安:三秦出版社,2012.

［15］李春深.千金方［M］.天津:天津科学技术出版社,2017.

［16］王怀隐,等.太平圣惠方［M］.北京:人民卫生出版社,1958.

［17］王怀隐,等.《太平圣惠方》校注［M］.田文敬,等校注.郑州:河南科学技术出版社,2015.

［18］王怀隐,等.太平圣惠方:校点本［M］.郑金生,汪惟刚,董志珍,校点.北京:人民卫生出版社,2016.

［19］鲍相璈.验方新编:上册［M］.梅启照,增辑;周光优,严肃云,禹新初,点校.北京:人民卫生出版社,1990.

［20］鲍相璈.验方新编:下册［M］.梅启照,增辑;周光优,严肃云,禹新初,点校.北京:人民卫生出版社,1990.

［21］鲍相璈.验方新编［M］.天津:天津科学技术出版社,1991.

［22］江苏新医学院.中药大辞典:上册［M］.上海:上海人民出版社,1977.

［23］江苏新医学院.中药大辞典:下册［M］.上海:上海人民出版社,1977.

［24］江苏新医学院.中药大辞典:上册［M］.上海:上海科学技术出版社,1986.

［25］江苏新医学院.中药大辞典:下册［M］.上海:上海科学技术出版社,1986.

［26］南京中医药大学.中药大辞典［M］.2版.上海:上海科学技术出版社,2013.

［27］周子芗.经验奇方［M］//裘吉生.珍本医书集成:第九册.上海:上海科学技术出版社,1985.

［28］云川道人.绛囊撮要［M］//裘吉生.珍本医书集成:第九册.上海:上海科学技术出版社,1985.

［29］王馥原.医方简义［M］//裘吉生.珍本医书集成：第九册.上海：上海科学技术出版社，1985.

［30］何惠川.文堂集验方［M］//裘吉生.珍本医书集成：第十册.上海：上海科学技术出版社，1986.

［31］裘庆元.珍本医书集成［M］.吴唯，宋乃光，吴少祯，等主校.北京：中国中医药出版社，1999.

［32］裘庆元.珍本医书集成［M］.北京：中国医药科技出版社，2016.

［33］郭超，夏于全.传世名著百部之《诗经》［M］.北京：蓝天出版社，1998.

［34］盛广智.诗经三百首译析［M］.长春：吉林文史出版社，2005.

［35］诗经［M］.王秀梅，译注.北京：中华书局，2006.

［36］邢宪生.全本诗经浅译［M］.广州：暨南大学出版社，2010.

［37］张遗善.情感乐章［M］.北京：现代出版社，2017.

［38］季宏.诗经·大雅：小学诵读本［M］.西安：三秦出版社，2017.

［39］文心.诗经［M］.成都：天地出版社，2017.

［40］梓冰.大美诗经［M］.北京：北京理工大学出版社，2018.

［41］诗经［M］.张南峭，注译.郑州：河南人民出版社，2020.

［42］张仲景.伤寒论［M］.南宁：广西科学技术出版社，2015.

［43］张仲景.伤寒论重排本［M］.王叔和，集；韩世明，整理.北京：中国中医药出版社，2018.

［44］吕志杰.金匮要略注释［M］.北京：中医古籍出版社，2003.

［45］张仲景.金匮要略［M］.北京：中国医药科技出版社，2018.

［46］沙图穆苏.瑞竹堂经验方［M］.上海：上海科学技术出版社，1959.

［47］萨谦斋.重订瑞竹堂经验方［M］.浙江省中医研究所文献组，湖州中医院，重订.北京：人民卫生出版社，1982.

［48］方贤.奇效良方［M］.北京：商务印书馆，1959.

［49］董宿，方贤.奇效良方［M］.可嘉，校注.北京：中国中医药出版社，1995.

［50］董宿，方贤.奇效良方［M］.田代华，张晓杰，何永，点校.天津：天津科学技术出版社，2003.

［51］杨倓.杨氏家藏方［M］.于文忠，王亚芬，李洪晓，点校.北京：人民卫生出版社，1988.

［52］杨倓.杨氏家藏方［M］.陈仁寿，杨亚龙，校注.上海：上海科学技术出版社，2014.

［53］张锡纯.医学衷中参西录：第一册［M］.河北省卫生工作者协会，审订.石家庄：河北人民出版社，1957.

［54］张锡纯.医学衷中参西录：第二册［M］.河北省卫生工作者协会，审订.石家庄：河北人民出版社，1957.

［55］张锡纯.医学衷中参西录：第三册［M］.河北省卫生工作者协会，审订.石家庄：河北人民出版社，1957.

［56］张锡纯.医学衷中参西录［M］.鲁瑛，梁宝祥，高慧，等校注.太原：山西科学技术出版社，2009.

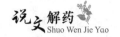

［57］张锐.鸡峰普济方［M］.上海：上海科学技术出版社，1987.

［58］张锐.鸡峰普济方［M］.北京：中医古籍出版社，1988.

［59］陶弘景.名医别录：辑校本［M］.尚志钧，辑校.北京：人民卫生出版社，1986.

［60］陶弘景，尚志钧.名医别录：辑校本［M］.尚元胜，尚元藕，黄自冲，整理.北京：中国中医药出版社，2013.

［61］邹存淦.外治寿世方［M］.刘小平，点校；姜典华，审阅.北京：中国中医药出版社，1992.

［62］邹存淦.《外治寿世方》释义［M］.谭光波，李仲普，主编.太原：山西科学技术出版社，2014.

［63］赵学敏.串雅内外编［M］.北京：中国书店，1987.

［64］赵学敏.串雅内外编［M］.郭华，校注.北京：中国医药科技出版社，2011.

［65］葛洪.肘后备急方［M］.汪剑，邹运国，罗思航，整理.北京：中国中医药出版社，2016.

［66］葛洪.《肘后备急方》全本校注与研究［M］.陶弘景，补阙；杨用道，附广；刘小斌，魏永明，校注.广州：广东科技出版社，2018.

［67］丹波康赖.医心方［M］.翟双庆，等校注.北京：华夏出版社，1993.

［68］丹波康赖.医心方［M］.王大鹏，等校.上海：上海科学技术出版社，1998.

［69］丹波康赖.医心方［M］.高文柱，校注.北京：华夏出版社，2011.

［70］冯克诚，田晓娜.四库全书精编［M］.西宁：青海人民出版社，1998.

［71］郭超.四库全书精华［M］.北京：中国文史出版社，1998.

［72］陈修园.时方歌括［M］.黄大理，校注.福州：福建科学技术出版社，2007.

［73］龚庆宣.刘涓子鬼遗方［M］.北京：人民卫生出版社，1956.

［74］龚庆宣.刘涓子鬼遗方［M］.北京：中华书局，1985.

［75］刘涓子.刘涓子鬼遗方·外科精义合集［M］.刘若望，胡双元，张伟，等校注.太原：山西科学技术出版社，2013.

［76］陈修园.时方妙用［M］.杨护生，校注.福州：福建科学技术出版社，2007.

［77］陈修园.时方妙用［M］.王鹏，王振国，整理.北京：人民卫生出版社，2007.

［78］李时珍.本草纲目：校点本：第二册［M］.北京：人民卫生出版社，1979.

［79］李志庸，张国骏.本草纲目大辞典［M］.济南：山东科学技术出版社，2007.

［80］李时珍.本草纲目［M］.沈阳：万卷出版公司，2009.

［81］李时珍.本草纲目［M］.太原：山西科学技术出版社，2014.

［82］苏敬，等.唐·新修本草：辑复本［M］.尚志钧，辑校.合肥：安徽科学技术出版社，1981.

［83］苏敬，等.新修本草：辑复修订本［M］.尚志钧，辑复.合肥：安徽科学技术出版社，2003.

［84］王衮.博济方［M］.北京：商务印书馆，1959.

［85］王衮.博济方［M］.王振国，宋咏梅，点校.上海：上海科学技术出版社，2003.

［86］张玉书，陈廷敬.康熙字典［M］.王引之，校.天津：天津古籍出版社，1995.

［87］汉语大词典编纂处.康熙字典：标点整理本［M］.上海：上海辞书出版社，2007.

［88］屈原，等.楚辞［M］.吴广平，译注.长沙：岳麓书社，2001.

［89］屈原.楚辞［M］.2版.哈尔滨：北方文艺出版社，2018.

［90］张瑞贤，张卫.带您走进《神农本草经》［M］.北京：人民军医出版社，2008.

［91］陈润东.神农本草经：大字诵读版［M］.北京：中国中医药出版社，2014.

［92］任艳玲.《神农本草经》理论与实践［M］.北京：中国中医药出版社，2015.

［93］吴普，等.神农本草经［M］.孙星衍，孙冯翼，撰；戴铭，黄梓健，余知影，等点校.南宁：广西科学技术出版社，2016.

［94］叶磊，高亚慧，周鸿飞.神农本草经、本草三家合注［M］.郑州：河南科学技术出版社，2017.

［95］陈企望.神农本草经注［M］.北京：中医古籍出版社，2018.

［96］陈自明.妇人大全良方［M］.田代华，宋咏梅，何永，点校.天津：天津科学技术出版社，2003.

［97］陈自明.妇人大全良方［M］.刘洋，校注.北京：中国医药科技出版社，2011.

［98］钱超尘，温长路.黄帝内经研究集成［M］.北京：中医古籍出版社，2010.

［99］苗德根.黄帝内经·灵枢：大字诵读版［M］.北京：中国中医药出版社，2017.

［100］严用和.严氏济生方［M］.刘阳，校注.北京：中国医药科技出版社，2012.

［101］李白，等.中国古代名家诗文集［M］.哈尔滨：黑龙江人民出版社，2005.

［102］管士光.李白诗集新注［M］.上海：上海三联书店，2014.

［103］倪朱谟.本草汇言［M］.戴慎，陈仁寿，虞舜，点校.上海：上海科学技术出版社，2005.

［104］王肯堂.证治准绳［M］.吴唯，刘敏，侯亚芬，等校注.北京：中国中医药出版社，1997.

［105］姚僧垣.集验方［M］.高文铸，辑校.天津：天津科学技术出版社，1986.

［106］危亦林.世医得效方［M］.许敬生，王晓田，点校.上海：第二军医大学出版社，2006.

［107］危亦林.世医得效方［M］.戴铭，周祖亮，傅锡钦，等校注.北京：中国中医药出版社，2009.

［108］陈延之.小品方［M］.高文铸，辑注.北京：中国中医药出版社，1995.

［109］刘忠德，刘鹏举，薛凤奎.中医古籍临证必读丛书：外科卷［M］.长沙：湖南科学技术出版社，1994.

［110］华佗.华佗神方［M］.孙思邈，编集；杨金生，赵美丽，段志贤，点校.北京：中医古籍出版社，1992.

［111］钱峻.经验丹方汇编［M］.赵宝明，点校.北京：中医古籍出版社，1988.

［112］程鹏程.急救广生集［M］.张静生，王世杰，赵小青，等点校.北京：中国中医药出版社，1992.

［113］傅山.大小诸证方论［M］.赵怀舟，葛红，贾颖，校订.北京：学苑出版社，2009.

［114］陶承熹.惠直堂经验方［M］.伊广谦，张慧芳，点校.北京：中医古籍出版社，1994.

［115］沈括，苏轼.苏沈良方［M］.杨俊杰，王振国，点校.上海：上海科学技术出版社，2003.

［116］沈括，苏轼.苏沈良方［M］.成莉，校注.北京：中国医药科技出版社，2012.

［117］王雪苔.《辅行诀脏腑用药法要》校注考证［M］.北京：人民军医出版社，2008.

［118］王璆.是斋百一选方［M］.刘耀，张世亮，刘磊，点校.上海：上海科学技术出版社，2003.

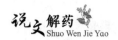
［119］刘善述.草木便方［M］.赵素云，李文虎，整理.重庆：重庆出版社，1988.

［120］朱橚，等.普济方［M］.北京：人民卫生出版社，1959.

［121］胡濙.卫生易简方［M］.北京：人民卫生出版社，1984.

［122］陈杰.回生集［M］.陈霞，欧阳兵，点校.天津：天津科学技术出版社，2000.

［123］龚廷贤.鲁府禁方［M］.田代华，田丽莉，何敬华，点校.天津：天津科学技术出版社，2000.

［124］叶天士，华岫云.种福堂公选良方［M］.张浩良，点校.北京：人民卫生出版社，1992.

［125］丁尧臣.奇效简便良方［M］.庆诗，王力，点校.北京：中医古籍出版社，1992.

［126］洪遵.洪氏集验方［M］.北京：北京图书馆出版社，2003.

［127］许叔微.普济本事方［M］.刘景超，李具双，校注.北京：中国中医药出版社，2007.

［128］张时彻.急救良方［M］.康维，点校.北京：中医古籍出版社，1987.

［129］常敏毅.日华子本草辑注［M］.北京：中国医药科技出版社，2016.

［130］周振甫.唐诗宋词元曲全集［M］.合肥：黄山书社，1999.

［131］黄勇.唐诗宋词全集［M］.北京：北京燕山出版社，2007.

［132］张洁.仁术便览［M］.郭瑞华，王全利，史雪，等校注.北京：中国中医药出版社，2015.

［133］李定广.中国诗词名篇赏析：上册［M］.上海：东方出版中心，2018.

［134］吴世昌，王远.奇方类编［M］.朱定华，曹秀芳，点校.北京：中医古籍出版社，1986.

［135］爱虚老人.古方汇精［M］.邢玉瑞，林洁，康兴军，校注.北京：中国中医药出版社，2016.

［136］陈藏器.《本草拾遗》辑释［M］.尚志钧，辑释.合肥：安徽科学技术出版社，2002.

［137］王启兴.校编全唐诗［M］.武汉：湖北人民出版社，2001.

［138］李红珠，高红莉，战雅莲.药食两用话中药［M］.北京：科学技术文献出版社，2009.

［139］太平惠民和剂局.太平惠民和剂局方［M］.陈庆平，陈冰鸥，校注.北京：中国中医药出版社，1996.

［140］王先谦.释名疏证补［M］.上海：上海古籍出版社，1984.

［141］刘奎.松峰说疫［M］.北京：人民卫生出版社，1987.

［142］许仲琳，苏立康.封神演义［M］.重庆：重庆出版社，2014.

［143］吴谦，等.医宗金鉴：第五分册［M］.北京：人民卫生出版社，1973.

［144］吴谦，等.御纂医宗金鉴［M］.郑金山，整理.北京：人民卫生出版社，2006.

［145］吴谦.医宗金鉴：伤寒杂病心法要诀［M］.赵燕宜，整理.北京：中国医药科技出版社，2017.

［146］唐慎微.证类本草［M］.郭君双，等校注.北京：中国医药科技出版社，2011.

［147］陈祚明.采菽堂古诗选［M］.李金松，点校.上海：上海古籍出版社，2019.

［148］李敬一.休闲唐诗鉴赏辞典［M］.北京：商务印书馆，2015.

［149］崔轶凡，李培硕.仁斋直指方论精要［M］.贵阳：贵州科技出版社，2008.

［150］陈耳东.历代高僧诗选［M］.天津：天津人民出版社，1996.

［151］王象晋.三补简便验方［M］.齐馨，点校.北京：中医古籍出版社，1989.

［152］王维.王维诗集［M］.赵殿成，笺注；白鹤，校点.上海：上海古籍出版社，2017.

［153］陈洪，乔以钢.中华诗词900句［M］.天津：南开大学出版社，2018.

［154］陈田.明诗纪事［M］.上海：上海古籍出版社，1993.

［155］高红艳，周强，车立娟.消渴文献荟萃［M］.上海：上海浦江教育出版社，2014.

［156］刘克定.拾穗集［M］.广州：暨南大学出版社，2018.

［157］陈增岳.敦煌古医籍校证［M］.广州：广东科技出版社，2008.

［158］甄权.药性论［Z］.尚志钧，辑校.芜湖：皖南医学院科研科，1983.

［159］张春林.陆游全集［M］.北京：中国文史出版社，1999.

［160］张春林.苏轼全集［M］.北京：中国文史出版社，1999.

［161］常振国，绛云.历代诗话论作家［M］.北京：华龄出版社，2013.

［162］蘅塘退士.唐诗三百首［M］.绍六，点校.武汉：湖北人民出版社，1994.

［163］刘海章.荆门历史风貌［M］.武汉：武汉出版社，1993.

［164］刘海章.荆门历史风貌谚语［M］.武汉：武汉出版社，2010.

［165］马王堆汉墓帛书整理小组.五十二病方［M］.北京：文物出版社，1979.

［166］郭光纪，荆允正.元亨疗马集许序注释［M］.于船，审定.济南：山东科学技术出版社，
　　　　1983.

［167］佚名.济世神验良方［M］.广诗，文正，点校.北京：中医古籍出版社，1991.

［168］湖南中医药研究所.湖南药物志：第一辑［M］.长沙：湖南人民出版社，1962.

［169］王贶.全生指迷方［M］.北京：中华书局，1985.

［170］王贶.《全生指迷方》校注［M］.叶磊，校注.郑州：河南科学技术出版社，2014.

［171］柏鹤亭，等.神仙济世良方［M］.康维，点校.北京：中医古籍出版社，1988.

［172］陈国勇.中华古典文学丛书［M］.广州：广州出版社，2003.

［173］兰茂.滇南本草［M］.于乃义，于兰馥，整理主编.昆明：云南科技出版社，2004.

［174］史堪.史载之方［M］.王振国，朱荣宽，点校.上海：上海科学技术出版社，2003.

［175］李石，等.司牧安骥集语释［M］.裴耀卿，语释.北京：中国农业出版社，2004.

［176］杨时乔，等.新刻马书［M］.吴学聪，点校.北京：农业出版社，1984.

［177］白居易.白居易全集［M］.丁如明，聂世美，校点.上海：上海古籍出版社，1999.

［178］白高来，白永彤.白居易洛中诗编年集［M］.北京：军事谊文出版社，2008.

［179］程国彭.医学心悟［M］.王键，郜峦，校注.北京：中国中医药出版社，2009.

［180］杨国学.屏山集校注与研究［M］.北京：中国书籍出版社，2012.

［181］吴其濬.《植物名实图考》校注［M］.侯士良，崔瑛，贾玉梅，等校注.郑州：河南科学技术
　　　　出版社，2015.

［182］陆拯.王肯堂医学全书［M］.北京：中国中医药出版社，1999.

［183］刘克庄.后村先生大全集［M］.王蓉贵，向以鲜，校点.成都：四川大学出版社，2008.

［184］梅尧臣.梅尧臣集编年校注［M］.朱东润，校注.上海：上海古籍出版社，2006.

［185］原所贤，暴连英.中医文化论稿：历代养生诗解读［M］.北京：科学技术文献出版社，2012.

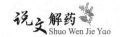

490

［186］浙江省中医药研究所，浙江省宁波市中医学会.范文甫专辑［M］.北京：人民卫生出版社，1986.

［187］徐璈.桐旧集［M］.杨怀志，江小角，吴晓国，点校.合肥：安徽大学出版社，2016.

［188］王爽.宋词三百首新编［M］.北京：中国言实出版社，2016.

［189］苏颂.本草图经［M］.尚志钧，辑校.合肥：安徽科学技术出版社，1994.

［190］朱步先，何绍奇，朱胜华，等.朱良春用药经验集：增订本［M］.长沙：湖南科学技术出版社，1998.

［191］安徽省卫生厅.安徽药材：第五集［M］.合肥：安徽人民出版社，1960.

［192］陈永灿.鉴古诗品药膳［M］.上海：上海科学技术出版社，2019.

［193］曾国藩.十八家诗钞［M］.长沙：岳麓书社，2015.

［194］赵季敷.救急易方［M］.郭玉晶，陈居伟，刘明，校注.北京：中国中医药出版社，2016.

［195］寇平.全幼心鉴［M］.王尊旺，校注.北京：中国中医药出版社，2015.

［196］白维国.现代汉语句典［M］.北京：中国大百科全书出版社，2001.

［197］张介宾.景岳全书［M］.上海：上海科学技术出版社，1959.

［198］福建省医药研究所.福建中草药：第一册［M］.福州：福建省新华书店，1970.

［199］冯汉镛.古方书辑佚［M］.北京：人民卫生出版社，1993.

［200］姚俊.经验良方全集［M］.陈湘萍，由昆，校注.北京：中国中医药出版社，1994.

［201］虞抟.医学正传［M］.郭瑞华，马湃，王爱华，等点校.北京：中医古籍出版社，2002.

［202］郑板桥.郑板桥集［M］.上海：上海古籍出版社，1962.

［203］竹林寺僧.竹林寺女科［M］.张晋峰，卢祥之，杜惠芳，等校补.北京：人民军医出版社，2012.

［204］郭建生，潘清平.实用临床中药手册［M］.长沙：湖南科学技术出版社，2016.

［205］罗天益.卫生宝鉴［M］.许敬生，校注.北京：中国中医药出版社，2007.

［206］王敬铭.中国树木文化源流［M］.武汉：华中师范大学出版社，2014.

［207］田忠侠.辞源通考［M］.福州：福建人民出版社，2002.

［208］陈叔方.颍川语小［M］.北京：中华书局，1985.

［209］齐豫生，夏于全.中国古典文学宝库：第一辑［M］.延吉：延边人民出版社，1999.

［210］伊广谦.中医方剂名著集成［M］.北京：华夏出版社，1988.

［211］缪仲淳.本草单方［M］.2版.李顺保，校注；褚玄仁，审订.北京：学苑出版社，2005.

［212］张宗祥.本草简要方［M］.上海：上海书店，1985.

［213］傅东华.杜甫诗［M］.董婧宸，校订.北京：商务印书馆，2019.

［214］吴瑭.温病条辨［M］.张志斌，校点.福州：福建科学技术出版社，2010.

［215］吴瑭.温病条辨［M］.北京：中国医药科技出版社，2018.

［216］何凤岐，周志明.高歌长吟：诗和诗人的故事［M］.北京：华龄出版社，2005.

［217］方夔.富山遗稿［M］.北京：商务印书馆，1934.

［218］黄崑威，释戒清.南屏净慈寺历代祖师禅话选粹［M］.上海：上海古籍出版社，2014.

［219］廖朝林.湖北本草撷英［M］.武汉：湖北人民出版社，2016.

［220］张敏州，郭力恒.心肌梗死［M］.北京：中国中医药出版社，2015.

［221］王昶.古典诗词曲名句鉴赏［M］.太原：山西经济出版社，2012.

［222］曹炳章.中国医学大成终集：点校本：4［M］.上海：上海科学技术出版社，2013.

［223］陆以湉.冷庐医话考注［M］.朱伟常，考注.上海：上海中医学院出版社，1993.

［224］林之满.周易全书［M］.哈尔滨：北方文艺出版社，2007.

［225］徐中玉.中国古典文学精品普及读本：民间文学［M］.广州：广东人民出版社，2019.

［226］中山大学中国古文献研究所.全粤诗：第二册［M］.广州：岭南美术出版社，2008.

［227］中山大学中国古文献研究所.全粤诗：第二十一册［M］.广州：岭南美术出版社，2017.

［228］何时希.中国历代医家传录［M］.北京：人民卫生出版社，1991.

［229］杨璿.伤寒瘟疫条辨［M］.徐国仟，张鸿彩，董锡玑，点校.北京：人民卫生出版社，1986.

［230］杨玉衡.伤寒温疫条辨［M］.李顺保，李剑虹，吴彦萍，校注；褚玄仁，审订.北京：学苑出版社，2006.

［231］杜文燮.药鉴［M］.陈仁寿，王明强，苏文文，校注.北京：中国中医药出版社，2016.

［232］胡献国，岳志湘.唐诗与中医［M］.武汉：湖北科学技术出版社，2016.

［233］湖南中医学院，湖南省中医药研究所.湖南农村常用中草药手册［M］.长沙：湖南人民出版社，1970.

［234］李之亮.苏轼文集编年笺注［M］.成都：巴蜀书社，2011.

［235］吕浩.《篆隶万象名义》研究［M］.上海：上海古籍出版社，2006.

［236］南通市中医院.药性赋增注［M］.南京：江苏人民出版社，1976.

［237］叶橘泉.现代实用中药：增订本［M］.上海：上海卫生出版社，1956.

［238］陈实功.外科正宗［M］.郭华，吕文瑞，校注.北京：中国医药科技出版社，2011.

［239］华佗.华氏中藏经［M］.古求知，校注.北京：中国医药科技出版社，2011.

［240］毛滂.毛滂集［M］.周少雄，点校.杭州：浙江古籍出版社，1999.

［241］曾坤.新选唐诗三百首［M］.太原：北岳文艺出版社，2017.

［242］吴泽顺.清以前汉语音训材料整理与研究［M］.北京：商务印书馆，2016.

［243］杨国安.本草诗话［M］.哈尔滨：黑龙江科学技术出版社，1991.

［244］张时彻.摄生众妙方［M］.张树生，点校.北京：中医古籍出版社，1994.

［245］王亚玲.中华诗词实用大百科［M］.长春：长春出版社，1995.

［246］盛维忠，施化，王亚芬，等.精选中医妇科名著［M］.北京：中国中医药出版社，1996.

［247］中国文化研究会.中国本草全书：第一四七卷［M］.北京：华夏出版社，1999.

［248］周静.南宋上饶二泉研究［M］.南京：凤凰出版社，2018.

［249］任半塘，王昆吾.隋唐五代燕乐杂言歌辞集［M］.成都：巴蜀书社，1990.

［250］雷寅威，雷日钏.中国历代百花诗选［M］.南宁：广西人民出版社，2008.

［251］王贞虎.古老的植物文化［M］.天津：天津教育出版社，2015.

［252］孙思邈.孙思邈医学全书［M］.苏凤琴，郭海，张伟，等校注.太原：山西科学技术出版社，

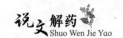

2016.

［253］江克明，包明蕙.简明方剂辞典［M］.上海：上海科学技术出版社，1989.

［254］刘若金.本草述校注［M］.郑怀林，焦振廉，任娟莉，等校注.北京：中医古籍出版社，
2005.

［255］王文锦.礼记译解［M］.2版.北京：中华书局，2016.

［256］叶大兵，乌丙安.中国风俗辞典［M］.上海：上海辞书出版社，1990.

［257］王本兴.甲骨文读本［M］.北京：北京工艺美术出版社，2019.

［258］李隆基.广济方［M］.范行准，辑佚；梁峻，整理.北京：中医古籍出版社，2019.

［259］张仲景.金匮要略［M］.何任，何若苹，整理.北京：人民卫生出版社，2005.

后记

Postscript

由于传统文化的断层，现代人的名字构成已经没有字，只剩下名了。但即使是名，在大家族里也不是随便起的，如我爷爷辈的名有俊茂、俊耀、俊彦、俊忠、俊林、俊胜、俊保、俊清、俊明、俊亮等，父辈的名有子文、子强、子建、子正、子勤、子云等。可见，我们中国人对人的名字是非常严肃认真的，每个人的名字基本上都不是随便起的。

那么，中药的药名难道就是随便起的吗？由于年代久远，古人当时为什么把这味药叫这个名字，基本上已经无法考证。但一味中药之所以叫这个名字，肯定是有它的道理的，这个想法在我脑海里萦绕了多年。至于这里面究竟是什么道理，一直不得其解。

不知不觉，奶奶去世竟已经三年多了。奶奶是那个年代少有的能识字的女性，虽然我自小就寄宿在更有文化的四爷家里，和奶奶相处的时间并不算长，但我印象中最深刻的一句话就是她教给我的："千年文约会说话。"正是她的这句话，让我在以后的学习中特别注意对文字的琢磨，其中就包括对药名的琢磨。

刚开始，我只是出于兴趣，随便查查《说文解字》《康熙字典》之类的工具书，看看自己对某一味中药药名的理解是否有恰当之处。查得多了，理解深了，时不时就会对古人的命名初衷拍案叫绝，最后，竟然发现了些许规律性的东西。

这些规律中最重要的一条就是这些药物的名字本身就蕴含了它的五行属性。这个发现，让五行理论、脏象学说与临床用药有机地结合了起来，对于运用五行理论指导临床用药有着直接的意义，从此，也再无可能割裂五行、脏象与中药之间的联系，也一劳永逸地破除了"废医存药"的可能性！

在诊务闲暇之时，我就将自己的这些发现一点点地诉诸笔端，日积月累，虽小有所获，但也没想着立马出版，直到运城市卫生局原分管中医的副局长田康立再一次莅临我的诊所，语重心长地对我说"请多为中医做点贡献吧"，我这才夜以继日地加紧破解，束之成册，最终集腋成裘，不揣鄙陋地拿出来与同道分享。当然，这种破解方法难免有断章取义、牵强附会之弊端，不妥之处还望读者不吝斧正！

在这前前后后将近十年的破解过程中，我的家人，尤其是我的妻子王颖一直默默地支持我。为了让我更好地工作，她几乎包揽了所有的家务和照顾孩子的责任，没有她的支持，我什么都做不了。同时，在这本书的写作过程中，我得到了未曾谋面的南昌大学国学院程水金院长的点拨，还有广东药科大学袁创基博士及广州中医药大学王岳铭、蒙楚倩两位研究生的协助，在此一并表示感谢！

徐信义

2022年12月20日